感染症薬学のひきだし

疾患・治療・制御の基本から応用まで

編集

松尾 宏一
福岡大学薬学部教授・腫瘍感染症薬学

川上 和宜
がん研究会有明病院薬剤部調剤室長

中野 貴文
福岡大学薬学部准教授・腫瘍感染症薬学

医学書院

ご注意

- 本書に記載されている医薬品情報・副作用対策・服薬指導などに関して，著者，編集者ならびに出版社は，発行時点の最新の情報に基づいて正確を期するように最善の努力を払っています。しかし，医学，医療の進歩によって，記載された内容があらゆる点において正確かつ完全であると保証するものではありません。
- したがって本書に記載されている医薬品情報・副作用対策・服薬指導などを個々の患者に適用する時には，読者ご自身の責任で判断されるようお願いいたします。本書に記載されている医薬品情報・副作用対策・服薬指導などによる不測の事故に対して，著者，編集者ならびに出版社はその責任を負いかねます。

株式会社 医学書院

感染症薬学のひきだし
―疾患・治療・制御の基本から応用まで

発　行　2025年4月1日　第1版第1刷Ⓒ

編　集　松尾宏一・川上和宜・中野貴文

発行者　株式会社　医学書院
　　　　代表取締役　金原　俊
　　　　〒113-8719　東京都文京区本郷1-28-23
　　　　電話　03-3817-5600（社内案内）

印刷・製本　三報社印刷

本書の複製権・翻訳権・上映権・譲渡権・貸与権・公衆送信権（送信可能化権を含む）は株式会社医学書院が保有します．

ISBN978-4-260-05784-4

本書を無断で複製する行為（複写，スキャン，デジタルデータ化など）は，「私的使用のための複製」など著作権法上の限られた例外を除き禁じられています．大学，病院，診療所，企業などにおいて，業務上使用する目的（診療，研究活動を含む）で上記の行為を行うことは，その使用範囲が内部的であっても，私的使用には該当せず，違法です．また私的使用に該当する場合であっても，代行業者等の第三者に依頼して上記の行為を行うことは違法となります．

JCOPY 〈出版者著作権管理機構　委託出版物〉
本書の無断複製は著作権法上での例外を除き禁じられています．複製される場合は，そのつど事前に，出版者著作権管理機構（電話 03-5244-5088, FAX 03-5244-5089, info@jcopy.or.jp）の許諾を得てください．

執筆者一覧

編集

松尾宏一	福岡大学薬学部教授・腫瘍感染症薬学
川上和宜	がん研有明病院薬剤部調剤室長
中野貴文	福岡大学薬学部准教授・腫瘍感染症薬学

編集協力

宮﨑元康	福岡大学筑紫病院薬剤部副薬剤部長
牛尾聡一郎	福岡大学薬学部助教・救急・災害医療薬学

執筆（五十音順）

安藝敬生	小倉記念病院課長
五十嵐保陽	福岡大学病院薬剤部主任
牛尾聡一郎	福岡大学薬学部助教・救急・災害医療薬学
内山将伸	福岡大学薬学部准教授・腫瘍感染症薬学
浦上宗治	佐賀大学医学部附属病院感染制御部
大石裕樹	福岡赤十字病院薬剤部
大橋養賢	国立国際医療研究センター病院薬剤部医薬品情報管理室長
岡田直人	山口大学医学部附属病院薬剤部准教授・副薬剤部長
尾田一貴	熊本大学病院薬剤部
川田敬	徳島大学大学院医歯薬学研究部・臨床薬学実務教育学
北原隆志	山口大学医学部附属病院薬剤部長
喜多村泰輔	福岡大学病院救命救急センター
桑村恒夫	JCHO佐賀中部病院薬剤部
小林義和	北里大学薬学部・生体制御学
酒井義朗	久留米大学病院薬剤部副部長補佐
笹野央	順天堂大学医学部附属順天堂東京江東高齢者医療センター薬剤科
柴田啓智	済生会熊本病院薬剤部
下平智秀	東京医科大学病院薬剤部
添田博	東京医科大学病院薬剤部
高田慎也	北海道がんセンター薬剤部
高田徹	福岡大学病院教授・感染制御部
辻泰弘	日本大学薬学部教授・臨床薬物動態学
戸川温	福岡大学病院感染制御部
中川博雄	長崎大学病院薬剤部副薬剤部長
中野貴文	福岡大学薬学部准教授・腫瘍感染症薬学
西村信弘	国際医療福祉大学福岡薬学部教授
杤秀樹	みなとファーマシー代表

浜田幸宏	高知大学医学部附属病院薬剤部長
林 稔展	福岡大学薬学部准教授・救急・災害医療薬学
原 直己	東京薬科大学薬学部講師・薬学実務実習教育センター
東恩納司	岡山大学病院薬剤部
町田聖治	小倉記念病院薬剤部
松岡知子	大垣市民病院薬剤部
宮﨑元康	福岡大学筑紫病院薬剤部副薬剤部長
矢野貴久	島根大学医学部附属病院薬剤部長
山科卓也	福岡大学薬学部・腫瘍感染症薬学
山田孝明	和歌山県立医科大学薬学部准教授・医療薬剤学
横山雄太	慶應義塾大学薬学部専任講師・医療薬学
渡邉真一	松山大学薬学部准教授・医療薬学

（2025年3月1日現在）

序

　抗菌薬の不適切な使用によって既存の抗菌薬に耐性菌が生じて大きな問題になっていることは，読者の皆さんもご存じのことでしょう．薬剤耐性菌の感染による死亡者数は，2019年に世界で年間約127万人にのぼります．今後も何も対策を講じなければ2050年には世界で約1000万人が死亡すると推定されています．このような深刻な状況は以前から続いており，2015年にはWHO総会で薬剤耐性に関する国際行動計画が採択され，日本でもこの問題に取り組むため2016年に薬剤耐性（AMR）対策アクションプランが策定されました．また2023年にはさらなる薬剤耐性対策を推進する新たなアクションプランが策定されています．

　さて医療現場の感染症対策において，薬剤師は感染制御に関する高度な知識・技術・実践を通じて，その役割を確実に果たしていくことが求められています．薬剤師の感染症対策への関与が，患者にとって安心・安全で適切な治療を受けるために必要な環境をもたらし，さらに感染症治療に関する薬物療法の適切かつ安全な遂行に寄与すると期待されているのです．

　本書は薬剤師にとって感染症分野で必要となる知識・技術・実践を基礎からわかりやすく解説し，また抗菌薬や感染症の各種認定制度試験を受験するためのテキストとしても使えるように編纂しました．その特徴は感染症の「疾患」「治療」「制御」の基本から応用まで多岐にわたる内容を1冊で学べることです．

　本書を手に取った皆さんが，感染症に関する日常業務の課題や疑問を解決するため，そして自身のステップアップのため，本書『感染症薬学のひきだし』を開いて大いに活用してくださったら編者として望外の喜びです．

2025年3月

編者を代表して　松尾宏一

目次

1段目 総論

❶ 感染症の基本 戸川温 … 2
- ① はじめに … 2
- ② 感染症の特徴 … 3
- ③ 感染と発症の違い … 3
- ④ 病原性とは … 3
- ⑤ 病原性の変化 … 4
- ⑥ 薬剤耐性 … 5
- ⑦ 抗菌薬の適正使用 … 7

❷ 抗菌薬の選択と適正使用 矢野貴久 … 10
- ① 抗菌薬の選択と適正使用は感染症治療の鍵 … 10
- ② 感染症の診断と原因菌の特定 … 11
- ③ 抗菌薬の治療効果，副作用・アレルギーの評価や管理と耐性菌 … 13
- ④ AMR 対策 … 14
- ⑤ AST … 15

❸ 抗菌薬の PK/PD 辻泰弘 … 18
- ① 薬物動態（PK）と薬理効果（PD） … 18
- ② 薬物量と薬物濃度の関係 … 19
- ③ 総濃度と蛋白非結合形濃度 … 19
- ④ 抗菌薬の PK/PD パラメータ … 20
- ⑤ おわりに … 23

❹ 抗菌薬の TDM 横山雄太 … 24
- ① TDM とは … 24
- ② 投与設計の基本的な考え方 … 24
- ③ TDM が必要な薬剤の特性 … 24
- ④ TDM が必要な抗菌薬および特定薬剤治療管理料 … 25
- ⑤ TDM が必要な症例 … 25
- ⑥ 腎機能の評価 … 26
- ⑦ 血中濃度解析ソフトウェア … 26
- ⑧ 抗菌薬別の各論 … 27

❺ 感染症診断の進め方と検査 高田徹 … 35
- ① 患者背景の把握 … 35
- ② 身体所見 … 36

③ 易感染性となる感染防御機構の破綻要因の把握 ･････････････････････ 37
④ 検査 ･･ 38

2段目 感染臓器・原因微生物からみた感染症

⑥ 呼吸器感染症　中野貴文 ･･･ 48
- Ⓐ 気道感染症 ･･･ 48
- Ⓑ 肺炎 ･･･ 56
- Ⓒ 肺結核 ･･･ 65
- Ⓓ インフルエンザ ･･･ 69
- Ⓔ 新型コロナウイルス ･･･ 71

⑦ 消化器感染症　枦秀樹，中野貴文 ･･･ 76
- Ⓐ 急性下痢症 ･･･ 76
- Ⓑ 腹膜炎 ･･･ 85
- Ⓒ 胆嚢・胆管感染症 ･･･ 91
- Ⓓ ウイルス性肝炎 ･･･ 97

⑧ 耳鼻咽喉感染症　牛尾聡一郎 ･･･ 105
- Ⓐ 中耳炎 ･･･ 105
- Ⓑ 鼻副鼻腔炎 ･･･ 111
- Ⓒ 耳下腺炎 ･･･ 115
- Ⓓ 急性咽頭炎・扁桃炎 ･･･ 117

⑨ 尿路・泌尿器感染症　柴田啓智 ･･･ 121
- Ⓐ 尿路感染症 ･･･ 121
- Ⓑ 前立腺炎 ･･･ 127

⑩ 中枢神経系感染症　安藝敬生 ･･･ 130
- Ⓐ 髄膜炎 ･･･ 130
- Ⓑ 脳炎 ･･･ 135
- Ⓒ 脳膿瘍 ･･･ 137

⑪ 皮膚・軟部組織感染症　桑村恒夫 ･･･ 141
- Ⓐ 蜂窩織炎，丹毒 ･･･ 141
- Ⓑ 壊死性筋膜炎 ･･･ 144

- Ⓒ 動物咬傷による感染症 … 147
- Ⓓ 糖尿病性足感染症 … 149

⑫ 骨・関節感染症　下平智秀 … 152

- Ⓐ 骨髄炎 … 152
- Ⓑ 感染性関節炎 … 159

⑬ 眼感染症　松岡知子 … 163

- Ⓐ 眼瞼感染症 … 163
- Ⓑ 涙器感染症 … 167
- Ⓒ 結膜炎 … 169
- Ⓓ 角膜感染症 … 172

⑭ 性感染症　原直己 … 177

- Ⓐ 性器クラミジア感染症 … 178
- Ⓑ 淋菌感染症 … 179
- Ⓒ 性器ヘルペス感染症 … 181
- Ⓓ 尖圭コンジローマ … 182
- Ⓔ 腟トリコモナス症 … 184
- Ⓕ 梅毒 … 186
- Ⓖ マイコプラズマ感染症 … 189

⑮ HIV感染症　大石裕樹 … 192

- Ⓐ HIV感染症 … 192
- Ⓑ サイトメガロウイルス感染症 … 199
- Ⓒ トキソプラズマ感染症 … 201

⑯ 心血管系感染症　町田聖治 … 204

- Ⓐ 感染性心内膜炎 … 204
- Ⓑ カテーテル関連感染症 … 210

⑰ 敗血症　高田慎也 … 214

- Ⓐ 敗血症 … 214

⑱ 真菌感染症　山田孝明 … 222

- Ⓐ カンジダ感染症 … 222
- Ⓑ アスペルギルス感染症 … 227
- Ⓒ クリプトコックス症（肺クリプトコックス症）… 230
- Ⓓ ニューモシスチス感染症（ニューモシスチス肺炎）… 232

3段目 感染症の治療薬

⑲ ペニシリン系薬 宮﨑元康 … 236
- Ⓐ 総論 … 236
- Ⓑ 各論 … 241
    - ① 天然ペニシリン … 241
    - ② アミノペニシリン … 242
    - ③ 抗緑膿菌ペニシリン … 243
    - ④ β-ラクタマーゼ阻害薬配合ペニシリン … 244

⑳ セフェム系薬 宮﨑元康 … 248
- Ⓐ 総論 … 248
- Ⓑ 各論 … 253
    - ① 第一世代セファロスポリン系薬 … 253
    - ② 第二世代セファロスポリン系薬 … 254
    - ③ 第三世代セファロスポリン系薬 … 255
    - ④ 第四世代セファロスポリン系薬 … 258
    - ⑤ セファマイシン系薬,オキサセフェム系薬 … 259
    - ⑥ セフトロザン硫酸塩・タゾバクタムナトリウム … 260

㉑ カルバペネム系薬,モノバクタム系薬 宮﨑元康 … 262
- Ⓐ 総論 … 262
    - ① カルバペネム系薬 … 262
- Ⓑ 各論 … 266
    - ① カルバペネム系薬 … 266
    - ② モノバクタム系薬 … 270

㉒ マクロライド系薬 大橋養賢 … 273
- Ⓐ 総論 … 273
- Ⓑ 各論 … 277
    - ① 14員環(第一世代):エリスロマイシン(エリスロシン®)(EM) … 277
    - ② 14員環(第二世代):クラリスロマイシン(クラリス®,クラリシッド®)(CAM),ロキシスロマイシン(ルリッド®)(RXM) … 278
    - ③ 15員環:アジスロマイシン水和物(ジスロマック®)(AZM) … 279
    - ④ 16員環:スピラマイシン酢酸エステル(アセチルスピラマイシン®)(INN) … 280
    - ⑤ 18員環:フィダキソマイシン(ダフクリア®)(FDX) … 280

23 キノロン系薬　林稔展 … 282

- **A** 総論 … 282
- **B** 各論 … 286
  - ① オールドキノロン（ピリドンカルボン酸系） … 286
  - ② ニューキノロン系（フルオロキノロン系） … 287

24 アミノグリコシド系薬　山科卓也 … 292

- **A** 総論 … 292
- **B** 各論 … 296
  - ① ゲンタマイシン硫酸塩（ゲンタシン®）（GM） … 296
  - ② アミカシン硫酸塩（AMK） … 298

25 テトラサイクリン系薬　五十嵐保陽 … 300

- **A** 総論 … 300
- **B** 各論 … 303
  - ① 第一世代：テトラサイクリン塩酸塩（アクロマイシン®）（TC） … 303
  - ② 第二世代：ドキシサイクリン塩酸塩水和物（ビブラマイシン®）（DOXY） … 304
  - ③ 第二世代：ミノサイクリン塩酸塩（ミノマイシン®）（MINO） … 305
  - ④ グリシルサイクリン系：チゲサイクリン（タイガシル®）（TGC） … 306

26 その他の抗菌薬　浦上宗治 … 308

- **A** 総論 … 308
- **B** 各論 … 312
  - ① リンコマイシン系 … 312
  - ② ST合剤（スルファメトキサゾール・トリメトプリム） … 312
  - ③ メトロニダゾール … 313
  - ④ コリスチンメタンスルホン酸ナトリウム … 314
  - ⑤ ホスホマイシンカルシウム水和物 … 315
  - ⑥ シデロフォアセファロスポリン系 … 315

27 抗MRSA薬　尾田一貴 … 317

- **A** 総論 … 317
- **B** 各論 … 321
  - ① グリコペプチド系薬 … 321
  - ② アミノグリコシド系薬 … 323
  - ③ オキサゾリジノン系薬 … 324
  - ④ 環状リポペプチド系薬 … 325

28 抗結核薬　東恩納司 … 327

- **A** 総論 … 327
- **B** 各論 … 330
  - ① リファンピシン（リファジン®）（RFP） … 330
  - ② イソニアジド（イスコチン®）（INH） … 332
  - ③ ピラジナミド（ピラマイド®）（PZA） … 333
  - ④ エタンブトール塩酸塩（エサンブトール®）（EB） … 333
  - ⑤ ストレプトマイシン硫酸塩（SM） … 334

29 抗真菌薬　浜田幸宏 … 336

- **A** 総論 … 336
  - I ポリエン系薬 … 336
  - II アゾール系薬 … 338
  - III キャンディン系薬 … 341
  - IV ピリミジン系薬 … 342
- **B** 各論 … 344
  - I ポリエン系薬 … 344
  - ① アムホテリシンBおよびアムホテリシンBリポソーム製剤 … 344
  - II アゾール系薬 … 345
  - ② フルコナゾールおよびホスフルコナゾール … 345
  - ③ イトラコナゾール（イトリゾール®）（ITCZ） … 346
  - ④ ボリコナゾール（ブイフェンド®）（VRCZ） … 347
  - ⑤ ポサコナゾール（ノクサフィル®）（PSCZ） … 348
  - ⑥ イサブコナゾニウム硫酸塩（クレセンバ®）（ISCZ） … 349
  - ⑦ ミコナゾール（フロリード®）（MCZ） … 350
  - III キャンディン系薬 … 350
  - ⑧ ミカファンギンナトリウム（ファンガード®）（MCFG） … 350
  - ⑨ カスポファンギン酢酸塩（カンサイダス®）（CPFG） … 351
  - IV ピリミジン系薬 … 352
  - ⑩ フルシトシン（アンコチル®）（5-FC） … 352

30 抗ウイルス薬　内山将伸 … 354

- **A** 総論 … 354
- **B** 各論 … 357
  - ① 抗インフルエンザウイルス薬 … 357
  - ② 抗新型コロナウイルス薬 … 358
  - ③ 抗ヘルペスウイルス薬 … 359

- ④ 抗HIV薬 ··· 361
- ⑤ 抗B型肝炎ウイルス薬 ··· 363
- ⑥ 抗C型肝炎ウイルス薬 ··· 363

31 消毒薬　川田敬 ··· 365
- ① 滅菌と消毒 ··· 365
- ② 消毒薬を効果的に使うために ··· 365
- ③ 消毒薬の分類 ··· 365
- ④ 消毒薬の種類と使い分け ··· 366

32 ワクチン　笹野央 ··· 372

A 総論 ··· 372
- ① ワクチン ··· 372
- ② 予防接種の間隔，部位，禁忌 ··· 374
- ③ 副反応 ··· 375
- ④ 定期接種と任意接種 ··· 375

B 各論 ··· 375
- ① 生ワクチン ··· 375
- ② 不活化ワクチン ··· 378
- ③ mRNAワクチン ··· 383

4段目 感染制御学

33 感染制御に関する法律，診療報酬，ガイドライン
岡田直人，北原隆志 ··· 388
- ① 感染制御に対する法律 ··· 388
- ② 感染制御に関する診療報酬 ··· 391
- ③ 感染制御に関するガイドライン ··· 393

34 感染制御の院内体制と取り組み　西村信弘 ··· 396
- ① 院内感染の関わる医療法施行規則と診療報酬上の評価 ··· 396
- ② 感染対策のための組織（感染制御部門） ··· 396
- ③ 感染制御の組織化 ··· 397
- ④ 感染制御担当者の専門性 ··· 397
- ⑤ 感染制御チーム（ICT） ··· 398
- ⑥ 感染対策委員会（ICC） ··· 398
- ⑦ Diagnostic stewardship（診断支援） ··· 399
- ⑧ 抗菌薬適正使用支援プログラム（ASP） ··· 399

⑨ 今後の課題 ……………………………………………………………… 401
　⑩ おわりに ………………………………………………………………… 402

35 感染予防対策　渡邉真一 … 404
　① 標準予防策 ……………………………………………………………… 404
　② 感染経路と経路別感染対策 …………………………………………… 404
　③ 手指衛生 ………………………………………………………………… 405
　④ 個人防護具（PPE）の着用 …………………………………………… 406
　⑤ 環境整備 ………………………………………………………………… 410

36 院内感染対策　添田博 … 411
　① 医療関連感染によるリスク …………………………………………… 411
　② 院内感染対策 …………………………………………………………… 414

37 洗浄と滅菌　酒井義朗 … 419
　① 洗浄 ……………………………………………………………………… 419
　② 滅菌 ……………………………………………………………………… 421

38 医療廃棄物　小林義和 … 427
　① 医療廃棄物とは ………………………………………………………… 427
　② 感染性廃棄物 …………………………………………………………… 428
　③ 在宅医療廃棄物～在宅で必要な感染性への配慮 …………………… 435

39 針刺しと曝露対策　中川博雄 … 438
　① 針刺し，切創，粘膜曝露 ……………………………………………… 438
　② 標準予防策 ……………………………………………………………… 438
　③ 針刺しや切創の防止対策 ……………………………………………… 439
　④ 血液粘膜曝露発生時の対処 …………………………………………… 439
　⑤ 血液粘膜曝露直後の洗浄 ……………………………………………… 440
　⑥ 血液粘膜曝露後の対処 ………………………………………………… 440
　⑦ HBV の血液粘膜曝露の対処 ………………………………………… 441
　⑧ HCV の血液粘膜曝露の対処 ………………………………………… 443
　⑨ HIV の血液粘膜曝露の対処 ………………………………………… 443
　⑩ おわりに ………………………………………………………………… 444

付録

A 筋肉注射（ワクチン接種）の方法と注意点　喜多村泰輔 … 448
　① 薬剤師が行う筋肉注射の可能性 ……………………………………… 448
　② 筋肉注射とは …………………………………………………………… 448

③ 局所の解剖と合併症 …………………………………………………… 449
④ 筋肉注射の実際 ………………………………………………………… 450
⑤ 即時副反応の種類と対応 ……………………………………………… 454
⑥ おわりに ………………………………………………………………… 457

B 感染症と原因菌，対応する抗菌薬　中野貴文 … 458
① 常在菌と感染症の関係性 ……………………………………………… 458
② 感染症治療薬のピットフォール ……………………………………… 458
③ 感染症に対応する抗菌薬一覧 ………………………………………… 459

C 予防接種の種類　笹野央 … 466
① 定期接種（A類疾病：集団予防を目的とする感染症）……………… 466
② 定期接種（B類疾病：個人予防を目的とする感染症）……………… 470
③ 任意接種 ………………………………………………………………… 471

D 感染症治療薬の略名一覧 … 474

E 菌名一覧 … 477

索引 ……………………………………………………………………………… 479

1段目
総論

1 感染症の基本

人類と感染症の終わりなき戦い

はじめのひきだし

- 感染症は世界的な規模で流行する「パンデミック」を起こすことがあり，これは他の疾患にはない大きな特徴です。
- 病原体が宿主に感染した後に実際に感染症を発症するかは，病原体の病原性と宿主の免疫力のバランスによります。
- 病原性とは「病原体が宿主に感染し感染症を発症する能力」です。病原性には，「病原体そのものが持つもの」と「病原体が分泌する毒素によるもの」の2種類があります。
- 病原体の病原性の変化は「病原体の遺伝子変異によるもの」と「菌体外から病原因子を取り込むことによるもの」の2種類があります。
- 薬剤耐性遺伝子を有するプラスミドを取り込むことで生じる薬剤耐性は菌種間を伝播・拡散することから，感染症の診療や感染対策において大きな問題となっています。
- 薬剤耐性の進行を阻止するためには抗菌薬の適正使用が重要であり，薬剤師は抗菌薬の適正使用において大きな役割を担っています。

1 はじめに

- 読者の皆さんは感染症の抗菌薬治療について興味があり，あるいは『感染症薬学のひきだし』という一風変わったタイトルにひかれて，この本を手に取られたことと思います。感染症の抗菌薬治療に関する書籍は数多く出版されており，その中には「この感染症にはこの抗菌薬を選ぶべし！」といったものもありますが，実際にはそれほど単純な話ではありません。なぜ単純な話ではないのか。これを理解するには最初に，「感染症は他の疾患とは根本的に違う」ことを理解しておくことが肝心です（表1-1）[1]。

表1-1 感染症とその他の疾患との違い

	感染症	その他の疾患
疾患出現の予測性	予期せず出現し，世界的な影響を与える	予測できる場合がある
発症機序	通常は急性発症	通常は慢性発症
経過	未治療では死亡するか自然回復し，しばしば終生免疫を獲得する	未治療では徐々に進行する
他者への伝播	他者に伝播することがある	他者に伝播することはない
発症因子	単一の病原体による	複数のリスク因子の相関による
予防	有効な予防手段あり（個人的防護，公衆衛生，予防接種）	必ずしも容易ではない
疾患根絶の可能性	根絶可能	根絶困難
病原因子の進化	宿主内で病原因子が進化しうる（増殖力の増加や遺伝子変異による抵抗性の獲得）	病原因子が進化することはない
宿主の行動との関連	病原体の獲得は宿主の行動やライフスタイルに密接に関連する	関連なく内因性に発症する場合がある
他の動物種の関連	他の動物種から伝播することがある	他の動物種との関連はない

〔Fauci AS, et al.: N Engl J Med. 366(5): 454-461, 2012 (PMID: 22296079) より〕

② 感染症の特徴

- 感染症とその他の疾患で最も大きな違いは，感染症は「ヒト以外の病原体がヒトの身体に感染して引き起こす」のに対し，その他の疾患は「ヒトの身体そのものに何らかの異常が生じて起きる」点です．病原体は「ヒトの体外に存在するもの」と「ヒトの体内に存在するもの」に分けることができますが，この境界は時にあいまいになります．
- 感染症の原因がヒト以外の病原体であることから，ほぼ同時期に同じ病原体にヒトが次々に感染することで感染のアウトブレイク（**Memo**）が発生し，2019年末以降の新型コロナウイルス感染症のようなパンデミック（世界的な規模の流行）を引き起こすことがあります．
- 一方，感染症以外の疾患，例えば高血圧症は遺伝的素因やライフスタイルなどの複数の要因によって発症しますが，個々人が独自に発症する疾患であり，ヒトからヒトへと高血圧症が伝播することはありません．

③ 感染と発症の違い

- 感染症はある病原体に感染することによって発症する疾患ですが，感染イコール発症ではありません．なぜなら，ヒトは数百万年におよぶ病原体との戦いの中でさまざまな病原体に対抗するための武器，すなわち免疫システムを発達させてきたからです．
- ヒトが何かの病原体に感染しても，免疫システムによって病原体が体内で増殖するのを阻止できれば，感染症の発症には至りません．一方，感染した病原体の病原性が宿主（感染したヒト）の免疫機能を上回る場合は，病原体の体内での増殖を阻止することができず，感染症を発症することになります．
- このように，感染した病原体が実際に感染症を引き起こすか否かは，病原体の病原性と宿主の免疫力の力関係によります．

④ 病原性とは

- **定義**：病原体が宿主に感染し，感染症を引き起こす能力です．
- 病原性は大きく以下の2つに分けられます．
  - 病原体そのものが持つ病原性
  - 毒素などの病原体から放出される物質による病原性
- 病原体そのものが持つ病原性は，①病原体が宿主に定着する能力，②定着した病原体が宿主内に侵入する能力，③侵入した病原体が宿主内で増殖する能力，④宿主内で宿主の免疫機能が及びにくい部位に侵入する能力など，多岐にわたります．
- 体外に存在する病原体が宿主に感染するための最初のステップとして，宿主に定着することが必要です．それぞれの病原体は，宿主に定着する部位がある程度限定されており，例えば黄色ブドウ球菌は主にヒトの体表面（皮膚や鼻腔の粘膜など）に定着し，主に皮膚や軟部組織の感染症の原因となります．また，肺炎球菌はヒトの上気道に定着し，肺炎，血流感染症および髄膜炎などの侵襲性感染症の原因となります．定着した病原体は全例で感染症を引き起こすわけではなく，宿主と共存して無症状のまま経過することがあります（無症候性キャリア）．

Memo：アウトブレイク
突発的発生．すなわち一定期間内に一定の場所（ex. 同一病棟や同一医療機関）で発生した感染の集積が通常よりも高い状態．

- 例えば，肺炎球菌はヒトの鼻咽腔粘膜に無症状のまま定着できますが，ウイルスによる上気道炎によって気道粘膜に炎症が生じた際，細菌の菌量が増加し，気道粘膜が炎症によって損傷した結果，肺炎球菌が体内に侵入して増殖し，侵襲性感染症を引き起こします[2]。
- 肺炎球菌には多くの血清型が知られていますが，侵襲性感染症を引き起こすのは宿主への定着・侵入の能力が特に高い一部の血清型であることから，これらの血清型の肺炎球菌に対するワクチンが開発され，特に侵襲性感染症を起こしやすい乳幼児と高齢者を対象としたワクチン接種が行われています。
- このように多くの感染症では病原体そのものが病原性を発揮しますが，感染症の病態においては病原体自体よりも病原体が分泌する毒素の方が重要です。このような感染症の例として，クロストリディオイデス・ディフィシル（*Clostridioides difficile*）感染症がよく知られています。
- クロストリディオイデス・ディフィシルはクロストリディオイデス属（*Clostridioides* 属）の細菌で，偏性嫌気性で芽胞を形成するグラム陽性桿菌です。抗菌薬の使用により大腸内の腸内細菌叢に乱れが生じると，この菌が定着し，増殖することが知られています。この菌には多くの遺伝子型がありますが，その多くは3種類のトキシン（毒素）を産生します。
- トキシンAおよびトキシンBが大腸内に分泌されると，腸管上皮細胞の受容体に結合して細胞内に取り込まれ，低分子量G蛋白質であるRhoファミリーのGTPaseの機能を抑制します。Rho GTPaseの抑制は腸管上皮細胞の骨格構造を変形させ，結果として上皮細胞によるバリア機能が障害されます。3番目の毒素はバイナリー・トキシンと呼ばれ，上皮細胞内に取り込まれるとアクチンの脱重合を促進することで，他のトキシンと同様に上皮細胞を障害します。上皮細胞のバリア機能の破綻により，水分の過剰な分泌，腸管の炎症や組織の障害が生じ，クロストリディオイデス・ディフィシル感染症の主な症状である下痢症が生じます[3]。

⑤ 病原性の変化

- 表1-1では，感染症と他の疾患との違いとして，病原体の持つ病原性が変化すること（病原因子の進化）を挙げました。
- 病原性の変化の機序は，大きく以下の2つがあります。
  ①病原体自体の遺伝子，すなわちゲノムの変異による病原性の変化
  ②ゲノム以外の遺伝子を獲得することによる病原性の変化
- 上記①の一例として，2019年末の出現以降，以後世界中に流行が拡大した新型コロナウイルス感染症があります。流行初期から新型コロナウイルス表面のスパイク蛋白をコードするゲノム遺伝子の変異が継続して発生し，新たな変異ウイルスが出現するたびに国内外で流行の波がみられました。
- 2020年から2021年にかけて日本国内で流行したアルファ株，デルタ株などの変異株による感染症例と，2022年以降に国内で流行しているオミクロン株およびその亜系統による感染症例を比較すると，自然感染により獲得した免疫や新型コロナワクチン接種による獲得免疫を差し引いても，オミクロン株以降の新型コロナウイルスはそれ以前の変異株よりも病原性が低下したことが示唆されています[4]。
- 病原性を持たない細菌と，病原性を持つ細菌の違いを理解することは，細菌の病原性を理解する上で重要です。遺伝子ノックアウトや比較ゲノム解析の技術を用いることにより，細菌が持つ多くの病原遺伝子が明らかになりましたが，細菌が進化の過程でどのように遺伝子変異を起こして病原性を獲得するのかは，明らかではありませんでした。
- 垣内らは，カイコを使った感染モデルを用いることで，病原性を持たない大腸菌において，リポ多糖体を細胞壁の内膜から外膜に運搬するトランスポーターであるLptDおよびLptEにアミ

ノ酸変異が生じることにより，リポ多糖体を含む OMVs（outer membrane vesicles）の分泌が亢進し，抗菌薬に対する抵抗性が獲得されることを示しました。また，臨床検体から分離された大腸菌にも LptD や LptE のアミノ酸変異が起きている株があることを示しました[5]。このように，病原体のゲノム変異により病原体の病原性が増加したり減弱したりすることがわかってきました。

☐ 病原性が増加するもう 1 つの重要なメカニズムとして，菌体の外部から病原因子を取り込むことが挙げられます。そのようなメカニズムによる病原性の増加として，現在最も問題となっているのが，薬剤耐性（AMR：antimicrobial resistance）です。

⑥ 薬剤耐性

☐ 2014 年にイギリスが公表した報告書によって「薬剤耐性がいかに深刻で危険なものであるか」が示され，この問題は世界的に注目されました[6]。有効な対策をしなければ，「2050 年に全世界で 1000 万人が薬剤耐性菌による感染症によって死亡し，その数はがん（820 万人）や糖尿病（150 万人）による死亡者数を上回る」という内容はショッキングで，各国政府が薬剤耐性に本腰を入れて取り組むきっかけとなりました。

☐ 2015 年 5 月の世界保健総会（World Health Assembly）において，薬剤耐性に関するグローバル・アクションプランが採択され，加盟各国において薬剤耐性に関する国家行動計画を策定することが求められました[7]。これを受けて，政府内に「国際的に脅威となる感染症対策関係閣僚会議」が設置され，2016 年 4 月，わが国として初めてのアクションプランが決定されました[8]。

☐ このアクションプランが画期的であったのは，ヒトにおける主要な抗菌薬の使用量や主な病原菌の薬剤耐性率，および畜産分野における薬剤耐性率について，2020 年までに達成すべき具体的な目標値が示されたことです。

☐ ヒトにおける抗菌薬の使用量については，経口セファロスポリン系薬，経口フルオロキノロン系薬，および経口マクロライド系薬のいずれにおいても目標には及ばなかったものの，2013 年に比して 2020 年には一定の減少が認められました。

☐ しかし，薬剤耐性率については，例えば大腸菌のフルオロキノロン耐性率は 36.1%（2014 年）から 41.5%（2020 年）と増加しており，黄色ブドウ球菌のメチシリン耐性率については 49.1%（2014 年）から 47.5%（2020 年）という横ばいの状態であり，いずれも 2020 年時点で 25%以下および 20%以下という目標値は達成できませんでした。

☐ この現状を踏まえて，新たな取り組みを行うために，2023 年 4 月に新しい薬剤耐性対策アクションプランが策定されました[9]。新しいアクションプランの成果指標には，バンコマイシン耐性腸球菌感染症の罹患数，カルバペネム系の静注抗菌薬の使用量，および畜産分野の動物用抗菌薬の使用量に関する削減目標が設定されました。今後，わが国の薬剤耐性対策はこの新しいアクションプランに基づいて進められます。

☐ わが国を含め世界的に薬剤耐性菌への対策が進められていますが，なぜ薬剤耐性菌はそれほど問題なのでしょうか。そもそもすべての微生物は，われわれ人間同様に遺伝子を持っています。また，病原微生物は人間のような高等動物に比して遺伝子変異を起こしやすいことが知られています。

☐ 病原微生物が抗微生物薬に曝露された際に，薬剤耐性遺伝子を獲得した微生物は，より生存に有利となります。そこで病原微生物は保有する遺伝子を変異させるか，別の遺伝子を獲得することによって，抗微生物薬を無効化する機序，すなわち薬剤耐性を起こそうとします。すべての微生物は薬剤耐性遺伝子を持っていますが，耐性遺伝子を伝播する能力は細菌のみが持っています。

表1-2 薬剤耐性遺伝子による薬剤耐性化

菌種名	耐性遺伝子と耐性機序	耐性遺伝子の所在
ペニシリン耐性黄色ブドウ球菌	ペニシリナーゼの産生	染色体
メチシリン耐性黄色ブドウ球菌 (MRSA)	$mecA$ 遺伝子産生	ブドウ球菌カセット染色体 (SCCmec)
バンコマイシン耐性腸球菌 (VRE)	$vanA$ 遺伝子産生	プラスミド
多剤耐性緑膿菌 (MDRP)	MBL産生，D2ポリン減少	プラスミド，染色体
基質拡張型β-ラクタマーゼ (ESBL) 産生腸内細菌	ESBL産生	プラスミド
カルバペネム耐性腸内細菌 (CRE)	AmpC過剰発現，MBL，KPC，OXA産生	染色体，プラスミド
オセルタミビルリン酸塩 (タミフル®) 耐性インフルエンザウイルス	ノイラミニダーゼ遺伝子変異	染色体
薬剤耐性ヒト免疫不全ウイルス (HIV)	標的分子の遺伝子変異	ウイルスRNA

そのために，薬剤耐性対策を考える上では，薬剤耐性菌に着目することが最も重要です。

□ 細菌が持つ薬剤耐性の機序は，大きく染色体性とプラスミド性の2つに分けられます（表1-2）。染色体性の薬剤耐性は，病原菌の持つゲノムにおける遺伝子発現の変化により生じる薬剤耐性であり，薬剤耐性を獲得した菌から別の菌に薬剤耐性機序が伝播することはありません。一方，プラスミド性の薬剤耐性は，プラスミドを持つ菌から別の菌にプラスミドが直接伝播することによって薬剤耐性が菌の間で拡散する可能性が生じることから，感染対策上大きな問題となります（図1-1）。

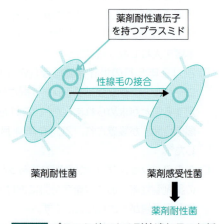

図1-1 プラスミドによる耐性遺伝子の伝播

□ 細菌の増殖スピードはヒトの細胞に比べて非常に速く，大腸菌は37℃では20分ごとに分裂して増殖します。細菌が増殖する際に自分の遺伝子をコピーしますが，その際にランダムに遺伝子変異が起きます。ある抗菌薬の標的遺伝子に遺伝子変異が起きた場合は，その菌はその抗菌薬に対して薬剤耐性を獲得します。

□ このように抗菌薬の使用の有無にかかわらず，薬剤耐性菌は環境中やヒトの体内で自然に発生してきます。この段階では薬剤耐性菌の割合はその菌種全体の一部であり，大きな問題は生じません。しかし，ある抗菌薬に対する薬剤耐性を獲得した菌を保有するヒトに，その抗菌薬が使用された場合，抗菌薬が有効な菌は死んでしまいますが，無効な菌，すなわち薬剤耐性を獲得した菌は生き残り，増殖していきます。

□ こうなるとそれまで使用していた抗菌薬による治療は無効となり，治療はより困難になります。薬剤耐性が複数の抗菌薬に対して同時に起きた場合，有効な抗菌薬がほとんどない状態，すなわち多剤耐性が生じ，場合によっては有効な抗菌薬治療がほぼ不可能になることもありえます。

□ 以上から，抗菌薬の使用は薬剤耐性菌の出現自体には関与していなくても，薬剤耐性菌の増殖や伝播には関与しているといえます。

□ では，抗菌薬の使用は実際に薬剤耐性菌を増やすのでしょうか。外来での抗菌薬の使用量と薬剤耐性菌の出現率の相関について，ヨーロッパの国ごとのデータベースに基づいて調べた研究では，ペニシリン系抗菌薬の使用は肺炎球菌のペニシリン耐性化と相関することが示されました（スピアマンの順位相関係数：0.84 [95%信頼区間：0.62-0.94]，$p<0.0001$)[10]。

- □ ヨーロッパでは，北欧で抗菌薬の使用量が比較的少なく，南欧では比較的多い傾向があり，薬剤耐性を獲得した大腸菌の頻度は南欧と東欧で比較的多い傾向が認められました[11]。これらのデータから，抗菌薬の使用は薬剤耐性の出現率と確かに相関があるといえます。一方，細菌感染症の治療において抗菌薬は必要な場合が多いことも確かです。
- □ このように，抗菌薬の使用は感染症の治療と薬剤耐性の獲得という諸刃の剣であり，大事なことは抗菌薬の利点である抗菌作用を保ちつつ，負の側面である薬剤耐性をできるだけ防ぐことにあります。そのために重要なのが抗菌薬の適正使用です。

⑦ 抗菌薬の適正使用

- □ 日常の診療で，抗菌薬の使用をゼロにすることはできないので，薬剤耐性菌の増殖や伝播を完全に防ぐことはできません。しかし抗菌薬の使用量をできるだけ抑えることで，薬剤耐性菌の伝播をコントロールすることは可能です。そのためには1人ひとりの医療専門職が抗菌薬と薬剤耐性の関連について理解し，抗菌薬の適正使用を心掛けることが重要です。
- □ 現代医療ではがん治療や種々の免疫抑制薬を用いる治療によって，免疫抑制状態にある患者の割合が増加傾向にあります。これらの患者は易感染状態なので，医療専門職はより複雑な感染症の症例に対応することになります。
- □ しかし感染症を専門としない医師にとっては，抗菌薬を適正に使用しながら複雑な感染症の治療を行うことは往々にして困難です。そのため，抗菌薬を適正に使用して感染症の治療効果を最大限にすることと同時に，不適切な抗菌薬の使用をできるだけ抑制して薬剤耐性菌の出現や伝播を最大限予防することを目的に，AS（抗菌薬適正使用支援：antimicrobial stewardship）という考え方が提唱されました。
- □ Stewardshipは「注意深く，責任を持って物事を管理する」という意味合いがあります。
- □ 抗菌薬のstewardship，すなわちASは，「抗菌薬を責任を持って使うことを推進する一連の活動」と定義できます[12]。わが国においてASが普及するきっかけとなったのは，2012（平成24）年度の診療報酬改定において感染防止対策加算が新設されたことでした。
- □ 主に大規模病院が算定する感染防止対策加算1の施設基準において，医師，看護師，薬剤師，および臨床検査技師の4職種からなる感染制御チームを組織し，院内感染対策を行うとともに，院内の抗菌薬の適正使用を監視するための体制を有することが求められました。具体的には特定抗菌薬の届出制や許可制による使用制限が実施されてきましたが，届出制の形骸化が指摘されており，薬剤耐性菌の感染拡大の防止，抑制の効果は不十分と言わざるをえません。
- □ 2017年に日本環境感染学会から「抗菌薬適正使用支援プログラム実践のためのガイダンス」が発出されましたが[13]，このガイダンスにおいてASとは「主治医が抗菌薬を使用する際，個々の患者に対して最大限の治療効果を導くと同時に，有害事象をできるだけ最小限にとどめ，いち早く感染症治療が完了できる（最適化する）ようにする目的で，感染症専門の医師や薬剤師，臨床検査技師，看護師が主治医の支援を行うこと」と定義されました。
- □ ASを行うためのプログラム（ASP：antimicrobial stewardship program）においては，特定抗菌薬の使用患者だけでなく，血液培養陽性例などの感染徴候のある患者や集中治療や臓器移植後などの免疫抑制状態にある患者も対象として，抗菌薬を使用している患者をモニタリングし，エンピリック治療のための抗菌薬の選択や抗菌薬の用法・用量を検討し，微生物検査結果に応じて抗菌薬の中止や変更をフィードバックする，というAMSのための介入プロセスが重要です。
- □ 2018（平成30）年度の診療報酬改定において，医療機関は感染制御チームとは別に抗菌薬適正使用支援チームを組織し，院内の抗菌薬の適正使用を推進する体制を有することで，抗菌薬適

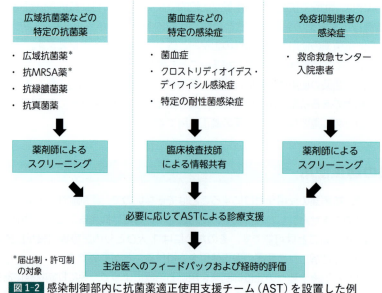

図 1-2 感染制御部内に抗菌薬適正使用支援チーム（AST）を設置した例

　　正使用支援加算が算定できるようになりました。感染制御部に抗菌薬適正使用支援チーム（AST：antimicrobial stewardship team）を設置した例を 図 1-2 に示します。専従の薬剤師が活動の中心を担っています。

☐ AST 活動において薬剤師は業務日に特定抗菌薬使用患者の抽出を行い，投与開始時（ステップ0），投与開始後 7 日目（ステップ 1），および 14 日目（ステップ 2）の時点で抗菌薬治療の評価を行います。その際に重要となるのは細菌培養検査の結果であり，原因菌が判明した感染症については，菌種および薬剤感受性に基づいて抗菌薬の適正化を行います。

☐「適正化」というと誤ったものを正すような印象がありますが，患者の治療を実際に行っており，患者の状態を最もよく把握しているのは抗菌薬を使用している担当医です。担当医がその抗菌薬を選択した意図を無視して上から目線で抗菌薬の「適正化」を行おうとしても，同意は得られません。抗菌薬の適正使用支援において大事な心構えは，「医師を含めたすべての医療専門職と対等の立場で共感を持って対応すること」「しかし感染症を専門とする薬剤師として言うべきことは言うこと」です。

☐ AMR 対策は喫緊の課題であり，抗菌薬の適正使用の重要性は増しています。抗菌薬を処方するのは医師ですが，薬剤師は AST 活動を通じて抗菌薬使用の適正化を推進することができます。日本化学療法学会には「抗菌化学療法認定薬剤師」および「外来抗感染症薬認定薬剤師」の制度があります。これらの認定を受けた薬剤師が入院・外来診療における抗菌薬の適正使用をより一層推進していくことが期待されています。

引用文献

1) Fauci AS, et al.：N Engl J Med. 366（5）：454-461, 2012（PMID：22296079）
2) Weiser JN, et al.：Nat Rev Microbiol. 16（6）：355-367, 2018（PMID：29599457）
3) Kordus SL, et al.：Nat Rev Microbiol. 20（5）：285-298, 2022（PMID：34837014）
4) Carabelli AM, et al.：Nat Rev Microbiol. 21（3）：162-177, 2023（PMID：36653446）
5) Kaito C, et al.：PLoS Pathog. 16（4）：e1008469, 2020（PMID：32324807）
6) Antimicrobial Resistance：Tackling a Crisis for the Health and Wealth of Nations. Review on Antimicrobial Resistance, 2014

7) World Health Organization：Global Action Plan on Antimicrobial Resistance, 2015
8) 国際的に脅威となる感染症対策関係閣僚会議：薬剤耐性（AMR）対策アクションプラン 2016-2020, 2016
9) 国際的に脅威となる感染症対策の強化のための国際連携等関係閣僚会議：薬剤耐性（AMR）対策アクションプラン 2023-2027, 2023
10) Goossens H, et al.：Lancet. 365 (9459)：579-587,（PMID：15708101）
11) Surveillance of antimicrobial resistance in Europe. Annual report of the European Antimicrobial Resistance Surveillance Network (EARS-Net), 2016
12) Dyar OJ, et al.：Clin Microbiol Infect. 23 (11)：793-798, 2017（PMID：28882725）
13) 抗菌薬適正使用支援プログラム実践のためのガイダンス．環境感染誌 32 (5)：1-38, 2017

（戸川　温）

2 抗菌薬の選択と適正使用

感染症治療を成功に導き，耐性菌の脅威から患者と医療を守る

はじめのひきだし

- ☐ 抗菌薬は細菌感染症の治療に使用され，その適正な選択と使用が治療成功の鍵です。
- ☐ 感染症の正確な診断と原因菌の特定は，抗菌薬を使用する際の大原則です。
- ☐ 抗菌薬の適正使用は治療効果を高め，副作用を最小限に抑えるために極めて重要です。
- ☐ 抗菌薬の適正使用は AMR（薬剤耐性：antimicrobial resistance）対策の要であり，耐性菌の脅威から患者を守り，将来にわたって有効な感染症治療を維持するために不可欠です。
- ☐ 薬剤師や AST（抗菌薬適正使用支援チーム：antimicrobial stewardship team）は，抗菌薬使用の最適化を推進する上で重要な役割を担います。

① 抗菌薬の選択と適正使用は感染症治療の鍵

- ☐ 抗菌薬は細菌が原因で起こる感染症を治療するために使う薬です[1-3]。
- ☐ 抗菌薬を正しく選んで使わなければ，治療がうまくいかないばかりか，副作用で体に悪影響を与えたり，薬が効かなくなる「耐性菌」が出現する危険性があります[1-3]。
- ☐ 耐性菌の出現や拡散は治療している患者や医療現場にとどまらず，地域社会全体にも深刻な影響を与えます[1-3]。
- ☐ 抗菌薬の選択と適正使用が感染症治療の成功に不可欠であることを，すべての医療専門職が理解し，臨床現場で実践することが求められます（表2-1）。

1. 抗菌薬の標的は細菌

- ☐ 抗菌薬の標的は細菌であり，ウイルスによる感染症には効果を示しません。無効で不要な抗菌薬の使用は耐性菌の出現につながるため，そもそも「抗菌薬を選択してよいのか」を考えることも重要なポイントです[1-3]。
- ☐ 抗菌薬は患者に投与されますが，実際に作用するのは体内の細菌です。抗菌薬は細菌の増殖や生存を妨げることで，細菌感染症を治療します。
- ☐ ただし，抗菌薬は患者の体内に投与されるため，患者の体にも少なからず影響を与え，アレルギーなどの副反応や腎機能障害などの副作用を引き起こすことがあります。
- ☐ 抗菌薬が細菌にだけ作用するとしても，患者の腸内細菌叢に影響を与えて下痢などの副作用を引き起こす可能性があります。菌交代現象によって耐性菌が出現することも，副作用の1つと考

表2-1 抗菌薬選択と適正使用における重要ポイント

項目	ポイント
抗菌薬の選択と適正使用	・抗菌薬の選択と使用の適正化は感染症治療で極めて重要
抗菌薬の標的は細菌	・抗菌薬は細菌にのみ効果があり，ウイルス感染症には無効 ・抗菌薬による患者への直接的な作用は副作用と考えられる
治療効果と副作用	・有効性と安全性の両立には，原因菌に最適な抗菌薬の選択が不可欠
TDMの活用	・TDMは治療効果を高め，副作用を抑えるのに有効

えられます。
- ☐ 抗菌薬の標的が細菌であることは，患者教育においても重要です。患者には「なぜ抗菌薬が処方され，症状が改善しても飲み続けなければならないのか」または「なぜ抗菌薬が処方されないのか」などを理解してもらう必要があります。医師や薬剤師はこれらを丁寧に説明します[1-3]。

2. 抗菌薬の治療効果と副作用のバランス

- ☐ 抗菌薬の治療効果を最大限に高め，副作用を最小限に抑えるために，「感染を引き起こしている細菌」に対して最も適切な抗菌薬を選択します[4]（感染症や原因微生物，抗菌薬の系統やスペクトルについては，本書の各章を参照）。
- ☐ 患者の年齢や体重，腎機能，肝機能，アレルギー歴も考慮する必要があります[4]。
- ☐ 高齢者や腎機能が低下している患者では，副作用のリスクが高まることが多いため，抗菌薬の選択や投与量の調整に配慮します[4]。
- ☐ 抗菌薬の薬物動態（薬が体内でどのように吸収され，分布し，代謝され，排泄されるか）を理解し，感染症の治療に活用することは非常に重要です[4]。
- ☐ 治療効果を発揮するには，抗菌薬の血中濃度や感染部位における組織中濃度が「感染を引き起こしている細菌」に対して十分なレベルに達することが必要です[4]。
- ☐ 抗菌薬の血中濃度が高くなりすぎると患者の副作用のリスクも増加します。治療効果と副作用のバランスを考慮して，抗菌薬の用法・用量の設定や血中濃度の維持を適切に実施します[4]。

3. TDMの活用と抗菌薬治療の最適化

- ☐ TDM（治療薬物モニタリング：therapeutic drug monitoring）は血中濃度モニタリングと呼ばれることも多いですが，モニタリングの対象は薬物血中濃度に限らず，治療効果や副作用に関係する様々な因子が含まれます。
- ☐ TDMの活用によって，個々の患者における抗菌薬の血中濃度推移を評価し，適切な用法・用量を設定することができます[4]。
- ☐ 腎機能の低下によって投与量の調整が必要な場合には，TDMを活用することで有効性と安全性を適切に管理できます[4]。
- ☐ TDMの対象は，診療報酬の特定薬剤治療管理料の対象薬と同一とみなされることが多いですが，実際には血中濃度の測定ができない薬剤にもTDMは適用でき，抗菌薬治療の最適化に大いに貢献します。

② 感染症の診断と原因菌の特定

- ☐ 感染症治療や抗菌薬の選択・適正使用における基本は，「感染している部位・臓器」と「感染を引き起こしている細菌」を正確に見極めることです。この見極めが不十分な場合，どんなに優れた薬を使っても治療はうまく進まない可能性があります（表2-2）[4]。

1. 感染部位・臓器の特定

- ☐ 感染症を疑う場合には，患者の背景やリスク評価，問診や理学的所見から「感染部位・臓器」を特定します（図2-1）[4]。
- ☐ 患者背景の理解は極めて重要で，感染症のリスク評価に欠かせません。この評価には，医師や看

表2-2 感染症診断と治療における重要ポイント

項目	ポイント
感染部位・臓器の特定	・感染部位・臓器の特定が感染症治療の第一歩 ・患者背景の理解では，多職種で問診や感染症リスクを評価する
鑑別診断と適切な検査の実施	・血液培養の2セット採取で病原体の検出感度を高める ・Fever work upを基本に，必要な検査を適切に実施する
エンピリック治療 (empiric therapy)	・原因微生物の同定前に，想定・推定菌に対して実施する治療 ・感染部位・臓器に基づいて最適な抗菌薬を選択する
標的治療 (definitive therapy)	・原因微生物の同定後，感受性結果も参照して治療を最適化 ・有効性と安全性を高め，耐性菌のリスクを低減する
治療の最適化における薬剤師の役割	・薬剤師は鑑別診断や検査の調整，抗菌薬投与設計に貢献する ・医療チームと連携して，抗菌薬治療の最適化を推進する

1. 患者背景，病歴，診察，検査から感染症の存在を疑う
2. 培養検査（血液培養の2セット採取），画像検査の実施
3. 鑑別診断，感染部位・臓器の特定，原因微生物の想定・推定
4. 初期治療の開始（エンピリック治療：empiric therapy）
5. 培養検査結果，臨床経過の確認，原因菌の同定
6. 感受性試験結果，臨床経過に応じた抗菌薬の変更（標的治療：definitive therapy）
7. 治療効果判定
8. 再診断，再評価

図2-1 感染症診療の流れ

表2-3 感染症の診断に必要な患者背景

・年齢　・病歴[*1]　・渡航歴
・性別　・薬歴[*2]　・性交渉歴
・人種　・喫食歴　・生活歴[*3]

[*1]：アレルギー・副作用歴を含む
[*2]：サプリメントや健康食品を含む
[*3]：職業，居住環境，同居者，喫煙，飲酒，動物との接触，野外活動

□ 護師だけでなく，薬剤師を含めた多職種による問診や確認が必要です（表2-3）[4]。
□ 感染症が判明し，感染している部位・臓器が特定された場合には，原因微生物の想定や推定が可能になります[4]。
□ 感染部位が特定できない場合には，非感染症疾患や不明熱も念頭に置いて対応します[4]。

2. 鑑別診断と適切な検査の実施

□ 鑑別診断では，「血液培養の2セット採取」が重要です。複数回の血液検体採取により検出感度を高め，病原体の同定精度を向上させます[4]。
□ Fever work upは，発熱時に必ず行う検査であり，発熱がなくても感染症を疑う場合には実施します。「血液培養の2セット採取」「尿検査・尿培養検査」「胸部X線検査」を基本とし，症状・所見がある部位の検査を追加します[4]。
□ 血液培養検査は抗菌薬が開始される前に実施します[4]。

3. エンピリック治療 (empiric therapy)

□ 感染症診療において原因微生物が同定される前に開始する治療です[4]。経験的治療ともいいます。
□ 「感染部位・臓器」から想定・推定された原因微生物を標的として，有効性と安全性，経済性を考慮して，最も適切な抗菌薬を選択します[4]。

表 2-4 抗菌薬治療の評価と管理における重要ポイント

項目	ポイント
治療効果の評価	・効果は体温やCRPなどのマーカーだけで評価すべきではない ・感染部位・臓器に特異的なパラメータを併用して評価することが重要
副作用とアレルギー	・抗菌薬の系統や薬剤によって生じる副作用は異なる ・アレルギー反応には確実な問診や観察で備える
耐性菌のリスク	・耐性菌の出現は広義の副作用とみなされる ・抗菌薬の適切な使用と管理が極めて重要

4. 標的治療（definitive therapy）

☐ 感染症診療において原因微生物が同定された後に行う治療です[4]。

☐ 原因菌の菌種や菌名に加えて，抗菌薬感受性試験の結果に基づいて，最も適切な抗菌薬に切り替えます。これによって有効性や安全性を高め，耐性菌の発生リスクの低減にもつなげます[4]。

5. 抗菌薬治療の最適化における薬剤師の役割

☐ 薬剤師は抗菌薬の選択や適正使用のために医師，看護師，臨床検査技師と連携して，鑑別診断に必要な情報の確認や検査の実施を調整します。それらの結果をもとに，抗菌薬の選択や投与設計の最適化を行い，診断結果や検査結果が治療に正確に反映されるように診療を支援します。

ステップアップのひきだし①　▶感受性試験の結果を生かす抗菌薬選びのポイント

☐ 原因菌の同定や感受性試験結果を受けて抗菌薬を変更する際，広域スペクトルの抗菌薬から狭域スペクトルの抗菌薬へと変更することがあり，これを「デ・エスカレーション」(de-escalation) と呼びます。デ・エスカレーションは，強い抗菌薬から弱い抗菌薬へ変更することではなく，原因菌を狙い撃つための抗菌薬選択である点に注意します。

☐ 広域スペクトルの抗菌薬は多くの細菌をカバーするものの，必ずしも効果が強いわけではありません。抗菌薬は感受性試験の判定結果やアンチバイオグラムの数値だけで決定するのではなく，まず原因菌や感染部位に基づいて選びます。その上で，選んだ抗菌薬が原因菌に対して有効であるか感受性を確認するという，一連の手順を守ることが大切です。

---

③ 抗菌薬の治療効果，副作用・アレルギーの評価や管理と耐性菌

☐ 感染症治療や抗菌薬の選択・適正使用において，「治療効果の評価」「副作用とアレルギー」「耐性菌のリスク」への注意は極めて重要です（表2-4）[4]。

1. 抗菌薬の治療効果の評価

☐ 抗菌薬治療の効果を評価する際にどのようなパラメータを用いるかは，非常に重要なポイントです。患者の体温や白血球数，CRP（C反応性蛋白：C-reactive protein）などの全身性マーカーだけで判断することは適切ではありません[4]。

☐ 「感染している部位・臓器」を考慮し，その部位や臓器に特異的なパラメータを含めて，効果判定を評価する必要があります[4]。

☐ 敗血症に対する抗菌薬治療では，PCT（プロカルシトニン：procalcitonin）を指標とした抗菌薬治療の中止が，敗血症診療ガイドライン2024（J-SSCG2024）において弱く推奨されてい

表 2-5 AMR（薬剤耐性）対策における重要ポイント

項目	ポイント
AMR の現状と課題	・AMR によって抗菌薬が効かない感染症が増加する ・耐性菌の増加は国内外で重大な課題となっている
抗菌薬の適正使用と AMR 対策	・抗菌薬は必要な患者にのみ，適切に使用する ・ウイルス性感染症には抗菌薬を使用しない
経口抗菌薬の適正使用	・日本で使用される抗菌薬の約 90％は経口抗菌薬 ・外来診療を含めた経口抗菌薬の適正使用推進が重要

ます[5]。

2. 抗菌薬の副作用・アレルギーの評価と管理

- ☐ 抗菌薬の副作用では，悪心，食欲不振，下痢などの消化器症状や，皮疹，発疹，かゆみなどの皮膚症状，頭痛，めまいなどの神経系症状，腎機能障害，肝機能障害など，様々なものが報告されています[4, 6]。
- ☐ 抗菌薬の副作用は抗菌薬の系統によっても異なります。ペニシリン系薬やセフェム系薬などの β-ラクタム系薬では，ショックやアレルギー反応の発現率が高いことが知られています。また，排泄経路の違いによって腎機能障害や肝機能障害のリスクも異なります[4, 6]。各系統の副作用については，本書の 3 段目（→235 頁）の各章を参照してください。
- ☐ ショックやアレルギー反応の発現は急激な血圧低下といった命に関わる可能性もあるため，特に注意や備えが必要です[4, 6, 7]。
- ☐ 抗菌薬の使用に際してはアレルギー歴や副作用の既往歴について十分な問診を行い，ショックに対する救急処置の準備を必ず講じておきます。投与開始から投与終了後まで，バイタルサイン（体温，脈拍，血圧，呼吸数，意識レベル）の観察や患者の訴えの十分なモニタリングが必要です[4, 6, 7]。
- ☐ 抗菌薬の投与時には，ショックやアナフィラキシー様症状の発生を確実に予知できる方法がないことを念頭に置き，多職種で連携して十分な注意を払います[4, 6, 7]。
- ☐ さらに，耐性菌の出現は抗菌薬使用における広義の副作用と考えられています。抗菌薬の不適切な使用は，耐性菌の出現や蔓延を招くリスクがあり，適切な治療の管理が極めて重要です。

④ AMR 対策

- ☐ AMR（薬剤耐性：antimicrobial resistance）は感染症治療における重大な問題であり，公衆衛生上の世界的な脅威として認識されています。抗菌薬の不適切な使用が耐性菌の出現や蔓延の一因となっており，その結果，治療困難な感染症が増加しています（表2-5）[8, 9]。

1. AMR の現状と課題

- ☐ AMR は抗菌薬が病原菌に対して効果を発揮しなくなる現象であり，その結果，従来は標準的であった抗菌薬治療法が無効化され，感染症の治療が困難になります[8, 9]。
- ☐ 日本では MRSA（メチシリン耐性黄色ブドウ球菌：methicillin-resistant *Staphylococcus aureus*）や ESBL（基質特異性拡張型 β-ラクタマーゼ：extended-spectrum β-lactamase）産生菌が多く，依然として医療施設における重要な課題であるとともに，MDRP（多剤耐性緑膿菌：multi-drug-resistant *Pseudomonas aeruginosa*）や CRE（カルバペネ

- ☐ ム耐性腸内細菌目細菌：carbapenem-resistant *Enterobacterales*）などを含めた薬剤耐性菌の増加は，世界的な問題となっています[8, 9, 10]。
- ☐ 薬剤耐性淋菌は，CDC（米国疾病予防管理センター）が「切迫した脅威」に位置づけていますが，その理由はテトラサイクリン系薬，キノロン系薬，マクロライド系薬などへの耐性菌が増加し，現在の治療薬はセフトリアキソンナトリウム水和物とスペクチノマイシン塩酸塩水和物に限られていることによります[11]。
- ☐ WHO（世界保健機関）は，AMRを「世界的な公衆衛生に対する脅威のトップ10の1つ」に位置づけ，2015年5月の総会においてAMRに関するグローバル・アクションプランを採択するとともに国際的な対策強化を呼びかけています。日本でも2016年4月に「薬剤耐性（AMR）対策アクションプラン 2016-2020」が，2023年4月には「薬剤耐性（AMR）対策アクションプラン 2023-2027」がそれぞれ決定され，包括的な取り組みが進められています[8, 9]。

2. 抗菌薬の適正使用とAMR対策

- ☐ 抗菌薬の適正使用は，AMR対策の中心的な柱で，耐性菌の出現，伝播，蔓延を防ぐために極めて重要です。具体的には，抗菌薬を必要とする患者に最適な薬剤を適切な投与量・投与期間で使用することです[8, 9]。
- ☐ 急性気道感染症のうち，ウイルス性のいわゆる「かぜ」や「感冒」に対しては抗菌薬を使用しないことが推奨されます。感染症の有無が不確かな場合に抗菌薬を「予防的に使用しない」ことも重要です[1-3]。
- ☐ 急性下痢症でも抗菌薬を使用せず，水分摂取の励行や対症療法のみを行うことが推奨されます[1-3]。

3. 経口抗菌薬の適正使用とAMR対策

- ☐ 日本で使用される抗菌薬の約90％は経口抗菌薬です[8-10]。
- ☐ 特に経口セファロスポリン系薬，経口フルオロキノロン系薬，経口マクロライド系薬の使用割合が高く，薬剤耐性（AMR）対策アクションプランでも，それらの削減が特に求められています[8, 9]。
- ☐ 外来診療では急性気道感染症など抗菌薬を必要としない患者も多いことから，外来診療における経口抗菌薬の適正使用推進は，重要な課題の1つとされています[1, 8, 9]。

5 AST

- ☐ AST（抗菌薬適正使用支援チーム：antimicrobial stewardship team）は，抗菌薬の適正な使用を推進するために，多職種で構成されるチームです[4, 8, 9]。

1. ASTによる抗菌薬使用のモニタリングと診療支援

- ☐ ASTでは医師，薬剤師，看護師，臨床検査技師が協力して病院内で使用される抗菌薬の処方状況や耐性菌の動向を定期的にモニタリングし，抗菌薬や診療科ごとの傾向を解析し，適正使用の推進を図ります（表2-6）[4, 8, 9]。
- ☐ カルバペネム系薬などの広域スペクトル抗菌薬や抗緑膿菌作用のある抗菌薬，抗MRSA薬については，感染症早期からモニタリングをします[4, 8, 9]。

表2-6 ASTによる抗菌薬適正使用支援の重要ポイント

項目	ポイント
抗菌薬モニタリングと診療支援	・抗菌薬の使用状況をモニタリングし，適正使用を推進する ・広域抗菌薬などは早期からの監視やフィードバックが必要
微生物検査・臨床検査の適正利用の推進	・検査の状況をモニタリングし，適正利用を推進する ・アンチバイオグラムを作成し，診療に活用する
啓発活動とマニュアルの整備	・院内研修会などで，抗菌薬の適正使用を啓発する ・院内マニュアルを整備し，外来診療を含め適正使用を推進する
診療支援のアウトカム評価	・抗菌薬使用量や耐性菌発生率を指標に活動を評価する ・抗菌薬適正使用を推進し，耐性菌の脅威から患者や医療を守る

- □ 必要に応じて主治医にフィードバックを行い，診療を支援します[4, 8, 9]。

2. ASTによる微生物検査・臨床検査の適正利用の推進

- □ ASTは適切な検体採取の状況（汚染率）や，血液培養の複数セット採取率などをモニタリングし，微生物検査・臨床検査の適正利用を推進します[4, 8, 9]。
- □ 耐性菌の動向調査では，施設の入院患者や外来患者から検出された代表的な細菌の「主要抗菌薬に対する感受性率」をまとめたアンチバイオグラムを作成して，診療に活用します[4, 8, 9]。

3. ASTによる啓発活動とマニュアルの整備

- □ ASTは医療専門職を対象に抗菌薬の適正な使用を目的とした啓発活動を実施します。院内研修会の開催や，院内ニュースの発行を定期的に行います[4, 8, 9]。
- □ 院内の抗菌薬使用に関するマニュアルを作成し，外来を含めた抗菌薬適正使用の啓発や推進に取り組みます[4, 8, 9]。

4. AST活動による診療支援によるアウトカムの評価

- □ ASTの活動成果は，抗菌薬の使用量や耐性菌の発生率を指標に評価されます[4, 8, 9]。
- □ 抗菌薬使用の指標には，AUD（抗菌薬使用密度：antimicrobial use density）やDOT（抗菌薬使用日数：days of therapy）を用います[4, 8, 9]。
- □ AST活動の目的は単に抗菌薬の使用量を削減することではありません。抗菌薬の適正使用とAMR対策を推進することで，耐性菌の脅威から患者さんを守り，将来にわたって有効な感染症治療を維持することが目的です[4, 8, 9]。

ステップアップのひきだし② ▶ 周術期における抗菌薬の選択と適正使用

- □ 周術期にはSSI（手術部位感染：surgical site infection）の発症率を減少させるために，予防的な抗菌薬投与を行います。遠隔部位感染（肺炎，カテーテル感染，尿路感染）は対象にせず，手術部位の常在細菌叢に活性を持つ抗菌薬を選択します。
- □ 手術開始時点で十分な殺菌作用を示す血中濃度や組織中濃度を確保するため，抗菌薬の投与タイミングは切開の30分前～1時間前が最適です。ただし，バンコマイシン塩酸塩とフルオロキノロン系薬は2時間前以内に投与を開始します[12]。
- □ 多くの手術では，予防的抗菌薬の投与は単回あるいは，術後24時間以内に終了することが推奨されています[12]。

引用文献

1) 厚生労働省健康・生活衛生局 感染症対策部 感染症対策課：抗微生物薬適正使用の手引き 第三版，2023
2) 厚生労働省健康・生活衛生局 感染症対策部 感染症対策課：抗微生物薬適正使用の手引き 第三版 別冊 入院患者の感染症で問題となる微生物について，2023
3) 厚生労働省健康・生活衛生局 感染症対策部 感染症対策課：抗微生物薬適正使用の手引き 第三版 補遺 入院患者における抗微生物薬適正使用編，2023
4) 青木眞：レジデントのための感染症診療マニュアル 第4版，医学書院，2020
5) 日本集中治療医学会・日本救急医学会 日本版敗血症診療ガイドライン2024特別委員会：日本版敗血症診療ガイドライン2024〔The Japanese Clinical Practice Guidelines for Management of Sepsis and Septic Shock 2024（J-SSCG2024）〕，2024
6) 公益社団法人日本化学療法学会臨床試験委員会皮内反応検討特別部会：抗菌薬投与に関連するアナフィラキシー対策のガイドライン（2004年版），2004
7) 一般社団法人日本アレルギー学会：アナフィラキシーガイドライン2022，2022
8) 国際的に脅威となる感染症対策関係閣僚会議：薬剤耐性（AMR）対策アクションプラン 2016-2020，2016
9) 国際的に脅威となる感染症対策の強化のための国際連携等関係閣僚会議：薬剤耐性（AMR）対策アクションプラン 2023-2027，2023
10) 薬剤耐性ワンヘルス動向調査検討会：薬剤耐性（AMR）ワンヘルス動向調査年次報告書2023，2024
11) Centers for Disease Control and Prevention（U.S.）：Antibiotic resistance threats in the United States 2019，2019
12) 日本化学療法学会/日本外科感染症学会 術後感染予防抗菌薬適正使用に関するガイドライン作成委員会 編：術後感染予防抗菌薬適正使用のための実践ガイドライン，2016

〈矢野 貴久〉

3 抗菌薬の PK/PD

最適な投与で薬効を最大化し，副作用を最小化する

> **はじめのひきだし**
>
> ☐ 生体内に存在する薬物量を薬物濃度という指標に置き換えて投与設計を実施します。
> ☐ 感染組織部位において薬効を発揮しうるのは蛋白に結合していない非結合形の薬物です。
> ☐ 薬物動態の最適化なくして，個々の患者に合わせた適切な投与量や投与スケジュールを決定することはできません。
> ☐ C_{max}/MIC，AUC/MIC，T>MIC は，代表的な抗菌薬 PK/PD パラメータであり，臨床でもこの指標が治療に応用されています。
> ☐ 薬物の効果を最大化するには，薬物動態と薬理作用の両方を理解し，薬物治療を最適化する必要があります。

1 薬物動態（PK）と薬理効果（PD）

☐ 薬物の効果は薬物動態（PK：pharmacokinetics）と薬理効果（PD：pharmacodynamics）の 2 つの側面から決まります。
- **薬物動態（PK）**…薬物が体内に入ってから消失するまでの一連の過程，具体的には薬物の吸収，分布，代謝，排泄の過程のことです。薬物動態は投与量，投与経路，投与スケジュール，患者の年齢，体重，遺伝的要因，併用薬などの影響を受けます。
- **薬理効果（PD）**…薬物がどのように作用するのか，すなわち薬物がどの受容体，トランスポーター，酵素，遺伝子に作用し，どのような生理学的変化を引き起こすかを表します。薬理作用は，薬物の化学構造，作用機序，標的分子の特性などによって決まります。

☐ 薬物の効果を最大化するには，薬物動態と薬理作用の両方を理解し，薬物治療を最適化する必要があります。

☐ まず薬物動態を考えます。例えば，薬物治療中であるものの期待する効果が得られていない患者に，薬の投与量を増やして生体内曝露量を増やしても，薬物が作用部位まで到達しなければ期待する薬理効果は発揮されません。例えば，認知症治療薬は脳に移行しなければ，薬理作用がいかに強力であっても薬物の効果は現れません。

☐ 次に薬理効果を考えます。胃痛をやわらげるためにリウマチ治療薬を投与しても効果は得られません。抗菌薬も同様で，抗菌活性が強力でも感染部位に十分な量が到達しなければ効果は得られませんし（薬物動態），効果を発揮するには起因菌の増殖を抑制するスペクトラムや作用機序を有する必要があります（薬理効果）。

☐ 2000 年以降，薬物動態および薬理効果を定量化し，それを個別化投与に還元する基礎および臨床研究が多く実施されています。実際に，抗菌薬の投与設計には薬物濃度と最小発育阻止濃度（MIC：mimimum inhibitory concentration）の関係を指標（PK/PD パラメータ）とする薬物治療が求められています[1]。

☐ 一方，現在の抗菌化学療法は個々に応じた薬物投与量・投与スケジュールというより，一般的には添付文書やガイドラインに従った画一的な投与が実施されています。さらに一般論ではありますが，個別化投与においては薬理効果に対する関心は大きいものの，薬物動態に対する関心は相対的に低い傾向にあります。

- しかし薬物動態の最適化なくして個々の患者に合わせた適切な投与量や投与スケジュールを決定することはできません。高齢者では肝機能や腎機能の低下により薬物の代謝や排泄が遅延し，生体内曝露量が増加することで，副作用のリスクが高まる可能性があります。一方で，小児では薬物動態が成人とは大きく異なるため，成人用量を単純にスケールダウンすることはできません。また，遺伝的要因によって薬物代謝酵素の活性が変化し，薬物動態が大きく影響を受ける可能性もあります。
- すなわち，患者の年齢，体重，遺伝的要因，併用薬などによって薬物動態が大きく変化する可能性があるのです[2]。

② 薬物量と薬物濃度の関係

- 私たち医療専門職は患者に投与される薬物の1回投与量を把握しています。しかし，いったんこの投与量の薬物が生体内に投与されると，投与後の任意時間における真の薬物量を直接的に知ることはできません。そこで，生体内に存在する薬物量を血中薬物濃度という指標に置き換えています[3]。
- この薬物濃度は以下の2つの方法で知ることができます。
  - 薬物量を間接的に知るため，患者の血液を採取し，血漿中（L）に含まれる薬物量（mg）の測定を行い，血中薬物濃度（mg/L）を定量情報として得る
  - 薬物量を間接的に知るため，投与量（mg）と既知の薬物動態パラメータ（分布容積[L]）を用いて血中薬物濃度（mg/L）を予測情報として得る
- 静脈内投与では薬物が直接血液循環に移行するため，吸収過程がありません。投与速度（mg/h）に応じて血中薬物濃度（mg/L）が上昇し，投与直後から薬物が血液中に存在します。
- 一方，経口投与や筋肉注射などの脈管外投与では，薬物が吸収部位から徐々に血中に移行するため，投与直後は血中薬物濃度が低く，吸収と消失が一次速度過程に従います。
- 薬物動態学では，吸収（Absorption），分布（Distribution），代謝（Metabolism），排泄（Excretion）の4つの要素（ADME）を考慮して薬物動態を解析します。
- 薬物動態の解析では一般的に質量をmg，容積をL，時間をhで表現します。薬物濃度は質量を容積で除して算出し，単位はmg/Lやμg/mLを用います。
- 基本的なPKパラメータと抗菌薬の治療効果に関わるPDパラメータの名称，英語表記，単位および説明を 表3-1 に示します[4]。

③ 総濃度と蛋白非結合形濃度

- 血中において薬物は，蛋白に結合している蛋白結合形と蛋白に結合していない蛋白非結合形の2つの状態で存在しています。ここで，生体膜透過を行うのは蛋白と結合していない蛋白非結合形の薬物です（ 図3-1 ）。
- 通常，治療の指標で使用される血中薬物濃度は，蛋白結合形と蛋白非結合形の両者を合わせた総濃度で評価されています。一方，感染組織部位において薬効を発揮しうるのは蛋白非結合形の薬物です。蛋白非結合形の薬物が血液から感染組織部位へ速やかに移行し平衡に達する場合は，血中濃度と薬効を直接関連づけることができます。
- 近年，PK/PDパラメータとして蛋白非結合形濃度を薬物動態の指標とする研究も報告されており[5]，抗菌化学療法に関する文献を精読する際にはPKパラメータが総濃度で記載されているか，蛋白非結合形濃度で記載されているかを注視します。また，特に蛋白結合率が高い（蛋白非結合形分率が低い）薬物では，血液中の蛋白濃度の減少によって，蛋白非結合形の薬物の割合が

表3-1 基本的な薬物動態（PK）パラメータと抗菌薬の薬力学（PD）パラメータ

		名称	単位	説明
薬物動態（PK）パラメータ		血中薬物濃度（C）concentration	mg/L（μg/mL）	体内に存在する薬物量を把握するための代替指標
		最高血中濃度, ピーク濃度（C_{max}）maximum concentration	mg/L（μg/mL）	薬物を投与した後の最高血中濃度
		最低血中濃度, トラフ濃度（C_{min}）minimum concentration	mg/L（μg/mL）	薬物を投与した後の最低血中濃度（次回投与直前の薬物濃度）
		全身クリアランス（CL）total clearance	L/h	単位時間あたりに薬物を取り除くこと（除去）ができる血液の体積（容積）
		分布容積（V）volume of distribution	L	体内に薬物が分布していると考えられる体積（容積）
		半減期（$t_{1/2}$）half-life	h	血中薬物濃度が50%（半分）量になるまでの時間
		消失速度定数（ke）elimination rate constant	h^{-1}（/h）	薬物が体内から消失するときの速度定数
		吸収速度定数（ka）absorption rate constant	h^{-1}（/h）	薬物が吸収部位（主に小腸）から全身循環血に移行するときの速度定数
		生物学的利用能（バイオアベイラビリティ）（F）bioavailability	%	脈管外（経口）投与された薬物の全量に対して, 実際に循環血へ移行する割合
		血中薬物濃度-時間曲線下面積（AUC）area under the blood concentration-time curve	mg*h/L（μg*h/mL）	薬物投与後から任意の経過時間における累積の曝露量であり, 血中薬物濃度推移の曲線下部の面積を算出（*は乗算の意味）
		定常状態（SS）steady state		薬物を繰り返し投与し, 「体内に吸収される薬物の量」と「体内から消失する薬物の量」が等しくなり, 血中薬物濃度が一定になった状態
抗菌薬の薬力学（PD）パラメータ	微生物学的評価	最小発育阻止濃度（MIC）minimum inhibitory concentration	mg/L（μg/mL）	微生物が発育しない最小の抗菌薬濃度
		最小殺菌濃度（MBC）minimum bactericidal concentration	mg/L（μg/mL）	微生物が死滅した最小の抗菌薬濃度
		ブレイクポイント（BP）breakpoint	S, I, R	患者から分離された微生物のMICを感性（S：Susceptible）, 中間（I：Intermediate）, 耐性（R：Resistant）に分類
		持続効果時間（PAE）post antibiotic effect	h	抗菌薬がMIC以上の濃度で細菌に接触した後に持続してみられる増殖抑制効果
	臨床的評価	体温, 脈拍, 呼吸数, 白血球数（好中球）, C反応性蛋白等		評価時期としては, 抗菌薬投与開始3, 7, 14日後, それ以降は1週間ごとに症状観察および各種臨床検査で確認

急激に増加し、副作用が発現する可能性があることも忘れてはなりません（表3-2）。

④ 抗菌薬のPK/PDパラメータ

□ 抗菌薬投与後は期待する治療効果が得られますが, 同時に副作用が発現する可能性があります。抗菌薬の治療効果は微生物学的および臨床的に評価されます[6,7]。抗菌薬の治療効果を評価する指標としては細菌の最小発育阻止濃度（MIC：minimum inhibitory concentration）, ブレイクポイント, 患者の体温, C反応性蛋白（CRP：C-reactive protein）, 白血球分画を用

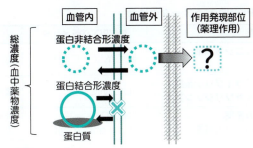

図3-1 蛋白結合形・非結合形濃度と組織移行の関係

表3-2 蛋白結合の変動がPK/PDに及ぼす影響

薬物	結合形	非結合形	結合形変化 （結合形の割合が減少）	非結合形	薬効変化
A	50%	50%	48%（−2%ぶん）	52%	104%
B	99%	1%	97%（−2%ぶん）	3%	300%

条件：非結合形薬物濃度と薬効は線形性を示す
非結合形分率の変化率は蛋白結合率が大きい薬物ほど，薬効への影響が大きくなる

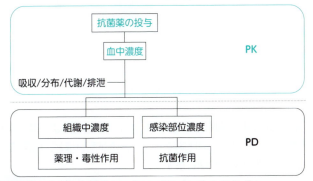

図3-2 抗菌薬投与時のPK/PDパラメータの考え方
PK/PD解析：両者を組み合わせて用法・用量と作用・毒性を予測する解析手法

□ 一方，抗菌薬の副作用には胃腸障害，皮膚障害，肝・腎機能障害，血液障害，消化器障害など，多岐にわたる症状が出現します。抗菌薬のPKとPDをリンクさせることで，治療期間，投与量の調整，治療の継続・中止，他剤への変更など，感染症の経過（転帰）を経時的かつ定量的に評価できます（図3-2）。

1. 代表的な抗菌薬PK/PDパラメータ

□ 抗菌薬の有効性は感染部位における薬剤の濃度の推移に最も影響されます。その際，3つのパラメータが重要です[1]。代表的な抗菌薬PK/PDパラメータであるC_{max}/MIC，AUC/MIC，T>MICの特徴を表3-3および図3-3に示します。

1 C_{max}/MIC

□ C_{max}/MICは定常状態における最高血中濃度（C_{max}）と最小発育阻止濃度（MIC）の比率です。この値が高いほど濃度依存的な抗菌作用と長い持続効果が得られ，治療効果と相関します。

表3-3 抗菌薬におけるPK/PDパラメータの特徴

抗菌薬	PK/PDパラメータ	目標
キノロン系薬，アミノグリコシド系薬，環状リポペプチド系薬	AUC/MIC, C_{max}/MIC	高い血中薬物濃度にする
マクロライド系薬，テトラサイクリン系薬，グリコペプチド系薬，オキサゾリジノン系薬	AUC/MIC	薬物曝露量を増加する
ペニシリン系薬，セフェム系薬，カルバペネム系薬，モノバクタム系薬	T>MIC (Time above MIC)	長時間にわたりMIC以上の濃度にする

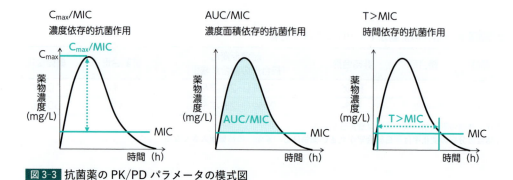

図3-3 抗菌薬のPK/PDパラメータの模式図

- 代表的な濃度依存性薬物にはキノロン系やアミノグリコシド系抗菌薬があり，各薬物で推奨されるC_{max}/MIC値が設定されています。これらの薬剤では1日用量を分割せずに1回投与することで，C_{max}を上昇させる用法が設定されています。

2 AUC/MIC

- AUC/MICは定常状態における投与後一定時間（例えば12時間または24時間）の血中薬物濃度-時間曲線下面積（AUC）とMICの比率です。この値が高いほど，時間依存的な抗菌作用と長い持続効果が得られ，治療効果と相関します。
- 代表的な薬物にはマクロライド系やグリコペプチド系抗菌薬があり，各薬物で推奨されるAUC/MIC値が設定されています。AUCは1日の総投与量に相関するため，1日用量が同じであれば，1回で投与しても分割してもAUCは変わりません。

3 T>MIC

- T>MICは定常状態においてMIC以上の薬物濃度が維持される時間の割合（%）です。この値が高いほど時間依存的な抗菌作用と短い持続効果が得られ，治療効果と相関します。
- 代表的な時間依存性薬物にはペニシリン系やセフェム系抗菌薬があり，各薬物で推奨されるT>MIC値が設定されています。これらの薬剤では点滴時間の延長や1日2～3回の分割投与などの用法が設定されています。

2. その他の抗菌薬PK/PDパラメータ

- 先述したC_{max}/MIC，AUC/MIC，T>MIC以外にも抗菌薬PK/PDパラメータが存在します。例えば有効性の指標として定常状態の薬物濃度とCRPの変動解析[8]，同じく定常状態の薬物濃度と血小板数の変動解析とカットオフ値の算出など[9,10]，代表的な3つの抗菌薬PK/PDパラメータ以外にもPK/PDパラメータは実臨床で応用されています。これらの指標は治療効果の判定や感染症の進行状況を把握するのに有用です。

⑤ おわりに

□ 抗菌薬の治療効果はPKパラメータとPDパラメータの関係性によって評価されます。各抗菌薬の特性に応じて適切なPK/PDパラメータを考慮した用法用量の設定が重要です。PKとPDの関係を理解することは，薬物の有効性と安全性を高めるためにも不可欠です。薬物の効果不足や副作用発現の多くが薬物動態の問題に起因すると考えられているため，薬物動態の最適化は極めて重要な課題です。

引用文献

1) Craig WA.：Clin Infect Dis. 26(1)：1-12, 1998(PMID：9455502)
2) 辻泰弘：薬事 62(10)：18-23，2020
3) Tsuji Y：Understanding of measured and predicted drug concentrations with a focus on uncertainty and variability. SCIENTIFIC INSTRUMENT NEWS. 20(1)：1-5, 2023
4) 辻泰弘，他 編：クリニカルファーマコメトリクス．南山堂，2019
5) Jager NGL, et al.：J Antimicrob Chemother. 75(9)：2641-2649, 2020(PMID：32443147)
6) 抗菌薬臨床評価ガイドライン改定委員会：日化療会誌 66(1)：3-81，2018
7) 日本薬剤学会出版委員会 編：薬剤学実験法必携マニュアルⅡ生物薬剤学，南江堂，2014
8) Ogami C, et al.：Clin Pharmacol Drug Dev. 9(2)：175-188, 2020(PMID：30934169)
9) Takahashi S, et al.：J Pharm Sci. 110(5)：2295-2300, 2021(PMID：33609520)
10) Tsuji Y, et al.：Br J Clin Pharmacol. 83(8)：1758-1772, 2017(PMID：28186644)

〈辻　泰弘〉

4 抗菌薬の TDM

臨床で薬剤師ならではの専門性を発揮するための強力なツール

> **はじめのひきだし**
>
> - [ ] TDM（治療薬物モニタリング：therapeutic drug monitoring）は，血中濃度の測定後，解析した結果と臨床所見から患者に個別化した投与計画を行うことです。
> - [ ] 感染症治療時の TDM に特定薬剤治療管理料の保険適用のある抗菌薬は，バンコマイシン塩酸塩，テイコプラニン，アミノグリコシド系薬（アミカシン硫酸塩，ゲンタマイシン硫酸塩，トブラマイシン，アルベカシン硫酸塩），ボリコナゾールです。
> - [ ] 薬物療法で TDM が必要な薬剤の特性を理解し，TDM 対象薬を高齢者，小児，腎機能低下患者などに使用する場合には，特に TDM が必要になります。
> - [ ] 投与設計に用いる腎機能の指標として，Ccr（クレアチニンクリアランス：creatinine clearance），標準化 eGFR（推算糸球体濾過量：estimated glomerular filtration rate），個別化 eGFR を用います。筋肉量の低下した高齢者，るい痩の患者，炎症や感染による重症病態下の患者では腎機能の評価法に注意します。
> - [ ] 抗菌薬の TDM で使用可能な血中濃度解析ソフトウェアにより，患者個々の血中濃度の予測に基づいた投与設計が可能です。
> - [ ] TDM 対象抗菌薬の各論は 27 頁に示します。

① TDM とは

- [ ] 治療効果や副作用に関する因子をモニタリングしながらそれぞれの患者に個別化した薬物投与を行うことです。また，血中濃度と治療効果や副作用との間に関係が認められる薬物では，血中濃度の測定後，解析した結果と臨床所見から投与計画を行うことです。

② 投与設計の基本的な考え方

- [ ] 定常状態への到達に時間を要する薬剤，重篤な感染症で早期に血中濃度を上昇させる必要がある場合には，初期投与量設計では負荷投与を行います。
- [ ] 原則として定常状態において TDM を実施し，投与設計は投与間隔が同じ場合，投与量と血中濃度の比例関係に基づいて行います。
- [ ] 適切な目標血中濃度と乖離があり，初期投与設計が適切な場合は投与量を変更する前に，下記の項目を確認します。
  - 血中濃度測定のための採血時刻と抗菌薬の投与時刻
  - 投与方法（用量，ルート）
  - 治療開始後の患者病態の変化
  - 胸水・腹水などの血中濃度に影響を及ぼす病態
  - 薬物相互作用
  - 薬物代謝に及ぼす遺伝子要因

③ TDM が必要な薬剤の特性

- [ ] 以下が挙げられます。
  - 血中濃度と治療効果（耐性化防止も含む），副作用発現が相関する薬剤

表 4-1 特定薬剤治療管理料 1

対象薬剤	対象疾患	初回月[*1]	2〜3 か月	4 か月以降
バンコマイシン塩酸塩，テイコプラニン，アミノグリコシド系薬（アミカシン硫酸塩，ゲンタマイシン硫酸塩，トブラマイシン，アルベカシン硫酸塩）	入院患者に数日間以上投与	470＋280 点	470 点	235 点
血中バンコマイシン濃度の複数回測定・精密管理		＋530 点[*2]	—	—
ボリコナゾール	重症又は難治性真菌感染症，造血幹細胞移植（深在性真菌症予防目的）	470＋280 点	470 点	235 点

[*1] 初回月加算は，投与中の薬剤の安定した血中至適濃度を得るため頻回の測定が行われる初回月のみ 280 点を加算できるもので，薬剤を変更した場合には算定できない。
[*2] 同一暦月に血中濃度を複数回測定し，その測定結果に基づき投与量を精密に管理した場合は，初回月のみ 530 点が所定点数に加算される。

- 治療域と副作用発現域が近く，副作用を発現しやすい薬剤
- 患者特性（小児，肥満など）および疾患（腎機能，肝機能など）によって薬剤の吸収・分布・代謝・排泄に個人差がある薬剤
- 併用薬剤によって血中濃度が変動する薬剤
- 用量と血中濃度の関係が非線形性の薬剤
- 服薬アドヒアランスの低下が起こる経口薬など

④ TDM が必要な抗菌薬および特定薬剤治療管理料

- □ TDM に保険適用のある抗菌薬はバンコマイシン塩酸塩，テイコプラニン，アミノグリコシド系薬（アミカシン硫酸塩，ゲンタマイシン硫酸塩，トブラマイシン，アルベカシン硫酸塩），ボリコナゾールがあります（表4-1）。
- □ 初回月から 3 か月までは所定点数として 1 回 470 点を算定できます。
- □ 同一暦月に血中バンコマイシン濃度を複数回測定し，その測定結果に基づき投与量を精密に管理した場合では，初回月のみ 530 点，上記以外だと 280 点が所定点数に加算されます（2024 年 12 月現在）。

⑤ TDM が必要な症例

- □ 以下が挙げられます。
  - 高用量投与
  - 腎機能低下または透析
  - 循環動態が不安定な患者に腎排泄型抗菌薬を使用する場合
  - 感染症が重篤な場合
  - 抗菌薬による毒性が疑われた場合
  - 臨床効果不良例
  - 小児
  - 高齢者
  - 肥満
  - クリアランスや分布容積が変化し，血中濃度の予測が困難な場合（熱傷，妊婦等・低体重）
  - 相互作用のある薬剤使用時

表4-2 各種腎機能の評価方法

Ccr（CG式）	男性：Ccr (mL/min) = (140－年齢)×体重/72×sCr 女性：Ccr (mL/min) = (140－年齢)×体重/72×sCr×0.85
標準化 eGFR （sCr から算出）	男性：eGFR (mL/min/1.73 m²) = 194×sCr$^{-1.094}$×年齢$^{-0.287}$ 女性：eGFR (mL/min/1.73 m²) = 194×sCr$^{-1.094}$×年齢$^{-0.287}$×0.739
標準化 eGFR （CysC から算出）	男性：eGFR (mL/min/1.73 m²) = (104×CysC$^{-1.019}$×0.996^{年齢})－8 女性：eGFR (mL/min/1.73 m²) = (104×CysC$^{-1.019}$×0.996^{年齢}×0.929)－8
個別化 eGFR （sCrとCysCから算出）	個別化 eGFR (mL/min) ＝標準化 eGFR (mL/min/1.73 m²)×（患者の体表面積*¹/1.73 m²）

*¹ 患者の体表面積 (m²) = 体重 (kg)$^{0.425}$×身長 (cm)$^{0.725}$×0.007184
CG：Cockcroft-Gault，sCr：血清クレアチニン，CysC：シスタチン C，Ccr：クレアチニンクリアランス

表4-3 抗菌薬の TDM で使用可能な血中濃度解析ソフトウェア

抗菌薬	ソフトウェア	作成者・入手先
バンコマイシン塩酸塩	バンコマイシン TDM ソフトウェア （PAT：practical AUC-guided TDM）	日本化学療法学会
テイコプラニン	テイコプラニン TDM 解析支援ソフトウェア	サノフィ株式会社
	TOWA-TDM (TEIC)	東和薬品株式会社
アルベカシン硫酸塩	ハベカシン®TDM 解析ソフト	Meiji Seika ファルマ株式会社
ボリコナゾール	ブイフェンド®TDM 計算ツール	ファイザー株式会社

（日本化学療法学会・日本 TDM 学会：抗菌薬 TDM 臨床実践ガイドライン 2022．p208，2022 より）

⑥ 腎機能の評価

- ☐ **投与量設計に固定用量（g/日）を用いる場合**：体重補正を考慮した CG（Cockcroft-Gault）式や個別化 eGFR を用います（表4-2）。
- ☐ **投与量設計に体重換算（g/kg/日）を用いる場合**：標準化 eGFR を用います。CG 式および個別化 eGFR を用いると腎機能評価と体重換算によって体格を考慮するので，体格の大きい患者では過量投与，小さい患者では過少投与となり，注意が必要です。
- ☐ 筋肉量の低下した高齢者やるい痩の患者での腎機能の評価は，血清クレアチニン値 (sCr) が 0.6 mg/dL 以下で 0.6 mg/dL に補正する round up 法や筋肉量に影響を受けないシスタチン C を用いた eGFR 推算式により行います。
- ☐ 炎症や感染による重症病態下において，腎血流量の増加による ARC（過大腎クリアランス：augmented renal clearance）の場合，正常腎機能（eGFR：100 mL/min/1.73 m²，Ccr：120～130 mL/min）を超えて，薬物クリアランスが上昇し，腎排泄型の抗菌薬の投与量を増やさないと十分な効果が得られないことがあります[1]。

⑦ 血中濃度解析ソフトウェア

- ☐ MIPD（model-informed precision dosing）は数理モデルを使用した統合的アプローチであり，患者個々の血中濃度の予測に基づく投与設計を行う手法です。
- ☐ MIPD による血中濃度の予測には血中濃度解析ソフトウェアの使用が有用です。
- ☐ 抗菌薬の TDM で使用可能な血中濃度解析ソフトウェアを 表4-3 に示します。

⑧ 抗菌薬別の各論

1. バンコマイシン塩酸塩（塩酸バンコマイシン点滴静注用）

① 安全性および有効性の指標である目標 AUC パラメータ
- トラフ値ではなく AUC（血中薬物濃度–時間曲線下面積：area under the blood concentration-time curve）評価を推奨します。
- 有効性の指標として AUC/MIC（最小発育阻止濃度：minimum inhibitory concentration）＝400 μg×h/mL 以上，安全性の指標として AUC/MIC＝600 μg×h/mL 以下で，バンコマイシンの目標 AUC として 400〜600 μg・h/mL を推奨します[2]。

② ソフトウェアの PAT を用いた AUC の算出（表4-3）
- 日本人での，母集団 PK 平均パラメータを用いたベイズ推定のバンコマイシン TDM ソフトウェアの PAT（practical AUC-guided TDM）の使用により AUC の評価を勧めています。

③ 初回 TDM の採血時点（ピーク，トラフ）
- 初回は 2 日目にトラフ値だけでなく，可能ならピーク値も測定します。
- トラフ値は投与前 30 分以内，ピーク値は点滴終了後 1〜2 時間で採血を行います。

ステップアップのひきだし①　▶　正確な AUC を算出する採血ポイント

- トラフ値のみの測定では AUC を正確に評価できません[3]。1 ポイント採血より 2 ポイント採血，24 時間毎の投与より 12 時間毎の投与の方がベイズ推定による AUC が正確に算出されます[4]。
- 正確な AUC の算出には，トラフ値に加えて可能ならピーク値の測定も必要です。
- ピーク値は分布容積，さらにトラフ値との差による半減期の算出に関連しており，AUC を正確に算出する上で重要です。

---

④ 初期投与設計
- 初回のみ 25〜30 mg/kg（実測体重）の負荷投与を行います。
- 維持量は腎機能正常例（eGFR≧90 mL/min/1.73 m^2）では 1 回 20 mg/kg（実測体重）を 12 時間毎に投与します。

⑤ 腎機能低下患者による最適投与法
- 腎障害患者では腎機能悪化のリスクが高いため，AUC に基づいた投与設計が推奨されます[5]。
- eGFR＜30 mL/min/1.73 m^2 の患者では腎障害発現率が高率になるのでテイコプラニンなどの代替薬を考慮します[5]。

⑥ 肥満患者
- 過体重，肥満〔BMI（body mass index）≧25〕患者におけるソフトウェア PAT での投与設計では補正体重を用いた Ccr の正しい評価が不可欠になります〔補正体重＝理想体重＋0.4×（実測体重－理想体重）〕。
- 負荷投与は 3 g を上限に，20〜25 mg/kg（実測体重）とします。

⑦ HD 患者
- HD（間歇的血液透析：hemodialysis）時に除去されるため，HD 実施前の目標トラフ濃度として，15〜25 μg/mL とします。
- 初日は 25〜30 mg/kg（透析終了時の目標体重であるドライウエイト）で 1 回投与し，以降は HD 日に 7.5〜10 mg/kg（ドライウエイト）を HD 後投与します。

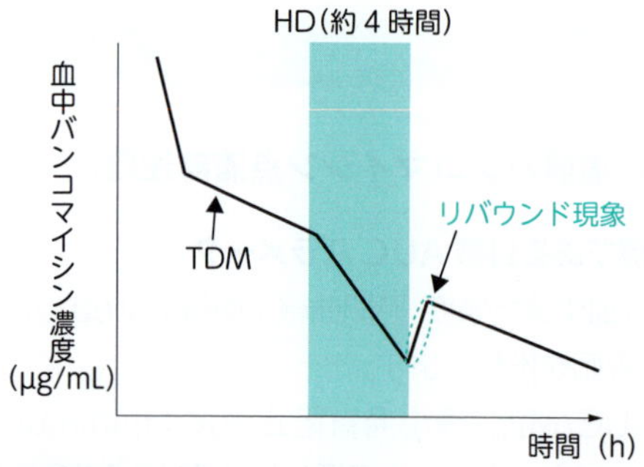

図4-1 HD患者の血中バンコマイシン濃度の推移とリバウンド現象

表4-4 週齢・年齢によるバンコマイシン塩酸塩の1日投与量

年齢	投与量
新生児 PMA[*1]＜35週	1回15 mg/kg，1日2回（30 mg/kg/日）
新生児 PMA≧35週	1回15 mg/kg，1日3回（45 mg/kg/日）
1か月[*2]〜3か月	1回15 mg/kg，1日3〜4回（45〜60 mg/kg/日）
3か月〜1歳未満	1回15 mg/kg，1日4回（60 mg/kg/日）
1〜6歳	1回20 mg/kg，1日4回（80 mg/kg/日）
7〜12歳	1回15 mg/kg，1日4回（60 mg/kg/日）
13〜17歳	1回15〜20 mg/kg，1日3回（45〜60 mg/kg/日）

[*1] 月経後週数（PMA：postmenstrual age，在胎週数＋出生後週数を表す）
[*2] 正期産（37週0日〜41週6日まで）で出生した場合の生後週数を示し，PMAでは44週以降とする．
（日本化学療法学会・日本TDM学会：抗菌薬TDM臨床実践ガイドライン2022，p31，2022より）

- 投与ルートの関係でHD中（透析終了前1時間）に投与する際には，投与量を1.25〜1.5倍にします．
- HD後はリバウンド現象があり正確には体内薬物濃度を反映しないため，透析終了直後の血中濃度は指標としません（図4-1）．

8 CHDF（持続血液濾過透析：continuous hemodiafiltration）患者

- 初日20〜30 mg/kg（実測体重），以降の維持量は7.5〜10 mg/kg（実測体重）を24時間毎に投与し，TDMで調節します．

9 PD（腹膜透析：peritoneal dialysis）患者

- 無尿のCAPD（持続携行式腹膜透析：continuous ambulatory peritoneal dialysis）患者では持続投与の場合，初回30 mg/kg，以降は1.5 mg/kg/bagを腹腔内に投与します．
- 間歇投与の場合は15〜30 mg/kgを5〜7日毎に腹腔内に投与し，無尿でない患者には25％の増量を考慮します．

10 小児における投与設計

- 1回15 mg/kg，6時間毎投与（1日60 mg/kg/日）を基本とし，週齢・年齢による投与設計を表4-4に示します．

11 髄膜炎，骨髄炎治療

- AUCを指標とした有効性は十分にわかっていません．
- 腎機能に注意しながらトラフ値15〜20 μg/mLを目標とした投与設計を行います．

> **ステップアップのひきだし②　▶ リバウンド現象**
>
> ☐ 血液透析終了直後，薬物の血中濃度は顕著に低下しますが，組織から血中に薬物が遅れて移行するため，血液透析終了直後の数分から数時間後に血中濃度が再上昇するリバウンド現象が起こります。

> **ステップアップのひきだし③　▶ CDI 治療時の腎機能障害患者における血中濃度上昇**
>
> ☐ 腎障害患者で腸管上皮細胞が障害を受けている患者に CDI（クロストリディオイデス・ディフィシル感染症：*Clostridioides difficile* infection）治療時のバンコマイシン塩酸塩の使用時（1 回 500 mg 1 日 4 回投与）に，バンコマイシンのトラフ値が 30 μg/mL 以上に到達していることが報告されており[6]，腎機能障害患者に高用量投与する場合，バンコマイシン塩酸塩の副作用が疑われれば血中濃度の確認を考慮します。

2. テイコプラニン（タゴシッド® 注射用）

1 PK/PD パラメータ
☐ 臨床効果と相関する PK/PD パラメータは AUC/MIC です[7]。
☐ AUC の代替指標としてトラフ値での評価を推奨しています。

2 目標トラフ値および初回 TDM の採血時点
☐ 通常の MRSA（メチシリン耐性黄色ブドウ球菌：methicillin-resistant *Staphylococcus aureus*）感染症での目標トラフ値は 15～30 μg/mL です[8]。
☐ 複雑性（心内膜炎，骨関節）および重症 MRSA 感染症での目標トラフ値は 20～40 μg/mL です[9]。
☐ テイコプラニンは半減期が非常に長く，定常状態に到達するのに長時間を要しますが，定常状態を待つことなく，4 日目のトラフ値を確認後，目標トラフ値を設定します。

3 腎機能正常者および低下患者の目標トラフ値を達成するための投与設計
☐ 腎機能正常者（eGFR≧60 mL/min/1.73 m²）および低下時〔eGFR<60 mL/min/1.73 m²（CHDF を含む）〕の目標トラフ値を達成するための投与設計を 表 4-5 に示します。
☐ 腎機能低下患者（CHDF を含む）において，投与初日から 3 日間は負荷投与を含めた初期投与設計を行い，4 日目以降の維持投与は腎機能の影響を受けるので，1 回投与量の減量，投与間隔の延長，またはその両者を行い，初回 TDM（4 日目）から 1 週間以内に実施される follow-up の TDM にて投与量を調節します。

4 小児における投与設計と TDM のタイミング
☐ 1 回 10 mg/kg を 12 時間毎に 3 回投与し，その後は 1 回 10 mg/kg を 24 時間毎とし，TDM で投与量を調節します。
☐ 腎機能正常の重症感染症の症例では幼児で 1 回 18 mg/kg，小児で 1 回 14 mg/kg，青年で 1 回 12 mg/kg への増量を考慮します。
☐ 腎機能が未発達な新生児においては初回 1 回 16 mg/kg を投与し，その後は 1 回 8 mg/kg を 24 時間毎とし，TDM で維持量を調節します。

5 低アルブミン血症患者での全血中濃度
☐ テイコプラニンは蛋白結合率が高く（約 90％），低アルブミン血症では遊離形分画が高率となり，その結果，分布容積が大きく，かつ排泄が促進され，全血中濃度が低下します。
☐ 正常血清アルブミン値（3.4～3.6 g/dL）患者における目標トラフ値 20～40 μg/mL に相当

表 4-5 テイコプラニンにおける腎機能正常者[*1]および低下時[*2]の目標トラフ値を達成するための投与設計

目標 トラフ値	eGFR (mL/ min/1.73 m²)	初期投与設計 初日	2日目	3日目	維持投与設計 4日目
15〜30 μg/mL	≧60	10 mg/kg×2回	10 mg/kg×2回	10 mg/kg×1回	6.7 mg/kg×1回
		12 mg/kg×2回	12 mg/kg×1回	12 mg/kg×1回	
	30〜60	10 mg/kg×2回	10 mg/kg×1回	10 mg/kg×1回	3.3 mg/kg×1回
	<30	10 mg/kg×2回	6.7 mg/kg×1回	6.7 mg/kg×1回	5 mg/kg×1回 隔日
	30〜60	12 mg/kg×2回	10 mg/kg×1回	6.7 mg/kg×1回	3.3 mg/kg×1回
	<30	12 mg/kg×2回	5 mg/kg×1回	5 mg/kg×1回	5 mg/kg×1回 隔日
	CHDF	10 mg/kg×2回	10 mg/kg×1回	10 mg/kg×1回	3.3 mg/kg×1回
20〜40 μg/mL	≧60	12 mg/kg×2回	12 mg/kg×2回	12 mg/kg×1回	6.7 mg/kg×1回[*3]
	30〜60	12 mg/kg×2回	12 mg/kg×1回	12 mg/kg×1回	5 mg/kg×1回
	<30	12 mg/kg×2回	12 mg/kg×1回	6.7 mg/kg×1回	3.3 mg/kg×1回
	CHDF	12 mg/kg×2回	12 mg/kg×1回	12 mg/kg×1回	3.3 mg/kg×1回

[*1] eGFR≧60 mL/min/1.73 m², [*2] eGFR<60 mL/min/1.73 m²（CHDFを含む）
[*3] トラフ値≧20 μg/mLを維持する維持投与量に関しての報告は限られる。そのため，ここで示した維持投与量より高用量を考慮してもよいかもしれない。用量調節の有無にかかわらず，早期の follow-up TDM（ex. 4〜5回維持投与前）にて，トラフ値≧20 μg/mL を確認する。
（日本化学療法学会・日本 TDM 学会：抗菌薬 TDM 臨床実践ガイドライン 2022, p66, 68, 2022 により）

表 4-6 血清アルブミン値と全血中濃度からみた予測遊離形テイコプラニン濃度

血清アルブミン値 (g/dL)	全血中濃度 (μg/mL) 10	15	20	30	40
3.4〜3.6	0.6	0.8〜0.9	1.2〜1.3	1.8〜1.9	2.4〜2.6
2.4〜2.6	0.8〜0.9	1.2〜1.3	1.6〜1.7	2.5〜2.6	3.3〜3.6
1.4〜1.6	1.2〜1.4	1.9〜2.1	2.5〜2.8	3.8〜4.3	5.2〜5.9

〔Byrne CJ, et al.: J Antimicrob Chemother. 73(4): 995-1003, 2018（PMID: 29272419）より〕

する遊離形濃度は，中等度の低アルブミン血症（2.4〜2.6 g/dL）患者では 15〜30 μg/mL，高度の低アルブミン血症（1.4〜1.6 g/dL）患者では 10〜20 μg/mL で得られます（表 4-6）[10]。そのため，低アルブミン血症患者では目標トラフ値の設定を下げる必要があります。

3. アミノグリコシド系薬（アミカシン硫酸塩，ゲンタマイシン硫酸塩（ゲンタシン®注），トブラマイシン（トブラシン®注），アルベカシン硫酸塩（ハベカシン®注射液）

1 PK/PD パラメータ
- 臨床効果および細菌学的効果は，ピーク値/MIC と相関し，ピーク値/MIC≧8〜10 が必要とされています[11]。また，AUC/MIC も治療効果との関連が示されています[12]。

2 代表的な有害事象と血中濃度
- 腎毒性とトラフ値が相関します[13]。
- 聴器毒性は血中濃度より総投与量と関係するため，投与期間が長期になる場合は注意します[14]。

3 初期投与量と目標トラフ値およびピーク値
- 有効性および安全性を考慮し，1日1回投与が推奨されています。1日1回投与による初期投与量および目標ピーク値およびトラフ値を 表 4-7 に示します。

表4-7 各アミノグリコシド系薬における初期投与設計と目標ピーク値およびトラフ値

アミノグリコシド系薬	投与量/TDM目標値		グラム陰性菌に対する標準治療			グラム陽性菌に対する併用治療(GMのみ適応)	グラム陰性菌に対して併用による相乗効果目的で低用量使用する場合
			1. AMK，MIC=8 μg/mL, GM/TOB, MIC=2 μg/mL 2. 重症	1. AMK，MIC≦4 μg/mL, GM/TOB, MIC≦1 μg/mL 2. 軽，中等症	尿路感染		
アミカシン硫酸塩	1日投与量（初期治療）		20 mg/kg ×1回	15 mg/kg ×1回	10 mg/kg ×1回	—	400 mg ×1回（体重による調節が必要）
	TDM目標値 (μg/mL)	ピーク値	50～60	41～49	—		—
		トラフ値	<4				<4
ゲンタマイシン硫酸塩/トブラマイシン	1日投与量（初期治療）		7 mg/kg ×1回	5 mg/kg ×1回	3 mg/kg ×1回	3 mg/kg (1～3分割)	3 mg/kg ×1回
	TDM目標値 (μg/mL)	ピーク値	≧15～20	≧8～10	—	3～4 (3分割)	—
		トラフ値	<1				

アミノグリコシド系薬	投与量/TDM目標値		MRSAに対する標準治療
アルベカシン硫酸塩	1日投与量（初期治療）		5～6 mg/kg×1回（安全性に関する成績は限られている）
	TDM目標値 (μg/mL)	ピーク値	15
		トラフ値	<1～2

AMK：アミカシン硫酸塩，GM/TOB：ゲンタマイシン硫酸塩/トブラマイシン，MIC：最小発育阻止濃度，MRSA：メチシリン耐性黄色ブドウ球菌
（日本化学療法学会・日本TDM学会：抗菌薬TDM臨床実践ガイドライン2022，p92，2022より）

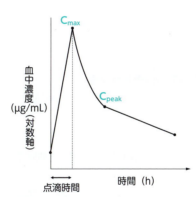

図4-2 最高血中濃度（C_{max}）とピーク値（C_{peak}）の違い

4 初回TDMの採血時点
- 初回TDMは2回目の投与時に実施します。
- トラフ値は投与前30分以内，点滴開始1時間後（30分で投与した場合，終了30分後）に採血を行います。

5 感染性心内膜炎や低用量使用における目標血中濃度
- グラム陽性菌による感染性心内膜炎に対する併用治療にゲンタマイシン硫酸塩を使用する場合，目標ピーク値は3～5 μg/mL，目標トラフ値は<1 μg/mLとします（表4-7）。
- グラム陰性菌治療における低用量使用（相乗効果を期待してβ-ラクタム系薬と併用，尿路感染など）では，目標ピーク値は設定せず，目標トラフ値はアミカシン硫酸塩では<4 μg/mL，ゲンタマイシン硫酸塩/トブラマイシンでは<1 μg/mLとします。

- **ステップアップのひきだし④ ▶ 最高血中濃度とピーク値の違い**
  - 薬物の点滴終了時点が最高血中濃度（C_{max}）で，これは組織に分布する前の血中濃度が非常に高い時です。その後，薬物の組織分布が完了し，組織内の薬物濃度が最も高くなる時点をピーク値（C_{peak}）と呼びます（図4-2）。
  - アミノグリコシド系薬では点滴開始1時間後（30分で投与した場合，終了30分後），バンコマイシン塩酸塩では点滴終了後1～2時間後がそれぞれのピーク値の採血時点です。

- **ステップアップのひきだし⑤ ▶ アミカシン硫酸塩によるNTM治療時のTDM[15]**
  - NTM（非結核性抗酸菌：non-tuberculous mycobacteria）に対するアミカシン硫酸塩の投与量は連日投与法と間欠的投与法（週3回）があり，それぞれに目標ピーク値があります。
  - 投与開始後1～2回投与後にトラフ値およびピーク値を評価し，用量調節後に1～2回投与後に再評価します。
  - 投与開始後1週間後から定期的にTDMを行い，トラフ値<5 μg/mL，連日投与の場合にはピーク値25～35 μg/mL，間欠的投与法（週3回）の場合にはピーク値65～85 μg/mLになるように投与設計します。

4. ボリコナゾール（ブイフェンド®錠・ドライシロップ・静注用）

1 PK/PDパラメータ
- 有効性を示すPK/PDパラメータはAUC/MICです[16]。
- AUCの代替指標としてトラフ値での評価を推奨しています。

2 有効性および安全性の指標としての目標トラフ値
- 有効性の面から1 μg/mL以上[17]，ただし，アスペルギルスによる感染症では2 μg/mL以上を推奨します。
- 安全性の面から4 μg/mL未満を推奨します。またChild-Pugh分類Cの重症肝機能低下患者では3 μg/mL未満を考慮します。副作用は肝障害，神経障害（視覚症状を含む）です。

3 初回TDMの採血時点
- 初日の負荷投与と2日目以降の維持投与のPKを併せて評価するために，3～5日目にTDMを実施します。
- 重症真菌感染症では早期の有効血中濃度の達成を確認するために3日目のTDMを実施します。
- 負荷投与を行わない場合（予防投与など），濃度上昇が遅れるため5～8日目にTDMを実施します。

4 成人での投与設計（表4-8）
- 静注用では，初日は負荷投与として「1回6 mg/kg 1日2回」，2日目以降は維持投与として「1回3～4 mg/kg 1日2回」を点滴投与します。
- 日本人では推奨投与量では高率でトラフ値が高値となるため，維持投与量は「1回3 mg/kg 1日2回投与」を考慮します。

5 ボリコナゾール治療患者に対するTDMを用いたAFS
- 初回TDMによる投与量の調節を行うことで，目標濃度範囲への達成確率は向上します。
- TDMを用いたAFS（抗真菌薬適正使用支援：antifungal stewardship）による肝機能障害予防効果が認められています。
- 肝機能障害発現時においてTDMを用いた用量調節によりボリコナゾール継続投与が可能にな

表 4-8 成人におけるボリコナゾールの投与設計

用法・用量	ボリコナゾール 200 mg 静注用	ボリコナゾール 50 mg・200 mg 錠, ボリコナゾール 2,800 mg ドライシロップ
体重 40 kg 以上	初日は 1 回 6 mg/kg を 1 日 2 回, 2 日目以降は 1 回 3 mg/kg または 4 mg/kg を 1 日 2 回	初日は 1 回 300 mg を 1 日 2 回, 2 日目以降は 1 日 1 回 150 mg または 1 回 200 mg を 1 日 2 回食間に投与（上限量：初日投与量は 400 mg を 1 日 2 回, 2 日目以降は 1 回 300 mg を 1 日 2 回まで）
体重 40 kg 未満		初日は 1 回 150 mg を 1 日 2 回, 2 日目以降は 1 日 1 回 100 mg を 1 日 2 回食間に投与（上限量：2 日目以降は 1 回 150 mg を 1 日 2 回まで）

（日本化学療法学会・日本 TDM 学会：抗菌薬 TDM 臨床実践ガイドライン 2022．p125，2022 より）

表 4-9 小児におけるボリコナゾールの投与設計

用法・用量	ボリコナゾール 200 mg 静注用	ボリコナゾール 50 mg・200 mg 錠, ボリコナゾール 2,800 mg ドライシロップ
2 歳〜12 歳未満, 12 歳以上で体重 50 kg 未満	初日は 1 回 9 mg/kg を 1 日 2 回, 2 日目以降は 1 回 8 mg/kg を 1 日 2 回	注射剤による治療後, 1 回 9 mg/kg を 1 日 2 回食間に投与（上限量：1 回 350 mg を 1 日 2 回まで）
12 歳以上で体重 50 kg 以上	初日は 1 回 6 mg/kg を 1 日 2 回, 2 日目以降は 1 回 4 mg/kg を 1 日 2 回	注射剤による治療後, 1 回 200 mg を 1 日 2 回食間に投与（上限量：1 回 300 mg を 1 日 2 回まで）

（日本化学療法学会・日本 TDM 学会：抗菌薬 TDM 臨床実践ガイドライン 2022．p132，2022 より）

ります。
- 色覚異常や幻視などの視覚症状は治療開始早期に発症するため，TDM を用いた介入による予防効果は得られにくいです。
- 視覚症状発現患者の多くは用量調節の有無にかかわらず自然寛解するため，TDM による用量調節の必要性は不明です。
- 経口投与のバイオアベイラビリティ（生物学的利用率：bioavailability）は高いですが，必ずしも注射薬と同等な PK ではありません。経口薬への step down において注射薬と同量投与する場合は血中濃度が低下するため，TDM にて用量調節を行います。
- 経口投与時は，患者の服薬遵守状況や服用時期等を確認した上で，TDM の評価を行います。

6 小児における目標トラフ値
- 有効性の面から目標トラフ濃度は 1 μg/mL 以上です[18]。
- 安全性の面から明確なカットオフ値は示されませんが，アジア人では 3〜4 μg/mL 未満を推奨します[18]。

7 小児での投与設計（表 4-9）
- 小児において成人用量だと血中濃度が低下する可能性があります。
- バイオアベイラビリティは成人より低率になるため，小児では経口薬よりも注射薬からの投与が望ましいです。

8 薬物間相互作用
- CYP2C19，2C9 および 3A4 の阻害作用を有しており，併用禁忌および併用注意薬が多く，併用薬には十分に注意します。
- カルシニューリン阻害薬（シクロスポリン，タクロリムス水和物）の併用で，カルシニューリン阻害薬の血中濃度が 2〜3 倍上昇するので，カルシニューリン阻害薬の減量または頻回の TDM を行う必要があります。

9 日本人でのCYP2C19の遺伝子多型

- ボリコナゾールは主にCYP2C19により代謝されます。
- 日本人ではCYP2C19のPM（低活性型：poor metabolizer）が約20％存在すると報告されています[19]。CYP2C19のPM患者ではボリコナゾールの代謝が遅延し，トラフ値およびAUCが高値になるため，TDMが必要です。

10 肝機能低下患者における投与量

- 軽～中等症（Child-Pugh分類AおよびB）では投与初日は通常投与量（負荷投与）とし，2日目以降は通常の上記維持量の半量にします。
- 重度肝機能低下患者（Child-Pugh分類C）では安全性が確認されておらず，維持量の半量投与でも高濃度となる可能性があり，早期のTDM実施や頻回の肝機能検査を行います。

ステップアップのひきだし⑥ ▶ 腎機能低下時における注射薬の添加剤への注意点

- 経口薬は腎臓を介した排泄量は極めて少なく，用量調節は不要です。
- 注射薬は可溶化剤として添加されているSBECD（スルホブチルエーテルβ-シクロデキストリンナトリウム）の蓄積による腎障害が報告されています。
- eGFRが30 mL/min未満の患者（透析患者含む）では慎重投与とされ，やむをえず投与する場合は意識レベル，血行動態の安定性，皮膚反応および肝機能検査値などの全身状態のモニタリングを行います。

引用文献

1) Udy AA, et al.：Clin Pharmacokinet. 49（1）：1-16, 2010（PMID：20000886）
2) Tsutsuura M, et al.：BMC Infect Dis. 21（1）：153, 2021（PMID：33549035）
3) Neely MN, et al.：Antimicrob Agents Chemother. 58（1）：309-316, 2014（PMID：24165176）
4) Oda K, et al.：Pharm Res. 38（4）：637-646, 2021（PMID：33782837）
5) Hashimoto N, et al.：J Glob Antimicrob Resist. 27：12-19, 2021（PMID：34371241）
6) Yamazaki S, et al.：J Infect Chemother. 23（12）：848-851, 2017（PMID：28923303）
7) Watanabe E, et al.：J Glob Antimicrob Resist. 24：83-87, 2021（PMID：33290889）
8) Hanai Y, et al.：J Clin Pharm Ther. 46（3）：622-632, 2021（PMID：33547647）
9) Ueda T, et al.：BMC Pharmacol Toxicol. 21（1）：50, 2022（PMID：32641110）
10) Byrne CJ, et al.：J Antimicrob Chemother. 73（4）：995-1003, 2018（PMID：29272419）
11) Moore R D, et al.：J Infect Dis. 155（1）：93-99, 1987（PMID：3540140）
12) Drusano GL, et al.：Clin Infect Dis. 45（6）：753-760, 2007（PMID：17712761）
13) Yamada T, et al.：J Infect Chemother. 27（2）：256-261, 2021（PMID：33077364）
14) Ahmed RM, et al.：Med J Aust. 196（11）：701-704, 2012（PMID：22554194）
15) 日本結核・非結核性抗酸菌症学会 非結核性抗酸菌症対策委員会，他：結核 98（5）：177-187，2023
16) Andes D, et al.：Antimicrob Agents Chemother. 47（10）：3165-3169, 2003（PMID：14506026）
17) Hanai Y, et al.：J Fungi. 7（4）：306, 2021（PMID：33923727）
18) Hanai Y, et al.：J Infect Chemother. 27（2）：151-160, 2021（PMID：33376032）
19) Kimura M, et al.：Ther Drug Monit. 20（3）：243-247, 1998（PMID：9631918）

（横山　雄太）

5 感染症診断の進め方と検査

正しい診断なくして正しい治療なし

> **はじめのひきだし**
> - □ 患者背景と感染を起こしている臓器・器官（感染巣）が判明すれば，想定される原因微生物の絞り込みが可能になります．
> - □ 感染巣と原因微生物は，病歴・身体所見による患者背景の把握と感染臓器・器官の推定に基づいて，血液検査や感染部位の検体検査，画像検査，微生物検査によって特定します．
> - □ 感染巣の絞り込みができない不明熱を呈する感染症には，①膿瘍，②感染性心内膜炎/血管炎，③肺外（粟粒）結核などがあります．診断の際に有効なのは，①には画像検査，②には血液培養検査，③には生検です．
> - □ 微生物検査には，塗抹鏡検・培養検査・薬剤感受性検査，抗原検査，抗体検査，核酸増幅検査があり，各検査の長所・短所を理解した上で目的によって使い分けます．
> - □ 塗抹鏡検・培養検査・薬剤感受性検査の結果を判定する際の注意点として，①原因菌か定着菌かの見極めが必要なこと，②検査結果は検体の品質に依存するため，適切な検体の採取，保存・搬送，培養が必要なこと，③MIC（最小発育阻止濃度：minimum inhibitory concentration）値の高低のみで抗菌薬の選択を行わないこと，が挙げられます．

- □ 本章では感染症診断に特化して記載しますが，実際臨床では常に感染症以外の疾患や病態との鑑別も念頭に置いて行います．

① 患者背景の把握

- □ 感染症の診断においては患者背景（表5-1）と感染を起こしている臓器・器官（感染巣）が判明すれば，想定される原因微生物の絞り込みが可能となります（図5-1）．
- □ したがって，患者背景と感染巣の同定を意識して，病歴，身体所見，画像検査の施行ないし情報収集を行います．
- □ 感染した場所，感染の契機，症状・徴候，病状進行のスピードなどの情報収集を意識して病歴を確認します．
- □ 病原体の種類は，感染の場が市中/在宅，医療/介護施設，野外/屋内などで各々異なる可能性があります．患者周囲の感染の流行状況を含め，病原体に曝露した場所，感染の契機となった行動を把握します．

表5-1 患者背景の把握

常時	・年齢，性別 ・基礎疾患，併存疾患 ・既往歴（感染症，手術歴，デバイスの留置）	・入院・入所歴（医療・介護施設） ・抗菌薬投与歴 ・喫煙歴，飲酒歴
適宜	・性交渉歴 ・海外渡航歴・旅行歴（滞在地域，行動歴） ・周囲の感染症の流行状況 ・結核陽性患者との接触歴 ・動物接触歴 ・野外活動歴	・虫刺傷歴 ・職業上の曝露歴 ・食歴・食習慣 ・薬剤耐性菌検出歴 ・ワクチン接種歴

- 一般的な病歴確認でも想定される病原体の絞り込みが難しい場合には，性活動歴，旅行歴，渡航歴，ペットなどの動物接触歴，野外活動歴，虫刺傷歴，職業上の曝露歴，食歴・食習慣などの感染の契機となる行動歴に関する確認も追加します。
- 感染症における病状進行のスピードは，患者の免疫状態の他，病原体の増殖力も影響するため，病原体の種類を鑑別する上で参考となります。

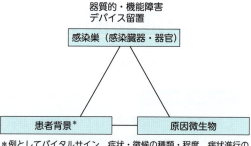

図 5-1 感染症診療のトライアングル（患者背景と感染巣の推定による原因微生物の絞り込み）

- 最近（目途として 3 か月以内）の抗菌薬投与歴や過去の薬剤耐性菌の保菌歴も，病原体の絞り込みや治療で使う抗菌薬の選択を考える上で有用です。
- ワクチン接種歴を確認することで予防可能な病原体による感染症の可能性を低減できる場合があります。

② 身体所見

- バイタルサインを含む全身状態と全身の局所所見を把握します。

1. バイタルサイン

- 発熱で重要なのは程度，持続時間，熱型で，中でも急性の発熱で重要なのは前二者です。
- 発熱に悪寒戦慄を伴って頻拍を呈している場合は，菌血症を疑う根拠となります。
- 発熱だけにとらわれると，解熱薬やステロイドなど体温に影響を与える薬物の投与患者や低体温を呈する重症感染症を見過ごしてしまうリスクがあります。
- そのため，発熱以外のバイタルサイン（呼吸数，心拍数，血圧，意識障害の有無）にも注意を払います。
- 重症度の把握として敗血症（→214 頁）が疑われるかどうかは重要な評価ポイントです。qSOFA や SIRS スコアが簡便な評価スクリーニングとして用いられます（表 5-2）[1]。
- 細菌感染症では通常，体温が 1℃上昇するごとに心拍数は 15～20 拍/分増加し，38.3℃を超えると 1℃あたり 8～10 回/分程度の増加がみられます。
- 体温の上昇に比べて心拍数の上昇が伴わない状態を比較的徐脈と呼び，表 5-3 に示すような感染症（主に細胞内寄生病原体）や薬剤熱，腫瘍熱などの病態で認められます。
- 比較的徐脈の感度・特異度は高くないため確定診断に用いることはできませんが，原因疾患を鑑別するための簡便なスクリーニングとして有用です。
- 熱型は非特異的であり，急性の発熱における鑑別診断上の有用性はあまりありません。しかし，1 週間以上続く亜急性～慢性の発熱で典型的な熱型（例：マラリアにおける回帰熱）を示す場合，診断の一助となりえます。
- 1 週間以上発熱が続き，感染巣が明らかでなく原因の絞り込みができない場合は，不明熱的な病態としてとらえます。そのような病態をとりやすい感染症として，膿瘍性疾患，肺外（粟粒）結核，感染性心内膜炎が挙げられます（表 5-4）[2]。

表 5-2　感染症を疑う状況で敗血症をスクリーニングする簡易スコア[1]

qSOFA スコア	SIRS スコア
以下の2つ以上を満たす場合，敗血症を疑う 1) 呼吸数≧22/分 2) 精神状態の変化〔GCS (glasgow coma scale) <15〕 3) 収縮期血圧≦100 mmHg	以下の2つ以上を満たす場合，SIRS と診断する 1) 体温<36℃または≧38℃ 2) 脈拍≧90/分 3) 呼吸数≧20/分または $PaCO_2$<32 Torr 4) 白血球≧12,000/μL または≦4,000/μL または10％以上の幼若球が出現

表 5-3　比較的徐脈の代表的な原因疾患

感染症	・腸チフス ・Q 熱 ・レジオネラ症	・マイコプラズマ肺炎 ・リケッチア症 ・マラリア	・デング熱 ・髄膜炎（特にウイルス性）
非感染性疾患	・薬剤熱 ・βブロッカー使用	・中枢神経病変 ・悪性リンパ腫	・腫瘍熱

表 5-4　不明熱の原因となる主な感染症

- 結核（粟粒，肺外）
- 膿瘍（腹腔内，骨盤，腎，歯根，鼻副鼻腔）
- 感染性心内膜炎，感染性動脈瘤
- HIV 感染症
- 海外渡航感染症（腸チフス，マラリア，アメーバ肝膿瘍）

2. 局所所見

- ☐ 病歴に基づいて，感染が疑われる臓器・器官を念頭に置きながら身体局所の感染所見を確認します。
- ☐ 細菌感染症では経時的に病変が局在化しやすく，数日以内に感染臓器・器官が明らかになることが一般的です。感染臓器・器官別の代表的原因菌を 表5-5 に示します。
- ☐ 一方，ウイルスやリケッチアによる感染症では感染初期に発熱，関節痛，発疹など非特異的な症状・徴候のみを示し，感染臓器・器官が不明瞭なものがあります。
- ☐ 感染巣を示唆する局所所見が別の部位の感染症によって見られる場合もありうるので，注意します（例：悪心・嘔吐などの消化器症状は腎盂腎炎などの消化管以外の臓器感染症でもしばしば認められます）。
- ☐ 体内留置デバイス（血管内留置カテーテル，外科用ドレーン，チューブなど，皮膚粘膜バリアを破損するデバイス類）の留置は感染巣となりやすく，確認が必要です。
- ☐ 発熱に伴う特異的な発疹などの皮膚所見は，鑑別診断上，有用なことが多く，腹側背側の両側，四肢末端につき皮膚所見を確認します。長期入院・療養患者の不明熱の原因として，褥瘡は除外すべき鑑別診断の1つです。

③ 易感染性となる感染防御機構の破綻要因の把握

- ☐ 日和見感染症の多くは主に患者の感染防御機構の破綻に起因し，常在菌が常在する生息域から新たな生息域に侵入・増殖することで起こります。
- ☐ 感染防御機構が破綻する要因として，基礎疾患や併存疾患（例：固形がん，造血器腫瘍，HIV 感染，栄養不良），薬物療法（例：がん化学療法，ステロイド，免疫系に作用する分子標的薬，生物学的製剤），治療法（例：デバイス留置，手術，放射線照射，脾臓摘出，造血幹細胞移植），な

表 5-5 感染臓器・器官別にみた代表的な原因菌

感染症	主な原因菌
髄膜炎	**成人**：肺炎球菌, 髄膜炎菌 **50歳以上, 免疫不全者**：リステリア菌
咽頭炎	レンサ球菌, フソバクテリウム属菌
中耳炎	肺炎球菌, インフルエンザ桿菌, モラクセラ・カタラーリス
鼻副鼻腔炎	肺炎球菌, インフルエンザ桿菌, モラクセラ・カタラーリス
肺炎	**成人**：肺炎球菌, マイコプラズマ **高齢者**：肺炎球菌, 口腔・消化管常在菌 **慢性閉塞性肺疾患**：肺炎球菌, インフルエンザ桿菌, モラクセラ・カタラーリス, 緑膿菌
胆嚢炎, 胆管炎	大腸菌, 肺炎桿菌, バクテロイデス
腸炎	カンピロバクター, サルモネラ, 病原性大腸菌
腎盂腎炎, 前立腺炎	大腸菌, 肺炎桿菌, 腸球菌
骨盤腹膜炎	大腸菌, クラミジア, 淋菌
腸腰筋膿瘍	大腸菌, バクテロイデス, 黄色ブドウ球菌
蜂窩織炎, 創部感染	レンサ球菌, 黄色ブドウ球菌
化膿性関節炎	黄色ブドウ球菌, レンサ球菌, 肺炎球菌, 淋菌
化膿性脊椎炎	黄色ブドウ球菌, コアグラーゼ陰性ブドウ球菌, 大腸菌
感染性心内膜炎	レンサ球菌, 黄色ブドウ球菌, 表皮ブドウ球菌, 腸球菌, 口腔内グラム陰性桿菌 (HACEK)

どがあります。
- これらの要因は, ①皮膚・粘膜バリア, ②好中球（好中球減少）, ③Bリンパ球（液性免疫不全）, ④Tリンパ球（細胞性免疫不全）のいずれかまたは複数を様々な程度で障害します。
- 各因子の障害はそれぞれ異なるレパートリーの微生物による感染症の要因となるため, どの因子が障害されているかを推定し, 検査を含めて評価することは, 易感染性となる原因微生物を推定する上で有用です（表5-6）。

④ 検査

1. 一般検査

1 血液検査
❶ 全血球計算（CBC）
a. 白血球数（WBC）・白血球分画
- 細菌感染症では白血球数の増加を示すことが多いですが, 特定のウイルス感染や重症感染症では白血球数の減少がみられることがあります。
- 白血球分画も原因微生物を大まかに鑑別する上で有用で, 急性細菌感染症ではしばしば桿状核球の上昇を伴う好中球増多を, 寄生虫感染症では好酸球増多を認めます。
- <500/μL の好中球減少やリンパ球減少はそれぞれ異なる種類の病原体による感染症の要因となります（表5-6）。

b. 赤血球数（RBC）, ヘモグロビン, ヘマトクリット
- 感染や炎症による鉄の利用障害, 赤血球寿命の短縮, 骨髄抑制などによって, しばしば正球性正色素性貧血を呈します。

c. 血小板数
- 敗血症など重症感染症では血小板数の減少がみられ, 敗血症診断に使用されるSOFAスコアの

表 5-6 感染防御機構の破綻要因別にみた易感染性となる主な原因微生物

障害部位	要因	原因微生物
皮膚粘膜バリアの傷害	血管内留置カテーテル，術創，褥瘡，熱傷，がん化学療法，放射線照射	ブドウ球菌，カンジダ
好中球減少	造血器腫瘍（急性白血病，骨髄異形成症候群），がん化学療法	緑膿菌を含む一般細菌，真菌（カンジダ，アスペルギルス）
液性免疫不全（B 細胞，形質細胞）	脾摘，造血器腫瘍（多発性骨髄腫，慢性リンパ性白血病），リツキシマブ，同種造血幹細胞移植	莢膜保有細菌（肺炎球菌など）
細胞性免疫不全（T 細胞）	ステロイド，免疫抑制薬，T 細胞リンパ腫，フルダラビン，ベンダムスチン，ボルテゾミブ，同種造血幹細胞移植，HIV 感染症，肝硬変，慢性腎不全	細胞内寄生菌（抗酸菌，サルモネラ，ノカルジア，リステリア，レジオネラ），ウイルス，カンジダ，クリプトコックス，ニューモシスチス，トキソプラズマ

項目でもあります。

d. 肝機能検査，腎機能検査，電解質
- 感染症ではしばしば肝機能や腎機能障害がみられ，総ビリルビン，クレアチニンの上昇は敗血症診断に使用される SOFA スコアの項目でもあります。
- 電解質は感染症に伴う臓器機能や酸塩基平衡の評価などに有効です。

❷ 感染症診断の補助的バイオマーカー
- CRP，プロカルシトニン，赤血球沈降速度（ESR）は，補助診断のバイオマーカーとして位置付けられます。
- 経時的な評価で，病態の軽快・増悪の管理や治療効果の評価に用いられることもあります。
- 感染症以外にも様々な要因の影響を受けるため，解釈には注意します。

a. C 反応性蛋白（CRP）
- CRP は炎症や組織損傷に対する急性期反応蛋白で，炎症の存在を示します。特に細菌感染症で高値を示し，発症後 6 時間以降に上昇し始め 24〜48 時間でピークに達します。急速に上昇している場合や，持続的に高値を示す場合には，重篤な感染症の可能性を示唆します。
- 特異性は低く細菌感染症以外の多くの病態〔例：自己免疫疾患，心血管疾患，がん，他の感染症（インフルエンザ，真菌感染症）〕による炎症でも上昇します。
- ステロイドや IL-6 阻害薬の使用，重篤な肝疾患，感染初期，頭蓋内感染症では偽陰性を呈する場合があります。

b. プロカルシトニン
- プロカルシトニンは CRP よりも細菌感染症に対する特異性が高く，より早期（6〜12 時間）にピークに達します。
- 非感染性の病態（重度の外傷，大規模手術，熱傷，多臓器不全，急性膵炎）でも上昇するため偽陽性のリスクもあります。

c. 赤血球沈降速度（ESR）
- 慢性炎症や長期的な感染症（例：結核や慢性骨髄炎）のモニタリングに使用します。
- 年齢，性別，貧血，血漿蛋白濃度など多くの要因の影響を受けるため，結果の解釈には注意します。

❷ 尿検査
- 迅速かつ低コストですが，感度・特異度が低く，尿路感染症の診断には，他の臨床的所見や尿培養が必要です。
- 赤血球の検出は尿路感染症が原因のことがあります。
- 白血球の検出は膿尿であることを意味します。無症候性膿尿の場合は必ずしも尿路感染症である

表 5-7 髄膜炎と脳炎における典型的な髄液所見

項目（基準）	細菌性髄膜炎	ウイルス性髄膜炎	真菌性髄膜炎	結核性髄膜炎	脳炎
白血球数 (/μL) (<5)	>1,000	25〜500	150〜2,000	25〜100	50〜500
白血球分画	好中球増多	主にリンパ球	リンパ球または好中球	主にリンパ球	主にリンパ球
糖 (mg/dL) (40〜85)	低下	正常	低下〜正常	低下	正常
蛋白 (mg/dL) (15〜45)	上昇	正常〜軽度上昇	上昇	正常〜軽度上昇	軽度上昇
初圧 (mmH$_2$O) (50〜180)	上昇	上昇	正常〜上昇	正常〜上昇	正常〜上昇
主な原因微生物	肺炎球菌，髄膜炎菌	エンテロウイルス	クリプトコックス，カンジダ	結核菌	ヘルペスウイルス，インフルエンザウイルス

ことを意味しません。
- 亜硝酸が陽性の場合，腸内細菌（例：大腸菌）が尿中に存在することを示唆します。
- 尿沈渣での白血球円柱の検出は腎臓からの白血球の放出を示唆し，上部尿路感染症でみられます。

ステップアップのひきだし① ▶ 無症候性膿尿と抗菌薬治療

- 尿路感染を示唆する症状（排尿時痛，頻尿，発熱）がないにもかかわらず，尿中に白血球数が 10 個/HPF（高倍率視野）以上存在する状態を無症候性膿尿と呼びます。
- 高齢者で比較的高い頻度でみられ，特に介護・医療施設に入所している高齢者では，膀胱留置カテーテルの使用や他の基礎疾患の影響でより増加します。
- 抗菌薬治療の対象となるのは妊婦，侵襲的泌尿器科手術，免疫抑制状態に限られ，無症候性膿尿に対する不要な抗菌薬治療は抗菌薬適正使用活動の対象となります。

3 髄液検査

- 髄膜炎や脳炎が疑われる場合，髄液の評価が重要です。髄液圧，細胞数，糖，蛋白の測定を行います。代表的な感染症別の典型的な髄液所見を 表 5-7 に示します。

2. 画像検査

- 感染巣の特定，評価に用います。
- 身体所見に基づき，各画像検査の特徴を理解した上で，目的に応じて適切な方法を選択します。
- 肺炎および関連病態のスクリーニングや経過観察には胸部単純 X 線検査を用います。
- 臓器・器官感染症の評価・精査には CT 検査や超音波検査を用います。
- 膿瘍病変の検索には CT 検査が有用ですが，病初期では単純 CT では偽陰性となるため，原則として造影 CT 検査を行います。
- 中枢神経系，脾臓，リンパ節・血管病変の評価には MRI（拡散強調像）がより有用です。
- 感染性心内膜炎を疑う場合には心エコー検査を行います。
- PET-CT は，炎症部位の検出能力に優れ，感染微生物を特定するための生検部位を検索する時に有用ですが，高いコストが問題となります。

3. 微生物関連検査

- 微生物関連検査は感染症の原因微生物を特定する根拠になりますが，病歴や身体所見に基づい

表 5-8 代表的な微生物関連検査と特徴

	対象微生物または感染症（例）	特徴・制約
塗抹検査	グラム染色（細菌，真菌） チール・ネールゼン染色（抗酸菌） KOH 染色（真菌）	迅速性，費用効果に優れる 感度が低い 結果の解釈には経験・技術が必要
培養検査	細菌，抗酸菌 真菌（カンジダ，アスペルギルスなど）	正確な同定と感受性試験が可能 結果判明に数日から数週間かかる
	ウイルス	専門施設で施行
迅速抗原検査（イムノクロマトグラフィー，ラテックス凝集）	インフルエンザ，COVID-19，RS ウイルス HIV，ノロウイルス，A 群β溶血性レンサ球菌，梅毒 （尿）レジオネラ，肺炎球菌	数分〜30 分で結果判明 ベッドサイドで実施可能 感度・特異度や定量性は比較的乏しい
抗原・抗体検査 （EIA 法：血清/血漿）	HIV HBsAg アスペルギルス抗体	感度・特異度高く定量的 再現性高い 時間，設備，コストがかかる
PCR 検査	HBV-DNA HIV-RNA 結核菌	迅速（1〜5 時間程度），高感度・高特異度 死菌も検出，コストがかかる 菌量少や阻害物質により偽陰性あり

て，感染巣や原因微生物を想定した上で行われるべきものです。
□ 代表的な微生物関連検査と特徴を 表 5-8 に示します。

1 塗抹検査，培養検査

□ 検査結果は検体の品質に依存します。正確な結果を得るためには，検体の適切な採取，保存・搬送，培養を行う必要があります。
□ 抗菌薬の投与が開始されると，微生物叢が変化し原因菌が影響を受けるため，検体の採取は可能な限り抗菌薬の投与前に行います。
□ 感染部位の検体を正しく採取することが重要で，隣接部位に常在する常在菌の混入をできるだけ避けなければなりません。
□ 特に，下気道（喀痰），鼻咽頭，創傷，瘻孔などからの検体の採取ならびに検査結果の解釈（原因菌か汚染菌か）には注意します。
□ 漠然と無用な検査を行うことは，常在菌を原因菌と誤判定するリスクになります。
□ 原因微生物の中には，通常の培養検査では検出困難な菌や，検査室内感染を起こすリスクのある病原体もあるため，オーダー時に目的とする微生物を記載することも重要です。
□ スワブによる培養検体の採取は汚染菌を拾いやすく，検体量の採取量も比較的少ないため，皮膚・軟部組織，骨・関節，消化管（便）の感染診断には好ましくありません。可能であれば，組織，吸引液，体液を採取して検体として提出します。

❶ 塗抹検査

□ 安価で迅速かつ簡便に結果が得られます。
□ 培養検査のように培地での菌の増殖力に左右されず，感染部位における原因菌の比率をより正確に反映します。
□ 塗抹標本の鏡検検査〔細菌・真菌はグラム染色，抗酸菌はチール・ネールゼン（Ziehl-Neelsen）染色，真菌は水酸化カリウム（KOH）染色〕として，体液の迅速診断に喀痰，尿，髄液を用います。
□ 喀痰培養検査における痰の品質評価である Geckler 分類は，顕微鏡的観察に基づいて喀痰の品質を評価する方法です（表 5-9）。高品質の痰（クラス 4〜5）は，診断の信頼性が高く，適切な

抗菌薬を選択する根拠となります。
- 一方，クラス1〜3の低品質痰は口腔内の常在細菌叢に由来することが多く，肺炎の病原菌検出に適していません。
- 塗抹標本所見上の改善は抗菌薬治療の効果を最も早く迅速に反映する指標となり，治療前のサンプルと比較することで，抗菌薬治療の効果（菌の減少や形態変化）を簡便かつ直接確認する手段として使用できます。

❷ 培養検査

表5-9 Geckler分類（喀痰培養検査における喀痰の品質評価）

クラス	好中球/低倍視野 (LPF)	扁平上皮/低倍視野 (LPF)	痰の品質
1	<10	>25	不良
2	10〜25	>25	不良
3	>25	>25	不良
4	>25	10〜25	良好
5	>25	<10	良好
6	<25	<25	唾液

・高品質の痰（クラス4〜5）が病原菌検出に適する
・クラス1〜3の痰は口腔常在菌叢に由来することが多く偽陽性のリスクが高い

- 原因菌の同定，抗菌薬の薬剤感受性の把握ができます。
- 結果の解釈では，治療対象となる原因菌か対象とならない定着菌か汚染菌かの見極めが必要です。
- 抗菌薬の治療開始後，菌の発育抑制や消失により抗菌薬の効果が確認できます。
- 治療中に再度症状が悪化した場合，新たに検体を採取し培養することで，菌交代や耐性菌の出現の有無を確認し，治療方針の見直しに生かします。
- 嫌気性菌の検出を目的とする場合には，専用の輸送容器（嫌気ポーター）で検体を保存する必要があります。
- 培養検査は適切な培地を使用して適切な条件下で行います。
- 感度に限界があり，感染していても培養で検出されない場合があります。

a. 血液

- 血液培養は菌血症や敗血症を疑う場合に行います。
- 発熱を伴う感染性疾患（好中球減少例を除く）は，血液培養の陽性率により，高リスク（陽性率>50%）〔例：カテーテル関連血流感染症（CRBSI），髄膜炎，椎体炎〕，中等度リスク（10〜50%）（例：胆管炎，壊死性筋膜炎），低リスク（<10%）（例：市中肺炎，蜂窩織炎）に分類します（表5-10）[3]。
- 高リスク例では全例，中リスク例では感染源の培養検体採取が不可能なときや感染源の検体採取前に抗菌薬を開始する場合に，血液培養の施行が推奨されます。
- 低リスク例では合併症や全身状態などの重症度のリスク（例：MRSAや緑膿菌感染高リスク例の肺炎や重症の市中肺炎）も考慮した上で，採取を検討します。
- 通常2セット（好気ボトル，嫌気ボトル2本を1セットとして計4本）の血液培養（1ボトル当たり8〜10 mL）を，異なる部位から採取し，酸素の混入を防ぐため嫌気ボトルから先に血液を分注します。
- 採取される血液の総量が重要で，1セットのみの採取では約3割で菌血症の見逃し（偽陰性）が生じるとされています[4]。
- 皮膚常在菌による汚染のリスクを最小限に抑えるために，穿刺前にはクロルヘキシジングルコン酸塩またはポビドンヨードによる皮膚消毒を行い，清潔操作の下で採取します。
- 汚染菌として，表皮ブドウ球菌などのコアグラーゼ陰性ブドウ球菌，コリネバクテリウム属（Corynebacterium属），プロピオニバクテリウム属（Propionibacterium属），バシラス属（Bacillus属），ミクロコッカス属（Micrococcus属）の菌があります。これらの菌が単一のボトルで検出された場合や，菌血症を示唆する患者の臨床症状がみられない場合，コンタミネーションの可能性が高くなります。
- 血液培養の再検は，バイタルサインなど身体所見や検査所見の改善度，感染源のコントロールの

表5-10 臨床状況別にみた血液培養検査の検査前確率

陽性率	臨床状況		
≧50%	・椎間板炎，椎骨骨髄炎 ・硬膜外膿瘍 ・急性非外傷性敗血症性関節炎	・髄膜炎 ・脳室動脈シャント感染症	・敗血症性ショック ・カテーテル関連血流感染症
20%〜<50%	・重症敗血症 ・急性腎盂腎炎 ・胆管炎	・肝膿瘍 ・重症市中肺炎 ・非血管性シャント感染	・悪寒を伴う発熱
10%〜<20%	・重篤な合併症を有する蜂窩織炎	・人工呼吸器関連肺炎	
<10%	・合併症のない蜂窩織炎 ・下部尿路感染症	・市中肺炎	・医療ケア関連肺炎
<5%	・術後48時間以内の発熱	・単発性の発熱	

〔Fabre V, et al.: Clin Infect Dis. 71(5): 1339-1347, 2020(PMID: 31942949)より〕

有無，免疫不全の程度も勘案して検討します。
□ 黄色ブドウ球菌やカンジダ血症では血液培養の陰性化が治療期間の目安となるため，原則として，陰性化確認まで再検を行います。
□ カテーテル関連血流感染症(CRBSI: catheter related blood stream infection)が疑われる場合，1セットを末梢静脈から，もう1セットをカテーテルまたはポートから採取します。同一菌が発育し，後者が前者より2時間以上前に陽性になった場合，CRBSIの可能性が高くなります[5]。
□ 原因菌の中には低温で死滅する菌もあるため，血液培養採取後のボトルは冷蔵しないようにします。
□ 大部分の原因菌では24〜48時間以内に陽性になることが一般的で，7日間以上の培養はほとんど必要ありません。

b. 喀痰
□ 朝一番の喀痰を採取することが推奨されます。
□ 採取後は冷蔵庫で保管します。
□ 定量検査で 10^5 CFU/mL以上が検出された場合，原因菌の可能性が高くなります。

c. 尿
□ 尿路感染症に一致する症状・徴候がない場合(→40頁「ステップアップのひきだし①」)は原則として培養検査の対象となりません。
□ 冷蔵庫で保管します。
□ 定量検査で 10^5 CFU/mL以上が検出された場合，原因菌の可能性が高くなります。

d. 便
□ 下痢便が対象となり，固形便や綿棒採取の便は不適切です。

e. 髄液
□ 細菌性髄膜炎が疑われる場合は血液培養も行います。
□ 冷蔵保存せず室温以上で保存します。

❸ 検出菌の同定
□ 培養で検出される菌の同定法として，生化学検査とMALDI-TOF MS(マトリックス支援レーザー脱離イオン化飛行時間質量分析: matrix-assisted laser desorption/ionization time-of-flight mass spectrometry)があります。
□ 生化学検査は，菌の特定の酵素や代謝産物の存在を確認することで同定します。簡便で高い特異性を示しますが，結果が得られるまでに時間がかかることが欠点です。
□ MALDI-TOF MSでは種レベルでの同定結果が5分程度で得られます。

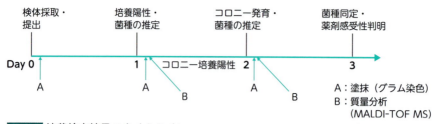

図5-2 培養検査結果のタイムライン

- MALDI-TOF MS の導入によって，分離培養翌日には同定がなされ，生化学検査と比較して培養検査の結果判明まで1日以上の時間短縮が可能です（図5-2）。

> **ステップアップのひきだし②** ▶ **MALDI-TOF MS**
> - 田中耕一氏（2002年ノーベル化学賞受賞）が開発したレーザー脱離による質量分析法のアイデアを基に開発されました。
> - 質量測定の対象物にレーザー照射し，真空管の中を飛行させ，その飛行時間の違いによって対象物の質量を測定し，被検株のマススペクトルを予めデーターベース化された菌体内蛋白質のマススペクトルとマッチングさせて同定します。
> - 菌種の違いによって分子量が異なるリボソーム蛋白質を主体としてマススペクトルをとるため，16SrRNAシークエンスを用いた同定法に限りなく近い精度が得られます。

❹ 薬剤感受性検査
- 結果は特定の抗菌薬が細菌の増殖を抑制するのに必要な最小の薬剤濃度であるMIC（最小発育阻止濃度）に基づいて，ブレイクポイントで提示されることが一般的です。
- ブレイクポイントは，抗菌薬と菌種の組み合わせごとに疫学的カットオフ値，臨床試験データ，薬剤の体内動態・薬力学（PK/PD）データ，感染部位，治療成功率などの要因を考慮して決定された臨床的に有効な抗菌薬の選択基準の閾値です。検査結果では，臨床的に有効な選択基準として，感受性（S：susceptible），中間（I：intermediate），耐性（R：resistant）として提示されます。
- 同一菌種内でも，抗菌薬ごとに設定されたブレイクポイントは異なります。また，MIC値は低くても臨床的には無効な自然耐性を示す場合もあるため，単純にMIC値を比較して，低いMIC値の抗菌薬を用いることは避けなければなりません。

❺ 塗抹・培養検査の時系列と抗菌薬適正使用活動のタイミング
- **グラム染色結果判明時**：初期抗菌薬治療の適正評価を行います（例：血液培養からブドウ球菌が検出された場合に抗MRSA薬の開始を考慮するなど）。
- **培養陽性結果判明時**：患者の臨床経過と培養で発育した菌のコロニーの性状から推測される菌や同定された菌種の結果を参考に，抗菌薬の追加・修正を検討します。
- **最終結果判明時**：最終同定結果と薬剤感受性試験結果が判明時点で最適な抗菌薬を決定します。

② 迅速抗原検査（イムノクロマトグラフィー，ラテックス凝集）
- 簡便・迅速にベッドサイドで病原体検査が施行可能です。
- PCR検査に比較すると感度・特異度が劣ります。

③ 抗原/抗体検査（ELISA法）
- ウイルスや梅毒など培養検査で検出が困難な病原体や真菌など発育に時間のかかる病原体の抗原，感染症の既往歴や現在の感染状態を確認するための抗体の測定に用いられます。

4 PCR（polymerase chain reaction）検査
- □ 病原微生物の遺伝子を増幅して検出するための検査で，ウイルス，非定型病原体，結核菌を含む培養困難な病原体も数時間で検出ができ，RT-PCR（reverse transcription PCR）法で定量検査も可能です。
- □ 複数の病原体や薬剤耐性遺伝子を一度の反応で同時に増幅可能な検査（マルチプレックスPCR法）も可能です。
- □ 比較的検査コストがかかります。
- □ 感度が良好ですが，検体中の病原体量不足と検体中の核酸増幅の阻害因子の影響で偽陰性を呈することもあります。

5 組織生検
- □ 肺外（粟粒）結核など通常の培養検査で検出が困難な感染症の場合，感染組織の生検（粟粒結核の場合，肝・骨髄）を施行し，採取検体を塗抹・培養検査や病理検査に供することで診断をします。

引用文献
1) Evans L, et al. Intensive Care Med. 47(11)：1181-1247, 2021（PMID：34599691）
2) Haidar G, et al.：N Engl J Med. 386(5)：463-477, 2022（PMID：35108471）
3) Fabre V, et al.：Clin Infect Dis. 71(5)：1339-1347, 2020（PMID：31942949）
4) Lee A, et al.：J Clin Microbiol. 45(11)：3546-3548. 2007（PMID：17881544）
5) Mermel LA, et al.：Clin Infect Dis. 49(1)：1-45, 2009（PMID：19489710）

（高田　徹）

2段目
感染臓器・原因微生物からみた感染症

6 呼吸器感染症

犯人はどの微生物か──最も多くの病原微生物から狙われる臓器

> **はじめのひきだし**
> - ☐ 呼吸器感染症は空気の通り道に関連した臓器（上気道，下気道，肺）に生じる感染症です。
> - ☐ 上気道・下気道炎症はほとんどがウイルス感染によるもので，基礎疾患や合併症のない患者では抗菌薬をルーチンで投与することは推奨されません。
> - ☐ 喀痰の量や性状の変化は病態の進行度や治療薬の選択を考える上で重要なヒントになります。
> - ☐ 肺炎は感染症の中では最も死亡率が高い疾患です（2023 年）。その病原体は細菌，ウイルス，真菌，マイコプラズマ，レジオネラなど様々です。
> - ☐ 肺炎は主に市中肺炎（CAP），院内肺炎（HAP），医療・介護関連肺炎（NHCAP）に分けられます。さらに人工呼吸器関連肺炎（VAP）や真菌・ウイルス性肺炎もあり，その判別が治療には重要です。
> - ☐ 日本では結核患者は少なくなっていますが，非結核性抗酸菌症は増加傾向にあります。これらの疾患の治療薬は薬物間相互作用が多く，服用期間が長いので，治療期間中の併用薬に注意します。

はじめに：概要と分類

- ☐ 呼吸器は鼻前庭に始まり，鼻腔，咽頭，喉頭までを上気道，さらに気管から気管支，細気管支，終末細気管支までを下気道，そして最後は肺胞に至るまでの器官を指します（図6-1）。これらの器官に病原微生物が感染すると炎症が生じ，上気道炎，下気道炎，肺炎を起こします。上気道炎はウイルス感染によるものがほとんどで，その治療は対症療法が中心です。下気道炎も同様ですが，上気道炎と比べると細菌感染（二次性細菌感染を含む）による症状を呈することがあり，その場合は抗菌薬を投与します。肺炎は患者背景によって，市中肺炎，院内肺炎，医療・介護関連肺炎，人工呼吸器関連肺炎に分類され，それぞれの肺炎で初期治療に推奨される抗菌薬が異なります。

A 気道感染症

① 特徴

- ☐ 気道感染症には，上気道感染症と下気道感染症があります。どちらも 80～90%はウイルス感染であり，その場合は対症療法が中心になります。
- ☐ 上気道感染症の急性喉頭蓋炎は 2～6 歳の小児に，クループは 3 歳以下の乳幼児に，咽頭結膜熱（プール熱）は集団でプールに入る年齢の小児に多くみられ，いずれもウイルス感染が原因です。
- ☐ 上気道感染症は鼻水，鼻閉，咽頭痛の症状があり，いわゆる「かぜ症候群」と呼ばれます。
- ☐ 下気道感染症は上気道でのウイルスが気管，気管支に波及，続発して発症します。痰の膿性化と量の増加，呼吸困難や倦怠感も認めた場合は細菌による二次感染症を考慮します。

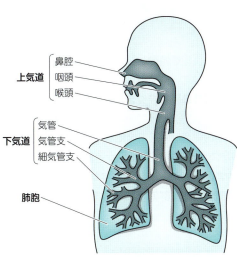

図 6-1 呼吸器感染症の分類と主な病原微生物

表 6-1 上気道感染症と急性気管支炎の特徴

	臨床徴候	主な病原微生物
上気道感染症	・鼻症状や咽頭・喉頭症状などが主症状である ・咳などのかぜ症候群は一般的に 3～7 日で軽快する	ライノウイルス，アデノウイルス，パラインフルエンザウイルス，RS ウイルス，インフルエンザウイルス
急性気管支炎	・激しい咳が主症状で，長期化することもある。 ・関節痛や倦怠感などの全身症状が出る場合もある	ライノウイルス，インフルエンザウイルス，アデノウイルス，マイコプラズマ，クラミジア，百日咳菌

- 下気道感染症のうち，2 週間以上の咳を伴う急性気管支炎，びまん性汎細気管支炎（DPB：diffuse panbronchiolitis）の増悪，慢性閉塞性肺疾患（COPD：chronic obstructive pulmonary disease）の増悪は，細菌感染が原因となる場合があり，その際は抗菌薬を投与します。

② 病態と臨床症状

1. 急性気管支炎

- **定義**：下気道感染により気管支に炎症が起きた状態で，咳を主徴として肺炎を伴わないもの[1]。
- 特徴は乾性または軽度の湿性咳嗽が 5 日間以上続くことです。細菌感染を疑う喀痰の特徴（膿性，血性）を呈することがありますが，原因はウイルス感染の場合が多いです。
- かぜ症候群と似た症状を示すことが多いため，上気道感染症との鑑別が重要です（表 6-1）。
- 百日咳は小児に特有の急性気管支炎を伴う感染症で，潜伏期間は 1～2 週間程度です。病期はカタル期，痙咳期，回復期の 3 期に分けられます。カタル期（1～2 週間）はかぜ症状など，ごく普通の上気道感染症状が認められ，次第に咳がひどくなります。痙咳期（2～3 週間）は短い咳が連続的に起こり（スタッカート），続いて特有の症状として，息を吸う時に笛の音のような「ヒュー」という音（whoop）が出ます。この症状を繰り返すことをレプリーゼと呼びます。回復期は 2，3 週間かけて咳嗽発作は減衰していきますが，時折，発作性の咳が出ます。完全に咳が消失するまでは数か月かかることもあります。

2. びまん性汎細気管支炎（DPB）

- **定義**：両側びまん性に存在する呼吸細気管支領域の慢性炎症を特徴とし，呼吸機能障害をきたす疾患[2]。diffuse panbronchiolitis の略。
- 持続する咳，痰，呼吸困難が主症状です。また高率で慢性鼻副鼻腔炎を合併していることから，鼻閉塞や後鼻漏を伴うことがあります。
- 進行すると労作時息切れや呼吸困難が強くなり，最悪の場合は呼吸不全になることがあります。
- びまん性汎細気管支炎は日本を中心とした東アジアで多く認められ，男女差はなく，40〜50歳代をピークに発症します。日本人症例では遺伝的素因（HLA-B54）の関与が示唆されます[3]。高率で慢性鼻副鼻腔炎を合併することから，副鼻腔気管支症候群の1つとして知られています。

3. 慢性閉塞性肺疾患（COPD）増悪

- **定義**：息切れの増加，咳や痰の増加，胸部不快感・違和感の出現あるいは増強を認め，安定期の治療の変更が必要な状態[4]。Chronic obstructive pulmonary disease の略。
- 安定期と比べて，息切れの増加，咳や痰の増加，痰の色調変化があります。また，じっとしていても息切れがしたり，胸痛を認めたりするため，患者の QOL を大きく低下させる症状が出現します。症状の出現は急激のみならず，緩徐の場合もあります[4,5]。
- 喘鳴や呼吸困難をきたす疾患として，肺炎，心不全，気胸があるため，それらの疾患との鑑別が必要です。そのため，増悪時には原則として胸部X線写真や心電図検査を行い，肺炎，気胸，心不全の鑑別診断を行います[4]。必要に応じて，胸部CTをすることで気管支炎を評価します。
- 主な原因は細菌性，ウイルス性，大気汚染です[4]。喀痰が膿性である場合は細菌性を疑う必要があります[4,6,7]。また COVID-19 による増悪も増えています。

③ 検査と診断

1. 急性気道感染症全般

- 急性気道感染症は症状と炎症部位をもとに検査と診断のアプローチができます（図6-2）[8]。
- 咽頭症状が強い場合や前頸部に痛みを伴うリンパ節腫脹がみられる場合はA群β溶血性レンサ球菌（GAS）が疑われ，咽頭拭い液による迅速診断キットを用いた診断が可能です。

2. 急性気管支炎

- 主に咳，痰の臨床症状と胸部聴診所見から診断します。体温38℃以上，脈拍100回/分以上，呼吸数24回/分以上や胸部聴診所見に異常がある場合は肺炎を疑います[1]。
- 百日咳の診断には特有の症状（→whoop，前頁）の有無と，検査を用います。検査には菌培養法，遺伝子検査法（LAMP法），血清診断法（抗百日咳毒素 IgG，百日咳抗体 IgA，百日咳抗体 IgM）があります。それぞれ適切な検査時期があり，菌培養，遺伝子検査は咳症状発現から0〜3週目，抗百日咳毒素 IgG 測定は2〜8週目，百日咳 IgA および IgM は2〜5週目に行うことが推奨されます。
- 百日咳検査の LAMP 法は感度や特異度が高く早期診断に有用ですが，抗菌薬を投与されている場合に偽陰性を示す可能性があります。抗百日咳毒素 IgG 測定はワクチン接種の影響を受けるため，急性期と回復期のペア血清による判定（急性期から回復期に2倍以上の抗体価の上昇があ

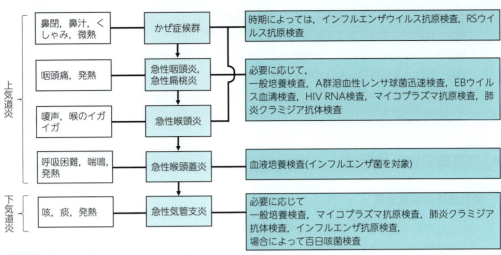

図6-2 急性気道感染症診断へのアプローチ
〔山城清二:日内会誌 98(2):424-428, 2009 より〕

表6-2 DPBの重症度分類

級別	PaO$_2$	症状	日常生活への指標
1	・PaO$_2$が 59 Torr 以下 ・年 2 回以上の急性増悪を繰り返す	咳,痰が頻発し痰量は 50 mL 以上	身辺の日常生活に著しく支障がある
2	PaO$_2$が 59 Torr 以下	咳,痰が頻発し痰量は 50 mL 以上	身辺の日常生活に支障がある
3	PaO$_2$が 60～69 Torr	咳,痰が中程度で痰量は 10 mL	家庭内での日常生活に支障がある
4	PaO$_2$が 70～79 Torr	咳,痰は軽度で痰量は 10 mL 以下	社会での日常生活に支障がある
5	PaO$_2$が 80 Torr 以上	呼吸器症状なし	支障なし

(中田紘一郎:DPBの診断指針改訂と重症度分類策定.厚生省特定疾患びまん性肺疾患調査研究班.平成 10 年研究報告書.109-111, 1999 より)

るか)が望ましいとされます.IgA および IgM 測定はワクチンの影響が少ないため,単一検査が可能です.

3. びまん性汎細気管支炎 (DPB)

- 慢性の咳,痰,労作時息切れ,慢性鼻副鼻腔炎の合併ないし既往,画像所見(胸部 X 線での両側肺野びまん性散布性粒状影)から診断します.
- 胸部聴診所見では断続性ラ音,呼吸機能検査では閉塞性換気障害,血液検査では白血球増多や CRP 上昇,寒冷凝集素価高値,IgA 高値を認めます[9].
- 重症度の客観的指標は動脈血酸素分圧 PaO$_2$ で評価します (表6-2)[2].

4. 慢性閉塞性肺疾患 (COPD)

- 診断は上述の病態定義に基づいて行いますが,肺炎,心不全,気胸,肺血栓塞栓症の他の急性事象との鑑別が必要です.

- 増悪の重症度は下記の治療強度によって分類します[4, 10]。
  - 軽症…短時間作用性気管支拡張薬(SABDs)のみで対応可能
  - 中等症…SABDsに加えて，抗菌薬あるいは全身性ステロイド薬を投与
  - 重症…救急外来受診もしくは入院を必要とする
- 喀痰の膿性化が現れた症例や人工呼吸器管理下の症例では，細菌感染の可能性が高く，抗菌薬の投与が推奨されます[4]。

④ 病原微生物と治療法

1. 急性気道感染症全般

- 急性上気道炎で抗菌薬が必要になるのは，細菌感染が疑われる所見がある場合，もしくはウイルス感染が疑われても宿主の状態が悪く，二次性細菌感染のリスクが高い患者の場合です。具体的には下記の症状1～6が複数みられた場合に，抗菌薬の使用を考慮します[8, 11]。
  - 高熱が持続(3日以上)
  - 膿性の喀痰・鼻汁
  - 扁桃腫大と膿栓・白苔付着
  - 中耳炎・鼻副鼻腔炎の合併
  - 強い炎症反応(白血球数増加，CRP陽性，血沈値の亢進)
  - ハイリスク患者(慢性呼吸器疾患，心疾患，糖尿病，免疫不全)
- 体力を消耗している患者，高齢者，COPD，糖尿病，免疫機能低下患者は，急性気道炎による気道上皮粘膜の浮腫や損傷により，病原性細菌の付着や増殖が生じやすい環境になります。これらの患者では二次性細菌感染のリスクを考慮します。
- 細菌性の気道感染症では一般的にはマクロライド系薬，テトラサイクリン系薬，ニューキノロン系薬を用います。これらの薬剤は分布容積が大きく，気道および肺への組織移行が十分に期待できます。
- 分布容積の小さいβ-ラクタム系薬は気道や肺への組織移行性は低いですが，炎症期であれば移行性が上昇します。そのため，急性症状であればβ-ラクタム系薬の使用も有効な手段です。
- クラミジアやレジオネラなど細胞内寄生菌による感染症は，細胞内移行性の不良なβ-ラクタム系薬は臨床的には多くが無効のため，細胞内移行性が良好なマクロライド系薬を用います。

2. 急性気管支炎

1 想定される病原微生物

グラム陽性球菌	グラム陽性桿菌	ウイルス
―	―	インフルエンザウイルス，パラインフルエンザウイルス，ライノウイルス，RSウイルス，アデノウイルス
グラム陰性球菌	グラム陰性桿菌	その他(真菌など)
―	百日咳菌	マイコプラズマ，クラミジア

2 薬物療法

- 急性気管支炎はウイルス感染によるものがほとんどで[12, 13]，薬物治療に関しては解熱鎮痛薬，鎮咳薬，去痰薬による対症療法が中心です。細菌性気管支炎で多いのは百日咳(急性気管支炎全体の5～10%)で，抗菌薬を使用する場合は，アジスロマイシン水和物，エリスロマイシン，クラリスロマイシンの使用が推奨されます[14, 15]。用法用量や投与期間に関して，ガイドラインでは下記が推奨されます[14, 15]。

❶ 百日咳（成人）

- エリスロマイシン（エリスロシン®）　1回400 mg　1日3回　計14日間　経口
- クラリスロマイシン（クラリス®）　1回200 mg　1日2回　計7日間　経口
- アジスロマイシン水和物（ジスロマック®）　1回500 mg　1日1回　計3日間　経口

❷ 百日咳（小児）

- エリスロマイシン（エリスロシン®）　25〜50 mg/kg/日　分4　計14日間　経口
- クラリスロマイシン（クラリス®）　10〜15 mg/kg　分2　計7日間　経口

注：湿性咳嗽が10日以上続き，遷延性細菌性気管支炎や副鼻腔炎が疑われる時はアモキシシリン水和物の投与を考慮する

❸ 感染症治療薬のピットフォール

- □ 百日咳発症から7日以内のマクロライド系薬の服用は有症状期間を減らしますが[16]，痙咳期が始まってからの投与開始となった場合は症状の改善がみられないことが多いです。しかし，痙咳期が始まってからの投与開始も患者からの排菌は抑制できるため，周囲への感染伝播リスクを減らすという点では非常に重要です。
- □ エリスロマイシン14日間とクラリスロマイシン7日間の比較では，除菌効果は同等です[17]。ただし，百日咳は7〜10日目に再発が多く，特に小児ではクラリスマイシン投与後の再発例も報告されていることから，治療期間は14日を推奨する専門家の意見もあります[17]。
- □ 健常な成人において，マイコプラズマが上気道にとどまっている場合（肺炎の併発のない急性気管支炎）は，自然に軽快することが多く，抗菌化学療法の必要性を指示する根拠が多くありません[13, 14]。そのため，基礎疾患や合併症のない成人の患者では，百日咳を除く急性気管支炎に対しては抗菌薬投与が推奨されません[15]。
- □ 小児のマイコプラズマ肺炎に対するマクロライド系薬の使用は，各指針で推奨されており[18, 19]，マイコプラズマに関連した遷延する咳，または難治性の咳に対して有用性があります[18, 19]。しかし，小児においても肺炎の併発のないマイコプラズマによる気管支炎に対してはその有用性がまだ確立されていません[20]。

ステップアップのひきだし①　▶ マクロライド耐性菌の動向

□ マクロライド系薬ではマイコプラズマに対する耐性化が国内でも問題となっています。そのため，安易な使用は避けるべきです。一方，百日咳菌については米国，フランス，中国でマクロライド耐性百日咳菌（MRPB：macrolide-resistant *Bordetella pertussis*）が分離されています。国内では2018年にMRPB分離の報告[21]があったものの，まだ少ないのが現状です。耐性化を防ぐためにも，百日咳と診断されれば患者には正しい用量で，適正な投与期間，マクロライド系薬を服用するよう説明します。

---

3. びまん性汎細気管支炎（DPB）

❶ 想定される病原微生物（増悪時）

グラム陽性球菌	グラム陽性桿菌	ウイルス
肺炎球菌	―	―
グラム陰性球菌	**グラム陰性桿菌**	**その他（真菌など）**
モラクセラ・カタラーリス	インフルエンザ菌，緑膿菌	―

2 薬物療法

☐ マクロライド少量長期療法が基本であり，エリスロマイシン，クラリスロマイシン，ロキシスロマイシンが推奨されます。用量設定は少量となっているため，添付文書に従った量ではなく，下記の用量がガイドラインで推奨されます[14]。

❶ びまん性汎細気管支炎

> ・エリスロマイシン（エリスロシン®）　1回 200 mg　1日2〜3回　経口

❷ びまん性汎細気管支炎（エリスロマイシン無効例）

> ・クラリスロマイシン（クラリス®）　1回 200 mg　1日1〜2回　経口
> ・ロキシスロマイシン（ルリッド®）　1回 150 mg　1日1〜2回　経口

3 感染症治療薬のピットフォール

☐ エリスロマイシン少量長期療法（EM 少量長期療法）を6か月間継続し，効果を得られていれば合計2年間程度の治療を行います。症状が続く場合は2年を超えることもあり，患者には服用期間に関する十分な説明が必要です。

☐ EM 少量長期療法では胃腸症状や肝機能検査値の上昇が稀にありますが，いずれも一過性で安全性は高いです。

☐ まずはびまん性汎細気管支炎に対する有用性が確立しているエリスロマイシンから使用します[14]。一方，びまん性汎細気管支炎の罹患期間が長い，緑膿菌排菌が持続している，気管支拡張変化がある患者はエリスロマイシン無効例の場合が多いです。その場合は，クラリスロマイシンやロキシスロマイシンへの切り替えで有効性が期待できます[22]。

☐ 14員環マクロライド系薬（エリスロマイシン，クラリスロマイシン）が無効な場合は，アジスロマイシン水和物 1回 250 mg を週2〜3回服用を考慮します。

ステップアップのひきだし②　▶ EM 少量長期療法に抗菌薬を併用する際の注意点

☐ EM 少量長期療法は本来の抗菌作用を目的としたものではなく，気道粘液過剰分泌の抑制作用や好中球性炎症反応の抑制作用が主体です。そのため，細菌感染症の併発が疑われる急性増悪時には，肺炎球菌，インフルエンザ菌，モラクセラ・カタラーリス（*Moraxella catarrhalis*）に加えて，緑膿菌もカバーできる抗菌薬（カルバペネム系薬，第四世代セフェム系薬）を併用します。その際，EM 少量長期療法はエリスロマイシンに感受性のない緑膿菌を含め，細菌の種類にかかわらず，びまん性汎細気管支炎の症状を改善させます（病原菌の消失の有無にかかわらず）[9, 23]。そのため，臨床症状の観察だけで併用抗菌薬の終了を判断せず，培養検査も含めて総合的に判断します。

---

4. 慢性閉塞性肺疾患（COPD）の増悪

1 想定される病原微生物

グラム陽性球菌	グラム陽性桿菌	ウイルス
肺炎球菌，黄色ブドウ球菌	—	インフルエンザウイルス，ライノウイルス，RS ウイルス
グラム陰性球菌	**グラム陰性桿菌**	**その他（真菌など）**
モラクセラ・カタラーリス	インフルエンザ菌，緑膿菌，肺炎桿菌	—

2 薬物療法

☐ 治療には「ABC の安定化」と「ABC アプローチ」の2つの ABC を把握しておきます[4]。

- □「ABC の安定化」は生命の維持に重要で，A は（airway：気道），B は（breathing：呼吸），C は（circulation：循環）を意味します。
- □「ABC アプローチ」は増悪時の症状改善に重要です。増悪時の ABC アプローチにより，80％以上が外来管理可能になります[5]。
    - A（antibiotics：抗菌薬）…増悪時の抗菌薬使用については現在もその有用性について議論されています[24]。しかし喀痰の膿性化があれば細菌感染の可能性が高く，抗菌薬の投与が推奨されます。また人工呼吸器管理下の症例においても抗菌薬の投与が推奨されます[4]。
    - B（bronchodilators：気管支拡張薬）…短時間作用性気管支拡張薬を用います。第一選択薬は短時間作用性β刺激薬の吸入で，症状に応じて 1〜数時間毎に反復投与します[4]。短時間作用性β刺激薬のみで十分な効果が得られない場合は短時間作用性抗コリン薬も併用できます。
    - C（corticosteroids：ステロイド）…全身性ステロイド投与（経口もしくは経静脈投与）を行います。プレドニゾロン換算 30〜40 mg/日程度を通常 5〜7 日間投与します[25, 26]。14 日以上の投与は副作用のリスクから推奨されません[4]。
- □増悪に対して抗菌薬を使用する場合は下記の薬物選択がガイドラインで推奨されます[14]。代表的なものを示します。

❶ 外来

- 第一選択…経口ニューキノロン系薬〔ラスクフロキサシン塩酸塩（ラスビック®），シタフロキサシン水和物（グレースビット®），レボフロキサシン水和物（クラビット®）〕
- 第二選択…経口ペニシリン系薬〔クラブラン酸カリウム・アモキシシリン水和物（オーグメンチン®），スルタミシリントシル酸塩水和物（ユナシン®）〕

❷ 入院

- 軽症…注射用第三世代セファロスポリン系薬〔セフトリアキソンナトリウム水和物（ロセフィン®）〕，注射用ニューキノロン系薬〔レボフロキサシン水和物（クラビット®），ラスクフロキサシン塩酸塩（ラスビック®）〕，注射用ペニシリン系薬〔アンピシリンナトリウム・スルバクタムナトリウム（ユナシン-S キット®）〕
- 重症（緑膿菌を考慮する場合）…カルバペネム系薬〔メロペネム水和物（メロペン®），ドリペネム水和物（フィニバックス®），ビアペネム（オメガシン®）〕，β-ラクタマーゼ阻害薬配合ペニシリン系薬〔タゾバクタム・ピペラシリン水和物（ゾシン®）〕，注射用ニューキノロン系薬〔パズフロキサシンメシル酸塩（パシル®，パズクロス®）〕，第四世代セファロスポリン系薬〔セフェピム塩酸塩水和物（セフェピム®塩酸塩）〕

3 感染症治療薬のピットフォール

- □レボフロキサシン水和物は血中濃度と同等以上に喀痰へ移行するため，喀痰への移行性が乏しい経口β-ラクタム系薬と比較すると喀痰量，喀痰色調，咳嗽の改善率が高いです[27]。
- □COPD の増悪患者を対象にした比較試験では，経口ニューキノロン系薬の有効率が 81.2％，経口β-ラクタム系薬の有効率が 48.2％であり，大きく治療効果が異なります[26]。COPD の増悪時など必要な時はしっかりニューキノロン系薬を使用し，患者には服用期間を守ることを説明します。
- □マクロライド少量長期療法は，COPD の全増悪，重症増悪，および増悪による外来受診の頻度を抑制し[27, 28]，増悪予防に対して用いることがガイドラインで推奨されます[29]。クラリスロマイシンは COPD やびまん性汎細気管支炎などの「好中球性炎症性気道疾患」に対して保険審査上，使用を認める通達がありました。

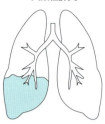
大葉性肺炎
肺の一葉が炎症を起こし浸潤影となる

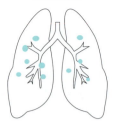
気管支肺炎
肺野に病巣が散在する

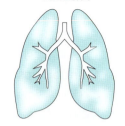
間質性肺炎
病巣が間質（肺胞と肺胞の隙間）にすりガラス様になる

図6-3 肺炎の病巣分布の違い（X線撮影上）

ステップアップのひきだし③ ▶ COPDに対するマクロライド少量長期療法の注意点

- マクロライド少量長期療法として，アジスロマイシン水和物を24か月以上連続で周期的に服用したCOPD患者では，増悪の頻度が平均よりも41〜70％減少し[30]，その有効性が期待されます。しかし，それと同時にマクロライド耐性率は50％増加しました[30]。耐性菌の増加に伴う急性増悪や肺炎の悪化を示唆するデータは得られなかったようですが，耐性菌の増加には今後も注意する必要があります。
- 近年ではCOPDで非結核性抗酸菌症を併発する症例が増加しているため，そのキードラッグであるクラリスロマイシンの使用に先行して，交差耐性を生じにくいエリスロマイシンがCOPDの増悪予防には使用しやすいという意見もあります。マクロライド系薬を選択する際は，マクロライド耐性菌や非結核性抗酸菌の動向に注意します。

⑤ 感染予防

- 呼吸器感染症の病原菌になりやすい肺炎球菌や百日咳菌に対しては，ワクチン接種で予防もしくは重篤化を防ぐことができます。
- インフルエンザワクチンと肺炎球菌ワクチン（PPSV23）の併用は，インフルエンザワクチン単独と比較してCOPDの感染性増悪の頻度を減少させます[31]。

B 肺炎

① 特徴

- 肺炎は肺実質に病原体（細菌，ウイルス，抗酸菌，真菌，寄生虫など）が感染し，急性炎症を引き起こした状態を指します。主な症状は発熱，咳嗽，呼吸困難です。
- 病変の分布から，肺炎は大葉性肺炎，気管支肺炎，間質性肺炎に分類されます（図6-3）。成人では，大葉性肺炎や気管支肺炎であれば細菌によるもの，間質性肺炎であればウイルス，マイコプラズマ，クラミジア，もしくは薬剤性によるものが多い傾向にあります。
- 肺炎は発症した場所や病態の観点から市中肺炎（CAP：community acquired pneumonia），院内肺炎（HAP：hospital-acquired pneumonia），医療・介護関連肺炎（NHCAP：nursing and healthcare associated pneumonia）に区分できます。
- 一般的に，肺炎の死亡率は高い順にHAP（30.4％），NHCAP（15.5％），CAP（6.3％）です[32]。HAPの中でも人工呼吸器関連の肺炎であるVAP（ventilator-associated pneumo-

nia)は，さらに死亡率が高くなります(32.4％)。

② 病態と臨床症状

1. 市中肺炎（CAP）

- **定義**：病院外で日常生活をしていた人に発症した肺炎[31]。Community-acquired pneumonia の略。
- 基礎疾患がないか，軽微な基礎疾患を有する人が一般社会の中で生じる肺炎で，その病原微生物から細菌性肺炎もしくは非定型肺炎に分けられます。
- 主な症状は咳嗽，喀痰，胸痛，呼吸困難などの呼吸器症状で，発熱や全身倦怠感などの全身症状を伴います。ただし非定型肺炎の場合は，上記のような典型的症状が現れない場合があります。
- 非定型肺炎はマイコプラズマ，クラミジア属（*Chlamydia* 属），レジオネラ・ニューモフィラ（*Legionella pneumophila*）などの病原微生物による感染症です。CAP のうち約 15％が非定型肺炎であり[33]，代表的な非定型肺炎はマイコプラズマ肺炎とクラミジア肺炎です。
- マイコプラズマ肺炎は，細菌性肺炎と似た呼吸器症状や全身症状を示しますが，喀痰症状については痰の少ない頑固な乾性咳嗽を示すことが多くみられるのが特徴です。
- マイコプラズマ肺炎やクラミジア肺炎は白血球数が不変，もしくは軽度上昇にとどまることが多くみられます。一方で細菌性肺炎やレジオネラ肺炎では白血球数の上昇を認める頻度が高いです。

2. 院内肺炎（HAP）

- **定義**：入院後 48 時間以上経過してから新しく発症した肺炎[32]。入院時に既に感染していたものは除かれます。Hospital-aquired pneumonia の略。
- HAP は基礎疾患を有する患者に合併しやすい肺炎です。そのため，宿主要因の影響を受けやすく，また，薬剤耐性菌のリスクも高いため，治療に難渋する例が多くみられます[34]。
- 症状は細菌性肺炎の CAP とほとんど一緒であり，発熱，咳嗽，喀痰，呼吸困難が現れます。
- 入院後 4 日以内に発症した HAP の耐性菌リスクは低く，5 日以降に発症した HAP は MRSA などの耐性菌や緑膿菌が原因になることが多くみられます。

3. 医療・介護関連肺炎（NHCAP）

- **定義**：下記の条件のいずれかに該当した HAP 以外の肺炎[32]。Nursing and healthcare-associated pneumonia の略。
  - 長期療養型病床群もしくは介護施設に入所している
  - 過去 90 日以内に病院を退院した
  - 介護を必要とする高齢者，身体障害者（performance status 3*以上）
  - 通院にて継続的に血管内治療（透析，抗菌薬，化学療法，免疫抑制薬）を受けている

  *限られた自分の身の回りのことしかできない，日中の 50％以上をベッドか椅子で過ごす

- 高齢者肺炎が主体の NHCAP では食欲不振，失禁，日常の活動性低下など，典型的な肺炎症状以外の症状が呈することもあるため，呼吸数の増加（低酸素血症を代償するため）や SpO_2 の低下などの所見にも注意します。
- NHCAP の原因で最も多いのは高齢者の誤嚥性肺炎です[32, 35]。

表6-3 A-DROP（CAP と NHCAP に対する重症度評価）

1.	A (Age)	男性 70 歳以上，女性 75 歳以上
2.	D (Dehydration)	BUN 21 mg/dL 以上または脱水あり
3.	R (Respiration)	SpO$_2$ 90%以下（PaO$_2$ 60 Torr 以下）
4.	O (Orientation)	意識変容あり
5.	P (Pressure)	収縮期血圧 90 mmHg 以下

該当数	重症度	治療対応
0 項目該当	軽症	外来治療
1〜2 項目該当	中程度	外来または入院治療
3 項目該当	重症	入院治療
4 項目以上該当	超重症*	ICU 入院

*ショックがあれば 1 項目のみ該当でも超重症

〔Shoar S. et al.: Pneumonia (Nathan). 12：11, 2020（PMID：33024653）より〕

4. 人工呼吸器関連肺炎（VAP）

- **定義**：気管挿管・人工呼吸器開始後 48 時間以降に新たに発症した肺炎[32]。Ventilator-associated pneumonia の略。
- 気管挿管後 4〜5 日以内の発症は早期型，それ以降の発症は晩期型に分類します。
- 48 時間以上の人工呼吸器管理下で，喀痰の増加，酸素化悪化，換気条件の上昇が出現した場合は，VAP の併発を疑い，喀痰の細菌培養検査の提出およびグラム染色による鏡検を行います。
- VAP は ICU における主要な合併症であり，全挿管患者の 9〜27％に発症します[32]。

③ 検査と診断

1. 市中肺炎（CAP）

- 確定診断は臨床症状に加え，胸部 X 線や胸部 CT などの画像診断によって行います。
- CAP と診断された症例は，治療環境（外来，一般病棟，ICU）と治療方針を決めるために，敗血症の有無および A-DROP を用いた重症度評価（表6-3）をすることが推奨されます[32, 33]。
- 敗血症は，quick SOFA スコア（qSOFA）が 2 点以上，もしくは SOFA スコアがベースラインから 2 点以上増加した場合に診断されます。SOFA スコアは医師による診察が必要な項目がありますが，qSOFA スコアは簡便にスコア化できます。qSOFA スコアは下記の 3 項目を評価します。
  - 呼吸数 22 回/分以上
  - 意識変容〔厳密には Glasgow Coma Scale（GCS）＜15〕
  - 収縮期血圧 100 mmHg 以下
- CAP は細菌性肺炎なのか，非定型肺炎なのかを鑑別することが治療方針を決定する上で重要です。その鑑別項目には年齢，基礎疾患，痰の有無などがあり，鑑別項目は表6-4 に示します。
- 病原微生物の特定には，塗抹検査，培養，血清抗体価，抗原検査，遺伝子検査を用い，微生物によって同定できる検査が異なります（図6-4）。

2. 院内肺炎（HAP），人工呼吸器関連肺炎（VAP），医療・介護関連肺炎（NHCAP）

- CAP と同様に，確定診断は臨床所見に加えて，胸部 X 線や胸部 CT などの画像診断によって行

表 6-4 非定型肺炎と細菌性肺炎の鑑別に用いる項目

マイコプラズマ肺炎の鑑別に用いる項目	レジオネラ診断予測スコア
1. 年齢 60 歳未満 2. 基礎疾患がない，あるいは軽症 3. 頑固な咳嗽がある 4. 胸部聴診上所見が乏しい 5. 迅速診断法で病原菌が証明されていない 6. 末梢白血球数が 10,000/μL 未満である ＊6 項目中 5 項目以上合致すればマイコプラズマ肺炎を強く疑う。2 項目以下合致すれば細菌性肺炎を強く疑う。3 または 4 項目合致の場合は，鑑別困難または混合感染を疑う。	1. 男性 2. 咳嗽なし 3. 呼吸困難感あり 4. CRP 値が 18 mg/dL 以上である 5. Na 値が 134 mmol/L 未満である 6. LDH 値が 260 U/L 以上である ＊参考所見：低リン血漿。 ＊3 項目以上合致すればレジオネラ肺炎を疑う。

（日本呼吸器学会：成人肺炎診療ガイドライン 2024．pp32-33，メディカルレビュー社，2024 より）

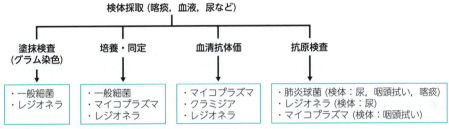

図 6-4 肺炎の病原微生物特定のための各種検査

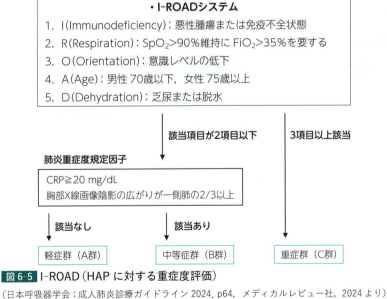

図 6-5 I-ROAD（HAP に対する重症度評価）

（日本呼吸器学会：成人肺炎診療ガイドライン 2024．p64，メディカルレビュー社，2024 より）

います。その上で，それぞれの定義に従って，HAP，VAP，NHCAP を区別して診断します。

☐ HAP（VAP，NHCAP を含む）は，細菌性によるものが多いため，喀痰の細菌培養検査が病原微生物の特定には重要な要素です。

☐ HAP の重症度評価には I-ROAD（図 6-5）を用います。NHCAP の重症度評価には，以前のガイドラインでは A-DROP が推奨されていましたが，「成人肺炎診療ガイドライン 2024」で

外来治療	入院治療	ICU治療
細菌性肺炎（内服薬） ・β-ラクタマーゼ阻害薬配合ペニシリン系薬 ・レスピラトリーキノロン **非定型肺炎（内服薬）** ・マクロライド系薬 ・テトラサイクリン系薬 ・レスピラトリーキノロン **鑑別困難（内服薬）** ・レスピラトリーキノロン	**細菌性肺炎（注射薬）** ・スルバクタムナトリウム・アンピシリンナトリウム ・セフトリアキソンナトリウム水和物 ・セフォタキシムナトリウム ・レスピラトリーキノロン **非定型肺炎（注射薬）** ・アジスロマイシン水和物 ・ミノサイクリン塩酸塩 ・レスピラトリーキノロン **鑑別困難（注射薬）** ・レスピラトリーキノロン	**緑膿菌を考慮しない（A法：注射薬）** ・スルバクタムナトリウム・アンピリンナトリウム ・セフトリアキソンナトリウム水和物 ・セフォタキシムナトリウム **緑膿菌を考慮する（B法：注射薬）** ・タゾバクタム・ピペラシリン水和物 ・カルバペネム系薬 ＋必要時にA法もしくはB法に以下のいずれかを併用 ・アジスロマイシン水和物 ・ラスクフロキサシン塩酸塩

図 6-6 CAP に対するエンピリック治療の一例

（日本呼吸器学会：成人肺炎診療ガイドライン 2024．p35，メディカルレビュー社，2024 より）

は，A-DROP および I-ROAD のどちらも死亡予測としては十分とはいえないと明記されています。しかし，A-DROP は通常診療の範囲内で評価できるため，参考値として A-DROP による評価は弱く推奨されています[32]。

④ 治療法

1. 市中肺炎（CAP）

1 想定される病原微生物

グラム陽性球菌	グラム陽性桿菌	ウイルス
肺炎球菌，黄色ブドウ球菌	―	―
グラム陰性球菌	**グラム陰性桿菌**	**その他（真菌など）**
モラクセラ・カタラーリス	インフルエンザ菌	マイコプラズマ，クラミジア

2 薬物療法

- CAP では肺炎球菌の頻度が最も高く，次にインフルエンザ菌が多くみられるため，それらを念頭に置いたエンピリック治療をまず考えます[14, 32]。
- 最近では黄色ブドウ球菌の分離頻度も高くなっているので，グラム染色でブドウ球菌が同定された場合は市中型の MRSA も念頭に入れます。
- 非定型肺炎では，マクロライド系薬やテトラサイクリン系薬を第一選択として考えます。
- レスピラトリーキノロンは CAP における大部分の原因菌をカバーしているため，治療効果も高いですが，汎用は避ける必要があり，各ガイドラインでは第二選択薬に設定されます[14, 32]。
- CAP に対するエンピリック治療は細菌性か，非定型か，外来か，入院かなど様々な要素で変わります。 図6-6 はそれらに応じた抗菌薬選択の一例です。

3 感染症治療薬のピットフォール

- 細菌性肺炎か非定型肺炎かが明らかではない重症例の場合は，ペニシリン系薬と，マクロライド系薬またはテトラサイクリン系薬の併用治療が第一選択です[14]。ただし，重症例を除きペニシリン系薬とマクロライド系薬の併用による有効性は証明されていないため，ルーチンでの併用は推奨されません。

表6-5 Miller & Jones 分類

悪 ↓ 優 （品質）	M1	唾液，完全な粘性痰
	M2	粘性痰の中に膿性痰が少量
	P1	膿性痰で膿性部分が 1/3 以下
	P2	膿性痰で膿性部分が 1/3～2/3
	P3	膿性痰で膿性部分が 2/3 以上

・M1，M2…検査に適さない不良検体
・P2，P3…検査に適する良質検体

表6-6 肺炎球菌に対するペニシリン MIC のブレイクポイント（米国臨床検査標準協会：CLSI）

		基準（μg/mL）		
		感性(S)：PSSP	中間(I)：PISP	耐性(R)：PRSP
ペニシリン静注	髄膜炎	≦0.06	—	≧0.12
	髄膜炎以外	≦2.0	4.0	≧8.0

PSSP（ペニシリン感受性肺炎球菌：penicillin-susceptible *Steptococcus pneumoniae*）
PISP（ペニシリン中等度耐性肺炎球菌：penicillin-intermediate *Steptococcus pneumoniae*）
PRSP（ペニシリン耐性肺炎球菌：penicillin-resistant *Steptococcus pneumoniae*）

- □ レスピラトリーキノロンは，肺結核患者の診断を遅らせるリスクがあります。そのため，レスピラトリーキノロンを使用する際には結核の可能性を否定しておくことが望まれます。なお，レスピラトリーキノロンの中で，トスフロキサシントシル酸塩水和物は抗結核作用を示さないのが特徴です。
- □ CAP にかかわらず，肺炎患者の喀痰検査では，検体の品質により検査結果が左右されます。そのため，喀痰検査の結果を評価する際には喀痰を肉眼的に評価する Miller & Jones 分類（表6-5）と，顕微鏡下で評価する Geckler 分類（→表5-9，42頁）を同時に確認するとよい場合があります。品質を満たしていないと検査が行われない場合もあります。

――― ステップアップのひきだし④ ▶ 肺炎球菌に対するペニシリン MIC のブレイクポイント ―――

- □ CAP の原因菌として頻度の高い肺炎球菌ですが，ペニシリンに抵抗性を示すペニシリン耐性肺炎球菌（PRSP：penicillin-resistant *Steptococcus pneumoniae*）の報告が増えています。しかし，肺炎球菌に対するペニシリン MIC のブレイクポイントが，感染症によって異なるので注意します（表6-6）。
- □ 髄膜炎と髄膜炎以外（肺炎など）で MIC のブレイクポイントが異なり（表6-6），国内では肺炎球菌性髄膜炎患者の多くが PRSP ですが，肺炎球菌性肺炎患者ではほとんど PRSP はいません。しかし，ペニシリン中等度耐性肺炎球菌（PISP：penicillin-intermediate-resistant *Steptococcus pneumoniae*）などペニシリン低感受性の肺炎球菌リスクはあるため，MIC は随時確認が必要です。
- □ PRSP にはセフトリアキソンやセフォタキシムが第一選択薬に推奨されます[14]。PRSP はペニシリン結合蛋白（PBP：penicillin-binding protein）2b の変異と関連がありますが，第三世代セファロスポリン系薬は元々肺炎球菌の PBP2b と反応しないため，β-ラクタム系薬でありながら，PRSP に抗菌活性を示すといわれています。しかし，PBP1a や 2x の変異もあるため，それを考慮して第二選択のレスピラトリーキノロンを用いることもあります。

2. 院内肺炎（HAP），医療・介護関連肺炎（NHCAP）

1 想定される病原微生物

グラム陽性球菌	グラム陽性桿菌	ウイルス
肺炎球菌，黄色ブドウ球菌（MRSA含む）	―	―
グラム陰性球菌	**グラム陰性桿菌**	**その他（真菌など）**
―	インフルエンザ菌，肺炎桿菌，大腸菌，緑膿菌	―

2 薬物療法

- □ HAP は耐性菌リスクがあるかないかで，エンピリック治療に用いる抗菌薬が異なります。下記の5項目のうち，2項目以上該当で耐性菌の高リスク群となります[32]。
    - ・ICU での発症
    - ・敗血症/敗血症性ショック
    - ・過去90日以内の抗菌薬使用歴
    - ・活動性の低下：Performance Status ≧3，バーゼル指数＜5，歩行不能，経管栄養または中心静脈栄養
    - ・慢性腎障害（透析含む）：eGRF＜60 mL/分/1.73 m^2
- □ HAP/NHCAP は CAP と比較して，非定型肺炎のリスクは低いと考えられており，非定型肺炎の可能性が低い場合はβ-ラクタム系薬による治療が推奨されます[14,32]。
- □ 誤嚥性肺炎の場合，嫌気性菌を含めた口腔内常在菌が原因になるため，β-ラクタマーゼ阻害薬配合ペニシリン系薬の選択もしくはメインの抗菌薬（レボフロキサシン，第三・第四世代セファロスポリン系薬）にメトロニダゾールやクリンダマイシンリン酸エステルの併用療法が推奨されます[32]。
- □ HAP/NHCAP は MRSA，ESBL 産生グラム陰性桿菌，薬剤耐性緑膿菌など，薬剤耐性菌も念頭に置きます。図6-7 はその抗菌薬選択の一例です。

3 感染症治療薬のピットフォール

- □ 抗 MRSA 薬のダプトマイシンは肺サーファクタントで抗菌活性が失活されるため，肺炎には効果が期待できません。一般的に抗 MRSA 薬の肺への移行性は「リネゾリド＞テイコプラニン＞バンコマイシン塩酸塩＞アルベカシン硫酸塩」と考えられています。
- □ ニューキノロン系薬の新薬であるラスクフロキサシン塩酸塩は，肺炎球菌をはじめとした呼吸器感染症の主要原因菌，および嫌気性菌に対する抗菌活性が高く，肺への移行性も他のキノロン系薬と比べて高いため[36]，誤嚥性肺炎や NHCAP に対してこれから期待のできる薬剤です。ただし，緑膿菌に対する抗菌活性が弱くなっているため，その点も他のキノロン系薬と異なることに注意します。
- □ カルバペネム系薬は呼吸器感染症の主要原因菌の多くに抗菌活性を示しますが[37]，MRSA などの薬剤耐性菌はもちろん，ステノトロフォモナス・マルトフィリア（*Stenotrophomonas maltophilia*）やエンテロコッカス・フェシウム（*Enterococcus faecium*）に対しては抗菌活性を示しません。カルバペネム系薬で効果無効の場合は，これらの菌による感染症，もしくはデバイス感染症の可能性などを改めて精査します。

ステップアップのひきだし⑤ ▶ Ambler 分類と使用できる抗菌薬

- □ HAP/NHCAP に対してはβ-ラクタム系薬が効果的ですが，β-ラクタム環を分解する酵素であるβ-ラクタマーゼ産生菌の検出が増加しています。β-ラクタマーゼはその機能の違いで分類され（Ambler 分類），それに応じて使用できる抗菌薬が異なります。
- □ タゾバクタムやスルバクタムなどのβ-ラクタマーゼ阻害薬は 図6-8 のすべてのβ-ラクタマーゼを阻害できるわけではありません。一般的には Class A の阻害が得意です。

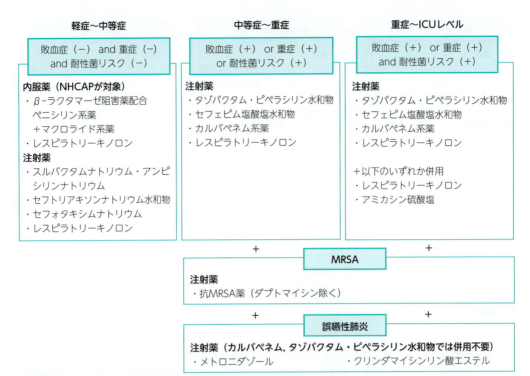

図6-7 HAP/NHCAP（誤嚥性肺炎含む）に対するエンピリック治療の一例

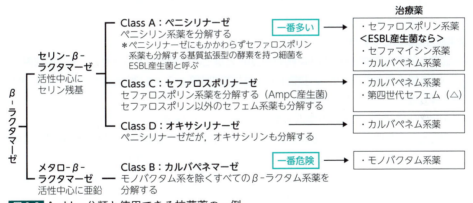

図6-8 Ambler分類と使用できる抗菌薬の一例

3. 人工呼吸器関連肺炎（VAP）

1 想定される病原微生物

グラム陽性球菌	グラム陽性桿菌	ウイルス
肺炎球菌，黄色ブドウ球菌（MRSA含む）	―	―
グラム陰性球菌	**グラム陰性桿菌**	**その他（真菌など）**
―	インフルエンザ菌，肺炎桿菌，大腸菌，緑膿菌，アシネトバクター属，エンテロバクター属	―

2 薬物療法

- □ VAPの抗菌薬治療は基本的にはHAPに準じて行います。ただし，薬剤耐性菌のリスクが高いため，薬剤感受性検査結果の確認が重要です。
- □ VAPの治療期間は7日間が推奨されますが[14]，ICUなどでVAPになる患者は全身状態が悪

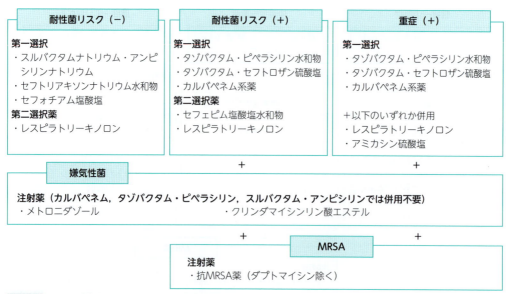

図6-9 VAPに対するエンピリック治療の一例

く，免疫機能も弱まっているため，7日よりも抗菌薬の投与期間が長くなることがあります。散漫と続かないよう全身状態（体温，心拍数，呼吸数）や細菌培養検査の陰性化確認などで終了のタイミングを考えていきます。
- VAPもHAPと同様にMRSA，ESBL産生グラム陰性桿菌，薬剤耐性緑膿菌など，薬剤耐性菌を念頭に置きます。図6-9はその抗菌薬選択の一例です。

3 感染症治療薬のピットフォール

- 抗菌薬の使用方法や注意点はHAP/NHCAPとほとんど変わりありません。人工呼吸器によるデバイス感染であることから，抜管もしくは気管切開孔から人工呼吸器接続ができるまでは，増悪を繰り返すことも多々あります。
- 多剤耐性緑膿菌は，カルバペネム系薬，ニューキノロン系薬，アミノグリコシド系薬の3剤とも耐性を示した場合をいいます。アズトレオナムやタゾバクタム・セフトロザン硫酸塩に感受性を示す場合もあるため，それらの使用を検討し，それらも効果を期待できないようなら，コリスチンメタンスルホン酸ナトリウム，レレバクタム水和物・イミペネム水和物・シラスタチンナトリウムなどの使用を考えます。
- カルバペネムを分解するβ-ラクタマーゼをカルバペネマーゼといいます。Ambler分類ClassBのメタロ-β-ラクタマーゼ産生菌に対してはアズトレオナムの感受性が残っている場合があります。しかし，特徴的にClass AおよびClass Dに属するカルバペネマーゼを産生する菌に対しては，有効な治療薬が少なく，社会的問題となっています。

ステップアップのひきだし⑥ ▶ カルバペネマーゼの遺伝子パターン

- カルバペネマーゼを産生する腸内細菌科細菌をCPE (carbapenemase-producing enterobacteriaceae) と呼びます。カルバペネマーゼ産生以外にもカルバペネムに対して耐性を示す機序（ポーリン欠損，薬剤排出ポンプ獲得など）を持った腸内細菌科細菌をCRE (carbapenem-resistant enterobacteriaceae) と呼びます。CREの一部にCPEが含まれるため，CRE＝CPEではないことに注意します。
- カルバペネマーゼはその遺伝子パターンにより，Ambler分類がA，B，Dと異なります。
- 遺伝子パターンの違いと国内で使用可能な薬剤について，表6-7に示します。

表6-7 カルバペネマーゼの遺伝子パターンと使用できる抗菌薬の一例

型	Ambler 分類	遺伝子	国内で使用可能な抗菌薬	
セリン型	A	KPC	・レレバクタム水和物・イミペネム水和物・シラスタチンナトリウム ・チゲサイクリン	・コリスチンメタンスルホン酸ナトリウム ・セフィデロコルトシル酸塩硫酸塩水和物
セリン型	D	OXA	・コリスチンメタンスルホン酸ナトリウム ・チゲサイクリン	・セフィデロコルトシル酸塩硫酸塩水和物
メタロ型	B	IMP NDM VIM	・アズトレオナム ・コリスチンメタンスルホン酸ナトリウム	・チゲサイクリン ・セフィデロコルトシル酸塩硫酸塩水和物

⑤ 感染予防

- 肺炎球菌ワクチンは生後 2 か月から生後 60 か月に至るまでの小児や 65 歳以上の高齢者が定期接種として推奨されます。その他，対象年齢でなくても免疫抑制の治療をしている患者，脾臓摘出歴のある患者などの高リスク患者がワクチン接種の対象です。
- 23 価肺炎球菌莢膜ポリサッカライドワクチン（以下，PPSV23）は，カバーしている肺炎球菌の種類が多いのが特徴です。一方で，ポリサッカライドワクチンは免疫原性（抗体産生などの免疫応答を誘導する性質）が低く，T 細胞非依存的な免疫応答を誘導するため，成人では 5 年ごとの接種が必要です。
- 15 価および 20 価肺炎球菌結合型ワクチン（以下，PCV15 もしくは PCV20）は，T 細胞依存型の免疫応答の誘導が得られ，それによりメモリーB 細胞にも記憶されることから，免疫力の維持が期待されています。しかし PPSV23 と比べてカバー率が低いため，65 歳の定期接種では PPSV23 が用いられます（PCV15 もしくは PCV20 は任意接種）。
- PCV15 と PCV20 を比べると，PCV20 の方がカバーできる範囲は広いですが，臨床的な予防効果を比較した試験は 2024 年 9 月時点ではまだありません。PCV20 の安全性については，2024 年 9 月まで日本で接種可能であった 13 価肺炎球菌結合型ワクチン（PCV13）と比べて同等であったと報告がされています。PCV15 と 20 のどちらを接種するかは，接種者の判断で選択します。
- 日本では 65 歳以上の高齢者に対して PPSV23 の 5 年に一度の接種が推奨されていますが，PCV13（日本では販売終了）もしくは PCV15 接種後に PPSV23 を接種するとブースト効果が期待できるとして，米国ではこの方法が推奨されていました。65 歳以上で PCV15 もしくは PCV20 を接種する場合は，PPSV23 との接種間隔を考える必要があります。詳細は 32 章「ワクチン」をご確認ください。

C 肺結核

① 特徴

- 結核菌〔マイコバクテリウム・ツベルクローシス（*Mycobacterium tuberculosis*）〕は抗酸菌（*Mycobacterium* 属）の一種です。
- 抗酸菌は細胞壁最外層にミコール酸と呼ばれる長鎖脂肪酸を有するため，酸に強い性質を持ちま

す。また一般的なグラム染色もミコール酸により染まりが悪く，グラム陽性桿菌のようなシルエット（グラムゴースト）がみられます。そのため，分類的にはグラム陰性桿菌となります。
- 抗酸菌は大きく分けて，結核菌（マイコバクテリウム・ツベルクローシス），非結核性抗酸菌（NTM：nontuberculous mycobacteria），らい菌〔マイコバクテリウム・レプラエ（*Mycobacterium leprae*）〕に分けられます。結核菌は空気感染，らい菌は飛沫感染，非結核性抗酸菌はヒト-ヒト感染をしない，といった特徴があります。
- 日本は，2021年に結核罹患率9.2（人口10万対）となり，結核低蔓延国となりましたが，それでも先進国の中では罹患率はいまだに高く，今後も注意が必要な感染症です。
- 非結核性抗酸菌は土や水など自然界のどこにでもいる菌で，150以上の種類がいます。非結核性抗酸菌の原因菌の約8割は*Mycobacterium avium* complex（MAC）による肺感染症のため，肺MAC症と呼ばれます。最近では結核菌より，肺MAC症の方が医療現場でみかける機会が増えています。
- らい菌による感染症はハンセン病とも呼ばれ，皮膚や神経で増殖し，神経麻痺や外観変化を生じる特徴があります。ただし，感染力が弱く，公衆衛生が向上した日本ではほとんどみられなくなりました。

② 病態と臨床症状

- **定義**：結核菌群（*Mycobacterium tuberculosis* complex，ただし *Mycobacterium bovis* BCGを除く）による感染症[38]。
- 肺結核患者の80％以上は自覚症状で発見されるとの報告があり，その症状として2週間以上持続する咳，血性喀痰，胸痛，倦怠感，体重減少，発熱があります[38]。結核と肺MAC症は症状が似ており，臨床所見だけでは判別が難しく，後述する胸部X線所見や喀痰検査が重要です。
- 肺結核で最も特徴的な画像所見は，空洞性病変です。一般的な細菌性肺炎と異なり，結核菌は酸素を好むため，酸素分圧の高い上肺野に病変を作りやすい特徴があります。ただし，高齢者では空洞形成率が低く，画像所見だけでは診断が難しい場合があります。
- 結核を含む一部のマクロファージはリンパ行性に所属の肺門リンパ節に移行し，肺門リンパ節病巣を形成します。さらに，血行性に結核菌が播種し，2つ以上の臓器に病変が生じた結核を粟粒結核といい，結核の中でも重篤な病態となります。
- 初感染から病症がそのまま進行し，感染症が発症した状態を一次結核といいます。一次結核になる人の割合は約10〜15％程度で，成人の結核患者のほとんどは二次結核（潜伏期間の後に発症）です。
- 結核菌に感染後も発症していない状態，つまり潜伏期の状態を潜在性結核感染症（LTBI：latent tuberculosis infection）といいます。LTBIは周囲に感染はさせませんが，自覚なく活動性肺結核に移行した時（二次結核）に，周りに感染させるリスクがあります。
- 二次結核は抗がん薬や免疫抑制療法などによる免疫機能の低下をきっかけに発症することが多くみられます。成人が結核を発症する時は二次結核の方が多い傾向があります。

③ 検査と診断

- 結核では特徴的な画像所見として上肺野を中心とした空洞化がみられます。一方，肺MAC症は右中葉と左舌区で，最初から両側性の病変を作ること，女性に多いことが特徴です[39]。
- 結核の一次スクリーニングとして以前はツベルクリン反応が参考にされていましたが，現在はインターフェロン-γ産生試験（クォンティフェロン，T-スポット検査）が用いられています。

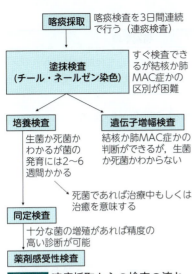

図6-10 喀痰採取からの検査の流れ

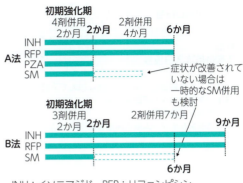

INH：イソニアジド，RFP：リファンピシン，
PZA：ピラジナミド，SM：ストレプトマイシン硫酸塩

図6-11 結核の標準治療

- 結核診断において喀痰検査は非常に重要です。結核が疑われたら，Miller & Jones 分類 (→表6-5，61頁) のP1以上の喀痰で，1日1回3日間連続で検査 (3連痰検査) して判断します。
- 検査は喀痰採取から塗抹検査，培養検査，遺伝子増幅検査，遺伝子検査をして，結核なのか，肺MACなのか，生菌なのか，死菌なのかを判別して，診断に至ります (図6-10)。

④ 治療法

1 想定される病原微生物

グラム陽性球菌	グラム陽性桿菌	ウイルス
—	—	—
グラム陰性球菌	**グラム陰性桿菌**	**その他 (真菌など)**
結核菌	—	—

2 薬物療法

- 結核に対する標準治療にはA法とB法があります。ピラジナミド (ピラマイド®) が使用できればA法，肝硬変もしくは慢性C型肝炎，妊婦，80歳以上などの理由でピラジナミドが使用できなければB法で行います (図6-11)。
- 結核は標準治療を行えば完治できる感染症になりましたが，治療期間が長いため，服用順守が難しい問題があります。そのため，薬剤をしっかり服用できているかモニタリングする方法の直接服薬確認療法 (DOTS：directly observed treatment short-course) が用いられます。院内DOTS，外来DOTS，訪問DOTS，連絡確認DOTSなど，さまざまなDOTSを組み合わせて内服確認をします。
- 潜在性結核感染症 (LTBI) では，イソニアジド単剤を6か月または9か月の服用，もしくはイソニアジド＋リファンピシンの2剤併用を3～4か月服用が標準治療です。
- 肺MAC症は結核と比べて治療期間が長く，治療期間は培養検査で陰性化を認めてから，そこから最低1年間服用を続けます。肺MAC症はマクロライド系薬を含めた併用療法を行います (表6-8)[40]。

表 6-8 肺 MAC 症の標準治療

	薬剤	特記事項
A 法： 3 剤併用連日投与	・クラリスロマイシン ・エタンブトール塩酸塩 ・リファンピシン	クラリスロマイシンは薬物相互作用が多いので，アジスロマイシン水和物に変更することもできる
B 法： 3 剤併用週 3 日投与	・クラリスロマイシン ・エタンブトール塩酸塩 ・リファンピシン	A 法よりも 3 剤とも服用量が多くなる

※重症もしくは難治症の場合，A 法に加えて下記のいずれかを併用する
・ストレプトマイシン硫酸塩筋注
・アミカシン硫酸塩筋注
・アミカシンリポソーム吸入用懸濁液（6 か月以上治療しても効果が不十分な難治症例に対して）
〔日本結核・非結核性抗酸菌症学会：結核 98(5)：177-187，2023 より〕

3 感染症治療薬のピットフォール

- リファンピシンは薬物相互作用が多く，特に抗 HIV 治療薬の効果を減弱することがあるため，HIV 治療患者にはリファブチンを選択することがあります。
- ストレプトマイシン硫酸塩は注射薬なので，内服可能なエタンブトール塩酸塩を選択することがあります。
- 副作用予防の観点から，腎障害，聴力障害がある時はアミノグリコシド系薬であるストレプトマイシン硫酸塩は避けてエタンブトール塩酸塩を使用します。視力障害がある時はエタンブトール塩酸塩を避けてストレプトマイシンを選択します。
- 妊婦はアミノグリコシド系薬のストレプトマイシン硫酸塩は禁忌のため，使用できません。

ステップアップのひきだし⑦ ▶ 多剤耐性結核に対する治療

- 多剤耐性結核はイソニアジドおよびリファンピシンに耐性を示す結核のことをいいます。
- 多剤耐性結核の治療には，感受性のある抗菌薬を 5 剤併用し，治療を行います。薬剤選択はレボフロキサシン水和物およびベダキリンフマル酸塩を基本薬とします。
- 基本薬に加えて，エタンブトール塩酸塩，ピラジナミド，デラマニド，サイクロセリンから耐性のないものを使用します。その他，ストレプトマイシン硫酸塩，カナマイシン一硫酸塩，エンビオマイシン硫酸塩，エチオナミド，パラアミノサリチル酸カルシウム水和物などから選択します。また，リネゾリドが有効な場合もあります。
- 超多剤耐性結核菌は，イソニアジドとリファンピシンに加えて，フルオロキノロン系薬に耐性かつ，ベダキリンフマル酸塩またはリネゾリドのどちらかに耐性を示す結核のことをいいます。感受性のあるものを選択して治療しますが，有効な治療薬は執筆時点ではありません。

⑤ 感染予防

- 結核菌は空気感染するため，個室隔離もしくは専用病棟への入院が必要です。非結核性抗酸菌はヒト-ヒト感染をしないので，それを理由に個室隔離をする必要はありません。

D インフルエンザ

① 特徴

- インフルエンザウイルスは流行性の呼吸器症状を伴う感染症です。インフルエンザウイルスにはA，B，Cの3つの型があり，流行的な広がりを見せるのはA型とB型です。
- A型とB型ウイルス粒子表面には，赤血球凝集素（HA：hemagglutinin）とノイラミニダーゼ（NA：neuraminidase）の2種類のスパイク蛋白があり，これらのスパイク蛋白質を用いて，宿主細胞への感染（HAが認識），宿主細胞からの放出（NAによる遊離）が行われます。
- A型インフルエンザウイルスは，HAとNAの他にM2蛋白が存在するのが特徴です。HAには16個の亜型があり，NAには9個の亜型があります。鳥インフルエンザはH5N1，スペインかぜなどのパンデミック型はH1N1，香港かぜ型はH3N2，アジア・インフルエンザ型はH2N2として知られています。
- B型インフルエンザウイルスは，HAとNAは存在しますが，A型のように亜型がなく，M2蛋白もありません。抗原性の違いから，Yamagata系統とVictoria系統に分けられます。

② 病態と臨床症状

- **定義**：インフルエンザウイルスを病原体として引き起こされる感染症[41]。
- 数日の潜伏期間の後，突然の発熱，悪寒，頭痛，関節痛や全身倦怠感の症状を生じます。約1週間で軽快するのが典型的なインフルエンザの経過です。
- ライノウイルス，アデノウイルス，エンテロウイルスなどによるいわゆるかぜ症状と大きく異なる点は，倦怠感，悪寒，関節痛などの全身症状が極めて強い点や38℃以上の高熱が出やすい点です。
- 高齢者や慢性疾患のある患者では，呼吸器に二次的な細菌感染症を併発しやすく，入院や死亡のリスクが高まります。
- 小児では重症化することがあり，インフルエンザ脳症が併発することがあります。意識障害や痙攣が主な症状です。意識や言葉，行動に異変を感じたら医療機関への受診が必要です。
- インフルエンザ重症化のリスク因子には，慢性心不全，喘息，COPD，慢性腎疾患，代謝異常，内分泌疾患（糖尿病），神経疾患，肝疾患，血液疾患，免疫抑制状態，6歳未満の小児，65歳以上の高齢者が挙げられます[40]。

③ 検査と診断

- 流行期に38℃以上の発熱や全身倦怠感が生じると，インフルエンザが強く疑われます。患者の咽頭拭い液から得られた検体を培養細胞に接種してウイルス分離を行うことや，血清の抗体価を測定することで診断できます。しかしこれらは検査結果が出るまでに数日かかるため，多くの医療機関ではインフルエンザ抗原検出キットを用いて診断しています。

表6-9 抗インフルエンザ薬の一覧

一般名（商品名）	投与方法	治療的投与
		予防的投与
オセルタミビルリン酸塩（タミフル®）	内服	1回75 mg　1日2回5日間
		1回75 mg　1日1回7～10日間
バロキサビル マルボキシル（ゾフルーザ®）	内服	1回40 or 80*mg　1日1回（単回）　*体重80 kg以上の場合
		同上
ザナミビル水和物（リレンザ®）	吸入	1回10 mg　1日2回5日間
		1回10 mg　1日1回10日間
ラニナミビルオクタン酸エステル水和物（イナビル®）	吸入	1回40 mg　1日1回（単回）
		同上 or　1回20 mg　1日1回2日間
ペラミビル水和物（ラピアクタ®）	注射	1回300 mg（単回）重症の時：1回600 mg（連日）

④ 治療法

1 想定される病原微生物

グラム陽性球菌	グラム陽性桿菌	ウイルス
—	—	インフルエンザウイルス
グラム陰性球菌	**グラム陰性桿菌**	**その他（真菌など）**
—	—	—

2 薬物療法

- 抗インフルエンザウイルス薬としては，ノイラミニダーゼ阻害薬もしくはキャップ依存性エンドヌクレアーゼ阻害薬（バロキサビル マルボキシル）を用います．それぞれの薬剤の特徴の違いについては 表6-9 に示します．
- オセルタミビルリン酸塩は全世界で使用され，最もエビデンスのある薬剤です．ガイドラインでも重症例，外来治療群ともにオセルタミビルリン酸塩の投与が推奨されます．経口摂取が困難な患者や重症な入院患者には，唯一の注射剤であるペラミビルが有用です．
- オセルタミビルリン酸塩やザナミビル水和物は発症後48時間以内に開始することで高い効果を得られます[41]．それ以外の薬剤も詳しい情報は少ないですが，発症後48時間以内に開始することが推奨されています[14]．ただし，48時間を過ぎてもこれらの薬剤を使用できないわけではありません．

3 感染症治療薬のピットフォール

- 流行期にインフルエンザ様症状のある患者では，インフルエンザ抗原検出キットが陰性であっても，検査感度の点から完全に否定するものではないため，臨床診断による抗インフルエンザ薬の治療は開始可能です．
- 以前はA型インフルエンザに対して，M2蛋白阻害薬のアマンタジン塩酸塩が有効でしたが，現在の流行型であるH3N2およびH1N1はアマンタジン塩酸塩の100%耐性が続いています．
- バロキサビル マルボキシルとノイラミニダーゼ阻害薬の併用については，12歳以上の重症インフルエンザ患者を対象にしたランダム化二重盲検試験において，併用による効果は認められず，併用がルーチンの適用とはならないことが示されました[42]．
- 重症例もしくは肺炎や気管支喘息の合併例では，吸入薬の効果は限定的あるいは気管支攣縮を惹起するリスクがあるため，可能であれば使用は避けるべきです[41]．
- インフルエンザ肺炎に対するステロイド投与は有用性が示されておらず，WHOの指針では推奨

されていません[43]。インフルエンザ肺炎は細菌性肺炎の併発が多いことも背景として考えられます。

> **ステップアップのひきだし⑧** ▶ **抗インフルエンザ薬耐性インフルエンザウイルス**
>
> □ 国立感染症研究所の抗インフルエンザ薬剤耐性サーベイランス[44]によると，2023/2024シーズンでは，A型(H1N1)のオセルタミビルリン酸塩耐性株が0.2%(1件/512件)，ペラミビル水和物耐性株が0.2%(1件/512件)でした。また，A型(H3N2)のバロキサビル マルボキシル耐性株が0.5%(2件/418件)でした。この結果は例年と大きく変わらず，現時点では国内で抗インフルエンザ薬耐性インフルエンザウイルスの増加傾向は認められていません。ただし，海外では小児で耐性率が増加しているため[45]，今後も動向には注意を要します。
> □ ラニナミビルオクタン酸エステル水和物やザナミビル水和物は耐性ウイルスが極めて少なく，オセルタミビル耐性H1N1ウイルス(H275Y変異)に対しても感受性が保たれています。そのため，乱用はしないこと，正しく使用すること(適切な吸入指導)が望まれます。

⑤ 感染予防

□ インフルエンザワクチンは上述したA型から2系統，B型から2系統の計4系統ワクチンが国内では使用されます。現在広く使用されているのは，H1N1株，H3N2株，yamagata系統株，victoria系統株の4価ワクチンです。

□ ワクチン接種は，発症予防だけではなく，入院および死亡などの重症化回避の効果も高いです。そのためワクチン接種は定期接種対象者(65歳以上の高齢者など)以外に医療専門職を含めて推奨されます[43]。

E 新型コロナウイルス

① 特徴

□ ヒトコロナウイルスは感冒の10～15%を占める病原体として以前から知られていました。しかし，2002年に重症急性呼吸器症候群(SARS)，2012年に中東呼吸器症候群(MERS)，2019年に新型コロナウイルス感染症(COVID-19)と，近年，定期的に世界的な大流行を示す株が出現しています。

□ 新型コロナウイルスは変異株の出現が早く，国内では2021年5月頃にアルファ株，2021年8月頃にデルタ株，2022年2月頃にオミクロン株(BA.1およびBA.2系統)，2022年8月に同じくオミクロン株(BA.5)がそれぞれピークとして流行しました。世界的に現在の流行株はオミクロンにほぼ置換されていると報告されています[46]。

□ 日本を含む多くの国々で，BA.2系統やBA.5系統から派生したBQ.1.1系統やXBB系統などの変異株が増えていますが[47]，流行株についてはこれからも変化する可能性が高いです。

□ 主な感染経路は，感染者からの飛沫およびエアロゾル感染*によるものです。エアロゾル感染は現時点で厳密な定義はありませんが，エアロゾルは空気中にとどまることから，密閉空間では1m以上の距離感を保つことや空気感染予防策をとることが推奨されます[46]。

*空気中をだだよう微小粒子の飛沫内に病原体が含まれていて，この微小粒子を介して感染すること。

表 6-10 COVID-19 の重症度分類（医療専門職が評価する基準）

重症度	酸素飽和度	臨床状態
軽症	96%≦SpO₂	呼吸器症状なし，もしくは咳のみで呼吸困難はなく，肺炎所見も認めない
中等症Ⅰ（呼吸不全なし）	93%＜SpO₂＜96%	呼吸困難，肺炎所見あり
中等症Ⅱ（呼吸不全あり）	SpO₂≦93%	酸素投与が必要
重症		ICU に入院もしくは人工呼吸器が必要

〔厚労省：新型コロナウイルス感染症（COVID-19）診療の手引き・第 10.1 版より〕

② 病態と臨床症状

- **定義**：SARS-CoV-2 による感染症（coronavirus disease 2019：COVID-19）[46]。
- 流行当初の株は，潜伏期間が 1～14 日間と長いのが特徴でしたが，オミクロン株は潜伏期間が 2～3 日で，曝露から 7 日以内に発症する場合がほとんどであるといわれています[46, 47]。
- インフルエンザや普通の感冒と比較して，鼻汁・鼻閉は少なく，嗅覚・味覚障害の多いことが COVID-19 の特徴と考えられてきました。しかし，オミクロン株の感染では，ウイルスが上気道で増殖しやすい特性から，鼻汁・鼻閉，咽頭痛などの感冒様症状の頻度が増加します[46]。
- SARS-CoV-2 はまず上気道に感染し，多くの患者は発症から 1 週間程度で治癒に向かいます。しかし，一部の患者では下気道まで感染が進展し，急性呼吸窮迫症候群（ARDS：acute respiratory distress syndrome）に至ることもあり，その場合は重篤化する危険性があります。
- 日本におけるパンデミック初期（2020 年 3～7 月）では，酸素療法を必要とする患者や血栓閉塞症を併発する患者など，重篤な病態をきたす患者が多くみられましたが，以降の流行株であるオミクロン株は，アルファ株やデルタ株が主体であった頃と比較して，それらの患者の割合は低下しています[47, 48]。
- COVID-19 の後遺症について，WHO では「新型コロナウイルスに罹患した人にみられ，少なくとも 2 か月以上持続し，また他の疾患による症状として説明がつかないもの」と定義されます[46]。主な後遺症には疲労感，関節痛，咳，脱毛，記憶障害，嗅覚障害，味覚障害，動悸があります。

③ 検査と診断

- 病原体診断には核酸検出検査と抗原検査が用いられています。ただし検査法や適切な検体などの情報は今後もアップデートされる可能性があります。
- 核酸検出検査の 1 つであるリアルタイム PCR 法はウイルスのコピー数の比較や推移が推定できることから信頼性が高いといわれています。もう一方の LAMP，TMA 法などの等温核酸増幅法は，簡便な機器でできる利点はありますが，リアルタイム PCR 法と比べると感度が落ちるため，検体の種類（鼻咽頭拭い，鼻腔拭い，唾液）や品質によっては偽陽性が生じることがあります。
- 抗原定性検査は有症状者の確定診断として用いることができます。ただし，無症状者の検査にはあまり向かず，無症状者に検査をする場合は，核酸検出検査もしくは抗原定量検査法が有用です。
- 酸素飽和度を主な指標とする重症度分類がガイドラインで示されています（表 6-10）[46]。現時点で COVID-19 は重症度に応じて選択する薬物が異なります。詳しくは「④治療法」に示します。

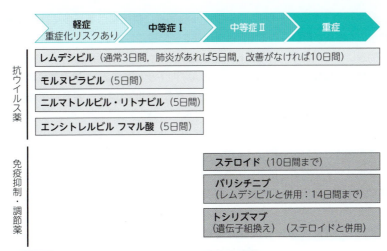

図 6-12 重症度に応じた COVID-19 の薬物治療薬
〔厚生労働省：新型コロナウイルス感染症（COVID-19）診療の手引き・第 10.1 版より〕

④ 治療法

1 想定される病原微生物

グラム陽性球菌	グラム陽性桿菌	ウイルス
—	—	SARS-CoV-2
グラム陰性球菌	**グラム陰性桿菌**	**その他（真菌など）**
—	—	—

2 薬物療法

- 軽症例では経過観察のみで，自然に軽快することが多いとされます。抗ウイルス薬による薬物治療の対象になるのは重症化のリスクのある軽症患者から重症患者です（図6-12）[46]。
- レムデシビル（ベクルリー®）以外の抗ウイルス薬〔モルヌピラビル（ラゲブリオ®），ニルマトレルビル・リトナビル（パキロビッド®），エンシトレルビル フマル酸（ゾコーバ®）〕は，中等症Ⅱ以上に対する有効性は現時点で確立されていません[46]。
- エンシトレルビル フマル酸は発症から 3 日以内，モルヌピラビルとニルマトレルビル・リトナビルは 5 日以内，レムデシビルは 7 日以内での使用が推奨されます。
- エンシトレルビル フマル酸は，第Ⅲ相臨床試験より，オミクロン株流行期に共通してみられた特徴的な 5 症状（鼻水，咽頭痛，咳，発熱，倦怠感）に対して有用であったため[49]，発症から 3 日以内で重症化リスク因子（高齢者，慢性腎臓病，悪性腫瘍，免疫抑制薬使用中，COPD）がなく，さらに発熱，咽頭痛，咳などの症状が強い患者に対して投与することが考慮されています[14, 46]。

3 感染症治療薬のピットフォール

- 国内で使用可能な中和抗体薬〔ソトロビマブ（遺伝子組換え）（ゼビュディ®），カシリビマブ（遺伝子組換え）・イムデビマブ（遺伝子組換え）（ロナプリーブ®），チキサゲビマブ（遺伝子組換え）・シルガビマブ（遺伝子組換え）（エバシェルド®）〕は，オミクロン株に対して有効性が低下しているため，現在は抗ウイルス薬が使用できない場合に投与が考慮されます。
- 外来治療であれば内服薬であるモルヌピラビル，ニルマトレルビル・リトナビル，エンシトレルビル フマル酸から選択します。ニルマトレルビル・リトナビルは腎機能に応じて投与量調節が

必要で，なおかつ，エンシトレルビル フマル酸同様に併用禁忌薬が多く存在します。そのため，これらの治療薬が用いられる場合は併用薬を随時確認します。
- 併用薬が問題になる場合で，ニルマトレルビル・リトナビルの使用を優先するのであれば（例えば，妊婦に禁忌ではないのはニルマトレルビル・リトナビルのみ），併用禁忌薬を中止します。ニルマトレルビル・リトナビルの投与期間である5日間に加えて，投与終了後少なくとも3〜5日は併用禁忌薬の中止が推奨されます[50]。
- モルヌピラビルは，主成分および代謝物が腎排泄ではないため，腎機能障害がこれらの排泄に影響を及ぼす可能性は低いです[46]。そのため，腎障害を有する患者で経口薬に治療をする場合は選択肢に挙がりやすいです。ただし，透析患者やeGFR 30 mL/min/1.73 m² 未満の患者に対しては安全性の評価がされておらず，今後の情報のアップデートが待たれます。

ステップアップのひきだし⑨ ▶ 腎機能障害患者に対するレムデシビルの使用

- COVID-19患者の約35％で入院時に腎機能障害が認められており，それらの患者の多くは院内死亡やECMOおよび人工呼吸器の使用を必要とした重症例でした[51]。
- 重症例に対する抗ウイルス薬はレムデシビルのみが適応となっていますが，レムデシビルは腎機能障害患者に対して「eGFRが30 mL/min/1.73 m² 未満では投与を推奨しない。治療上の有益性が危険性を上回る場合に投与を考慮すること」と添付文書に記載されており，腎機能障害患者に対するレムデシビルの安全性に関する情報が不足しているのが問題点でした。
- レムデシビルの尿中未変化体排泄率は10％であり，ほとんどは肝代謝を受けます。しかし，添加物であるスルホブチルエーテルβ-シクロデキストリンナトリウムが尿細管へ蓄積するおそれがあるため，腎機能障害を有する患者には注意します。
- 日本や欧米での臨床試験では，レムデシビルは透析を含む腎機能障害患者に対して投与量調節は不要でした[52, 53]。また，米国FDAは全ステージの腎疾患に対してレムデシビルを使用可能な薬剤として承認しています。今後もエビデンスの確立は必要ですが，現時点では，重度の腎機能障害患者に対してレムデシビルの投与を選択肢から外す必要はないと考えられます。

---

⑤ 感染予防

- 2024年から新型コロナワクチンの接種は定期接種に位置づけられました。定期接種の対象者は65歳以上の方，もしくは60〜64歳までの一定の基礎疾患（心疾患，腎臓病，呼吸器疾患など）のある方が対象です。

引用文献

1) 日本感染症学会 気道感染症抗菌薬適正使用委員会：気道感染症の抗菌薬適正使用に関する提言．感染症学雑誌 93（5）：623-642，2019
2) 中田紘一郎：DPBの診断指針改訂と重症度分類策定．厚生省特定疾患びまん性肺疾患調査研究班．平成10年研究報告書．109-111，1999
3) Keicho N, et al.：Am J Respir Crit Care Med. 158（3）：846-850, 1998（PMID：9731015）
4) 日本呼吸器学会COPDガイドライン第6版作成委員会編：COPD（慢性閉塞性肺疾患）診断と治療のためのガイドライン2022 第6版，メディカルレビュー社，2022
5) Donaldson GC, et al.：Thorax. 57（10）：847-852, 2002（PMID：12324669）
6) Anthonisen NR, et al.：Ann Intern Med. 106（2）：196-204, 1987（PMID：3492164）
7) Saint S, et al.：JAMA. 273（12）：957-960, 1995（PMID：7884956）
8) 山城清二：日内会誌 98（2）：424-428，2009
9) 林宏紀，他：医学と薬学 69（2）：213-217，2023

10) Global Initiative for Chronic Obstructive Lung Disease：Global Strategy for the Diagnosis, Management, and Prevention of Chronic Obstructive Pulmonary Disease 2021 Report, 2021
11) 日本呼吸器学会呼吸器感染症に関するガイドライン作成委員会 編：「呼吸器感染症に関するガイドライン」成人気道感染症診療の基本的考え方，日本呼吸器学会，2003
12) Smith SM, et al.：Cochrane Database Syst Rev.(3)：CD000245, 2014 (PMID：24585130)
13) Harris AM, et al.：Ann Intern Med. 164(6)：425-434, 2016 (PMID：26785402)
14) JAID/JSC 感染症治療ガイド・ガイドライン作成委員会：JAID/JSC 感染症治療ガイド 2023，杏林舎，2023
15) 厚生労働省健康局結核感染症課：抗微生物薬適正使用の手引き 第二版，2019
16) Altunaiji S, et al.：Cochrane Database Syst Rev. 2007(3)：CD004404, 2007 (PMID：17636756)
17) 西尾洋介，他：小児感染免疫．28(4)：311-318，2017
18) Shields MD, et al.：Thorax. 63 Suppl 3：iii1-iii15, 2008 (PMID：17905822)
19) 石和田稔彦，他 監，小児呼吸器感染症診療ガイドライン作成委員会：小児科呼吸器感染症診療ガイドライン 2022，協和企画，2022
20) Mulholland S, et al.：Cochrane Database Syst Rev.(7)：CD004875, 2010 (PMID：20614439)
21) Yamaguchi T, et al.：Jpn J Infect Dis. 73(5)：361-362, 2020 (PMID：32350216)
22) 大島美紀，他：気管支学 22(6)：426-433，2000
23) 工藤翔二，他：日本胸部疾患学会雑誌 25(6)：632-642，1987
24) Vollenweider DJ, et al.：Cochrane Database Syst Rev. 10(10)：CD010257, 2018 (PMID：30371937)
25) Leuppi JD, et al.：JAMA. 309(21)：2223-2231, 2013 (PMID：23695200)
26) Walters JAE, et al.：Cochrane Database Syst Rev.(12)：CD006897, 2014 (PMID：25491891)
27) 東山康仁，他：日化療会誌 56(1)：33-48，2008
28) Ni W, et al.：PLoS One. 10(3)：e0121257, 2015 (PMID：25812085)
29) 日本呼吸器学会 咳嗽・喀痰の診療ガイドライン 2019 作成委員会 編：咳嗽・喀痰の診療ガイドライン 2019，メディカルビュー社，2019
30) Pomares X, et al.：Chest. 153(5)：1125-1133, 2018 (PMID：29427576)
31) Gunen H, et al.：Eur Respir J. 26(2)：234-241, 2005 (PMID：16055870)
32) 日本呼吸器学会成人肺炎診療ガイドライン 2024 作成員会 編：成人肺炎診療ガイドライン 2024，メディカルレビュー社，2024
33) Ishiguro T, et al.：Intern Med. 52(3)：317-324，2013 (PMID：23370738)
34) 前田光一，他：日内会誌 100(12)：3497-3502，2011
35) 河野茂：日老医誌 49(6)：673-679．2012．
36) 館田一博，他：日化療会誌 68(S-1)：1-15，2020
37) 河野茂，他：日化療会誌 52(6)：309-317，2004
38) 日本結核・非結核性抗酸菌症学会：結核診療ガイドライン 2024，南江堂，2024
39) 赤川志のぶ：結核 84(8)：569-575，2009
40) 日本結核・非結核性抗酸菌症学会 非抗酸菌性抗酸菌症対策委員会 日本呼吸器学会 感染症・結核学術部会：結核 98(5)：177-187，2023
41) 中田奈々，他：臨牀と研究．100(12)：1446-1451，2023
42) Kumar D, et al.：Lancet Infect Dis. 22(5)：718-730, 2022 (PMID：35085510)
43) World Health Organization：Guidelines for the clinical management of severe illness from influenza virus infections, 2022
44) 国立感染症研究所：抗インフルエンザ薬耐性株サーベイランス．2024
45) Lina B, et al：Influenza Other Respir Viruses. 12(2)：267-278, 2018 (PMID：29265727)
46) 厚生労働省：新型コロナウイルス感染症(COVID-19)診療の手引き 第 9.0 版，2023
47) 国立感染症研究所：新型コロナウイルス感染症の直近の感染状況等(2023 年 8 月 4 日現在)，2023
48) 国立感染症研究所：新型コロナウイルス感染症における積極的疫学調査の結果について(最終報告)，2021
49) Yotsuyanagi H, et al.：JAMA Netw Open. 7(2)：e2354991, 2024
50) 日本医療薬学会：パキロビッド(ニルマトレルビル／リトナビル)の薬物相互作用マネジメントの手引き 第 1.2 版，2023 年 6 月
51) Sato R, et al.：Clin Exp Nephrol. 26(10)：974-981, 2022 (PMID：35657437)
52) Huang YB, et al.：J Microbiol Immunol Infect. 57(1)：76-84, 2024 (PMID：38135644)
53) Umemura T, et al.：Healthcare (Basel). 10(11)：2299, 2022 (PMID：36421623)

（中野　貴文）

7 消化器感染症

その数100兆個以上。多種多様な微生物がひしめき合う世界

はじめのひきだし

- 主に急性下痢症（食中毒，偽膜性腸炎など），腹腔内感染症（腹膜炎，胆嚢炎，胆管炎など），そしてウイルス性肝炎に分けられます。同じ消化器感染症ですが，主な原因微生物がそれぞれ異なるため，用いる治療薬にも違いがあります。
- 消化器感染症は食中毒や糞口感染など外部からの侵入による感染，自身の常在菌による感染，そして肝炎ウイルスによる感染など，原因は多岐にわたります。そのため，原因検索には背景因子（食事歴，治療薬，原疾患，家族歴，輸血歴）が重要なヒントになります。
- 急性下痢症は細菌またはウイルス感染による腸内細菌叢の乱れにより生じます。しかし，潰瘍性大腸炎，腸管狭窄，吸収不良などの非感染性の腸疾患でも腸内細菌叢の乱れによる下痢症は生じます。そのため「下痢症＝感染症ではない」ことに注意します。
- 腹腔内感染症は全身症状（発熱，倦怠感，ショックバイタル）を伴うことが多く，重篤化することがあります。消化管の穿孔や通過障害が原因である場合が多く，これらに対しては抗菌薬だけではなく，手術やドレナージなどの外科的処置の有無が臨床経過に大きく影響を及ぼします。
- ウイルス性肝炎のうちB型肝炎，C型肝炎にはウイルスをターゲットにした治療法（インターフェロン，直接作用型抗ウイルス製剤）を用います。

はじめに：概要と分類

- 消化器感染症の分類と主な原因微生物については 図7-1 に示します。
- 消化器系は口，食道，胃，十二指腸，小腸，大腸，肛門まで続く消化管と，肝臓，膵臓，胆管，胆嚢などの付属器官で構成されています。これらの器官には多くの常在菌が生息し，特に大腸には1,000種類以上，100兆個以上の細菌が存在し，これらの細菌は絶妙な均衡を保ちながら共生しています。この共生集団を腸内細菌叢といいます。
- 腸内細菌叢は宿主の栄養代謝，防御機構，免疫機能などに寄与し，生体にとって重要な働きを生み出します。しかし，食べ物や糞口感染によって細菌やウイルスが外部から侵入すると，腸内細菌叢の均衡が乱れ，急性下痢症などの消化器症状が現れます。
- 腹腔内感染症には，腹膜炎，胆嚢炎，胆管炎，肝膿瘍，膵炎など多くの炎症性・感染性疾患があります。これらは消化管の穿孔，通過障害，膿瘍形成，消化酵素による組織損傷など様々な要因によって，消化器に存在する常在菌（腸内細菌など）が本来いる場所にとどまらず，異所性感染をすることで生じます。

A 急性下痢症

① 特徴

- 下痢は持続期間によって分類され，症状が14日以内のものを「急性下痢」，15日以上30日未満のものを「持続性下痢」，30日以上のものを「慢性下痢」と定義します。

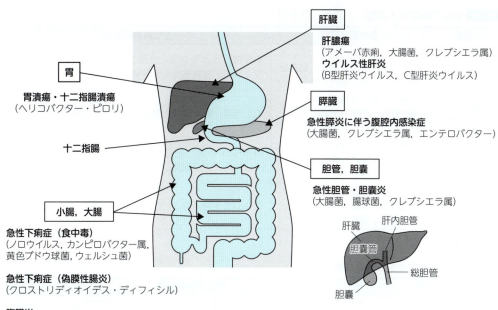

図 7-1 消化器系における感染症と主な病原微生物

- 急性下痢症の多くは感染症が原因です。しかし，そのほとんどが対症療法のみで軽快するため，必ずしも精密な検査や抗菌薬を必要とするものではありません。一方，持続性下痢や慢性下痢は，炎症性疾患（潰瘍性大腸炎），薬剤性腸炎〔クロストリディオイデス・ディフィシル（*Clostridioides difficile*）感染症：CDI〕，機能性疾患（過敏性腸症候群），大腸がんなどが原因である場合があり，一般的な下痢症とは異なるため早期の検査や治療が必要です。
- 急性下痢症の主な原因は食中毒，糞口感染（吐物の処理やトイレの洗浄時），抗菌薬治療に伴う菌交代現象（例：CDI）などです。いずれも，病原微生物によって炎症，水分・分泌液過多，腸内細菌叢の乱れなどが生じ，下痢を引き起こします。

② 病態と臨床症状

1. 急性下痢症（全般）

- **定義**：24時間以内に少なくとも3回，軟便または水様便が排泄される状態[1]。
- 症候から「大腸型」と「小腸型」に分けられます（表7-1）。大腸型は主に細菌によって腸管粘膜が破壊され，腹痛に加えて，発熱や粘血便などの症状を伴います。小腸型は主に毒素によって小腸での分泌液が増加し，多量の水様便を生じます。
- 小腸型では腸管粘膜は破壊されないため，腹痛や発熱は軽度の場合が多いです。また，「混合型（大腸型＋小腸型）」の症状を呈するものもあります。
- 小腸型のうち，下痢に比べて悪心・嘔吐の症状が強いものは「急性胃腸炎型」と呼ばれ，ウイルスもしくは毒素型の食中毒で多くみられます。

2. 食中毒

- **定義**：食品，添加物，容器包装に含まれた，または付着した微生物，化学物質，自然毒を摂取す

表7-1 急性下痢症の大腸型，小腸型，混合型

分類	主な臨床所見	主な病原微生物
大腸型	下痢：少量で頻回 他の症状：発熱，腹痛，粘血便 抗菌薬：必要な場合が多い	赤痢菌，サルモネラ，クロストリディオイデス・ディフィシル，腸管出血性大腸菌
小腸型： 急性腸炎型	下痢：多量の水様便 他の症状：発熱や腹痛は軽度 抗菌薬：不要な場合が多い	コレラ菌，毒素原性大腸菌，ウェルシュ菌
小腸型： 急性胃腸炎型	下痢：多量の水様便 他の症状：悪心や嘔吐が強い 抗菌薬：有効なものなし	ロタウイルス，ノロウイルス，コクサッキーウイルス，黄色ブドウ球菌，セレウス菌
混合型	下痢：上記が混合した症状 他の症状：上記が混合した症状 治療薬：必要な場合が多い	エルシニア菌，カンピロバクター，腸炎ビブリオ

表7-2 食中毒分類と主な病原性細菌

食中毒分類	主な病原性細菌
感染型食中毒	・サルモネラ菌…鶏卵，牛肉，うなぎやスッポンなどの淡水養殖魚介 ・カンピロバクター属…加熱不十分の鶏肉，井戸水 ・腸炎ビブリオ…魚や貝などの海産物 ・ウェルシュ菌…肉類，魚介類，野菜を使用した煮込み料理 ・腸管出血性大腸菌…生や半生の肉 ・セレウス菌…下痢型：穀物およびその加工品，総菜
毒素型食中毒	・黄色ブドウ球菌…素手で作ったおにぎりや加工品 ・ボツリヌス菌…缶詰，瓶詰，真空包装食品など ・セレウス菌…嘔吐型：穀物およびその加工品，総菜

ることによって生じる消化器症状。
□ 食中毒の原因物質のうち，その届出件数は5年連続でアニサキスによるものが最も多く，届出件数総数の約半数を占めています。一方，患者数ではノロウイルスが最も多く，次にカンピロバクター属（Campylobacter属）が続きます（令和5年度厚生労働省食中毒統計資料より）。
□ 細菌性食中毒は，菌が食品中で増殖して腸管で感染症を引き起こす「感染型食中毒」と，菌が産生する毒素が食品中で増加し，それを摂取して引き起こす「毒素型食中毒」があります（表7-2）。
□ 食中毒が生じた時は，症状，食事歴，潜伏期間，渡航歴の有無から病原微生物を推測します。ウイルス性および細菌性食中毒が生じやすい食品とその潜伏期間について表7-3に示します。

3. 渡航者下痢症

□ **定義**：旅行中もしくは帰国後に24時間あたり3回以上の軟便または水様便が排泄される状態。
□ 公衆衛生が劣悪な地域において，汚染された水や食べ物が原因で生じる食中毒です。一般に，日本など衛生環境が保たれている地域ではウイルス性が多く，南米やアフリカにある衛生環境が保たれていない地域では細菌性や寄生虫性が大半を占めます。また，このような国では，日本では稀なコレラ菌，ランブル鞭毛虫，赤痢アメーバが急性下痢症（食中毒）の原因となることがあり，原因不明の下痢患者には渡航歴を聴取することも重要です。
□ 渡航者下痢症の症状は，一般的な細菌性もしくはウイルス性の急性下痢症と変わりはありませんが，長引く場合は寄生虫が原因となっている場合があります。寄生虫は，一般的な抗菌薬では効

表7-3 ウイルス性および細菌性食中毒が生じやすい食品とその潜伏期間

症状	可能性のある病原体	生じやすい食品	平均潜伏期間
炎症性下痢「大腸型」「混合型」	サルモネラ菌	鶏肉, 卵, 卵製品, 生鮮食品, 肉, 魚, 低温殺菌されていない牛乳やジュース, ピーナッツバター, スパイス	1～3日
	カンピロバクター属	鶏肉, 肉, 未殺菌牛乳	1～3日
	赤痢菌	生野菜	1～3日
	腸管出血性大腸菌	牛ひき肉やその他の肉類, 生鮮食品, 低温殺菌されていない牛乳やジュース	1～8日
	エルシニア属	豚肉または豚肉製品, 未処理水	4～6日
	腸炎ビブリオ	生の魚介類	1～3日
	赤痢アメーバ	糞便に汚染された食物や水	1～3週間
水様性下痢「小腸型」「混合型」	ノロウイルス	貝類, 加工食品, 野菜, 果物	24～48時間
	その他の腸管ウイルス（ロタウイルス, アデノウイルスなど）	糞便に汚染された食物や水	10～72時間
	ウェルシュ菌	肉, 鶏肉, カレー	8～16時間
	毒素原性大腸菌	糞便に汚染された食物や水	1～3日
	リステリア菌	加工肉, ホットドッグ, ナチュラルチーズ, パテ, フルーツ	1日目

果が乏しく（メトロニダゾールは抗原虫作用あり），放置すると内臓に大きな障害をきたすことがあるので，早めに検便検査をします。

4. クロストリディオイデス・ディフィシル感染症（CDI）

- **定義**：下痢などの症状を呈し，糞便検査でクロストリディオイデス・ディフィシル毒素もしくは毒素産生型クロストリディオイデス・ディフィシルが陽性，または下部消化管内視鏡や大腸病理組織にて偽膜性腸炎を認めるもの[2]
- 下痢は24時間以内に3回以上もしくは平常時よりも多い便回数で，泥状便もしくは水様便が生じます。
- 腹痛や発熱を伴うことがあります。また，腸管内腔の所見として，偽膜や出血が観察されます。稀に腸管穿孔，巨大結腸症，イレウスを併発することがあります。
- CDIは抗菌薬の使用によって腸内細菌叢が乱れ（具体的には腸内細菌が減少），腸内に生存したクロストリディオイデス・ディフィシルが増殖することで感染症を生じます。
- クロストリディオイデス・ディフィシルは，CDI患者との接触や医療施設の利用などによる接触感染が主な感染経路です。主に加齢や基礎疾患などの宿主因子が発症に影響し，罹患するのは高齢者に多くみられます。
- 12か月未満の乳児は，腸管内にトキシン非産生株のクロストリディオイデス・ディフィシルを保菌しています（無症候性キャリア）。そのため，2歳になるまでは保菌率が高く，正確な検査ができないため，2未満のCDI検査は推奨されていません。

③ 検査と診断

1. 急性下痢症（食中毒，渡航者下痢症）

- □ 外来患者が多いため，問診が重要です。以下の4点を中心に原因を推定します[3]。
  - 背景因子（渡航歴，免疫不全者，職業曝露，既往歴）
  - 食事歴と発症時間
  - 症候（小腸型か大腸型か）
  - 薬剤歴
- □ 主に便の塗抹鏡検や便培養を行います。塗抹鏡検で便中白血球が陽性の場合は大腸型を疑います（陰性であれば小腸型）。その場合は，抗菌薬治療の対象となる病原微生物が原因の可能性が高いため，便培養によって菌を特定します。しかし，便培養が陽性となる症例はわずか1.5～5.6%と報告されており，原因の特定は難しい場合も多くあります[4]。
- □ 便培養はすべての患者に必須ではなく，以下の状況で便培養や場合によってはPCR検査を行います。
  - 重篤な状態（38.5℃以上の発熱，血液量減少，24時間あたり6回以上の未形成便，重度の腹痛，入院）
  - 大腸型の所見（血便，少量の粘液便，便中赤血球陽性）
  - 高リスク宿主（年齢70歳以上，心臓病，免疫抑制，炎症性腸疾患，妊娠）
  - 症状が1週間以上続く
  - 公衆衛生上の懸念がある（例：食品取扱者，医療専門職，デイサービスの利用者の下痢性疾患）
- □ ロタウイルスの確定診断には，便を使用して15～20分で結果が判明する迅速診断検査（イムノクロマト）法を用います。
- □ ノロウイルスの確定診断には，便を使用して15～20分で結果が判明するノロウイルス抗原検査を行います。この検査は保険収載されていますが，保険適用となるのは3歳未満もしくは65歳以上の患者，悪性腫瘍の診断が確定している患者，臓器移植後の患者などです。したがって，ノロウイルスの検査は保険適用対象外の方は自費となるため，食事歴や臨床所見などから診断されることが多くあります。

2. クロストリディオイデス・ディフィシル感染症（CDI）

- □ 便を用いた glutamate dehydrogenase（GDH）・トキシン検査と nucleic acid amplification test（NAAT）により，CDIの確定診断を行います。
- □ 無症候性キャリアが一定の割合で認められるため，下痢症状がない人の検査でクロストリディオイデス・ディフィシルが検出されても診断的意義は乏しいです。したがって，下痢便ではなく，固形便が検査に提出された場合は，検査もされないことがあります。
- □ CDI検査のフローチャートを 図7-2 に示します。

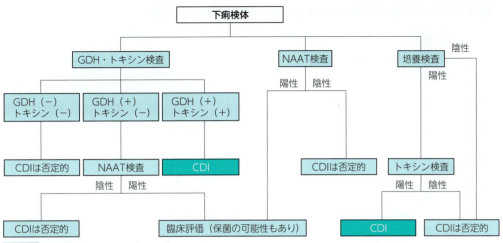

図 7-2 CDI 検査のフローチャート
(日本化学療法学会・日本感染症学会：*Clostridioides difficile* 感染症診療ガイドライン 2022, pS3, 2023 より)

④ 病原微生物と治療法

1. 急性下痢症（食中毒，渡航者下痢症）

1 想定される病原微生物

グラム陽性球菌	グラム陽性桿菌	ウイルス
黄色ブドウ球菌	セレウス菌	ノロウイルス，ロタウイルス，アデノウイルス，アストロウイルス

グラム陰性球菌	グラム陰性桿菌	その他（真菌など）
サルモネラ菌，カンピロバクター属，赤痢菌，毒素原性大腸菌，腸炎ビブリオ	―	クリプトスポリジウム，ジアルジア，サイクロスポラ，赤痢アメーバ

2 薬物療法

- 症状が軽症の場合，摂取した食べ物から原因微生物を想定し，検査は行わず，対症療法のみを行います．
- 患者診察時は，症候が大腸型か小腸型かで治療方針や病原微生物を考えます．大腸型の場合，抗菌薬治療の対象となることが多く，小腸型では対症療法となることが多いです（表 7-1）．
- 非渡航者かつ，非血性の急性下痢症患者に対しては，原因がウイルス性である可能性が高く，一般的に対症療法のみで対応します．
- エンピリック治療ではレボフロキサシン水和物の経口薬が第一選択になりますが，キノロン系薬にアレルギー歴がある場合はアジスロマイシン水和物やホスホマイシンカルシウム水和物を選択します[5]．また，意識障害やショックを併発し，症状が重篤な場合は注射薬を用います．

❶ エンピリック治療（もしくは原因不明の食中毒）

> ＜第一選択＞
> ・レボフロキサシン水和物（クラビット®）　1回 500 mg　1日1回　3日間程度　経口
> ＜第二選択＞
> ・アジスロマイシン水和物（ジスロマック®）　1回 500 mg　1日1回　3日間程度　経口
> ・ホスホマイシンカルシウム水和物（ホスミシン®）　1回 500 mg　1日4回　3日間程度　経口

❷ **エンピリック治療（意識障害やショックなどで経口投与不可の場合）**

> <第一選択>
> ・レボフロキサシン水和物（クラビット®）　1回500 mg　1日1回　注
> ・シプロフロキサシン（シプロキサン®）　1回400 mg　1日2回　注

☐ 食事歴，潜伏期間，検査結果などから原因菌が確定し，抗菌薬治療の必要性が高い細菌性食中毒（赤痢菌，コレラ菌，腸管出血性大腸菌，サルモネラ属（*Salmonella* 属），カンピロバクター属）に対しては以下の薬剤が推奨されます[5]。

❸ **赤痢菌***

> <第一選択>
> ・レボフロキサシン水和物（クラビット®）　1回500 mg　1日1回　5日間程度　経口
> <第二選択>
> ・アジスロマイシン水和物（ジスロマック®）　1回500 mg　1日1回　3日間程度　経口
> ・ホスホマイシンカルシウム水和物（ホスミシン®）　1回500 mg　1日4回　3日間程度　経口
> *赤痢菌に対して抗菌薬は絶対的適応（いかなる場合でも施行する妥当性があるもの）ではないが，排菌期間の短縮が期待されています

❹ **コレラ菌**

> <第一選択>
> ・レボフロキサシン水和物（クラビット®）　1回500 mg　1日1回　3日間程度　経口
> <第二選択>
> ・アジスロマイシン水和物（ジスロマック®）　1回500 mg　1日1回　3日間程度　経口
> ・ドキシサイクリン塩酸塩水和物（ビブラマイシン®）　1回300 mg　単回　経口

❺ **腸管出血性大腸菌**

> <第一選択>
> ・レボフロキサシン水和物（クラビット®）　1回500 mg　1日1回　3日間程度　経口
> <第二選択>
> ・ホスホマイシンカルシウム水和物（ホスミシン®）　1回500 mg　1日4回　3日間程度　経口

❻ **サルモネラ菌（チフス，パラチフス A 除く）**

> <第一選択>
> ・レボフロキサシン水和物（クラビット®）　1回500 mg　1日1回　3〜7日間程度　経口*
> <第二選択>
> ・アジスロマイシン水和物（ジスロマック®）　1回500 mg　1日1回　3〜7日間程度　経口
> ・セフトリアキソンナトリウム水和物（ロセフィン®）　1回2 g　1日1回　3〜7日間程度　注
> *菌血症併発例では治療期間は14日まで延長

❼ **サルモネラ・チフスおよびサルモネラ・パラチフス A**

> <第一選択>
> ・セフトリアキソンナトリウム水和物（ロセフィン®）　1回2 g　1日1回　14日間程度　注
> ・アジスロマイシン水和物（ジスロマック®）　1回500 mg　1日1回　7日間程度　経口
> <第二選択>
> ・レボフロキサシン水和物（クラビット®）　1回500 mg　1日1回　14日間程度　経口*
> *海外ではキノロン耐性株が増えており，渡航者歴のある患者にキノロンを使用する場合は感受性結果を確認する

❽ カンピロバクター属

> ＜第一選択＞
> ・クラリスロマイシン（クラリス®）　1回200 mg　1日2回　3〜5日間程度　経口
> ・アジスロマイシン水和物（ジスロマック®）　1回500 mg　1日1回　3日間程度　経口

3 感染症治療薬のピットフォール

☐ 細菌性食中毒のエンピリック治療に用いられるニューキノロン系薬は，カンピロバクター属に対しては近年，感受性が低下しており，耐性菌の報告が増加しています。日本における細菌性食中毒で最も届出件数が多いのはカンピロバクター属であるため（原因物質全体では2位），ニューキノロン系薬の使用を検討する場合は，食事歴や潜伏期間からカンピロバクターの可能性があるかどうかを優先的に判断します。また，カンピロバクター属はセフェム系薬に対しては自然耐性を示します。

ステップアップのひきだし①　▶︎ 妊婦の食中毒

☐ 妊婦は通常時に比べて免疫力が低く，食中毒になりやすい状態です。食中毒は妊婦の予後に対しては大きな影響を及ぼさないものの，胎児に影響が強く生じることがあります。特にトキソプラズマ，リステリア菌，サルモネラ菌には注意します。妊婦，特に初産婦に栄養指導をする際には，以下の情報提供も有用になります。

☐ 寄生虫感染症であるトキソプラズマは，妊婦が妊娠中に感染すると胎盤を通過して胎児に感染する可能性があります。その場合，流産，死産，水頭症，視力障害が生じます。胎内感染の予防にはスピラマイシンが使用できますが，羊水検査で胎内感染が確認された場合は，胎児への治療にスピラマイシンは効果がありません。そのため，予防が最も重要で，生ハム，ユッケ，生焼けの肉は摂取を控える必要があります。

☐ リステリア菌は胎内感染するため，早産や死産のリスクが上昇します。妊娠中はナチュラルチーズ，生ハム，スモークサーモンを摂取することは控えます。

☐ サルモネラ菌は直接胎児に影響はしませんが，激しい下痢などにより子宮収縮をもたらし，流産や切迫早産のリスクを上昇させます。妊娠中は生卵や生焼けの肉は摂取を控えます。

---

2. クロストリディオイデス・ディフィシル感染症（CDI）

1 想定される病原微生物

グラム陽性球菌	グラム陽性桿菌	ウイルス
—	クロストリディオイデス・ディフィシル	—
グラム陰性球菌	**グラム陰性桿菌**	**その他（真菌など）**
—	—	—

2 薬物療法

☐ CDIの原因のほとんどが治療に用いた抗菌薬による菌交代現象です。早期解決のためには使用中の抗菌薬を中止することが最も近道です。しかし，重篤な感染症患者では治療に必要な抗菌薬を中止することは困難なため，抗菌薬は継続しながらCDIに対する治療薬を併用することが実臨床では多くみられます。

☐ GDH・トキシン検査およびNAAT検査より，CDIが診断，もしくは強く疑われる場合は，それが初発例，再発例，もしくは難治例かで第一選択薬が異なります（図7-3）。

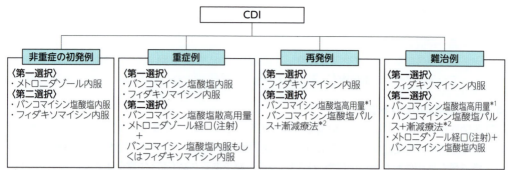

図7-3 CDI治療のフローチャート

(日本化学療法学会・日本感染症学会：*Clostridioides difficile* 感染症診療ガイドライン 2022，pS3，2023 より)

3 感染症治療薬のピットフォール

- 再発例や難治例に用いるバンコマイシン塩酸塩のパルス・漸減療法は，CDIの再発を有意に抑制したと報告されています[6]。しかし，フィダキソマイシン（ダフクリア®）などの他の薬剤と再発率や安全性を比較した試験データはまだありません。さらに，バンコマイシン塩酸塩の使用量の増加はバンコマイシン耐性腸球菌（VRE：vancomycin-resistant enterococci）の発現リスクが上昇するため，現時点ではパルス・漸減療法は，他の治療がうまくいかなかった時の代替療法の位置付けとなっています[2]。

- バンコマイシン塩酸塩内服は腸管からほとんど吸収されず，薬物血中濃度を測定する必要はありません。しかし，腸管に病変のある患者ではバンコマイシン塩酸塩が吸収され，血中濃度が上昇したことが報告されています[7]。特に腎機能障害を併発している患者では，バンコマイシン塩酸塩内服で血中トラフ濃度が 30 μg/mL を超えた症例もあるため[8]，腸管病変および腎機能障害のある患者にバンコマイシン塩酸塩内服をする際には，血中濃度が上昇するおそれがあることを念頭に置く必要があります。

ステップアップのひきだし②　CDI治療薬：抗トキシンB抗体製剤

- クロストリディオイデス・ディフィシルは主に3つの型があり，腸管毒素（トキシンA）産生型，細胞毒性（トキシンB）産生型，そしてトキシン非産生型があります。トキシンBは，トキシンAよりも急性下痢症や腸管損傷に関連しています。そのため，CDIの再発予防薬および治療薬として，トキシンBをターゲットにした抗トキシンB抗体製剤（ベズロトクスマブ）があります。

- ベズロトクスマブは第Ⅲ相臨床試験において，CDI標準治療薬に併用することで，CDI再発抑制効果を示しました。しかし，国内ではベズロトクスマブ（遺伝子組換え）の販売が2023年12月末より中止されており，新たな製剤が開発中です。

- 欧米などの医療機関では強毒性クロストリディオイデス・ディフィシル（BI/NAP1/027型）によるアウトブレイク発生事例が報告されており，今後，日本でも強毒性クロストリディオイデス・ディフィシル感染症の報告が増える可能性があります。CDIに対する治療薬は少なく，抗トキシンB抗体製剤の再登場や新たな治療薬の開発が待ち望まれています。

⑤ 感染予防

1. 食中毒

- □ 食中毒を防ぐ方法には，真空処理，加熱処理，流水処理，冷却処理があります。
- □ **真空処理**：食品の鮮度や酸化を防ぐのに有効です。一方，食中毒を起こしやすい細菌の多くは通性嫌気性菌もしくは偏性嫌気性菌のため，真空処理による死滅はそれほど期待できません（偏性好気性菌である真菌の増殖抑制には有効）。
- □ **加熱処理**：食中毒予防に最も有効な手段です。しかし，芽胞形成菌〔クロストリジウム属（*Clostridium* 属）かバシラス属（*Bacillus* 属）〕やグラム陰性桿菌が外膜にもつ内毒素（リポ多糖）は耐熱性のため，加熱では十分な処理ができません。これらに対しては食品中で増殖させないよう適切に保存・保管することが重要です。
- □ **流水処理**：物理的に微生物を除去する効果と好塩菌（腸炎ビブリオなど）の処理に有効です。
- □ **冷却処理**：細菌の増殖を抑制もしくは停止させるために最も有効かつ簡便な方法です。

2. クロストリディオイデス・ディフィシル感染症（CDI）

- □ 発症予防という点では，不要な抗菌薬治療を行わないこと，長期投与をしないことが一番の予防法です。
- □ クロストリディオイデス・ディフィシルは医療機関，介護施設などの環境，および医療・介護専門職を介して伝播します。したがって，アウトブレイクの阻止には環境消毒や手指消毒が重要です。
- □ 芽胞形成菌であるクロストリディオイデス・ディフィシルは，ウイルスや結核菌などの一般的に消毒が難しいとされている微生物よりもさらに消毒に耐性を示す細菌です。有効な消毒薬は高水準消毒薬もしくは中水準消毒薬の次亜塩素酸ナトリウム液のみで，消毒用エタノールは無効です。しかし，高水準消毒薬や次亜塩素酸ナトリウム液は人体への影響が強く，手指消毒に適した消毒薬ではありません。したがって，CDI患者のケアをする際は，ケア前後で手袋を交換すること，また終了後は流水による手洗いを行うことが必要です。

B 腹膜炎

① 特徴

- □ 腹膜は一層の細胞層で構成される薄い生体膜のことです。ヒトの腹腔内にある胃，小腸，大腸，肝臓などの消化器官は腹膜に包まれており，これらの臓器の動きを滑らかにしたり，保護したりする役割があります。また，腹膜にはリンパ管も多数分布しているため，通常は腹膜によって腹腔内の臓器は感染症から守られています。
- □ 腹膜炎は腹腔内の臓器の炎症が腹膜にも及んでいる状態です。炎症が生じる主な要因は，消化管穿孔による刺激と細菌感染症によるものがあり，これは同時に生じるケースが多々あります。
- □ 消化管穿孔のきっかけは，胃潰瘍，十二指腸潰瘍，腸閉塞，虫垂炎，胆嚢炎，憩室炎，外傷など多々あります。これらにより，穿孔部から腹腔に漏れ出た消化液や糞便が腹膜を刺激し，感染性の腹膜炎が生じます。
- □ 腹膜に覆われた腹腔内は本来無菌であるため，消化管穿孔などで菌が漏れ出た場合には増殖スピードが速く，菌血症や敗血症などを併発し，多臓器不全に陥ることがあります。

- 炎症の範囲が局在的なものを局在性腹膜炎，広範囲なものを汎発性腹膜炎といい，後者の方が腹痛の自覚症状が強く，腹部硬直が顕著にみられる特徴があります。
- 腹膜炎は炎症の範囲による分類の他に，病態に応じて一次性腹膜炎，二次性腹膜炎，三次性腹膜炎に分けられます。

② 病態と臨床症状

1. 一次性腹膜炎（突発性細菌性腹膜炎）

- **定義**：消化管穿孔などの明らかな原因がなく，腹腔内に感染症が成立した病態[5]。
- 一次性腹膜炎は突発性細菌性腹膜炎とも呼ばれ，肝硬変の腹水を伴う腹膜炎，結核性の腹膜炎，および連続携行式腹膜透析（CAPD：continuous ambulatory peritoneal dialysis）関連の腹膜炎などがあります。単数菌感染のことがほとんどです。
- 感染経路は不明なことが多く，腸管腔から腸壁を介した血行性，リンパ性，または経壁性の感染の波及などが考えられます。また，結核菌は遠隔病巣から血行性に腹膜に波及します。
- 初期症状は腹痛，腹膜刺激症状（伴わない場合も多い），腹部膨満感などで，進行すると腹水の増加がみられます。また，腹痛とともに悪心，嘔吐，発熱が生じます。
- 肝硬変患者で一次性腹膜炎を起こしている患者は，末期肝疾患の症状（肝腎症候群，進行性脳症，静脈瘤出血）を伴い，腹水貯留が顕著になります。また腹膜炎による腹腔内の防御機能の低下は，腹水の感染を誘発しやすくします。
- 結核性腹膜炎は，発熱，体重減少，倦怠感，寝汗，腹部膨満を伴い，徐々に進行します。
- CAPD関連腹膜炎はカテーテルに関連する外因性感染と，血行性・経腟性・経腸管感染に由来する内因性感染により発症します。症状としては腹痛，悪心，嘔吐，透析液の混濁がみられます。ただし，透析液の混濁の有無は，腹膜炎併発の絶対的指標とはならないため，診断には腹水検査が必要です。

2. 二次性腹膜炎（続発性腹膜炎）

- **定義**：消化管や生殖器に存在する微生物が，消化管の穿孔または穿通を契機に腹腔内に漏れ出ることで生じる炎症性の病態。
- 日常診療で一般的に腹膜炎と呼ばれるのは二次性腹膜炎のことです。続発性腹膜炎とも呼ばれ，穿孔の原因は虫垂炎，胃・十二指腸潰瘍，大腸憩室炎，イレウスがあります。その他にも外傷による消化管穿孔や消化管手術後の吻合部から消化液が漏出する縫合不全も二次性腹膜炎の原因になります。
- 女性に特有の骨盤内腹膜炎は，細菌が子宮から卵管を通じて腹膜内に移動することで生じ，淋菌やクラミジアなどの性感染症の原因菌によって生じます。
- 二次性腹膜炎は，具体的な重症度の評価が難しいですが（ほぼすべて緊急性かつ重症度が高いため），一般的に常在菌が多く生息する臓器の穿孔ほど重症化リスクは高まります。また，膵臓など消化酵素を多く含む臓器が原疾患にある場合も，周辺臓器への影響が大きく，腹膜炎の重症化リスクを上昇させます（表7-4）。
- 初期症状は腸管内容物の漏れがあった部分の急性かつ鋭い痛み，腹部圧痛，腹部硬直，腹膜刺激症状があります。
- 腹膜炎の患者は動くと腹痛が悪化するため，膝を曲げて仰向けに寝て，肋間呼吸を制限しながら静かに横たわる体勢をとるのが特徴です。

表7-4 二次性腹膜炎（続発性腹膜炎）の重症化リスク

重症化リスク		
小 →		大
・虫垂炎・虫垂穿孔	・大腸憩室炎	・大腸穿孔
・胃・十二指腸穿孔	・小腸穿孔	・術後縫合不全
・骨盤内腹膜炎	・胆道炎	・壊死性急性膵炎

3. 三次性腹膜炎

- **定義**：一次性または二次性腹膜炎に対する手術や抗菌薬治療後に生じる再発性腹膜炎。
- 病態や主な症状は二次性腹膜炎と同様ですが，手術中の汚染やこれまでの抗菌薬治療の介入により，耐性菌が原因となる場合がしばしばみられます。

③ 検査と診断

1. 一次性腹膜炎

- 腹水の細菌培養検査が陽性（1種類）で，腹水中の好中球数が250/μLを超えた場合に強く疑われます。腹水所見に加えて，腹膜炎でみられる症状（腹痛，発熱，嘔吐，腹水増加），および患者の基礎疾患（肝硬変）から一次性腹膜炎が診断されます。
- CAPD関連腹膜炎は，①腹痛または透析排液混濁，②排液中の白血球数が100/μL以上，または$0.1×10^9$/L以上（最低2時間の貯留後）で多核白血球数が50%以上，③透析排液培養陽性のうち，少なくとも2つ以上を満たせば診断されます。

2. 二次性腹膜炎および三次性腹膜炎

- 二次性腹膜炎と三次性腹膜炎は検査や診断方法に大きな違いはありません。画像検査，腹水穿刺，血液培養検査が行われますが，腹部硬直や腹膜刺激症状の有無が診断には重要な所見です。
- 腹水所見では，腹水の細菌培養検査が陽性（複数）で，腹水中の好中球数が250/mm^{3}を超える場合に強く疑われます。
- 穿孔の確認に最も有用なのは腹部CTです。CTでは腹水貯留，消化管穿孔による遊離ガス，消化管穿孔の部位，炎症性変化など多くの情報を得ることができます。また腹部超音波は簡便で侵襲のない検査であり，併用されることがあります。
- 血液培養検査は市中感染の患者ではその臨床的意義は証明されていません。しかし，二次性および三次性腹膜炎では原因菌の特定につながる有益な情報になることがあります。

④ 病原微生物と治療法

1. 一次性腹膜炎

1 想定される病原微生物

グラム陽性球菌	グラム陽性桿菌	ウイルス
肺炎球菌，腸球菌，レンサ球菌属，ブドウ球菌属（MRSA 含む）*	結核菌	―
グラム陰性球菌	**グラム陰性桿菌**	**その他（真菌など）**
―	大腸菌，肺炎桿菌，エンテロバクター属，緑膿菌*	カンジダ属*

*CAPD 関連腹膜炎に特有

2 薬物療法

- 一次性腹膜炎（CAPD 関連腹膜炎を除く）は，最も検出頻度の高い大腸菌を中心とした腸内細菌科細菌〔肺炎桿菌，エンテロバクター属（*Enterobacter* 属）〕をカバーできる抗菌薬（第三世代セファロスポリン系薬やβ-ラクタマーゼ阻害薬配合ペニシリン系薬）の選択が推奨されます。治療期間の目安は 7〜14 日間です。
- 腸内細菌科細菌であれば嫌気性菌のカバーも意識しますが，一次性腹膜炎では嫌気性菌の関与は少ないとされています。
- CAPD 関連腹膜炎は，黄色ブドウ球菌，コアグラーゼ陰性ブドウ球菌，および緑膿菌を想定した治療が推奨されています。治療期間は，緑膿菌や黄色ブドウ球菌では最低 21 日間，緑膿菌を除くグラム陰性桿菌では 14〜21 日間，腸球菌では 21 日間，そしてレンサ球菌属では 14 日間が目安となっています。

❶ 一次性腹膜炎（腸内細菌性が疑われる，もしくは確定した場合）

> <第一選択>
> ・セフォタキシムナトリウム（クラフォラン®）　1回2g　1日3回　注
> ・セフトリアキソンナトリウム水和物（ロセフィン®）　1回2g　1日1回　注
> ・アンピシリンナトリウム・スルバクタムナトリウム（ユナシン-S キット®）　1回3g　1日3〜4回　注

❷ CAPD 関連腹膜炎（MRSA や緑膿菌が疑われる，もしくは確定した場合）

> <第一選択>腹腔内投与（保険適用外の用法）
> ・バンコマイシン塩酸塩（塩酸バンコマイシン）　1回15〜30 mg/kg　5〜7日ごとに1回＋セフタジジム水和物（セフタジジム）　1回1〜1.5 g　1日1回　注
> 以上を透析液に混注し，6時間以上腹腔内に貯留する。残存腎機能がある場合（1日尿量＞100 mL）は1回投与量を 25％増加することも可能
> <第二選択>静脈投与
> ・バンコマイシン塩酸塩（塩酸バンコマイシン）　1回15 mg/kg　5〜7日ごとに1回＋セフタジジム水和物（セフタジジム）　初日1日1回1g，以降1回0.5 g　1日1回　注

3 感染症治療薬のピットフォール

- 血液検体のグラム染色で黄色ブドウ球菌を疑うグラム陽性球菌を同定した場合，薬剤感受性が判明するまで抗 MRSA 薬を投与することが推奨されています。そのため，CAPD 関連腹膜炎でも薬剤感受性がわかるまでは抗 MRSA 薬が使用されることがあります（そのためにガイドラ

インでも第一選択に推奨されています）。しかし，残腎機能の保持という面で，バンコマイシン塩酸塩はデメリットもあります。薬剤感受性がわかればセファゾリンナトリウム水和物などにデ・エスカレーションすることを早急に検討します。

☐ CAPD関連腹膜炎では，抗菌薬の投与経路が静脈内投与の場合よりも腹腔内投与の場合の方が腹腔内の薬物濃度が高くなります。そのため抗菌薬の投与経路は腹腔内投与が推奨されています。ただし，バンコマイシン塩酸塩の腹腔内投与は保険適用ではないことを把握しておく必要があります。

ステップアップのひきだし③ ▶ 腹膜炎のさまざまな腹水所見

☐ 腹水の細菌培養検査が陽性（1種類）で腹水中の好中球数が250/μLを超える場合は一次性腹膜炎，複数菌の同定があり好中球数が250/μLを超える場合は二次性腹膜炎の典型的所見です。その他にも特徴的な腹水所見があり，腹膜炎の鑑別でそれぞれの特徴を把握します。

・単菌性非好中球性病原菌保有腹水…腹水の細菌培養検査が陽性（1種類）にもかかわらず，腹水中の好中球数が250/μLより低値を示す場合があります。これは腹膜炎に対する宿主反応が起こる前の初期段階を表している可能性があります。臨床所見がなければ自然に解消されることもありますが，臨床所見があれば数時間以内に細菌性腹膜炎に進行します。

・培養陰性好中球性腹水…腹水の細菌培養検査が陰性にもかかわらず，腹水中の好中球数が250/μLより高値を示す場合があります。細菌性腹膜炎（結核性腹膜炎を含む）に進行する可能性もありますが，腹膜のがん転移，膵炎が生じている場合もあります。

・多菌性病原菌保有腹水…腹水の細菌培養検査が陽性（複数）にもかかわらず，腹水中の好中球数が250/μLより低値を示す場合があります。腹水穿刺の際に誤って腹壁を刺してしまった場合にみられます。穿刺箇所が大きく損傷していれば腹膜炎のリスクが高くなりますが，臨床的にそれほど遭遇するものではありません。

---

2. 二次性腹膜炎および三次性腹膜炎

1 想定される病原微生物

グラム陽性球菌	グラム陽性桿菌	ウイルス
ブドウ球菌属，腸球菌属	—	—
グラム陰性球菌	**グラム陰性桿菌**	**その他（真菌など）**
—	腸内細菌科細菌，嫌気性菌	カンジダ属

2 薬物療法

☐ 抗菌薬治療と，生命維持機能を支えるための支持療法（例：重要な臓器への循環，栄養，酸素供給の改善または維持）が中心になります。

☐ 多菌性であり，腸内細菌科細菌のグラム陰性桿菌や偏性嫌気性菌〔バクテロイデス・フラジリス（*Bacteroides fragilis*），ペプトストレプトコッカス属（*Peptostreptococcus*属），フソバクテリウム属（*Fusobacterium*属）〕が起炎菌として多くみられ，これらをカバーできる広域抗菌薬を治療初期に使用することが推奨されています[5]。その後，手術またはドレナージ排液などから得られた検体の細菌培養検査をもとに抗菌薬を変更（標的治療）していきます。

☐ 二次性腹膜炎および三次性腹膜炎の初期治療として，①市中発症型の軽症〜中等症，②市中発症型の重症，および③院内発症に分けて，推奨される抗菌薬を 図7-4 に示します。

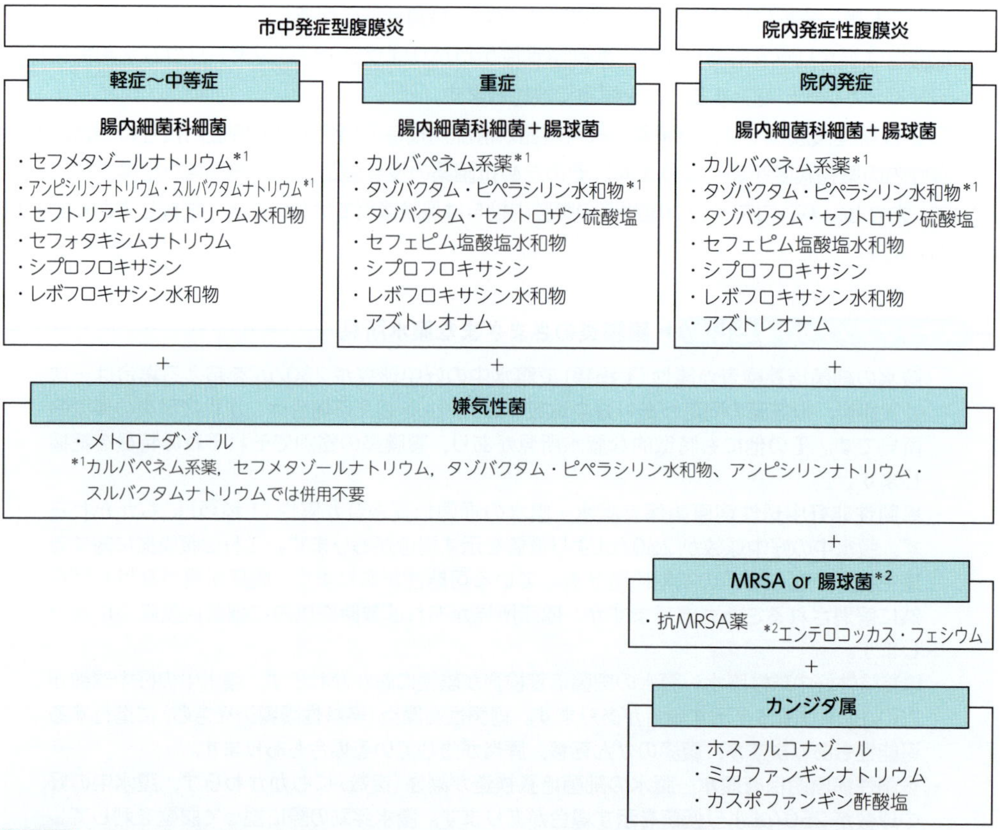

市中発症型腹膜炎		院内発症性腹膜炎
軽症～中等症	**重症**	**院内発症**
腸内細菌科細菌	腸内細菌科細菌＋腸球菌	腸内細菌科細菌＋腸球菌
・セフメタゾールナトリウム[*1] ・アンピシリンナトリウム・スルバクタムナトリウム[*1] ・セフトリアキソンナトリウム水和物 ・セフォタキシムナトリウム ・シプロフロキサシン ・レボフロキサシン水和物	・カルバペネム系薬[*1] ・タゾバクタム・ピペラシリン水和物[*1] ・タゾバクタム・セフトロザン硫酸塩 ・セフェピム塩酸塩水和物 ・シプロフロキサシン ・レボフロキサシン水和物 ・アズトレオナム	・カルバペネム系薬[*1] ・タゾバクタム・ピペラシリン水和物[*1] ・タゾバクタム・セフトロザン硫酸塩 ・セフェピム塩酸塩水和物 ・シプロフロキサシン ・レボフロキサシン水和物 ・アズトレオナム

＋

嫌気性菌

・メトロニダゾール
[*1]カルバペネム系薬，セフメタゾールナトリウム，タゾバクタム・ピペラシリン水和物，アンピシリンナトリウム・スルバクタムナトリウムでは併用不要

＋

MRSA or 腸球菌[*2]

・抗MRSA薬　[*2]エンテロコッカス・フェシウム

＋

カンジダ属

・ホスフルコナゾール
・ミカファンギンナトリウム
・カスポファンギン酢酸塩

図 7-4 市中発症型腹膜炎の軽症～中等症，重症，および院内発症型腹膜炎の推奨抗菌薬

3 感染症治療薬のピットフォール

- [ ] 二次性腹膜炎は複数菌感染を示しますが，抗菌薬は分離されたすべての病原菌に対して有効である必要はなく，一部の病原菌を除去できれば（最も菌量が多いものなど），患者の防御力によって残りの病原菌を根絶できる可能性があります。
- [ ] 急性消化管穿孔患者の約20%でカンジダ属が分離されます。カンジダが起因菌となる腹膜炎のほとんどは院内発症型であり，複数の穿孔，上部消化管の破壊，外科的治療後の膵炎，または以前に抗菌薬による治療を受けた患者で観察されます。
- [ ] カンジダ性の場合，カンジダ・アルビカンス（*Candida albicans*）が優勢な種ではありますが，カンジダ・グラブラータ（*Candida glabrata*）などのnon-albicansも一般的になりつつあります（それぞれの*Candida*に対する抗真菌薬の選択については29章「抗真菌薬」を参照，→336頁）。
- [ ] 腸閉塞などの消化管の問題がない場合は経口投与も検討できますが（腸管蠕動運動があって飲水が可能な場合），その際は以下の特徴を持つ経口抗菌薬が選択されます。
  - 吸収が良好なもの
  - グラム陰性桿菌と嫌気性菌に対する抗菌スペクトルをもつもの
  - 静脈内投与から同様のスペクトラムで変更できるもの
- [ ] 上記の条件を単剤で満たす経口抗菌薬（ただし配合錠）にはクラブラン酸カリウム・アモキシシリン水和物があります。その他，併用療法であればメトロニダゾールを追加することでシプロフロキサシン塩酸塩水和物などのキノロン系薬も有用です。

> **ステップアップのひきだし④ ▶ 手術アプローチ**
>
> □ 二次性腹膜炎は抗菌薬治療も重要ですが，患者の生命予後に大きく影響するのは外科的介入です。二次性腹膜炎に適用する外科的介入は主に以下があります。
>   ①腸管の減圧
>   ②外傷性穿孔の閉鎖および病変のある穿孔臓器の切除による，腹膜汚染防止
>   ③膿性貯留物の排液
> □ 腹膜炎から進展した敗血症患者でも数時間以内に外科的介入を行うと，生存率が大幅に向上することが示されています[9]。感染源をコントロールするためには24時間以内に外科的介入を実施する必要があり，遅れると死亡リスクが高まります[10]。
> □ 腹腔内圧の急激な上昇は，それ自体が多臓器不全（急性肺不全，腎不全，ショック）につながる可能性があり，減圧開腹術が必要になります。必要に応じて，腹部を開いたままにして保護用の包帯で覆うこともあります[11]。
> □ これらの情報は一見，薬剤師には不要な情報のようですが，抗菌薬の投与期間を検討する際に，外科的介入であるソースコントロールがどこまでできているのかを確認する一助となります。

⑤ 感染予防

□ 三次性腹膜炎，もしくは手術後腹膜炎の予防に対しては術前抗菌薬の投与が有効です[12]。術前抗菌薬には内服薬が使用される場合や注射薬が使用される場合があり，どちらも目的は一緒ですが，期待する効果が少し異なる場合があります。

- **経口抗菌薬による腸内細菌叢の管理**…術前に病原性のある腸内細菌叢を減らすために経口抗菌薬を使用することがあります。欧米諸国のガイドラインでは手術前日にカナマイシン一硫酸塩，メトロニダゾールを服用することが推奨されています[13]。術前に総腸内細菌叢を減らし，術後感染の発生率を減少させる効果が期待されています。
- **注射用抗菌薬の術前投与よる術後感染症予防**…注射用抗菌薬は汚染手術だけではなく，ほとんどの術前に予防的に使用されます。手術による消化管からの分泌液は腹膜を刺激し，感染症のリスクを上昇させますが，術前抗菌薬を投与するとそのリスクが軽減します。術前抗菌薬により，術後感染の頻度は30％から4％に大幅に減少したことが示されています[14]。

C 胆嚢・胆管感染症

① 特徴

□ 胆嚢および胆管（総称して胆道）は肝臓や十二指腸とつながる器官です（→ 図7-1，77頁）。肝臓で作られた胆汁は，肝内胆管を通じて胆嚢に送られ，そこで濃縮されます。濃縮された胆汁は胆嚢管から総胆管（肝外胆管）を通じて十二指腸に送り込まれ，食事で摂取した脂質の分解に関与します。

□ 急性胆道炎（急性胆嚢炎，急性胆管炎）は，胆嚢管もしくは総胆管が流動障害によってうっ滞することで生じます。うっ滞は主に胆石により生じますが，その部位が胆嚢管であれば胆嚢炎，総胆管であれば胆管炎が生じます。どちらも早期診断・早期治療が重要で，対応が遅れると敗血症や臓器不全に陥る臨床上重要な疾患です。

□ 急性胆道炎はその炎症反応によって周辺の組織や消化管免疫を障害し，いわゆるバリア機能を破綻させます。これによって本来は無菌である胆汁に細菌が混入し，感染症が成立します。また，

表7-5 急性胆嚢炎重症度判定基準

重症急性胆嚢炎 (Grade Ⅲ)	以下のいずれかを伴う場合 ・循環障害（ドパミン≧5μg/kg/min，もしくはノルアドレナリン使用） ・中枢神経障害（意識障害） ・呼吸障害（PaO$_2$/FiO$_2$＜300） ・腎機能障害（乏尿，もしくはCr＞2.0 mg/dL） ・肝機能障害（PT-INR＞1.5） ・血液凝固異常（血小板＜10万/mm^3）
中等症急性胆嚢炎 (Grade Ⅱ)	以下のいずれかを伴う場合 ・白血球数（＞18,000/mm^3） ・右季肋部の有痛性腫瘤触知 ・症状出現後72時間以上の症状の持続 ・顕著な局所炎症所見（壊疽性胆嚢炎，胆嚢周囲膿瘍，肝膿瘍，胆汁性腹膜炎，気腫性胆嚢炎などを示唆する所見）
軽症急性胆嚢炎 (Grade Ⅰ)	急性胆嚢炎のうち，「中等症」，「重症」の基準を満たさないものを「軽症」とする

〔Yokoe M, et al.: J Hepatobiliary Pancreat Sci. 19（5）：578-585, 2012（PMID：22872303）より〕

　胆管閉塞による細菌を含むうっ滞は，胆管内圧を上昇させ，細菌が血液に入り込みやすい状態を作り出します。したがって，急性胆道炎，特に急性胆管炎は菌血症の併発がしばしばみられます。
☐ 菌血症の併発頻度の違いもあり，死亡率は急性胆嚢炎で1％未満，急性胆管炎で2.7〜10％と差があります。

② 病態と臨床症状

1. 急性胆道炎

☐ **定義**：胆道（胆嚢，胆管）の流動障害が起因となり，胆汁のうっ滞と細菌増殖の2つが生じた急性炎症を示した病態。
☐ 急性胆嚢炎と急性胆管炎は，どちらの病態にも共通してMurphy徴候，Charcot 3徴，Reynolds 5徴の3つがキーワードとして用いられます。それぞれについては下記に示します。
　・Murphy徴候…腹部触診時に右季肋下（右肋骨の下部分）に手指を挿入し，大きく息を吸い込ませると痛みで吸気できなくなる徴候（急性胆嚢炎によくみられる）
　・Charcot 3徴…腹痛，発熱，黄疸（急性胆管炎によくみられる）
　・Reynolds 5徴…腹痛，発熱，黄疸，意識障害，ショック（重症な状態）

2. 急性胆嚢炎

☐ **定義**：胆石などが原因で胆嚢管が閉塞し，うっ滞を起因とした急性炎症が生じた病態[15]。
☐ 急性胆嚢炎の発症原因は90〜95％の頻度で胆石に起因します[15]。また，その50％以上で胆嚢胆汁の細菌培養検査が陽性になることから，急性胆嚢炎は細菌感染症を伴うことが多くみられます。
☐ 代表的な症状は右季肋部痛や心窩部痛があります。痛みの程度は激しく，典型的に長引く（4〜6時間以上）ことが知られています。また，発熱，悪心，嘔吐，食欲不振を伴います。
☐ 重症化の危険因子は高齢や糖尿病が挙げられます[16]。
☐ 急性胆嚢炎の重症度判定[17,18]を 表7-5 に示します。

3. 急性胆管炎

☐ **定義**：胆管内に急性炎症が生じた病態で，①胆管内に顕著に増殖した細菌の存在，②細菌または

表7-6 急性胆管炎重症度判定基準

重症急性胆管炎 (Grade Ⅲ)	以下のいずれかを伴う場合 ・循環障害(ドパミン≧5 μg/kg/min, もしくはノルアドレナリン使用) ・中枢神経障害(意識障害) ・呼吸障害(P/F＜300) ・腎機能障害(乏尿, もしくは Cr＞2.0 mg/dL) ・肝機能障害(PT-INR＞1.5*抗凝固薬の使用がなしの状態で) ・血液凝固異常(血小板＜10万/μL)
中等症急性胆管炎 (Grade Ⅱ)	初診時に, 下記の5項目のうち2つ以上該当する場合 ・白血球数(＞12,000 もしくは＜4,000/μL) ・発熱(体温≧39℃) ・年齢(75歳以上) ・黄疸(総ビリルビン≧5 mg/dL) ・アルブミン(＜健常値下限×0.73 g/dL)
軽症急性胆管炎 (Grade Ⅰ)	急性胆管炎のうち, 「中等症」, 「重症」の基準を満たさないものを「軽症」とする

〔Kiriyama S, et al.: J Hepatobiliary Pancreat Sci. 19(5): 548-556, 2012(PMID: 22825491)より〕

- エンドトキシンが血液中に逆流するような胆管内圧の上昇, の2つの因子を含むもの[17, 18]。
- 胆管閉塞の原因は胆石症によるものが最も多いですが, 良性胆管狭窄, 悪性腫瘍, 手術に伴う解剖学的変化も要因になります。
- 胆管の閉塞を起こす悪性腫瘍は, 胆嚢, 胆管, 十二指腸, 膵臓で生じる腫瘍が原因になりやすいです。
- 症状は胆嚢炎と異なり右季肋部痛はそれほど強くなく, 主訴は発熱, 嘔吐, 悪心, 腹痛です。また特徴として胆管閉塞による黄疸が伴うことがあります。
- 上行性胆管炎(肝臓内部へと炎症が上行する)は, 黄疸の進行が非常に速く, 胆管炎は胆嚢炎に比べて菌血症に至る頻度も高いのが特徴です。悪寒戦慄が生じてくると, 突然の意識障害やショックの出現に注意が必要です。
- 急性胆管炎の重症度判定[17, 18]に関しては 表7-6 に示します。

③ 検査と診断

1. 急性胆嚢炎

- 確定診断は「臨床徴候」「全身の炎症反応」「急性胆嚢炎の特徴的画像所見」の3つを評価します。具体的には 表7-7 に示します。
- 腹部CTは, 急性胆嚢炎の診断にルーチンで必要とされるものではありませんが, 他の病因を除外するために腹痛患者の初期評価に施行されます。
- 急性胆嚢炎患者は, 胆汁うっ滞を引き起こす要因がない限り, 血液検査所見でビリルビンやアルカリホスファターゼが上昇しないことがあります。したがって, 必ずしも黄疸が生じるとは限りません。

2. 急性胆管炎

- 確定診断は急性胆嚢炎と少し異なり, 「全身の炎症所見」「胆汁うっ滞所見」「胆管病変の画像所見」の3つを評価します。具体的には 表7-8 に示します。
- 臨床徴候としては, Charcot 3徴(腹痛, 発熱, 黄疸)を示します。また黄疸のある患者では, 急性胆管炎を疑います。
- Charcot 3徴は急性胆管炎によくみられますが, 3項目の所見がすべてそろうのは50～75％程度とされており[19], 最近では確定診断のための絶対的指標とはなっていません。

表 7-7 急性胆嚢炎の診断基準

項目	A. 局所の臨床徴候 ①Murphy 徴候，②右上腹部の腫瘤触知・自発痛・圧痛 B. 全身の炎症反応 ①発熱，②CRP 上昇，③白血球数上昇 C. 急性胆嚢炎の特徴的画像所見* ①超音波検査，②腹部 CT，③腹部 MRI
評価	疑診：A のいずれか＋B のいずれかを認める 確診：A のいずれか＋B のいずれか＋C のいずれかを認める

*超音波検査所見：胆嚢腫大（長軸径＞8 cm，短軸径＞4 cm），胆嚢壁肥厚（＞4 mm），胆嚢結石，sonographic Murphy 徴候（超音波プローブによる触診で Murphy 徴候を確認）
腹部 CT：胆嚢壁肥厚，胆嚢周囲浸出液貯留，胆嚢腫大，胆嚢周囲脂肪組織内の線状高吸収域
腹部 MRI：胆嚢結石，胆嚢腫大，壁肥厚，胆嚢壁肥厚

〔Yokoe M, et al.：J Hepatobiliary Pancreat Sci. 19(5)：578-585, 2012（PMID：22872303）より〕

表 7-8 急性胆管炎の診断基準

項目	A. 全身の炎症所見 ①発熱（悪寒戦慄を伴うことがある），②CRP 上昇・白血球数上昇 B. 胆汁うっ滞所見 ①黄疸，②ALP・γ-GTP・AST・ALT の上昇 C. 胆管病変の画像所見 ①胆管拡張，②胆管狭窄・胆管結石，ステントなど
評価	疑診：A のいずれか＋B もしくは C のいずれかを認める 確診：A のいずれか＋B のいずれ＋C のいずれかを認める

〔Kiriyama S, et al.：J Hepatobiliary Pancreat Sci. 25(1)：17-30, 2018（PMID：29032610）より〕

- □ Reynolds 5 徴をすべて示す割合はさらに低く，急性胆管炎患者の 10%未満とされています[19]。
- □ 急性胆管炎が疑われるすべての患者には，抗菌薬治療を指示するために血液培養を行います。

④ 病原微生物と治療法

1. 急性胆嚢炎

1 想定される病原微生物

グラム陽性球菌	グラム陽性桿菌	ウイルス
腸球菌属，レンサ球菌属	—	—
グラム陰性球菌	グラム陰性桿菌	その他（真菌など）
—	大腸菌，クレブシエラ属，シュードモナス属，エンテロバクター属，嫌気性菌	—

- □ 主な起炎菌は腸内細菌由来のグラム陰性桿菌です。最も多いのが大腸菌で，次いでクレブシエラ属（*Klebsiella* 属），シュードモナス属（*Pseudomonas* 属），エンテロバクター属と続きます。細菌培養検査では複数菌分離されることもよくあります。またグラム陽性球菌であれば腸球菌の分離頻度が高く，ブドウ球菌属はほとんど分離されません。

2 薬物療法

- □ 本来，急性胆嚢炎の初期は細菌感染が関与する病態ではありませんが，時間の経過とともに胆汁中の細菌陽性率は増加します。したがって，入院を必要とする胆嚢炎患者のほとんどで抗菌薬治療が行われます。

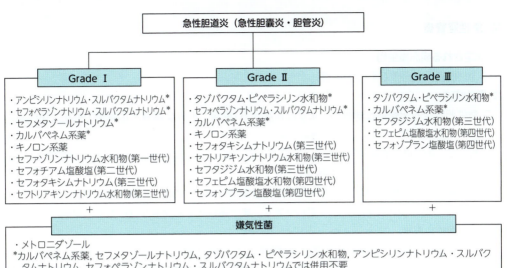

図7-5 急性胆道炎のGrade別の推奨抗菌薬

〔急性胆管炎・胆嚢炎診療ガイドライン2018, 医学図書出版, 2018, 渡邉学他:胆道 35(5):713-721, 2021より〕

- 急性胆嚢炎は原則として胆嚢摘出術や胆道ドレナージを前提とした初期治療(絶食, 十分な補液と電解質の補正, 鎮痛薬投与, 抗菌薬治療)を行い, 全身状態の改善を図ります。
- 抗菌薬治療は分離頻度の高い大腸菌, クレブシエラ属, シュードモナス属などのグラム陰性桿菌をターゲットにして早期に行います。免疫不全, ステント留置や内視鏡的処置などの胆道系への治療歴がある患者では, 耐性菌による感染症も考慮します。
- 急性胆嚢炎と胆管炎は病態, 症状, 菌血症併発率に若干の違いはありますが, 主な起炎菌はほとんど同じで, 推奨抗菌薬に大きな違いはありません。図7-5には, それぞれのGradeに応じた推奨抗菌薬を示します[18,20]。

3 感染症治療薬のピットフォール

- 急性胆嚢炎で結石が嵌頓した状態では, 抗菌薬の効果は十分に発揮されず, 改善時期が遅れることがあります。したがって, 急性胆嚢炎に対して抗菌薬は初期治療の位置付けであり, 根治に重要なのは胆嚢摘出もしくはドレナージなどの外科的介入です。したがって, 外科的処置の有無に応じて抗菌薬の治療効果を評価する必要があります。
- 抗菌薬の終了時期は, GradeⅠおよびⅡであれば術後24時間以内に終了することが推奨されています(ただし敗血症がない場合)[18,20]。また, GradeⅢであれば感染源がコントロールされた後, 4〜7日間の投与で終了することが推奨されています。
- セフォペラゾンナトリウム・スルバクタムナトリウムは胆汁排泄が良好であるという性質から, 国内では胆道系感染症の治療によく使用されます。しかし, 胆道系感染症の原因がグラム陽性菌の場合, 腸球菌が起炎菌である可能性が高く, それに対してはセフォペラゾンナトリウム・スルバクタムナトリウムを含むセフェム系薬は効果を期待できません。そのため, グラム染色による速報検査結果(鏡検など)を確認することで早期に対応をする必要があります。
- 耐術能の問題で手術の適応がない場合, 抗菌薬治療で1〜3日間症状が改善しない患者は, 抗菌薬の変更というよりも胆嚢ドレナージの優先度を高くする必要があります。
- 胆嚢ドレナージを3日間行っても症状が改善しない場合は, ドレナージの位置や肝膿瘍の新たな感染性ポケットの発生について慎重に再評価します。

2. 急性胆管炎

1 想定される病原微生物
- 急性胆嚢炎と同様です(→94頁)。

2 薬物療法
- 急性胆管炎も胆嚢炎と同様に，まずは初期治療(絶食，十分な補液と電解質の補正，鎮痛薬投与，抗菌薬治療)を行い，全身状態の改善を図ります。
- 軽度から中等度の胆管炎患者では，抗菌薬治療に加えて，症状発現から24～48時間以内に胆道ドレナージを施行することが推奨されています。
- 抗菌薬による治療効果は，胆管閉塞機転の位置(肝内胆管閉塞，肝門部胆管閉塞，膵内胆管閉塞)，ドレナージの有無で大きく変わります。また重症化する速度が速いため，早期に抗菌薬治療を開始します。
- 急性胆嚢炎の場合，感染部位を摘出(胆嚢摘出)して根治を図ることができますが，急性胆管炎はドレナージによる排菌が主な外科的介入となるため，抗菌薬治療はより重要な位置付けになります。Gradeに応じた推奨抗菌薬については 図7-5 に示します[18, 20]。

3 感染症治療薬のピットフォール
- 胆管閉塞が持続し胆管内に膿性胆汁が充満することで，胆道内圧が20 cmH$_2$O以上になるとcholangiovenous reflux(胆汁の胆管から静脈への逆流)が進行し，菌血症を併発しやすい状態に陥ります。実際に急性胆管炎では21～71%の患者で血液培養が陽性になると報告されており[20]，胆汁培養検査だけではなく血液培養検査の実施も治療成功への重要なポイントです。
- 抗菌薬の治療期間は，胆道ドレナージが成功して感染源がコントロールされた後(ドレナージ排液の性状などを確認)，4～7日間の投与が推奨されています。
- 感染源がコントロールされていない場合は，抗菌薬の投与を継続します。また，腸球菌属やレンサ球菌属などのグラム陽性球菌による菌血症を併発している場合は，感染性心内膜炎の併発リスクもあるため，2週間以上の抗菌薬投与を必要とするケースもあります。この場合は血液培養検査結果に応じてデ・エスカレーションした抗菌薬を選択します。

ステップアップのひきだし⑤ ▶ セフトリアキソンによる偽胆石症の予後

- 偽胆石症とは，セフトリアキソンナトリウム水和物投与中または投与後に胆石に類似した石灰化様所見を示すものです。小児に対してセフトリアキソンナトリウム水和物を投与し，胆石様物質が生じたという報告が過去に多くあったため，これは決して珍しいケースではありません。しかし，セフトリアキソンナトリウム水和物による偽胆石症が生じた後の臨床経過に関しては情報をまとめたものが少なく，あまりよく知られていません。
- セフトリアキソンナトリウム水和物の投与量の約40%が胆汁中に排泄され，それが影響して沈殿物が生じるといわれています。一般的に偽胆石症は健常な成人では生じにくく，脱水，高カルシウム血症，長期の絶食，小児，2 g/日以上の投与がリスク因子とされています[21, 22]。
- Schaadらは，小児37名に高用量のセフトリアキソンナトリウム水和物を投与したところ16名に胆石が発生し，投与終了後2～63日で消失したと報告しています[21]。また，Soysalらの報告では，セフトリアキソンナトリウム水和物を投与した小児114名中24名が偽胆石症を生じたと報告しています。その予後はほとんどが無症状で，超音波検査を継続的に行っていたために気付いたレベルのものが多くを占めていました[22]。したがって，急性胆管炎などの併発例はなく予後は良好と考えられています。
- 一方，成人に対しては報告は多くありませんが，国内では17～84歳まで幅広い年齢で報告があります[23, 24]。ほとんどが無症状で発見も偶発的ですが，胆嚢炎を併発した症例も

> わずかにありました[24]。
> □ 急性胆嚢炎，胆管炎に対するセフトリアキソンナトリウム水和物療法は，胆汁移行のメリットを取るか，偽胆石症のデメリットを取るかになりますが，ガイドラインでも推奨されている薬剤ではあるため，リスク患者でなければ安全に投与できると考えられます。

⑤ 感染予防

- ワクチンなどによる予防はなし。

D ウイルス性肝炎

① 特徴

- ウイルス性肝炎は肝臓を侵す感染症ですが，全身性の臨床症状を伴うことがあります。
- 発症原因はA型肝炎ウイルス，B型肝炎ウイルス，C型肝炎ウイルス，D型肝炎ウイルス，E型肝炎ウイルスの5種類のウイルスのいずれかです。それぞれの概要を 表7-9 に示します。

② 病態と臨床症状

1. 急性ウイルス性肝炎

- **定義**：肝炎ウイルスによって引き起こされる肝臓のびまん性かつ急性炎症を生じた病態。
- 肝炎情報センターの調査では，2014年から2022年までの日本の急性肝炎の起因ウイルス別発症頻度はA型が約17%，B型が約32%，C型が約5%，E型が約12%，不明が約34%でした。原因不明とB型が頻度的には高いといえます[25]。
- D型は診断が難しく正確な感染状況は把握されていませんが，B型と共存した形でしかウイルスが存在しえないこと，感染者そのものが少ないことなどから，日本ではほとんどみられません。
- 臨床経過はウイルス特異的なものもありますが，一般的に下記に示す段階を経て発症し，治癒もしくは慢性化します。
  - **潜伏期**…症状はなく，体内でウイルスが増殖する時期です。通常は3～8週間の範囲ですが，B型やC型では6か月の潜伏期を示すこともあります。
  - **前駆期**…食欲不振，全身倦怠感，悪心および嘔吐があり，しばしば発熱や右腹部痛もみられます。特にB型では39.5～40℃の発熱がみられることがあります。
  - **黄疸期**…黄疸がみられるようになります。通常は眼球の結膜の色の黄染，皮膚の黄染が出現する数日前から褐色尿が観察されるようになります。また，肝腫大に伴って右上腹部の圧痛と不快感がみられ，一部の患者では胆道閉塞を示唆する胆汁うっ滞の症状が出現することがあります。
  - **回復期**…黄疸が消失することで回復，治癒していきます。
- 一般的に急性ウイルス性肝炎は経過が良好ですが，約1～2%の患者では劇症化します。
- 劇症化は症状発現後8週間以内に重篤な肝不全に進行した状態のことをいい，急性肝炎の合併症として最も恐れられています。日本ではB型肝炎が主な原因です。
- 劇症肝炎の患者は通常，肝性脳症を呈し，昏睡状態に陥ることがあります。また，消化管出血，

表7-9 肝炎ウイルスの特徴の違い

	A型肝炎	B型肝炎	C型肝炎	D型肝炎	E型肝炎
遺伝子	RNA	DNA	RNA	RNA	RNA
感染経路	経口感染	血液・体液感染,母子感染	血液・体液感染	血液・体液感染	経口感染
持続感染	なし	あり	あり	HBVに類似 増殖にHBVが必要	なし
予後	発熱や黄疸	慢性→肝硬変→肝がん			妊婦で重症化
治療薬	なし	あり	あり		なし
ワクチン	あり	あり	なし	なし(HBVワクチン)	なし

敗血症，呼吸不全もみられ，死亡率は非常に高く，救命には肝移植治療が必要です。
- □ ウイルス別の急性肝炎の予後については下記に示します。
  - A型肝炎患者の予後は良好で，それまで健康であった患者のほぼ全員が後遺症を残すことなく完治します。
  - B型肝炎は90%以上の割合で臨床的に治癒しますが，約1〜2%で劇症化します。頻度としては低くみえますが，他の肝炎ウイルスと比べると劇症化リスクは高いといえます。
  - C型肝炎による急性肝炎は比較的症状は軽度で，自覚されないまま経過することもあります。急性肝炎発症後は，約3割が自然治癒，約7割が慢性化します。
  - E型肝炎の急性肝炎発症による死亡率は0.6〜2.8%です。しかし，E型肝炎は日本では稀なため，ほとんどみられません。

2. 慢性ウイルス性肝炎

- □ **定義**：肝炎ウイルスが原因で生じる肝炎が6か月以上続く状態。
- □ 慢性肝炎が生じる要因はB型肝炎，C型肝炎の他に，非アルコール性脂肪肝炎やアルコール性肝疾患があります。
- □ 慢性肝炎の約60〜70%はC型肝炎に起因します。また，B型肝炎ウイルスの約10%，C型肝炎ウイルスの約70%が慢性化します。B型肝炎は成人になってからの感染よりも，母子感染による小児患者の方が慢性化しやすいといわれています。A型肝炎はほとんど慢性化しません。
- □ 慢性化すると肝線維化，肝硬変，肝がんに陥ることがあり，その場合の予後は不良です。
- □ 初期は無症状の患者が多く，病態の進行にしたがって，倦怠感，食欲不振，疲労がみられ，微熱や非特異的な上腹部の不快感を伴うことがあります。また，重症化(肝硬変の併発)していくと下記の所見がみられるようになります。
  - 肝硬変の徴候：脾腫，くも状血管腫，手のひらの発赤
  - 肝硬変の合併：腹水，門脈圧亢進症，食道静脈瘤による消化管出血，脳症，肝がん

③ 検査と診断

1. 急性ウイルス性肝炎

- □ 症状と問診に基づいて行われます。触診では，腹部の圧痛，腫れなどを確認します。また，全身状態が悪く，急速に黄疸が発生している場合は劇症肝炎を疑います。
- □ 問診では，ウイルス性肝炎は外因性感染であるため(母子感染を除く)，感染リスクを高める活動があったかを聴取します(医療専門職，刺青，注射針の共有，不特定多数との性交渉)。

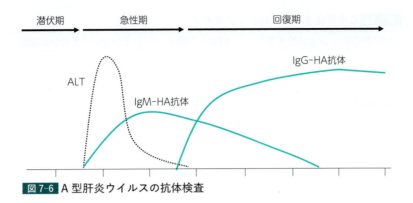

図 7-6 A 型肝炎ウイルスの抗体検査

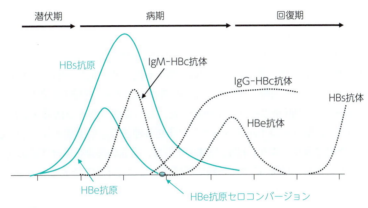

図 7-7 B 型肝炎ウイルスの抗原・抗体検査

- 血液検査では，AST および ALT 値の顕著な上昇を認めます。AST と ALT の上昇の大きさは，肝障害の程度と密接な相関はないとされていて，典型的には 400～4,000 IU/L まで上昇し，黄疸が最も強くなる時期付近にピーク値となります。回復期に移行すると，徐々に低下します。
- 出血性素因またはプロトロンビン時間の延長がみられた場合は重篤な肝機能障害に進行しており，劇症化のリスクもあるため注意します。
- ウイルス性肝炎が疑われる場合は，A 型，B 型，C 型肝炎ウイルスのスクリーニングを行います。

2. A 型肝炎ウイルス

- IgM-HA 抗体検査で陽性と判断された場合，A 型急性肝炎と診断されます。IgM 抗体は感染初期に発現し，1～2 週間後にピークになります。その後，回復にしたがって IgM 抗体は減少し，続いて IgG-HA 抗体が上昇し，IgG 抗体は高い値で維持されます（図 7-6）。
  - **IgM-HA 抗体**…A 型肝炎ウイルスに感染している
  - **IgG-HA 抗体**…過去に A 型肝炎ウイルスに感染した，もしくはワクチン接種をした

3. B 型肝炎ウイルス

- 抗原・抗体検査の項目は多くあります（図 7-7）。まず，HBs 抗原の有無を調べます。HBs が陽性であれば B 型肝炎ウイルスに感染していると考えます。
- HBs 抗原が陽性であれば，HBe 抗原と HBe 抗体を調べます。HBe 抗原が陽性かつ，HBe 抗

表7-10 C型肝炎ウイルスのジェノタイプ

セロタイプ	ジェノタイプ	日本人の頻度	インターフェロンの効果
Group 1	1a	稀	効きにくい
	1b	約70%	
Group 1	2a	約20%	効きやすい
	2b	10%以下	
該当なし	3-6	不明・ほとんどいない	

体が陰性の場合，B型肝炎ウイルスが体内で活発に活動・増殖していることを示します。一方で，HBe抗原が陰性化し，HBe抗体が陽性（HBe抗原セロコンバージョン）になると肝炎は鎮静化していきます。しかし「HBe抗体が上昇した＝回復ではない」ので，慢性化したり，劇症化したりするリスクは残ります。

☐ HBc抗体はIgM型とIgG型があります。IgM-HBc抗体はB型肝炎ウイルスに感染し発症すると一過性に上昇するため，急性肝炎の早期診断に有用です。IgG-HBc抗体はB型肝炎ウイルスに感染したことを示す指標です。IgG-HBc抗体はワクチン接種の影響を受けません。

☐ HBs抗体は過去にB型肝炎ウイルスに感染した，もしくはワクチン接種をした方で上昇します。したがって，B型肝炎ウイルスワクチンが予防接種法の定期接種となっている現在，HBs抗体が陽性の若者は多くいます。HBs抗体の上昇が，過去の感染を意味するのか，ワクチン接種によるものなのかは，HBc抗体と一緒に評価することで予測できることがあります（過去の感染がなければIgG-HBc抗体は陰性）。

☐ HBV-DNAは体内のウイルス量を反映した検査項目で，薬物の治療効果の判定に用いられます。

- **HBs抗原**…B型肝炎ウイルスに感染している
- **HBe抗原**…ウイルスの増殖力・感染力が強い状態（活動期）
- **HBe抗体**…ウイルスの増殖が弱まり，肝炎は鎮静化（HBe抗原は陰性化してくる）
- **IgM-HBc抗体**…感染による急性肝炎の指標
- **IgG-HBc抗体**…B型肝炎ウイルスに感染した
- **HBs抗体**…過去にB型肝炎ウイルスに感染した，もしくはワクチンの接種をした
- **Hbe抗原セロコンバージョン**…活動期の終了（鎮静化・回復へ）

4. C型肝炎ウイルス

☐ ALT＞30 IU/Lが慢性的に続いた場合，HCV抗体を検査します。陽性であれば，HCV-RNAを検査し，陰性であれば過去の感染，陽性であれば感染していると考えます。

☐ 一般的に感染してから発症するまでは長い月日が経過しますが，50歳以上の高齢者や免疫抑制，ヒト免疫不全ウイルス（HIV）感染者ではより急速に進行する可能性があります。

☐ 日本人で多いのは，セロタイプGroup 1のジェノタイプ1bです（日本人患者の約70%）。インターフェロン治療が主流であった1990年代まではジェノタイプによって予後が大きく変わっていました（表7-10）。

④ 病原微生物と治療法

1. 急性ウイルス性肝炎

1 想定される病原微生物
- 肝炎ウイルスによるものでそれぞれの特徴の違いは 表7-9 に示します。

2 薬物療法
- 急性肝炎はC型肝炎を除き，一過性に経過し，自然治癒することが多いです。入院により安静に過ごし，食事療法，対症療法を行います。
- 慢性化したB型肝炎およびC型肝炎に対しては治療薬があります。以下ではそれらについて示します。

2. 慢性B型肝炎

1 想定される病原微生物
- B型肝炎ウイルス

2 薬物療法
- ペグインターフェロン（Peg-IFN）もしくは核酸アナログ製剤を使用します。それぞれの特徴の違いは 表7-11 に，治療薬選択のフローチャートは 図7-8 に示します[26]。
- 肝硬変のない患者での初回治療は原則的にペグインターフェロン（Peg-IFN）療法が推奨されています。特に若年成人や将来妊娠を計画している人（妊婦は禁忌）では，Peg-IFが第一選択です[27]。
- 肝硬変のある患者には，核酸アナログ製剤を使用します。核酸アナログ製剤は薬剤耐性獲得のリスクが少ない，エンテカビル水和物，テノホビル ジソプロキシルフマル酸塩，テノホビル アラフェナミドフマル酸塩が国内では使用されています。

3 感染症治療薬のピットフォール
- 核酸アナログ製剤を開始するにあたり，長期間継続投与が必要であること，頻度は少ないものの耐性変異のリスクはあることを十分に患者に説明し，同意を得ることが必要とされています[26]。
- 治療開始時に腎機能障害，低リン血症，骨粗鬆症を認める場合は，エンテカビル水和物もしくはテノホビル アラフェナミドフマル酸塩が推奨されます。テノホビル ジソプロキシルフマル酸塩は尿細管障害や骨密度低下の報告があり，事情がない限りはリスク患者には服用を避けます。
- テノホビル ジソプロキシルフマル酸塩とテノホビル アラフェナミドフマル酸塩はともにテノホビルのプロドラッグ製剤です。テノホビルは腸管から血中に吸収されにくく，それを改善するためにテノホビル ジソプロキシルフマル酸塩が開発されました。しかし，それは血中に吸収された後，肝臓に到達するまでに大部分が消失（有機アニオントランスポーター1：OAT1による尿細管細胞への輸送）してしまうことから，必要な服用量は多くなります（300 mg/回）。
- テノホビル アラフェナミドフマル酸塩は，同じプロドラッグ製剤ですが，血液中で安定した製剤のため，その服用量は25 mg/回と少量投与を可能にした核酸アナログ製剤です。
- テノホビルはヌクレオチド系逆転写酵素阻害剤で，HIVの治療薬としても使用されます。テノホビル ジソプロキシルフマル酸塩はツルバダ® 配合錠（エムトリシタビン・テノホビル ジソプロキシルフマル酸塩），テノホビル アラフェナミドフマル酸塩はデシコビ® 配合錠（エムトリシタビン・テノホビル アラフェナミドフマル酸塩）に含まれます。したがって，B型肝炎とHIVの併発症例にこれらの薬剤は使用しやすく，肝炎のガイドライン，HIVのガイドラインでも推奨されています。

表 7-11 Peg-IFN と核酸アナログ製剤の特徴の違い

	Peg-IFN	核酸アナログ製剤*
作用機序	抗ウイルス蛋白の誘導，免疫賦活作用	直接的ウイルス複製阻害
投与経路	皮下注射	経口投与
治療期間	24〜48 週間（1 週間に 1 回）	長期間毎日服用
薬剤耐性	なし	稀
副作用	多頻度かつ多彩	比較的少ない
催奇形性・発がん性	なし	催奇形性は否定できない
妊婦	原則禁忌	危険性は否定できない
非代償性肝硬変への投与	禁忌	可能

*エンテカビル水和物，テノホビル ジソプロキシルフマル酸塩，テノホビル アラフェナミドフマル酸塩
（日本肝臓学会：B 型肝炎治療ガイドライン第 4 版．p17，2022 を参考に作成）

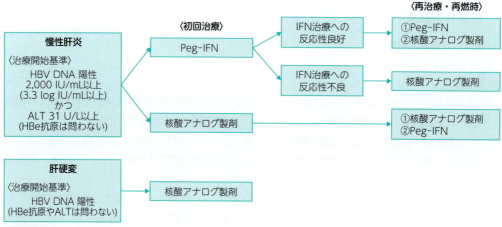

図 7-8 慢性 B 型肝炎に対する治療薬のフローチャート
（日本肝臓学会：B 型肝炎治療ガイドライン第 4 版．p69，2022 を参考に作成）

3. 慢性 C 型肝炎

1 想定される病原微生物
- C 型肝炎ウイルス

2 薬物療法
- C 型急性肝炎の 20％は自然治癒します。したがって，肝炎発症後 6 か月間は経過観察し，自然治癒しない場合に治療を開始します。
- 治療薬にはインターフェロン，リバビリン，直接作用型抗ウイルス薬（DAAs：direct-acting antiviral agents）があります。
- 日本人に多いセロタイプ Group 1 のジェノタイプ 1b はインターフェロンの効果が乏しく，1990 年代までは C 型肝炎は治療が難しい感染症でした。しかし，DAAs の登場により，DAAs 療法（インターフェロンフリー療法）でウイルス排除率 95％以上を得られるようになりました[28]。
- ジェノタイプを問わず，初回治療・再発治療とも DAAs によるインターフェロンフリー治療が推奨されます。
- DAAs は C 型肝炎ウイルスの非構造蛋白質をターゲットにした薬剤で，NS3/4A プロテアーゼ，NS5A，NS5B ポリメラーゼのうち，2 つを阻害することで抗ウイルス作用を示します。

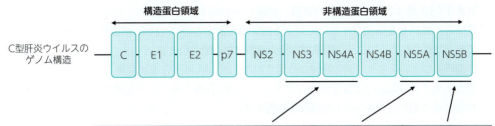

図7-9 C型肝炎ウイルスに対するDAAsの作用点と薬剤

配合剤により1剤で治療が可能です（図7-9）。
- DAAsが使用できず，リバビリンで治療する場合は，インターフェロンとの併用が必要です。

3 感染症治療薬のピットフォール

- インターフェロンを使用するのは，DAAs治療不成功例における多剤耐性獲得などの特殊な場合に限られます。
- ソホスブビル・ベルパタスビル以外のDAAsはChild-Pugh分類でgrade BまたはCの症例には使用すべきでないとされています[28]。
- ソホスブビルは重度の腎機能障害（eGFR＜30 mL/min/1.73 m^2）または透析患者では禁忌です。透析患者におけるC型肝炎ウイルス感染者（持続感染）は6.5％とされています。したがって，配合錠の関係から，重度の腎機能障害，腎不全，透析患者に推奨されるのはグレカプレビル水和物・ピブレンタスビルです。ちなみに，ソホスブビル単剤（ソバルディ®）の販売は2022年4月に終了しました。
- 非代償性肝硬変の患者には，ソホスブビル・ベルパタスビルが推奨されていますが，重度腎機能障害がある場合は，肝臓専門医による治療方針の判断となり，推奨される選択肢は現段階ではありません。

⑤ 感染予防

1. A型肝炎ウイルス

- 糞口感染の要因として水経路によるものが挙げられます。先進国ではA型肝炎は珍しくなっています。
- A型肝炎ウイルスワクチンを接種することで予防できるため，途上国へ渡航する際はワクチン接種が推奨されます。

2. B型肝炎ウイルス

- B型肝炎に対するワクチンは予防接種法の定期接種であり，生後2か月から開始することがで

きます（32章「ワクチン」→372頁，付録C→466頁を参照）。
☐ 医療専門職がB型肝炎ウイルスに対する抗体価を調べる時は，HBs抗体が10 mIU/mL以上であるかどうかで，ワクチンの追加接種の必要性が判断されます。
☐ B型肝炎ウイルスキャリアの妊婦から産まれた乳児にはHBIGを出産後できるだけ早く，ただし出産後12時間以内にB型肝炎ワクチンと一緒に投与することが推奨されています。生後1か月と6か月にワクチンの追加接種が必要です。

3. C型肝炎ウイルス

☐ C型肝炎のワクチンはありません。

引用文献

1) Guerrant RL, et al.：Clin Infect Dis. 32(3)：331-351, 2001（PMID：11170940）
2) 日本化学療法学会・日本感染症学会 CDI診療ガイドライン作成委員会 編：Clostridioides difficile 感染症 診療ガイドライン2022, 2023
3) 菊池航紀他，細川直登 監：亀田感染症ガイドライン 急性下痢症（外来編），2018
4) Shane AL, et al.：Clin Infect Dis. 65(12)：e45-e80, 2017（PMID：29053792）
5) JAID/JSC感染症治療ガイド・ガイドライン作成委員会 編：JAID/JSC感染症治療ガイド2023, 日本感染症学会・日本化学療法学会，2023
6) McDonald LC, et al.：Clin Infect Dis. 66(7)：e1-e48, 2018（PMID：29462280）
7) Pettit NN, et al.：Pharmacotherapy. 35(2)：119-26, 2015（PMID：25689243）
8) Yamazaki S, et al.：J Infect Chemother. 23(12)：848-851, 2017（PMID：28923303）
9) Azuhata T, et al.：Crit Care. 18(3)：R87, 2014（PMID：24886954）
10) Marshall JC, et al.：Crit Care Med. 32(11 Suppl)：S513-S526, 2004（PMID：15542959）
11) Pieracci FM, et al.：Curr Opin Crit Care. 13(4)：440-449, 2007（PMID：17599016）
12) Leigh DA, et al.：J Clin Pathol. 27(12)：997-1000, 1974（PMID：4217805）
13) Bratzler DW, et al.：Clin Infect Dis. 38(12)：1706-1715, 2004（PMID：15227616）
14) Bratzler DW, et al.：Am J Health Syst Pharm. 70(3)：195-283, 2013（PMID：23327981）
15) Barie PS, et al.：J Am Coll Surg. 180(2)：232-244, 1995（PMID：7850064）
16) Tokunaga Y, et al.：Hepatogastroenterology. 44(15)：671-676, 1997（PMID：9222669）
17) 鈴木憲尓：日本外科感染症学会雑誌 17(3)：129-134，2020
18) 急性胆管炎・胆囊炎診療ガイドライン改訂出版委員会 編：急性胆管炎・胆囊炎診療ガイドライン2018, 医学図書出版，2018
19) 千々岩一男：急性胆囊炎・急性胆管炎の病態・診断・治療．2010年（平成22年）度後期日本消化器外科学会教育集会, pp41-48, 2010
20) 渡邉学，他：胆道 35(5)：713-721, 2021
21) Schaad UB, et al.：Pediatr Infect Dis. 5(6)：708-710, 1986（PMID：3540889）
22) Soysal A, et al.：Turk J Pediatr. 49(4)：404-407, 2007（PMID：18246742）
23) 石川周，他：日本化学療法学会雑誌 66(6)：762-765, 2018
24) 住友賢哉，他：日内会誌 108(2)：264-269, 2019
25) 国立研究開発法人 国立国際医療研究センター 肝炎情報センター：急性肝炎，2016
26) 日本肝臓学会 肝炎診療ガイドライン作成委員会 編：B型肝炎治療ガイドライン（第4版），2022
27) 中外製薬：ペガシス皮下注90μg, ペガシス皮下注180μg〔ペグインターフェロン アルファ-2a（遺伝子組換え）〕承認申請資料，2011.
28) 日本肝臓学会 肝炎診療ガイドライン作成委員会 編：C型肝炎治療ガイドライン（第8.2版・簡易版），2022

（栁　秀樹，中野　貴文）

8 耳鼻咽喉感染症

異物の侵入を防ぐ，病原微生物との戦いの最前線

> **はじめのひきだし**
>
> ☐ 耳，鼻，喉は呼吸器の最前線であり，感染症の好発部位です。
> ☐ かぜ症候群と呼ばれるウイルス感染から始まり，二次的に細菌感染症が続きます。
> ☐ 早期のウイルス性上気道炎には抗菌薬は無効であるため，発症初期は的確な重症度判定を行い，ウイルス感染を念頭に置いた抗菌薬を使用しない対症療法にて症状の緩和を図ることが重要です。
> ☐ 繰り返す感染や炎症によって急性炎症が慢性炎症へ移行するため，細菌感染が認められたら，最適な抗菌薬を必要十分量で投与し，短期間での完全治癒を目指します。

はじめに：概要

☐ 耳鼻咽喉とは耳，鼻，喉を指します。耳は感覚器官であり，鼻と喉は呼吸器系および消化器系の入り口です。これらはウイルス，細菌，花粉などのアレルゲンが生体で初めて接する部位であり，感染症および炎症の好発部位となっています。これらの部位での感染症はウイルス感染から始まり，その後，二次的に細菌感染へと移行します。

☐ 耳鼻咽喉感染症には中耳炎，鼻副鼻腔炎，耳下腺炎，咽頭炎，扁桃炎などがあります。咽頭炎と扁桃炎は上気道に位置するので呼吸器感染症として取り扱われることもありますが，本書ではこちらで解説します。

A 中耳炎

1 特徴

☐ 耳は外耳，中耳，内耳からなります。さらに中耳は，鼓膜，耳小骨，鼓室，耳管で構成されています（図8-1）。この中耳での炎症を中耳炎といいます。

☐ 中耳炎は，一般的には急性中耳炎，滲出性中耳炎，慢性中耳炎，難治性中耳炎に分類されます。急性中耳炎が治っても感染を繰り返す場合（過去6か月のうちに3回以上もしくは1年に4回

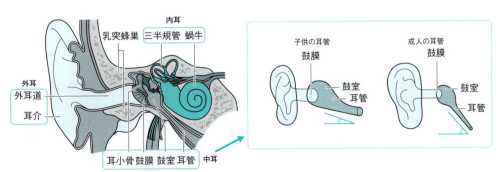

図8-1 耳の模式図と子どもと成人の耳管の比較

以上急性中耳炎を繰り返す状態）を反復性中耳炎と定義されています[1]。
- □ 中耳炎の原因は，小児と成人で異なります。子どもの耳管は成人と比べて太く水平に近い角度にあり（図8-1），中耳の換気機能や感染からの防御機能が劣ることからも，小児の方が鼻や喉から細菌やウイルスが中耳に侵入しやすいとされています[2]。
- □ 滲出性中耳炎は，鼓膜に穿孔がなく，中耳腔に貯留液をもたらし難聴の原因となりますが，急性炎症症状すなわち耳痛や発熱のない中耳炎と定義されます[2]。滲出液には細菌が含まれていますが，発赤，痛み，膿といった活動性の感染症の症状がみられることは稀です。小児の難聴の原因で最も多い疾患です。
- □ 慢性中耳炎は，鼓膜穿孔に伴う難聴や耳漏の症状を呈する慢性穿孔性中耳炎と中耳内の真珠腫（角化上皮の層状堆積物）に細菌感染が伴うことによって生じる真珠腫性中耳炎を指します。

② 病態と臨床症状

1. 急性中耳炎

- □ **定義**：急性に発症した中耳の感染症。耳痛，発熱，耳漏を伴うことがあります[1]。
- □ 急性中耳炎は，特に乳幼児期に多くみられます。急性中耳炎は1歳までに75％が罹患するとされています[3]。
- □ 急性中耳炎の多くは，急性上気道炎に伴うウイルス感染が先行します。急性中耳炎でウイルス感染が陽性であった約75％の小児が細菌との混合感染であったと報告もあり[4]，混合感染を念頭に置きます。
- □ 低年齢児の急性中耳炎を引き起こすウイルスの中で最も多いものは，RSウイルスです[5,6]。
- □ 成人の急性中耳炎は小児と比較すると発症頻度は少ないとされています。しかし，ムコイド型肺炎球菌によるムコーズス中耳炎は時に重症化し，耳性頭蓋内合併症や急性乳様突起炎症などの重篤な感染症を引き起こすことが報告されています[7,8]。

2. 慢性中耳炎

- □ **定義**：中耳腔や乳突蜂巣の慢性炎症が3か月以上持続する状態[9]。
- □ 反復する耳漏，難聴，鼓膜穿孔の3つの特徴があります。耳痛や発熱はみられないか，軽度です。
- □ 中耳腔の慢性炎症が持続し，鼓膜緊張部に穿孔を伴ったものを指しますが，広義の意味として，真珠腫の感染を原因とする真珠腫性中耳炎，癒着性中耳炎，鼓室硬化症など鼓膜穿孔を伴わないものも含まれます。

③ 検査と診断

1. 中耳炎全般

- □ 中耳炎は，鼓膜所見（色調変化，厚さ，陥凹，可動性，気泡や液体の貯留）から診断します。
- □ 中耳貯留液，耳漏もしくは鼻咽腔拭い液から検体を採取し，細菌検査を行います。短時間で結果を得ることができる肺炎球菌迅速試験やインフルエンザ菌抗原検査の結果は，抗菌薬の選択の際に重要な情報になります。

表8-1 急性中耳炎の重症度分類（小児）

年齢条件			0（24か月以上）　3（24か月未満）		
臨床症状	耳痛	0（なし）	1（痛みあり）		2（持続性高度）
	発熱	0（体温＜37.5℃）	1（37.5℃≦体温＜38.5℃）		2（38.5℃≦体温）
	啼泣・不機嫌	0（なし）	1（あり）		
鼓膜所見	鼓膜発赤	0（なし）	2（ツチ骨柄，鼓膜一部）		4（鼓膜全体）
	鼓膜膨隆	0（なし）	4（部分的な膨隆）		8（鼓膜全体の膨隆）
	耳漏	0（なし）	4（鼓膜観察可）		8（鼓膜観察不可）
重症度分類（合計点数）			軽症（5点以下）中等症（6～11点）重症（12点以上）		

（日本耳科学会他：小児急性中耳炎診療ガイドライン2024年版 第5版．p40，金原出版，2024 より）

表8-2 急性中耳炎の重症度分類（成人）

リスク	易感染リスクファクター：0（なし），2（あり）		70歳以上，糖尿病，肝硬変，腎不全，COPDや喘息などの慢性肺疾患，低栄養，ステロイド・免疫抑制薬の使用，感染症の反復	
	耐性菌リスクファクター：0（なし），2（あり）		抗菌薬の過去1か月以内の使用，3日間の初期治療が無効，集団保育時と同居	
臨床症状	耳痛	0（なし）	1（痛みあり）	2（持続性高度）
鼓膜所見	鼓膜発赤	0（なし）	2（ツチ骨柄，鼓膜一部）	4（鼓膜全体）
	鼓膜膨隆	0（なし）	4（部分的な膨隆）	8（鼓膜全体の膨隆）
	耳漏	0（なし）	4（鼓膜観察可）	8（鼓膜観察不可）
重症度分類（合計点数）			軽症（5点以下）中等症（6～11点）重症（12点以上）	

（日本感染症学会・日本化学療法学会：JAID/JSC 感染症治療ガイド2023．pp77-78, 2023 より）

2. 急性中耳炎

- 急性中耳炎の重症度評価は，小児と成人で異なる基準を用います。小児の場合，重症度は年齢，臨床症状および初診時の鼓膜所見の要素で評価します（表8-1）[1]。成人の重症度は，易感染性や耐性菌リスクファクター，臨床症状および初診時の鼓膜所見をスコア化して評価します（表8-2）[10]。

3. 慢性中耳炎

- 鼓膜の様子，鼓膜穿孔，耳漏，石灰化などの鼓膜所見が非常に重要です。
- 純音聴力検査を用いて聴力を評価します。鼓膜穿孔を一時的に閉鎖し，聴力が改善するかどうかを確認するパッチテストを用いることで，難聴の原因が鼓膜穿孔によるものか，耳小骨の異常によるものかを判断します。
- 真珠腫性中耳炎では，耳小骨の骨破壊を伴います。炎症の広がり，骨破壊の評価を行うために，側頭骨CTを行います。

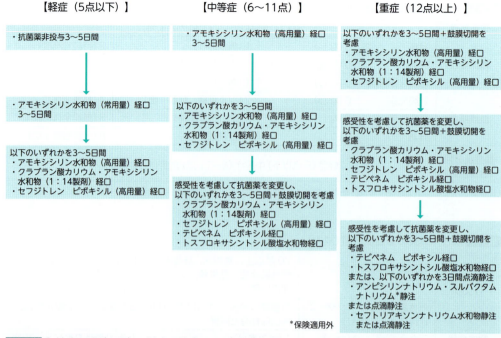

図 8-2 急性中耳炎（小児）に対する治療アルゴリズム
（日本感染症学会・日本化学療法学会：JAID/JSC 感染症治療ガイド 2023, pp73-75, 2023 より）

④ 治療法と病原微生物

1. 急性中耳炎

1 想定される病原微生物

グラム陽性球菌	グラム陽性桿菌	ウイルス
肺炎球菌	―	RS ウイルス
グラム陰性球菌	**グラム陰性桿菌**	**その他（真菌など）**
モラクセラ・カタラーリス	インフルエンザ菌	―

2 薬物療法

❶ 小児[10]

- 小児急性中耳炎は初診時の重症度分類（表8-1）から治療方針を決定します。
- 軽症の小児急性中耳炎では 3〜5 日間は抗菌薬を投与せず，自然経過を観察することが推奨されています。
- 抗菌薬治療は，第一選択としてアモキシシリン水和物が推奨されます。
- 一次治療の評価は治療開始 3 日後に行うことが望ましく，初診時の鼓膜スコア（表8-2 の鼓膜所見の合計スコア）からの改善が 50％以下〔（初診時の鼓膜スコア−3 日目鼓膜スコア）/初診時の鼓膜スコア≦50％〕の場合には，二次治療への変更が望ましいとされています。抗菌薬の投与による改善が認められた場合は，抗菌薬の使用は 5〜7 日目を目安にします（図8-2）。

❷ 成人[10]

- 成人も小児と同様に初診時の重症度分類（表8-2）により治療方針を決定します。
- 治療の効果判定や改善を認めた場合の抗菌薬の投与日数は小児と同様で，ガイドラインに

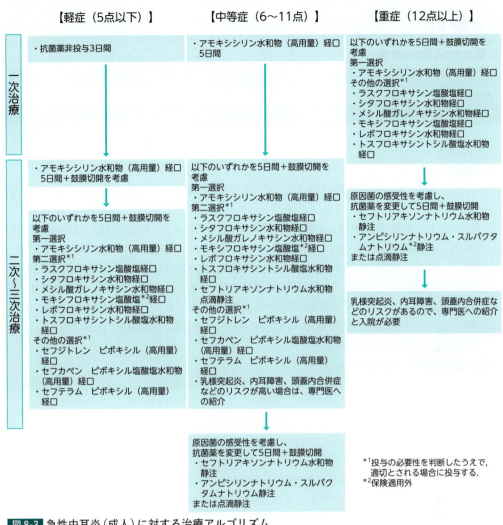

図 8-3 急性中耳炎（成人）に対する治療アルゴリズム
（日本感染症学会・日本化学療法学会：JAID/JSC 感染症治療ガイド 2023．pp78-81，2023 より）

て 図8-3 の治療アルゴリズムが推奨されています。

3 感染症治療薬のピットフォール

- 小児（特に乳幼児）にピボキシル基を有する抗菌薬（セフジトレン　ピボキシルなど）を投与する際は，血中カルニチンの低下に伴う低血糖症状（意識レベルの低下や痙攣など）に注意します[11]。長期的な服用だけでなく短期服用（1～7日）によっても発症が認められています[11, 12]。低血糖症状を考慮した医療的ケアを行います。

- ムコイド型肺炎球菌が原因となるムコーズス中耳炎のほとんどはセフェム耐性遺伝子を保有しており，重症化によって入院するケースが多いです[7]。成人の急性中耳炎においては，ムコーズス中耳炎を念頭に置き，細菌検査結果が判明するまではガイドラインに従い，アモキシシリン水和物などのペニシリン系抗菌薬を投与します。

2. 慢性中耳炎

1 想定される病原微生物

グラム陽性球菌	グラム陽性桿菌	ウイルス
黄色ブドウ球菌	―	―
グラム陰性球菌	**グラム陰性桿菌**	**その他（真菌など）**
―	緑膿菌	アスペルギルス属，カンジダ属

2 薬物療法

- 中耳炎によって出現する症状を抑えることが目的であり，根本的な治療法は手術による外科的治療です。
- 保存療法として頻回の耳洗浄，点耳薬などの局所療法を行います。耳漏の細菌培養結果をもとに感受性のある抗菌薬を用います。鼓膜穿孔が存在すると，外耳道経由で外用液を直接中耳腔内へ投与できます。点耳抗菌薬は経口抗菌薬と比べて1/100の投与量で1/100の血清中濃度と100倍の耳漏中濃度が得られ，粘膜移行も良好なため，有効な治療法です[13]。また鼓膜や中耳腔の炎症が高度であり，特に肉芽形成を認める症例では副腎皮質ステロイド点耳薬を併用します。
- 感染による炎症が高度な場合や穿孔が小さく中耳腔内への点耳抗菌薬投与が困難な場合には，内服抗菌薬の併用を検討します。

3 感染症治療薬のピットフォール

- 副腎皮質ステロイド点耳薬の使用に際しては感染の悪化や真菌感染のリスクがあるため，長期間の使用は避けます。
- 鼓膜穿孔がある場合，ベタメタゾンリン酸エステルナトリウム・フラジオマイシン硫酸塩眼・耳科用軟膏では，フラジオマイシン硫酸塩の内耳毒性により非可逆性の難聴を生じるため禁忌とされます。
- 点耳薬は中耳腔内へ薬液を投与するため，冷蔵保存していたものや低温で保存していたものを冷たいまま点耳するとめまいを引き起こすことがあります。体温程度まで温めて点耳します。

5 感染予防

- 沈降13価肺炎球菌結合型ワクチン（PCV13），沈降15価肺炎球菌結合型ワクチン（PCV15），および沈降20価肺炎球菌結合型ワクチン（PCV20）が生後2か月から接種可能であり（PCV13は2024年に販売終了），肺炎球菌による急性中耳炎の発生を減少させます[14-16]。

ステップアップのひきだし①　▶ ムコイド型肺炎球菌

- 肺炎球菌は，コロニー形態の違いにより，ムコイド型と非ムコイド型（スムース型）に分類できます。ムコイド型肺炎球菌の感染は，中耳炎だけでなく肺炎においても重症化もしくは難治化傾向となることが報告されています[17]。国内で既存の肺炎球菌ワクチンはムコイド型肺炎球菌に多くみられる血清型（3型など）を含むことから，ワクチン接種の普及が望まれます。

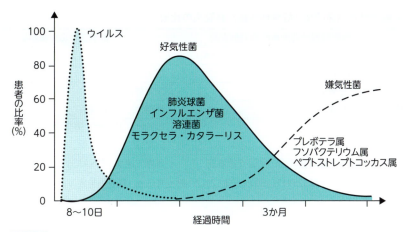

図 8-4 感染相（infection phase）からみた急性鼻副鼻腔炎の病態
〔気道感染症抗菌薬適正使用委員会：感染症誌 96（Supplement）：S1-S22, 2022 より〕

B 鼻副鼻腔炎

1 特徴

- 鼻の内部は鼻腔と鼻副鼻腔で構成されています。
- 鼻副鼻腔炎は，「鼻副鼻腔の炎症により，鼻閉，鼻漏，後鼻漏，咳嗽などの呼吸器症状を呈し，頭痛，頬部痛，嗅覚障害などを伴う疾患」と定義されています[18]。わが国ではこれまで「副鼻腔炎」と記載してきましたが，鼻腔での炎症も伴うことが多いため，2024 年に改訂された「鼻副鼻腔炎診療の手引き」（日本鼻科学会）で「鼻副鼻腔炎」という表記が採用されました。
- 鼻副鼻腔炎には，急性鼻副鼻腔炎と，治癒が遷延して生じる慢性鼻副鼻腔炎があります。

2 病態と臨床症状

1. 鼻副鼻腔炎全般

- 発症から 4 週未満を急性鼻副鼻腔炎，発症から 12 週以上経過したものを慢性鼻副鼻腔炎と分類します。発症から 4 週以上 12 週未満の鼻副鼻腔炎は急性鼻副鼻腔炎の治癒過程のものと，慢性鼻副鼻腔炎へ移行するものが混在します[18]。
- 鼻副鼻腔は細菌感染の局所拡大により，まぶたの腫れなどの眼窩内合併症，頭痛や高熱などの頭蓋内合併症が高頻度で発現します。

2. 急性鼻副鼻腔炎

- **定義**：急性に発症し，発症から 4 週間以内の鼻副鼻腔の感染症で，鼻閉，鼻漏，後鼻漏，咳嗽といった呼吸器症状を呈し，頭痛，頬部痛，顔面圧迫感などを伴う疾患[18]。
- ウイルス感染が先行することがほとんどです。感冒あるいは急性鼻炎の経過中に上気道全般に生じる炎症の一環として急性鼻副鼻腔炎を発症します[19-21]。急性鼻副鼻腔炎の病態は，ウイルス感染とウイルス感染後に併発する好気性菌感染から嫌気性菌感染への経時的な変化である感染相として捉えます[22-24]（図 8-4）。

表8-3 非好酸球性鼻副鼻腔炎と好酸球性鼻副鼻腔炎の比較

	非好酸球性鼻副鼻腔炎（蓄膿症）	好酸球性鼻副鼻腔炎
病態	細菌感染（インフルエンザ菌，肺炎球菌）	アレルギー性炎症（非アトピー性）
好発年齢	全年齢で発症	成人以降に発症
症状	鼻漏，後鼻漏	嗅覚障害，鼻閉
鼻汁の性状	膿性，粘性	粘稠性，ニカワ様
鼻茸	多くない	両側性，多発性，再発性
細胞浸潤	好中球，リンパ球	好酸球
合併症	びまん性汎細気管支炎，気管支拡張症	気管支喘息，NSAIDs過敏喘息

〔高林哲司：日耳鼻頭頸部外会報 125(11) 1600-1603，2022，鈴木賢二他：耳鼻感染症エアロゾル会誌 8(3)：193-211，2020 より〕

3. 慢性鼻副鼻腔炎

- **定義**：鼻副鼻腔の炎症が12週以上経過したもの。
- 慢性鼻副鼻腔炎は炎症病態より，好中球性炎症が主体の従来型の慢性鼻副鼻腔炎（非好酸球性鼻副鼻腔炎，いわゆる蓄膿症）と好酸球性炎症が主体の好酸球性鼻副鼻腔炎に分けられます（表8-3）。
- 非好酸球性鼻副鼻腔炎と下気道の炎症性疾患である慢性気管支炎，気管支拡張症あるいはびまん性汎細気管支炎が合併した副鼻腔気管支症候群という病態があり，喀痰，咳嗽などの下気道症状を伴うことがあります。
- 好酸球性鼻副鼻腔炎の重症例では気管支喘息の合併が多く[25]，特にアスピリン喘息やNSAIDs過敏症を伴う患者では難治性であることが多いため，好酸球性鼻副鼻腔炎の診断・分類アルゴリズムにおいて重症度を上げる判断基準となっています[26]。

③ 検査と診断

1. 急性鼻副鼻腔炎

- 臨床症状（鼻漏，顔面痛）と鼻腔所見（鼻汁，後鼻漏）から重症度を評価します（表8-4）。しかし症状の持続期間や膿性鼻漏だけでは，急性細菌性鼻副鼻腔炎の診断根拠にならないことも指摘され，細菌検査が推奨されています[27,28]。
- 鼻咽腔拭い液，中耳貯留液，耳漏を用いた肺炎球菌迅速試験やインフルエンザ菌抗原検査などの結果は，抗菌薬の選択の際に重要な情報になります。
- 急性鼻副鼻腔炎は上気道炎に合併し，大部分はウイルス感染によって起こります。ウイルスによる感冒症状はほとんど7～10日以内に軽快し，10日以上継続した場合，細菌感染の可能性が高くなります[29]。ウイルス性と細菌性の鑑別として，10～14日の症状持続期間（10-day mark）を指標として用います[30]。
- 10日以上症状が持続する（10-day mark）場合や重症例，ウイルス性疾患の軽快後に再度悪化した場合は，急性細菌性鼻副鼻腔炎の診断と抗菌薬治療の適応になります[22]。また経過観察中に症状が増悪する場合（double sickening）には，10日を待たずに急性細菌性鼻副鼻腔炎と判断し，抗菌薬の適正使用に基づく治療を行うことが推奨されています[18]。

表8-4 急性鼻副鼻腔炎の重症度分類（小児・成人）

			なし	軽度/少量	中等以上
成人	臨床症状	鼻漏	0	1 (時々鼻をかむ)	2 (頻繁に鼻をかむ)
		顔面痛，前頭部痛み	0	1 (我慢できる)	2 (鎮痛薬が必要)
	鼻腔所見	鼻汁，後鼻漏	0 (漿液性)	2 (粘膿性少量)	4 (中等量以上)
小児	臨床症状	鼻漏	0	1 (時々鼻をかむ)	2 (頻繁に鼻をかむ)
		不機嫌，湿性咳嗽	0	1 (咳がある)	2 (睡眠が妨げられる)
	鼻腔所見	鼻汁，後鼻漏	0 (漿液性)	2 (粘膿性少量)	4 (中等量以上)
重症度分類 (合計点数)	軽症（1〜3点），中等症（4〜6点），重症（7〜8点）

〔Fokkens W J, et al.: Rhinology. 58 (Suppl S29): 1-464, 2020 (PMID: 32077450) より〕

2. 慢性鼻副鼻腔炎

- □ 鼻漏，後鼻漏などの鼻症状が12週以上持続していれば慢性鼻副鼻腔炎を疑います。慢性気管支炎，気管支拡張症や喘息などの下気道疾患も鑑別に重要な情報となります。
- □ 好酸球性鼻副鼻腔炎と非好酸球鼻副鼻腔炎の鑑別には，JESRECスコア（両側病変，鼻茸の有無，CT所見，末梢血好酸球から算出）が用いられます[26]。

④ 病原微生物と治療法

1. 急性鼻副鼻腔炎

1 想定される病原微生物

グラム陽性球菌	グラム陽性桿菌	ウイルス
肺炎球菌	—	ライノウイルス，パラインフルエンザウイルス，インフルエンザウイルス
グラム陰性球菌	**グラム陰性桿菌**	**その他（真菌など）**
モラクセラ・カタラーリス	インフルエンザ菌	—

2 薬物療法[10]

- □ 急性鼻副鼻腔炎の発症初期はウイルス感染が主体であり，抗菌薬の効果が期待できないため，軽症例では小児，成人とも5日間は抗菌薬を投与せず，対症療法を行います。抗菌薬の投与は中等度あるいは重症の場合，抗菌薬投与を考慮します（図8-5）。小児の場合は，表8-4の重症度分類もしくは以下の小児急性鼻副鼻腔炎判定基準のいずれかに該当する場合は抗菌薬投与を考慮します。
- □ **小児急性鼻副鼻腔炎判定基準**
  - ・10日間以上続く鼻汁・後鼻漏や日中の咳を認める場合
  - ・39℃以上の発熱と膿性鼻汁が少なくとも3日以上続き，重症感のある場合
  - ・感冒に引き続き，1週間後に再度の発熱や日中の鼻汁・咳の増悪がみられる場合
- □ 急性鼻副鼻腔炎は小児，成人ともにアモキシシリン水和物が第一選択です（図8-5, 図8-6）。ア

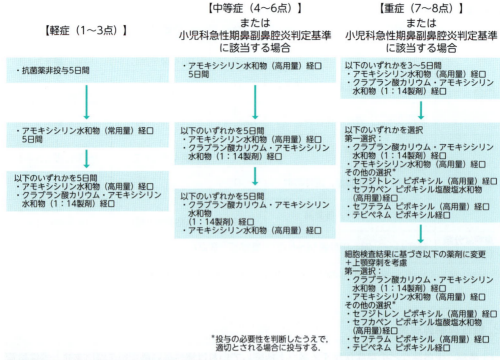

図8-5 急性鼻副鼻腔炎（小児）に対する治療アルゴリズム
〔日本感染症学会・日本化学療法学会：JAID/JSC 感染症治療ガイド 2023．pp84-85, 2023 より〕

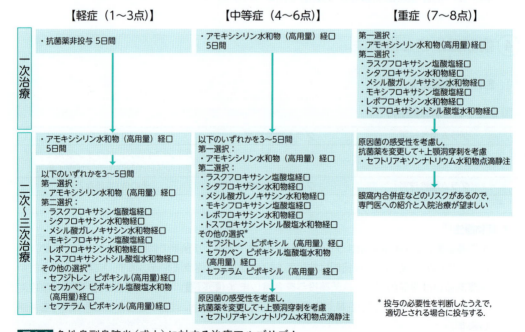

図8-6 急性鼻副鼻腔炎（成人）に対する治療アルゴリズム
〔日本感染症学会・日本化学療法学会：JAID/JSC 感染症治療ガイド 2023．pp89-90, 2023 より〕

モキシシリン水和物は鼻副鼻腔炎の適応はありませんが，保険審査上，使用が認められています。
- 抗菌薬投与期間は 5 日間を原則とし，細菌培養による薬剤感受性や臨床効果をみながら変更し，抗菌薬の全投与期間は 7〜10 日間とします。

2. 慢性鼻副鼻腔炎

1 想定される病原微生物
- 慢性鼻副鼻腔炎でのウイルスや細菌の探索は，治療方針に直接関与しないことが多いため，原因微生物の検索は必須ではありません。しかしながら細菌感染による急性増悪時には細菌検査を行い，急性鼻副鼻腔炎に準じた抗菌薬治療を行います[18]。

2 薬物治療

❶ 非好酸球性鼻副鼻腔炎
- マクロライド少量長期療法と気道粘液溶解薬の $_L$-カルボシステインの内服投与が中心となります。国内では，クラリスロマイシンの少量長期投与と $_L$-カルボシステインの併用療法の有効性が多施設共同のランダム化試験で確認されています[31]。14 員環マクロライド系抗菌薬（クラリスロマイシン，ロキシスロマイシン，エリスロマイシン）を，通常量の半量で 12 週程度投与します[32]。治療の効果判定には，鼻漏，後鼻漏など自覚症状の改善を指標にします。

❷ 好酸球性鼻副鼻腔炎
- 鼻噴霧用ステロイド薬と経口ステロイド薬が中心です。鼻噴霧用ステロイド薬は局所投与のため副作用は少ないですが，大きな鼻茸に対する効果は乏しいです。一方，経口ステロイド薬は即効性がありますが，副作用も多く，感冒やウイルス感染，細菌感染時には炎症が再燃しやすく，症状を悪化させる可能性があります。そのため経口ステロイド薬の使用は短期間にとどめます。
- 「既存治療で効果不十分な鼻茸を伴う慢性副鼻腔炎」に対して分子標的薬であるデュピルマブ（デュピクセント®）が保険適用となっています。既存の治療で改善の乏しい難治性好酸球性鼻副鼻腔炎に効果が期待されています。

3 感染症治療薬のピットフォール
- マクロライド少量長期療法では，好酸球性鼻副鼻腔炎に対して効果は乏しいです[33]。肺炎球菌およびインフルエンザ菌の多くがマクロライド系抗菌薬に耐性化しているため，安易なマクロライド系抗菌薬の使用を防ぐためにも好酸球性鼻副鼻腔炎との鑑別診断が重要です。

C 耳下腺炎

1 特徴

- 耳下腺とは最も大きい唾液腺であり，下顎のえらがはった部分のすぐ後ろ側にあります。
- 一般的には「おたふくかぜ」として知られている流行性耳下腺炎（ムンプス）は，最も罹患数の多い耳下腺炎です。耳下腺の腫脹・疼痛，発熱などの症状を呈します。
- 反復性耳下腺炎は，流行性耳下腺炎の次に多い疾患で，この 2 つの疾患の鑑別は難しく，流行性耳下腺炎と混同されることがあります。

② 病態と臨床症状

1. 流行性耳下腺炎

- **定義**：ムンプスウイルス感染により耳下腺が腫脹する感染症。
- 好発時期は 3〜6 歳です。報告された患者の約 60％を占めます[34]。2〜3 週間と長い潜伏期（平均 18 日前後）を経て，唾液腺の両側あるいは片側の腫脹・圧痛，嚥下痛，発熱を主症状として発症し，30〜35％は感染しても症状が現れない不顕性感染であると報告されています[35]。小児に多い感染症ですが，ムンプスウイルスに対して免疫がなければ成人にも感染する可能性があり，一度感染すると通常は生涯にわたって免疫が獲得されます。
- 合併症として，髄膜炎，脳炎，膵炎，難聴がみられます。ムンプスによる難聴は，国内の調査によると 1,000 人に 1 人の頻度で発症するといわれています[36]。その他，思春期以降の感染では，成人男性には 25％で精巣（睾丸）炎，成人女子には 5％で卵巣炎がみられることがありますが，不妊の原因となることは稀です[37]。

③ 検査と診断

1. 耳下腺炎全般

- 耳下腺炎には細菌性とウイルス性があります。細菌性の耳下腺炎は反復性耳下腺炎や急性化膿性耳下腺炎があり，耳下腺の口腔内の出口より逆行性に感染します。ウイルス性の耳下腺炎は流行性耳下腺炎，HIV 関連唾液腺疾患があります。

2. 流行性耳下腺炎

- 感染症法による届出に必要な臨床症状は下記の通りです。
  - 片側または両側の唾液腺の腫れが 2 日以上続くことと
  - 他に唾液腺の腫れの原因がないこと
  - （2 つすべてを満たすもの）
- 流行性耳下腺炎の確定診断は，ウイルス分離や RT-PCR を用いた核酸の検出，ムンプス特異的血清 IgM 抗体の測定，急性期/回復期ペア血清を用いたムンプス IgG 抗体の有意な上昇の確認によって行います。
- 補助的な診断として，血液と尿中のアミラーゼの測定が行われます。血液と尿中のアミラーゼには，S，P，SP 型の 3 種類のアイソザイムが存在します。S は唾液腺型，P は膵臓型，SP はどちらにも共通の型になります。ムンプスウイルスの感染により唾液腺腫脹をきたすと S 型アミラーゼが原著に増加します。

④ 病原微生物と治療法

1. 流行性耳下腺炎

1 想定される病原微生物

- 流行性耳下腺炎はムンプスウイルスが原因となります。

2 薬物治療

- ムンプスウイルスに対して有効な抗ウイルス薬は存在しないため，発熱や疼痛などの症状に対しては対症療法として解熱鎮痛薬が投与されます。

⑤ 予防

- 潜伏期間も長く，不顕性感染者でも感染源となることから[38]，集団発生時の対策が難しく，効果的に予防するにはワクチンが唯一の方法といわれています。ムンプスワクチンを1回定期接種している国では流行性耳下腺炎患者が90%，2回定期接種している国では99%減少しています[39]。2024年末時点，わが国ではムンプスワクチンは定期接種の対象疾患となっていません。

ステップアップのひきだし②　感染症法および学校保健安全法での流行性耳下腺炎の取り扱い

- 流行性耳下腺炎は，感染症法（感染症の予防及び感染症の患者に対する医療に関する法律）に基づく5類感染症定点把握疾患であり，指定届出機関（全国約3,000か所の小児科定点医療機関）から保健所に届けられ，週ごとに患者数が報告されています。学校保健安全法においては第2種の感染症に定められており，耳下腺，顎下腺または舌下腺の腫脹が発現した後で5日を経過し，かつ全身状態が良好になるまで出席停止とされています。

D 急性咽頭炎・扁桃炎

① 特徴

- 急性咽頭炎・扁桃炎は上気道感染の1つです。
- 急性炎症が咽頭粘膜で強く生じる場合には急性咽頭炎とされ，口蓋扁桃に強く生じる場合には急性扁桃炎とされます。多くの場合，どちらの病態も呈し，臨床的にも明確な区別がなく，区別する意義はほとんどありません。

② 病態と臨床症状

- **定義**：咽頭および扁桃の急性炎症性疾患を示し，急性炎症が咽頭全体にまで進展し，咽頭粘膜や後壁のリンパ濾胞に炎症が起こっている状態[40]。
- 典型的な臨床症状は，咽頭痛，嚥下痛，発熱，頭痛，倦怠感などです。

③ 検査と診断

- 臨床症状（発熱，咽頭痛，嚥下痛）と咽頭・扁桃所見（白苔，発赤，腫脹，膿栓）に基づき診断します[25]。初診の臨床症状から重症度を評価します（表8-5）。
- 急性咽頭・扁桃炎のほとんどはウイルス感染によるもので，小児，成人ともに抗菌薬の適応となるA群β溶血性レンサ球菌（A群溶連菌：GAS）か，それ以外の咽頭・扁桃炎かを適切に診断することが重要です。迅速抗原検査を用いてGAS感染を証明することが望ましいです。
- 年齢，症状，身体所見から検査・抗菌薬治療の必要性を判断するCentorの基準とMcIsaacの基準（表8-6）が知られています[41]。Centorの基準とMcIsaacの基準が2～3点あるいは

表8-5 急性扁桃炎・咽頭炎の重症度分類（成人）

		0点	1点	2点
症状スコア	日常生活の困難度	さほど支障なし	支障はある 仕事や学校を休むほどではない	仕事・学校を休む
	咽頭痛・嚥下痛	違和感または軽度	中等度	摂食困難なほど痛い
	発熱	37.5℃未満	37.5〜38.5℃	38.6℃以上
重症度分類（合計点数）		軽症（0〜1点），中等症（2〜3点），重症（4〜6点）		

〔日本感染症学会：感染症誌, 96（Supplement）：S1-S22, 2022 より〕

表8-6 Centor の基準と McIsaac の基準

Centor の基準	発熱 38℃以上	1点
	咳がない	1点
	圧痛を伴う前頸部リンパ節腫脹	1点
	白苔を伴う扁桃炎	1点
McIsaac の基準	Centor の基準を年齢で補正する 年齢　3〜14歳：＋1点, 15〜44歳：0点, 45歳〜：−1点	

　成人重症度評価（表8-5）で中等症では GAS 迅速抗原・核酸検査あるいは細菌培養検査を実施し，Centor の基準と McIsaac の基準 4 点以上あるいは GAS 陽性例に対して抗菌薬治療を検討します。
- 小児の咽頭炎患者で GAS 感染の頻度は 37%, 5 歳未満では 24%[42], 成人では 5〜15% と推測されています[43]。

④ 病原微生物と治療法

1 想定される病原微生物

グラム陽性球菌	グラム陽性桿菌	ウイルス
A 群 β 溶血性レンサ球菌	―	アデノウイルス，インフルエンザウイルス，パラインフルエンザウイルス，ライノウイルス，RS ウイルス
グラム陰性球菌	グラム陰性桿菌	その他（真菌など）
―	―	―

2 薬物治療

❶ ウイルス感染や保菌が疑われる場合
- 高熱や疼痛が強ければ解熱鎮痛薬の投与など対症療法を行います。

❷ 細菌感染（GAS）の場合[40]
- 迅速抗原検査で GAS が検出された場合，重症度に応じて抗菌薬の投与が推奨されます。
- 中等症および重症が抗菌薬投与の対象ですが，GAS による急性咽頭炎・扁桃炎の第一選択はアモキシシリン水和物 10 日間の投与です。成人でペニシリンアレルギーがある場合は，セファレキシンが推奨されますが，セファレキシンがない場合は，他の世代の経口セファロスポリン系抗菌薬や経口レスピラトリーキノロン系抗菌薬が推奨されます。
- 小児でペニシリンアレルギーがある場合は，マクロライド系抗菌薬やクリンダマイシンリン酸エ

ステルなどの投与を検討しますが，これらの抗菌薬は耐性菌が多いため，培養検査の検討が推奨されます．

☐ **GAS による急性咽頭炎・扁桃炎の第一選択**

> <成人>
> ・アモキシシリン水和物（サワシリン®）　1回 500 mg　1日3回　10日間　経口
> <小児>
> ・アモキシシリン水和物（サワシリン®）　1回 10〜20 mg/kg　1日3回　10日間　経口

3 感染症治療薬のピットフォール

☐ 急性咽頭炎・扁桃炎では，ウイルス感染の中でも特に EB ウイルスを原因とする伝染性単核球症との鑑別が重要です．GAS による咽頭炎・扁桃炎の場合は，アモキシシリン水和物が第一選択となりますが，伝染性単核球症ではアモキシシリン水和物投与により皮疹が高頻度に出現するため，ペニシリン系抗菌薬は禁忌です．

ステップアップのひきだし③ ▶ GAS によるリウマチ熱

☐ リウマチ熱は GAS の感染に対する合併症です．関節炎，心筋炎，皮下結節，環状紅斑，舞踏運動を引き起こします．GAS によるリウマチ熱の予防を目的として米国疾病予防管理センターでは，Centor の基準3点以上では GAS 感染を確認せずに抗菌薬治療を開始することを認めています．適切な評価に基づいて迅速に対応します．

引用文献

1) 日本耳科学会他 編：小児急性中耳炎診療ガイドライン 2024 年版 第5版，金原出版，2024
2) 日本耳科学会他 編：小児滲出性中耳炎診療ガイドライン 2022 年版 第2版，金原出版，2022
3) Faden H, et al.：Pediatr Infect Dis J. 17(12)：1105-1112, 1998（PMID：9877357）
4) Heikkinen T, et al.：Clin Microbiol Rev. 16(2)：230-241, 2003（PMID：12692096）
5) Håkansson A, et al.：Infect Immun. 62(7)：2707-2714, 1994（PMID：8005661）
6) Wadowsky RM, et al.：Infect Immun. 63(4)：1153-1157, 1995（PMID：7890365）
7) 末武光子，他：Otol Jpn 10(2)：89-94, 2000
8) 桑内麻也子，他：Otol Jpn 22(2)：141-147, 2012
9) 切替一郎，野村恭也 監，加我君孝 編：新耳鼻咽喉科学 改訂11版，pp137-144，南山堂，2013
10) JAID/JSC 感染症治療ガイド・ガイドライン作成委員会 編：JAID/JSC 感染症治療ガイド 2023，杏林舎，2023
11) 独立行政法人 医薬品医療機器総合機構：PMDA からの医薬品適正使用のお願い No. 8, 2012 年 4 月
12) Tatebe Y et al.：J Infect Chemother. 26(1)：86-91, 2020（PMID：31401031）
13) 馬場駿吉，他：耳鼻と臨床，36（補3）：590-604, 1990
14) 冨山道夫：日本耳鼻咽喉科頭頸部外科学会会報，126(5)：711-721, 2023
15) 杢野恵理子他：日本耳鼻咽喉科学会会報，121(7)：887-898, 2018
16) 上出洋介：日耳鼻感染症エアロゾル会誌，6(2)：61-66, 2018
17) 川崎聡，他：日本化学療法学会雑誌，64(2)：280-285, 2016
18) 鼻副鼻腔炎診療の手引き作成委員会：鼻副鼻腔炎診療の手引き．日本鼻科学会会誌 63(1)：1-85, 2024
19) Meltzer EO, et al.：J Allergy Clin Immunol. 114(6 Suppl)：155-212, 2004（PMID：15577865）
20) Wald ER, et al.：Pediatrics. 132(1)：e262-e280, 2013（PMID：23796742）
21) Rosenfeld RM, et al.：Otolaryngol Head Neck Surg. 152(2 Suppl)：S1-S39, 2015（PMID：25832968）
22) 日本鼻科学会 編：急性鼻副鼻腔炎診療ガイドライン 2010 年版（追補版），日本鼻科学会会誌 53(2)：103-160, 2014
23) Brook I：Int J Pediatr Otorhinolaryngol. 71(11)：1653-1661, 2007（PMID：17629576）
24) Jaume F, et al.：Curr Allergy Asthma Rep. 20(7)：28, 2020（PMID：32495003）
25) Stevens WW, et al.：J Allergy Clin Immunol Pract. 5(4)：1061-1070, 2017（PMID：28286156）
26) Tokunaga T, et al.：Allergy. 70(8)：995-1003, 2015（PMID：25945591）
27) Lacroix JS, et al.：Acta Otolaryngol. 122(2)：192-196, 2002（PMID：11936912）
28) van den Broek MFM, et al：Otolaryngol Head Neck Surg. 150(4)：533-537, 2014（PMID：24515968）

29) Wald ER, et al.：Pediatrics. 87(2)：129-133, 1991(PMID：1987522)
30) Ueda D, et al.：Pediatr Infect Dis J. 15(7)：576-579, 1996(PMID：8823849)
31) Majima Y, et al.：Auris Nasus Larynx. 39(1)：38-47, 2012(PMID：21636230)
32) Shimizu T, et al.：Auris Nasus Larynx. 43(2)：131-136, 2016(PMID：26441370)
33) Haruna S, et al.：Rhinology. 47(1)：66-71, 2009(PMID：19382498)
34) 国立感染症研究所：流行性耳下腺炎（おたふくかぜ）1993〜2002年．病原微生物検出情報（月報）IASR 24(5)：103-104，2003
35) 国立感染症研究所：流行性耳下腺炎（おたふくかぜ）2013年7月現在．病原微生物検出情報 IASR（月報）34(8)：219-220，2013
36) Hashimoto H, et al.：Pediatr Infect Dis J. 28(3)：173-175, 2009(PMID：19209100)
37) 庵原俊昭：小児内科 46(増刊)：997-1000，2014
38) 国立感染症研究所：流行性耳下腺炎（おたふくかぜ）2016年9月現在．病原微生物検出情報 IASR（月報），37(10)：185-186
39) 庵原俊昭：小児科診療 77(Suppl)：164-166，2014
40) 日本感染症学会 気道感染症抗菌薬適正使用委員会：気道感染症の抗菌薬適正使用に関する提言（改訂版）感染症学雑誌 96：Sup. S1-S22，2022
41) McIsaac WJ, et al.：JAMA. 291(13)：1587-1595, 2004(PMID：15069046)
42) Shaikh N, et al.：Pediatrics. 126(3)：e557-e564, 2010(PMID：20696723)
43) Snow V, et al.：Ann Intern Med. 134(6)：506-508, 2001(PMID：11255529)

（牛尾聡一郎）

9 尿路・泌尿器感染症

尿路感染症は敗血症の原因ナンバーワン。前立腺に抗菌薬は届きにくい

> **はじめのひきだし**
> ☐ 尿路・泌尿器感染症の最大の原因菌は大腸菌です。
> ☐ 無症候性細菌尿に対して抗菌薬は原則として不要です。
> ☐ 感染症治療と並行して，尿の流れを妨げる原因にも目を向けます。
> ☐ 尿路感染症は敗血症の原因となるため，治療が必要と判断した場合は強力に治療することを意識します。
> ☐ 前立腺は中枢や眼球と同様に抗菌薬が移行しにくい臓器であるため，抗菌薬の臓器移行性に気を配ることが重要です。

はじめに：概要と分類

☐ 尿路・泌尿器は体内で尿を産生し排出する役割を果たす重要な臓器群です。その構造は腎臓，腎盂，尿管，膀胱，前立腺，尿道に分類されます（図9-1）。腎臓は血液を濾過して尿を作ります。尿は腎臓から腎盂そして尿管を通って膀胱に移動します。膀胱は尿の貯蔵器で，尿が充満すると伸びて大容量に対応します。

☐ 尿道には性差があり，女性の尿道は男性より短いことが知られています。前立腺は男性だけにある臓器で，膀胱のすぐ下にあり尿道をドーナツ状に取り囲んでいます。正常な前立腺は栗の実くらいの大きさで，重さは成人の男性で20g前後です。

☐ 尿路感染症は，腎盂腎炎，膀胱炎，尿道炎があります。尿は健常な場合，生成されたときは無菌です。しかし，尿道からあるいは他の臓器の感染症から血流に乗って菌が尿路に侵入した場合，これらの感染症が引き起こされる場合があります。大部分は大腸菌が原因です。

☐ 泌尿器感染症として，本章では前立腺炎を取り上げます。こちらも大腸菌が主たる原因菌ですが，稀に黄色ブドウ球菌が血流感染を介して原因となる場合があります。前立腺は毛細血管の通りが悪い器官であるため，抗菌薬の選択には前立腺に移行性のある薬剤を選択します。

A 尿路感染症

1 特徴

☐ 尿路感染症は，以下の点を整理することがとても重要です。
- 感染症はどの部分〔上部（腎実質，腎盂），下部（膀胱，尿道），尿路外（前立腺，腎周囲腔）〕で起こっているか
- 前立腺肥大や腫瘍など，尿の流れを障害する解剖学的な問題がないか
- カテーテルや結石などの異物が関係していないか
- 神経因性膀胱など，機能的な問題がないか
- 感染が起こった場所（院内，院外）から耐性菌の関与は考えられるか

☐ これらを確認することで，腎盂腎炎，膀胱炎，尿道炎など臨床的な分類と抗菌薬の選択が可能に

表9-1 尿路感染症の危険因子

		女性	男性
年齢（歳）	6〜15	膀胱尿管逆流	なし
	16〜35	性交，避妊具	同性間性交
	36〜65	婦人科手術，膀胱逸脱	前立腺肥大，カテーテル使用・手術
	65以上	上記に加えて失禁やカテーテルの使用	上記に加え失禁

表9-2 尿路感染症の分類

1. 女性の単純性膀胱炎
2. 女性の再発性膀胱炎
3. 女性の急性腎盂腎炎
4. 複雑性尿路感染症
   A. 妊娠関連尿路感染症（妊娠子宮による尿管圧迫）
   B. 男性の尿路感染症（前立腺の異常が原因となることがある）
   C. 慢性腎盂腎炎（急性腎盂腎炎の再発）
   D. 尿路閉塞や解剖学的な異常
   E. 神経因性膀胱など機能異常
   F. 膀胱カテーテルなどの異物
   G. その他（腎不全，腎移植，糖尿病，高齢者，耐性菌など）

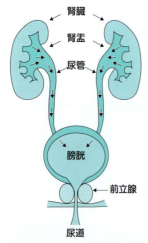

図9-1 尿路・泌尿器の構造

なります。また，感染が起こった原因の除去や治療にも対応できます。原因については性別や年齢別で異なることが知られています（表9-1）[1]。

② 病態と臨床症状

1. 尿路感染症（腎盂腎炎，膀胱炎，尿道炎）

- **定義**：尿路（腎臓，腎盂，尿管，膀胱，尿道などの尿の通り道）に細菌が感染し，炎症が起こるもの。
- 尿路感染症は，基本的に好気性および通性嫌気性グラム陰性桿菌によって引き起こされます。特に大腸菌が多く，市中感染の95％，院内感染の約50％を占めるといわれています。菌の侵入は尿道から上行性に起こること（上行性感染）が大多数で，その他に血行性に引き起こされる場合があります。
- 感染は上皮細胞に大腸菌の線毛が接着することから始まります。尿道には少量の菌が存在していて，それが尿道から膀胱に向かう上行性に菌が侵入します。膀胱内に菌が入ればさらに増殖し，腎盂さらには腎実質へ上昇するリスクが高まります。細菌はバイオフィルムを形成する場合があり，難治性や再発の原因となることがあるので注意します[2]。
- 主な尿路感染症を表9-2にまとめます[3]。複雑性尿路感染症は，尿の流れが障害される解剖学的な問題がある場合を指します。成人になると，女性は人口の1〜2％程度に細菌尿を認めるようになります。細菌尿は自然治癒することもありますが，そのうち25％程度の女性が尿路感染症になるといわれています。これが約50％の女性が，人生の中で尿路感染症を経験するといわれるゆえんです。これに対して，成人男性から細菌尿が検出される割合は0.1％程度です。
- 主な症状には，排尿時痛・発熱・腰痛があり，尿培養から菌が検出されます。しかし「これらの症状と菌の検出があったから尿路感染症である」というような単純なものではありません。細菌尿を見たら，「尿に細菌が存在する」と考えるより「細菌尿を引き起こしている疾患もしくは原

因となるデバイスを検索する必要がある」と考えます。

③ 検査と診断

1. 尿路感染症（腎盂腎炎，膀胱炎，尿道炎）

1 尿の顕微鏡検査
- 尿の顕微鏡検査は細菌尿の存在を確認できます。検鏡の感度を高めるために，遠心沈殿した後にグラム染色やメチレンブルー染色を行う場合があります。
- また尿中白血球（膿尿）を確認できます。白血球 10/μL が有意とされていますが，尿路感染症では 100/μL を超える場合もよく経験します。
- 膿尿がなければ，複雑性尿路感染症やカテーテル関連の尿路感染症は否定できることが多いです。
- 膿尿の簡易的な検査として，エステラーゼ反応を用いたテストを行うことがありますが，偽陽性や偽陰性があり，正確性を求める場合は顕微鏡検査を行います。
- 顕微鏡検者は血尿も確認できますが，感染症のみならず腫瘍や尿路結石，血管炎，腎炎など様々な疾患で観察されることがあります。

2 尿の培養検査
- 培養のために採尿を行う場合，尿道付近を完全に消毒することは難しく，汚染のために菌が検出されることは多いです。感染なのか単なる汚染なのかを判断する手法として，菌量の定量化が行われます。しかしそれでも完全に区別することは難しいため，診断は簡単ではありません。
- 尿の採取には，中間尿の採取，尿道カテーテルによる採取，恥骨上穿刺による採取があります。恥骨上穿刺は稀で，中間尿の採取が試みられ，難しい場合に尿道カテーテルを使用します。中間尿の採取には汚染が発生しないよう手指衛生や，特に女性の場合，外陰部の清拭を実施します。尿道カテーテルを使用した場合は汚染のリスクは少なくなるので，菌量が少なくても尿路感染症と診断される場合があります。

3 画像検査
- 再発を繰り返す場合，複雑性尿路感染症の場合，血尿が存在する場合には，画像診断が有用です。X線写真に始まり，腹部超音波検査やCT検査を行います。最も感度が高い画像検査は造影剤を使用した造影CTです。

④ 病原微生物と治療法

1. 尿路感染症全般

1 想定される病原微生物

グラム陽性球菌	グラム陽性桿菌	ウイルス
ブドウ球菌属	—	—
グラム陰性球菌	グラム陰性桿菌	その他（真菌など）
—	大腸菌，プロテウス属，クレブシエラ属，エンテロバクター属，緑膿菌	カンジダ属

- 90%以上の尿路感染症は単一の起炎菌により生じ，そのほとんどは大腸菌です。複雑性尿路感染症ではプロテウス属（*Proteus* 属）やクレブシエラ属（*Klebsiella* 属），エンテロバクター属（*Enterobacter* 属），緑膿菌などが原因となる場合があります。その他，膀胱カテーテル関連の感染症としては，カンジダ属（*Candida* 属）などの真菌が関与していることがあります。

2 薬物療法

- 尿路感染症は敗血症に移行しやすい疾患であることが知られています。無症候性細菌尿は抗菌薬による治療が不要な場合がありますが、症状を伴う細菌尿では抗菌薬治療やデバイス抜去（尿道カテーテルなど）が必要です。治療は2〜3日で効果が認められることが多いですが、反応が乏しい場合、膿瘍などの存在を精査します。投与期間は感染部位によって異なります。
- 尿路感染症に使用できる抗菌薬は多数存在します。腎排泄型の抗菌薬は尿で濃縮されるため、下部の尿路感染症では効果が得られやすいことが知られています。抗菌薬の選択には感受性結果が参考になりますが、アミノグリコシド系を使用する際、尿路感染症が引き起こされた尿は酸性に傾くことがあり、活性が低下することが懸念されます。
- 抗菌薬治療が奏効した場合、治療の1〜2週間後の尿培養は陰性化することが多いです。
- 治療効果が得られていない場合は、抗菌薬の投与量が不十分であるか、起炎菌のMICが高いことが考えられます。
- 再発か再感染かを見極める場合は、通常、再感染は2週間以上の間隔が必要であり、治療開始から1〜2週間での症状の再燃は再発、2週間以上の間隔がある場合は再感染と考えられます。

3 感染症治療薬のピットフォール

- コアグラーゼ陰性ブドウ球菌（CNS）が尿培養から検出された場合、以前はコンタミ（汚染）といわれることがありました。しかし、CNSの1種であるスタフィロコッカス・サプロフィティカス（*Staphylococcus saprophyticus*）は大腸菌に次いで2番目に尿路感染症の起炎菌となりうるものです[4]。大腸菌同様、ST合剤やキノロンで治療可能です。

ステップアップのひきだし①　尿路感染症成立のきっかけは？　尿は本当に無菌？

- 大腸菌の中に尿路病原性大腸菌（UPEC：uropathogenic *Escherichia coli*）と呼ばれる菌が存在します。UPECの線毛が、尿路上皮細胞に存在するマンノシル化ウロプラキンという蛋白に接着することが、尿路感染症成立のきっかけといわれています[2]。
- 尿路にも細菌叢があることがわかってきました。これらの常在菌は感染を起こさず、尿路内の恒常性に関与していると考えられています[5]。菌量自体は少なく、尿路感染症に用いる培地では生えにくいことが知られています。保有する菌には性差があることも知られています。

---

2. 膀胱炎

1 想定される病原微生物

- 尿路感染症に準じます。

2 薬物療法

- 通常の膀胱炎では膀胱内で腎排泄型の抗菌薬が維持されることから、抗菌薬による治療効果は高く治療期間も3日程度と短いです。外来で治療する場合、尿培養の陰性化を確認はしないことも多いです。臨床上、ST合剤（スルファメトキサゾール・トリメトプリム）をよく使用します。その他、キノロン系やβ-ラクタム系抗菌薬を使用します。ST合剤とキノロンはβ-ラクタム系抗菌薬と比較して治療成績がよいことが報告されています[6]。近年、ST合剤とキノロンともに耐性を持つ大腸菌の増加が報告されています。そのような場合、ホスホマイシンカルシウム水和物を選択することがあります[7]。

> ・ST合剤（バクタ®）　1回2錠　1日2回
> ・レボフロキサシン水和物（クラビット®）1回500 mg 1日1回（腎機能に応じて適宜減量）
> ・ホスホマイシンカルシウム水和物（ホスミシン®）　1日3 g

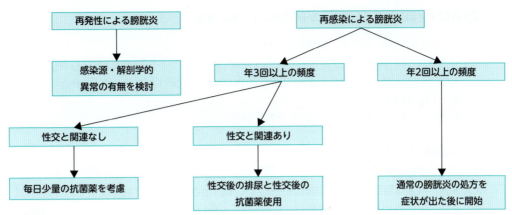

図9-2 繰り返す膀胱炎の診療アルゴリズム

3 感染症治療薬のピットフォール

☐ 特殊な膀胱炎として，妊娠や膀胱カテーテルの留置がある場合，耐性菌による尿路感染症の既往がある場合は短期投与を避け，抗菌薬を1週間程度投与します．1〜2週間後の尿培養陰性化も確認したいところです．妊婦に投与する場合は，安全面を考慮しアモキシシリン水和物などのβ-ラクタム系抗菌薬を選択します．

☐ 繰り返す膀胱炎には，治療アルゴリズムが提唱されています[3]．このアルゴリズムでは，治療後2週間以上経過後の再燃を再感染，2週間以内の再燃かつ同じ名前と感受性の菌の検出を再発と定義しています．また，年間の再発頻度と性交との関連性から抗菌薬の通常量あるいは少量投与が提案されています（図9-2）．

☐ **再発と性交に関係がない場合**

> ・ST合剤（バクタ®）　半錠を連日もしくは週3回程度　半年ほどで再評価
> 　（性交後の予防投与）
> ・シプロフロキサシン塩酸塩水和物（シプロキサン®）200 mg

3. 腎盂腎炎

1 想定される病原微生物
☐ 尿路感染症に準じます．

2 薬物療法

❶ エンピリック治療

☐ **合併症のない感染**

> ・レボフロキサシン水和物（クラビット®）500 mg　24時間毎　5〜7日間　経口/静注
> ・セフトリアキソンナトリウム水和物（ロセフィン®）1 g　1日1回　10日間　静注
> 　ゲンタマイシン硫酸塩（ゲンタシン®）5 mg/kg　24時間毎　静注

☐ **耐性菌のリスクが高く，かつ重症*または緑膿菌感染の既往がある場合**

> ・メロペネム水和物（メロペン®）1 g　8時間毎　静注（腎機能に応じて適宜減量）
> *例えば，ウロセプシスが疑われる場合

- [ ] フルオロキノロン系薬または ST が選択肢にならない場合[8]

> （感受性があればβ-ラクタム系薬を使用可＊）
> ・クラブラン酸カリウム・アモキシシリン水和物（オーグメンチン®）配合錠 250 RS　1回1錠　1日3回　＋　アモキシシリン水和物（サワシリン®）カプセル 250 mg　1回1錠　1日3回　14日間
> ＊β-ラクタム系による経口治療の成功率は低い可能性あり

3 感染症治療薬のピットフォール

- [ ] 腎盂腎炎は尿路感染症の中で頻度が高く，誰でも生じうる疾患です。上行性に菌が侵入したと考えた場合，腎盂は腎実質に近い位置に存在していて，小さな膿瘍が多数出現している病態のため，通常の膀胱炎と比較して抗菌薬の治療期間は長くなりがちです。抗菌薬の反応性も膀胱炎と比較して遅く，2～3日解熱しないこともあります。解熱しない場合は再度培養検査を実施すると同時に，画像検査が検討されます。
- [ ] 病態として消化器症状が強く出る場合があるため，抗菌薬治療は静注を選択します。数日の抗菌薬治療の後で消化器症状が改善した場合やもともと消化器症状が少ない場合は，経口での抗菌薬治療を行います。治療期間は合併症がない場合は1週間，合併症がある場合は2週間程度ですが，再発する場合はさらに長期化する場合があります。

4. 尿道炎

1 想定される病原微生物

- [ ] 尿路感染症に準じます。

2 薬物療法

- [ ] 尿道炎は性交と関連が深く，クラミジアやマイコプラズマ，ヘルペスウイルスが関与している場合があります。膀胱炎を併発していることも多く，その場合は尿から検出される細菌量が増える傾向があります。第一選択には以下のような抗菌薬が使用されます。
- [ ] クラミジア・マイコプラズマ

> ・ドキシサイクリン塩酸塩水和物（ビブラマイシン®）　100 mg　1日2回　経口（妊婦は使用不可）
> ・アジスロマイシン水和物（ジスロマック®）　1 g　1日1回　経口（妊婦に使用可能）

- [ ] 単純ヘルペスウイルス

> ・バラシクロビル塩酸塩（バルトレックス®）　1回 500 mg　1日1回　経口投与（腎機能に応じて適宜減量）
> ・ファムシクロビル（ファムビル®）　1回 250 mg　1日3回　経口投与（腎機能に応じて適宜減量）

5. CAUTI（カテーテル関連尿路感染症）

1 想定される病原微生物

グラム陽性球菌	グラム陽性桿菌	ウイルス
ー	ー	ー
グラム陰性球菌	**グラム陰性桿菌**	**その他（真菌など）**
ー	大腸菌，クレブシエラ属，緑膿菌	カンジダ属

- □ CAUTI（カテーテル関連尿路感染症：catheter-related urinary tract infection）の原因菌は，大腸菌，クレブシエラ属等の腸内細菌と，緑膿菌等のグラム陰性桿菌が中心です。カンジダ属が検出されることがありますが，尿路感染症を発症することは少ないとされています。

2 薬物療法

- □ CAUTIに対しては，尿道カテーテルの交換と抗菌薬の投与が必要です。尿検体を採取する場合は，長期留置された尿道カテーテルからはカテーテルの定着菌が培養され，真の原因菌を反映しないことがあるため，尿道カテーテル交換後に採取します。
- □ エンピリック治療は，キノロン耐性大腸菌・ESBL産生菌・緑膿菌をカバーする抗菌薬が必要であり，重症な場合ではカルバペネム系抗菌薬を選択します。グラム陽性菌が観察された場合には，患者背景によってはMRSAやペニシリン系に耐性のあるエンテロコッカス属（*Enterococcus*属）や*Coagulase-negative Streptococcus*属の可能性もあるので，重症度に応じてバンコマイシン等の抗MRSA薬の併用を検討します。
- □ 現状，CAUTIの治療期間については十分に検証されていませんが，抗菌薬に速やかに反応した場合は7日間，反応が乏しい場合は10〜14日間，重症で合併症がある場合は14〜21日間程度といわれています[9]。

5 感染予防

- □ 膀胱炎は，遺伝的に起こしやすい人がいるので，繰り返し膀胱炎を経験する患者は，手指衛生の徹底と陰部を清潔に保つことを心掛けてもらいます。また，速やかに抗菌薬治療が開始できるように，発症時にあらかじめ処方を受けておきます。

B 前立腺炎

1 特徴

- □ 前立腺の役割は，主に前立腺液の分泌や，精嚢から分泌された精嚢液を精巣で作られた精子と混合し精液を作り，射精における収縮や尿の排泄を担っています。同時に，膀胱側の尿道を狭くして，精液が膀胱側に行かないように調整しています。前立腺に関係のある疾患として，感染症の他，前立腺肥大症や前立腺がんがあります。
- □ 前立腺炎のうち，細菌性は10％程度です[10]。

2 病態と臨床症状

- □ **定義**：男性特有の臓器である前立腺に感染症が原因で炎症，排尿障害，排尿痛が生じるもの。
- □ 前立腺炎は，急性前立腺炎と慢性前立腺炎に分けられます。急性の場合は，発熱や局所の痛みを伴う場合が多いですが，慢性の場合はほとんど炎症症状がありません。症状は，頻尿や前立腺肥大に伴う閉鎖症状（尿に勢いがない，排尿後の尿もれ，夜間尿），肛門周囲の不快感が挙げられます。

3 検査と診断

- □ 前立腺炎の診断では経直腸の超音波検査を実施します。その他，CTやMRIを用いる場合があ

ります。また視診として陰茎の皮膚病変や尿道からの分泌物を調べることもあります。

④ 病原微生物と治療法

1 想定される病原微生物

グラム陽性球菌	グラム陽性桿菌	ウイルス
黄色ブドウ球菌	大腸菌	―
グラム陰性球菌	**グラム陰性桿菌**	**その他（真菌など）**
淋菌	―	クラミジア

- 前立腺炎のうち，細菌性と考えられるものはおよそ10％程度です。細菌性の場合，急性と慢性の前立腺炎に大別されます。

2 薬物療法

- 急性の場合は炎症により抗菌薬の組織移行が高まるので，β-ラクタム系抗菌薬が有用です。一方，炎症を伴わない慢性の場合は，前立腺に移行性の高いST合剤やキノロンが用いられます。

> - セフトリアキソンナトリウム水和物（ロセフィン®）　0.5 g 1回，その後ドキシサイクリン塩酸塩水和物（ビブラマイシン®）　100 mg　1日2回 併せて7日間　経口
> - レボフロキサシン水和物（クラビット®）　500 mg　1日1回　10～14日間　静注/経口
> - ST合剤（バクタ®）　2錠（スルファメトキサゾール800 mg・トリメトプリム160 mg）　1日2回　10～14日間　経口

3 感染症治療薬のピットフォール

- これら抗菌薬と併用して，泌尿器に選択性の高いαアドレナリン受容体拮抗薬（例：シロドシンを1回4 mg 1日2回経口）を用いて，尿閉や排尿困難の緩和を試みます。
- 慢性の場合は炎症所見がみられないため，抗菌薬の移行は非常に悪いです。体内で抗菌薬の移行が悪い臓器として中枢や眼内が挙げられますが，前立腺も毛細血管が少なく，抗菌薬の移行が悪い器官です。前立腺に移行性の高いST合剤やキノロン系抗菌薬を使用します。

> - レボフロキサシン水和物（クラビット®）　500 mg　1日1回　4週間　静注/経口
> - ST合剤（バクタ®）　2錠（スルファメトキサゾール800 mg・トリメトプリム160 mg）　1日2回　1～3か月間程度　経口

⑤ 感染予防

- 前立腺炎は感染症が原因となる割合が少ないため，予防はなかなか難しいですが，尿路感染症同様，陰部を清潔に保つことで上行性の感染を予防することができます。

ステップアップのひきだし②　▶ SGLT2阻害薬の尿路感染症のリスクは？

- メタ解析の結果，カナグリフロジン水和物で相対リスク1.04（95%CI 0.95-1.14），ダパグリフロジンプロピレングリコール水和物で相対リスク1.44（95%CI 1.06-1.95）とされています[11, 12]。製剤間の違いもあるのでしょうか。現時点ではSGLT2阻害薬を使用している患者に尿路感染症予防の指導は必要なようです。

参考文献

1) Infectious Disease 2nd ed. WB Saunders. p943-954, 1998.
2) Karam MRA, et al.：Mol Immunol. 108：56-67, 2019（PMID：30784763）
3) Stamm WE, et al.：N Engl J Med. 329（18）：1328-1334, 1993（PMID：8413414）
4) Flores-Mireles AL, et al.：Nat Rev Microbiol. 13（5）：269-284, 2015（PMID：25853778）
5) Whiteside SA, et al.：Nat Rev Urol. 12（2）：81-90, 2015（PMID：25600098）
6) Naber KG.：J. Antimicrob Chemother. 46（Suppl 1）：23-27, 2000（PMID：11051620）
7) Walker E, et al.：Clin Infect Dis. 63（7）：960-965, 2016（PMID：27313263）
8) Gilbert DN, 他 編, 菊池賢, 他日本語版 監：日本語版 サンフォード感染症治療ガイド2023（第53版），ライフサイエンス出版，2023
9) 日本泌尿器科学会 編：尿路管理を含む泌尿器科領域における感染制御ガイドライン（改訂第2版）．メディカルレビュー社，2021
10) Lloyd GL, et al.：Curr Infect Dis Rep. 3（6）：534-539, 2001（PMID：11722811）
11) Kaze AD, et al.：Cardiovasc Diabetol. 21（1）：47, 2022（PMID：35321742）
12) Xu X, et al.：Ann Palliat Med. 11（3）：1028-1037, 2022（PMID：35365032）

（柴田　啓智）

10 中枢神経系感染症

よくみる頭痛に潜む致死的感染症

はじめのひきだし

- 頭痛を訴える患者をみたら中枢神経系感染症を疑います。中枢神経系感染症の中でも細菌性髄膜炎，単純ヘルペス脳炎は非常に緊急性が高く，致死率の高い疾患です。チームで協働し，適切な抗菌薬を早急に投与します。
- 中枢神経系感染症に対しては中枢移行性のある抗菌薬を選択します。臓器への移行性を高めるため，一般感染症と比較して高用量を用います。
- 中枢神経系感染症では抗菌薬を長期間投与するケースが多いため，正しいタイミングでの血液培養を行うことに加え，禁忌がない場合の髄液，膿瘍検体からの菌の同定が重要です。
- 単純ヘルペス脳炎に対してアシクロビルを投与する場合は，急性閉塞性腎症を防止するため十分な補液が必要です。
- 脳膿瘍は鼻副鼻腔，頭部外傷など周囲からの直接の感染や心臓を含めた遠隔臓器からの血行性に感染が波及する場合があり，感染がどこに起因するか探索することが重要です。

はじめに：概要と分類

- 患者が頭痛を訴え，発熱と意識障害を伴う場合は中枢神経系感染症を疑います。中枢神経系感染症の主な原因は，他の臓器の感染に伴う血行性感染，頭部外傷による開放創や手術による感染，鼻副鼻腔や中耳炎による直接的な波及です。緊急性が非常に高く，しばしば意識障害や痙攣，気道緊急をきたします。
- 主な中枢神経系感染症として，細菌性髄膜炎，脳炎，脳膿瘍，脊髄炎，硬膜下膿瘍，硬膜外膿瘍が挙げられ，中でも細菌性髄膜炎，ヘルペス脳炎は治療が遅れると死亡率の上昇や神経学的予後の悪化につながります[1,2]。時には敗血症として，循環や凝固，腎，肝など多臓器の障害を合併し，集中治療が必要になります。
- 中枢神経系感染症は特に免疫を獲得していく乳幼児期に好発する特徴があります。一般的に訴えを聞くことの多い頭痛，そしてかぜのような症状，直接目で確認することの難しい感染巣というように，非常に鑑別や診断が難しい要素が揃う中で疑い，早急な治療を開始するために必要な要素を理解しておくことが重要です。
- 髄膜と各部の名称を 図10-1 に示します。

A 髄膜炎

① 特徴

- 髄膜炎は細菌による細菌性髄膜炎とウイルスによる無菌性髄膜炎に分類され，特に細菌性髄膜炎は年間約1,500人（70％が小児ですが現在は減少傾向）で，非常に重症度が高く，死亡率は30％程度です[3,4]。
- 感染経路は患者や保菌者からの飛沫感染，接触感染です。ウイルスの感染力は強く，発症すると発熱，頭痛，悪心・嘔吐などの症状を引き起こしますが，重症化すると意識消失や痙攣などの神

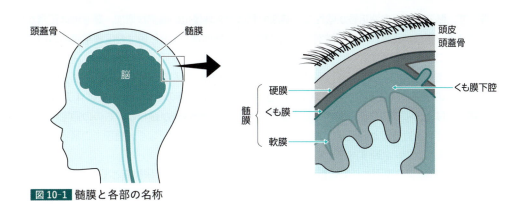

図 10-1 髄膜と各部の名称

経症状を引き起こす場合があります。
- 特に細菌が原因の髄膜炎は急激に悪化して命に関わるケースもあるため，早期発見・早期治療が重要です。一方で，髄膜炎は乳幼児や高齢者では典型的な症状が現れないケースもあり，発見が遅れることもあります。

② 病態と臨床症状

- **定義**：頭蓋骨と脳の間に存在する髄膜と呼ばれる 3 枚の膜（脳に近い方から軟膜，くも膜，硬膜）に，細菌やウイルスによる感染，自己免疫疾患などによって生じる炎症。
- 細菌性髄膜炎の 3 徴として発熱，意識障害，頭痛が挙げられ，全体の 99％の症例では少なくとも 1 つの症状があります。頭痛は頭部全体に波及し，体動時に増悪しやすいです。一方，これらがすべてが揃う症例は 2/3 以下であることにも注意が必要で，髄膜炎は容易に否定できません[5]。
- 原因や患者の年齢，重症度によっても異なりますが，倦怠感，悪心・嘔吐などの非特異的な症状を呈し（年齢が低いほど非特異的），数時間単位で意識清明から昏睡に至る劇症型や数日単位で急速に病態が進行し痙攣がみられる症例もあります。
- 無菌性髄膜炎の 3 大症状は発熱，頭痛，嘔吐であり，神経症状はほとんど出現しないこともあります。10 万人あたり 0.2 人前後と推定され，経過も良好で比較的期間も短いのが特徴です。日本では夏を中心に流行し，幼児に最も多く，年齢とともに発症率は減少します[6]。
- 身体所見には背部痛，項部硬直，Kernig 徴候，Brudzinski 徴候がありますが，感度が低く，参考にする程度です。

③ 検査と診断

- 細菌性髄膜炎において，原因や合併症の探索には血液培養が必須です。抗菌薬投与前に採取すれば，血液培養の陽性率は 50～80％と非常に高い割合となり，起因菌を特定できます[7]。
- 診断には腰椎穿刺による髄液検査が重要です。髄液所見では通常，多形核球優位の細胞増多（1,000 以上），糖の低下（45 mg/dL 以下，髄液糖/血糖比＜0.4），蛋白増多（500 mg/dL 以上），液のグラム染色での菌検出が認められます。一方で細菌性髄膜炎の 10％程度で髄液所見が正常であるとも報告されており[8]，所見が正常の場合でも髄膜炎が否定できないことに注意します。治療経過が良好なら，髄液検査の再検は必須ではありません。
- 無菌性髄膜炎では，初期の臨床症状だけでは細菌性髄膜炎との鑑別は難しいため，腰椎穿刺が必

要です．髄液塗抹，血液培養が陰性で，髄液所見は単核球優位の細胞数増加，髄液糖は正常からやや低下，蛋白は正常からやや微増で，血液検査では白血球や CRP 値は軽度異常値あるいは正常であることが特徴です．
- 腰椎穿刺を行う際に，頭部 CT で脳ヘルニアの徴候や占拠性病変を認める場合，血小板数や凝固能などの禁忌事項の確認が必要です．抗血小板薬や抗凝固薬の服用，血小板数 4 万/μL 以下の場合には十分に検討する必要があります[9]．さらには，髄膜炎が疑わしいものの帰宅可能な患者に腰椎穿刺を行うことの是非については今のところ明確な基準がなく，髄膜炎の緊急性と重症度を踏まえて個別に判断すべきです．
- X 線検査（髄膜炎の原因として骨折や鼻副鼻腔炎を検索するため），尿検査と CT・MRI（合併症や原因として膿瘍形成を確認するため），心エコー（細菌性心内膜炎の確認するため）が必要な場合もあります．

④ 病原微生物と治療法

1 想定される病原微生物

❶ 細菌性髄膜炎

グラム陽性球菌	グラム陽性桿菌	ウイルス
肺炎球菌，黄色ブドウ球菌，MRSA など	リステリア属	―
グラム陰性球菌	グラム陰性桿菌	その他（真菌など）
髄膜炎菌	インフルエンザ菌，腸内細菌，緑膿菌	―

- 成人と小児で原因菌が異なります．一般的に人の喉や鼻の粘膜にもいる身近な菌が原因です．日本における免疫が正常な 18～50 歳の成人では原因菌として肺炎球菌が最も多く，その次にインフルエンザ菌，髄膜炎菌，グラム陰性桿菌，リステリア属（Listeria 属）が挙げられます．
- 髄膜炎菌については欧米に比べて日本では少ないです．50 歳以上では肺炎球菌が最も多いですが，耐性化が進んでいます．MRSA やリステリア属，腸内細菌，緑膿菌もみられます．
- リステリア属は乳幼児の原因菌として多く，成人ではリスクファクターとして 50 歳以上や担がん患者，副腎皮質ステロイド投与中や糖尿病の患者，肝機能や腎機能障害の患者，プロトンポンプ阻害薬やヒスタミン H_2 受容体拮抗薬を服用中の患者が挙げられます．
- 起因菌は 1 か月未満では B 群レンサ球菌，大腸菌が多く，1 か月以降はインフルエンザ菌，肺炎球菌が多くなります（表10-1）．一方，免疫不全の患者や慢性の消耗性疾患を有する成人では肺炎球菌を含むレンサ球菌，ブドウ球菌が多く，これらは耐性化率も高いです．
- また，頭部損傷や脳外科手術後，脳脊髄液シャントなどの外科的侵襲を受けた患者では表皮ブドウ球菌や黄色ブドウ球菌，MRSA，緑膿菌などのグラム陰性桿菌が起因菌となりえます．

❷ 無菌性髄膜炎

グラム陽性球菌	グラム陽性桿菌	ウイルス
―	―	エンテロウイルス，ムンプスウイルス，単純ヘルペスウイルス，水痘・帯状疱疹ウイルス
グラム陰性球菌	グラム陰性桿菌	その他（真菌など）
―	―	―

- 無菌性髄膜炎のほとんどはウイルスによるもので，エンテロウイルスが大半を占めます．ウイルスが特定できた症例でもエコーウイルス，コクサッキーウイルスなどのエンテロウイルス属がほとんどを占めており，続いてムンプスウイルス，単純ヘルペスウイルス，水痘・帯状疱疹ウイルスなどの頻度が高いです[10]．

表10-1 患者背景における抗菌薬の選択

患者背景		推定される原因菌	使用抗菌薬
免疫不全なし	1か月未満	B群レンサ球菌，大腸菌，リステリア属	アンピシリンナトリウム＋セフォタキシムナトリウムまたはアンピシリンナトリウム＋アミノグリコシド薬[*1]
	1か月以降	インフルエンザ菌，肺炎球菌，リステリア属	セフォタキシムナトリウム（またはセフトリアキソンナトリウム）＋パニペネム・ベタミプロン（またはバンコマイシン塩酸塩）
	16〜50歳	肺炎球菌，インフルエンザ菌，髄膜炎菌	第三世代セフェム系薬，カルバペネム系薬[*2]
	50歳以上	リステリア属，肺炎球菌，グラム陰性桿菌，MRSA	アンピシリンナトリウム＋バンコマイシン塩酸塩＋第三世代セフェム系薬 または カルバペネム系薬＋バンコマイシン塩酸塩
	外科的侵襲（頭部損傷，脳神経外科手術後，脳脊髄液シャント）	ブドウ球菌，グラム陽性桿菌，肺炎球菌，グラム陰性桿菌	カルバペネム系薬＋バンコマイシン塩酸塩
免疫不全や慢性消耗性疾患を有する	成人	肺炎球菌，髄膜炎菌，ブドウ球菌，リステリア属，グラム陰性桿菌（緑膿菌含む）	アンピシリンナトリウム＋バンコマイシン塩酸塩＋セフタジジム水和物 または カルバペネム系薬＋バンコマイシン塩酸塩
	外科的侵襲（頭部損傷，脳神経外科手術後，脳脊髄液シャント）	ブドウ球菌，レンサ球菌，グラム陰性桿菌	カルバペネム系薬＋バンコマイシン塩酸塩 または セフタジジム水和物＋バンコマイシン塩酸塩

[*1] アンピシリンナトリウムはリステリア属（セフェム耐性）の場合に備えて用いる。
[*2] 効果が得られない場合はバンコマイシン塩酸塩を追加する。

2 薬物療法

❶ 細菌性髄膜炎

□ 細菌性髄膜炎を疑った時点から速やかな抗菌薬療法が必要で，病院到着後60分以内の抗菌薬投与を目指します（表10-1）[11]。

□ 抗菌薬は患者背景や病歴から推定しエンピリック治療から始めます。起因菌が同定されたら感受性を参考にしながら髄液移行性も踏まえて抗菌薬の変更を検討します。例えばMRSAが検出されたらまずバンコマイシン塩酸塩を考えますが，MIC1以上の場合は髄液移行性の観点からリネゾリドへの変更を考えます。患者背景，施設の状況などを加味して，院内感染症チームとともに抗菌薬の適正使用を検討します。

□ 投与期間に関しては質の高い研究が少なく，経験的に示された一般的な目安を表10-2 に示します。起因菌や感染源によって異なりますが，一般的に解熱し症状が改善した後，7〜10日間は抗菌薬の投与を継続することが望ましいです。

□ 副腎皮質ステロイドの併用については様々な意見がありますが，成人の肺炎球菌性髄膜炎と小児のインフルエンザ菌性髄膜炎では抗菌薬とともに副腎皮質ステロイドの短期使用の有用性が多く報告されています[11]。

表10-2 抗菌薬の標準的な投与期間

起因菌	投与期間（日）
髄膜炎菌	7
インフルエンザ菌 (Haemophilus influenzae)	7
肺炎球菌 (Streptococcus pneumoniae)	10〜14
B群レンサ球菌 (GBS)	14〜21
好気性グラム陰性菌	21
リステリア菌	≧21

・デキサメタゾンリン酸エステルナトリウム（デカドロン®）10 mg（小児は0.15 mg/kg）/回　1日4回　2〜4日間　静注

- 副腎皮質ステロイドは抗菌薬投与の直前または同時に行うべきであり，抗菌薬投与が先に行われている場合は投与しません。
- 薬物療法の臨床効果については，髄液意識障害や頭痛，項部硬直などの髄膜刺激徴候といった所見を評価します。

❷ 無菌性髄膜炎
- 無菌性髄膜炎については自然経過で治癒が見込めることから嘔吐や発熱に対して補液，電解質管理，栄養，疼痛管理など対症療法が中心となり，特異的な薬物療法はありません。

3 感染症治療薬のピットフォール
- 初回投与までの時間が重要です。細菌性髄膜炎は抗菌薬が1時間遅れるごとに死亡率や合併症が1.1%ずつ上昇します[1]。必要な検査（血液培養）や病歴から起因菌を想定し，チームで綿密に連携し，速やかに投与します。
- 抗菌薬が髄液に移行するには時間がかかるため，多少の起因菌検出率の低下はあるものの手技が煩雑で実施までに時間を要する腰椎穿刺を行うまで抗菌薬投与を待つ必要はありません。
- 緊急を要することから，抗菌薬の選択は患者背景や原因から起因菌を想定し投与を開始するエンピリック治療となりますが，患者に起因するリスク因子，年齢による起因菌の違い，耐性化率に注意します（表10-1）。
- 起因菌が判明したらデ・エスカレーションを行い，標的治療へと移行しますが，どちらの場合も抗菌薬は髄液移行性のあるものを選択し，髄液移行を考慮した用量とする（可能な限り最高用量を用いる）ことに注意します。

⑤ 感染予防

- 予防の観点としては感染者からの伝播を避けることと，ワクチンの接種です。日本においては細菌性髄膜炎の原因菌としてインフルエンザ菌と肺炎球菌が多数を占めていたことから，それぞれ2013年にインフルエンザ菌b型ワクチン（アクトヒブ®）が，2010年に小児用肺炎球菌ワクチン（ニューモバックス®）が定期接種化（公費負担）され，Hibによる髄膜炎，肺炎球菌による髄膜炎は急激な減少傾向が認められています。

ステップアップのひきだし①　抗菌薬の髄注

- 脳外科手術後や脳脊髄液シャント，ドレーン感染の患者は外科的処置や抗菌薬の全身投与（静脈内投与）に反応が乏しい場合，抗菌薬の髄注を考慮します。抗菌薬を髄腔内に投与することで抗菌薬の組織移行を制限する血液脳関門を越え，血中濃度を高く保ち，副作用のリスクを冒すことなく十分な抗菌薬を髄腔内に曝露できます。
- 米国感染症学会（IDSA）のガイドラインでは，分布容積や脳室の大きさ，ドレナージ量など様々な因子で前後するものの，バンコマイシン塩酸塩5〜20 mg/日，ゲンタマイシン硫酸塩1〜8 mg（成人は4〜8 mg，小児は1〜2 mg）/日が示されています[12]。脳脊髄液の薬物濃度を評価した研究も少なくエビデンスに乏しいため，すべての症例で行うようなことは避けるべき点に注意します。

B 脳炎

① 特徴

- 感染に伴う脳実質への直接的な侵襲による一次性脳炎（感染性脳炎）と，感染後の自己免疫性反応（免疫介在性脳炎）による二次性脳炎に分けられます。本書では主に一次性脳炎を扱います。
- その中でも単純ヘルペス脳炎は脳炎全体の約20%を占め，発生頻度が年間100万人あたり3〜4人です[13]。緊急性，重症度が非常に高く，未治療の致死率は70%にも上り，たとえ早期に治療したとしても何らかの後遺症が残るケースが多いです[14, 15]。
- 単純ヘルペス脳炎はどの年齢にも発症しますが，50〜60歳代にピークがあり，また様々な病原体への特異免疫が獲得されつつある乳幼児期にも多く発症します。性差はなく，発症時期の季節性もありません。
- 近年では水痘・帯状疱疹ウイルスによる脳炎が単純ヘルペス脳炎に次いで多く，脳炎全体の5〜10%を占めます[16]。高齢者や眼部帯状疱疹，播種性帯状疱疹の患者は水痘・帯状疱疹ウイルス脳炎のリスクが高いです。

② 病態と臨床症状

- **定義**：脳実質の炎症。髄膜炎との鑑別が非常に難しく，細菌や真菌，ウイルスによる感染，自己免疫疾患（免疫介在性脳炎）など原因が多岐にわたる。
- 発症機序としては単純ヘルペスウイルスが三叉神経節に潜伏した後に再活性化して上行性に脳に侵入することで側頭葉や前頭葉に出血や壊死病変を生じると考えられています。口唇ヘルペスや角膜ヘルペスによる感染が先行することは少なく，皮膚・粘膜病変と関連するか否かについてもわかっていません。
- 単純ヘルペス脳炎は臨床像や画像所見から，限局性脳炎型，全脳炎型，多巣性脳炎型に分類します。臨床症状は発熱，頭痛などの全身炎症症状から始まり，時間経過とともに意識障害，痙攣などの神経症状と精神症状，異常行動などの高次脳機能障害を示します[17]。項部硬直やKernig徴候などの髄膜刺激症候も高頻度に認めます。
- 中には頭痛を認めない症例もあり，軽度から重度のものまで幅広い点にも注意します。これらの臨床症状は髄膜炎と非常に類似しますが，異常行動や運動障害，感覚障害は大脳皮質に病変が生じていることを窺わせるもので，これらは髄膜炎にはみられず脳炎に特徴的です。
- 水痘・帯状疱疹ウイルス脳炎は髄膜脳炎型と血管炎型があり，臨床症状として，37℃を超える発熱，頭痛，嘔吐などの髄膜刺激症状を高頻度に認め，意識障害，痙攣などの様々な神経症状を呈します。またその後の後遺症として，運動障害や神経の痛み，知覚の低下，意識障害がみられることがあります。

③ 検査と診断

- 単純ヘルペス脳炎の確定診断にはウイルス学的検査が必須です。脳ヘルニアの懸念がなければ脳脊髄液を用いた単純ヘルペスウイルスDNA-PCRを行います。これは感度98%，特異度94%と，ともに非常に高いです[18]。
- 初期の髄液所見が正常またはPCRが陰性の場合は24〜48時間に再検をします。通常，治療開始1週間以内で髄液中の単純ヘルペスウイルスDNA-PCRは減少し，2週間以内に消失し

表10-3 主な急性ウイルス性脳炎の原因となるウイルス

- ムンプスウイルス
- エンテロウイルス属（エコーウイルス，コクサッキーウイルス）
- アデノウイルス
- 単純ヒトヘルペスウイルス
- 水痘・帯状疱疹ウイルス
- サイトメガロウイルス
- インフルエンザウイルス

（青木眞：レジデントのための感染症診療マニュアル　第3版，pp493-498，医学書院，2015 より）

- ます。髄液所見ではリンパ球優位の細胞増多や蛋白増加が特徴的で，糖は正常であるが多く，外観は水様で透明が一般的ですが，赤血球やキサントクロミーを認める症例もあります[19]。
- 画像所見は発症初期に浮腫を認め，側頭葉内側，前頭葉下面の皮質に両側性に病変を確認することが多いです。拡散強調画像（DWI：diffusion weighted imaging）も有用で，側頭葉や辺縁系が単純ヘルペス脳炎の好発部位であることから初期に MRI にて異常を検出できます。
- 一方，水痘・帯状疱疹ウイルス脳炎も脳脊髄液を用いた高感度 DNA-PCR にて特定可能で，髄膜脳炎型は MRI などの画像に病変を示さず，血管脳炎型は MRI にて非特異的な虚血や出血性病変を示すことが特徴です。また単純ヘルペス脳炎にみられる側頭葉や辺縁系病変は稀です。
- 脳波検査においては，初期から周期性複合波や振幅の減衰，焦点性あるいは全般性の徐波，焦点性てんかん性放電といった異常を認めることが多いです。

④ 病原微生物と治療法

1 想定される病原微生物

- 多くの場合で原因ウイルスを特定することは困難ですが，最も代表的なのは単純ヘルペスウイルスで，その次に頻度が高いのは水痘・帯状疱疹ウイルスです。表10-3 に主な急性ウイルス性脳炎の原因となるウイルスを示します[20]。

2 薬物療法

- 目標は脳炎による併存症状をコントロールし，後遺症（記憶障害，人格障害，てんかん）を残さないことです。

> <単純ヘルペスウイルスに対して>
> ・アシクロビル（ゾビラックス®）体重当たり 10 mg/kg/回（新生児〜2 か月は 20 mg/kg/回，3 か月〜15 歳は 15 mg/kg/回，最大量は 1,000 mg/回）を 1 時間以上かけて 1 日 3 回　14〜21 日間（免疫不全者は 21 日間）

- 脳脊髄液を用いた単純ヘルペスウイルス DNA-PCR の陰性化を確認して投与を終了します。
- アシクロビルが標準的に使用されるようになったことで死亡率は 10% 程度に減少しました。
- アシクロビルの効果が不十分と考えられる際（髄液の PCR においてウイルス量が減少しない場合や画像所見が拡大する場合），以下の両者を検討します。

> ・ホスカルネットナトリウム水和物（ホスカビル®）40 mg/kg/回 8 時間毎に点滴静注　と
> ・ビダラビン（アラセナ®-A）5〜10 mg/kg/回。24 時間毎に点滴静注　の併用も検討[19]

- 副腎皮質ステロイド薬については，ウイルスの再活性化と増殖を助長する一方で，細胞障害性を伴う炎症反応を抑制し神経障害を軽減する可能性があり，臨床症状を改善したとの報告が多くあります。
- ガイドラインでは単純ヘルペス脳炎発症時には短期間の併用が望ましいとされています[19]。

> ・メチルプレドニゾロンコハク酸エステルナトリウム（ソル・メドロール®）1日1g　3日間　または
> ・デキサメタゾンリン酸エステルナトリウム（デキサート®）1日40mg　4日間

- □ 水痘・帯状疱疹ウイルスによる脳炎においてもアシクロビルが有効ですが，単純ヘルペス脳炎，水痘・帯状疱疹ウイルス以外のものが原因の脳炎に対しては有効な治療法がなく，対症療法として脳浮腫や痙攣の管理が重要となります。
- □ 原因ウイルスが不明な場合は支持療法が中心となります。

3 感染症治療薬のピットフォール

- □ 単純ヘルペス脳炎の診断に用いる髄液中のHSV-DNA-PCRは結果判明まで最低1日以上かかり，転帰不良因子の1つとしてアシクロビル治療開始の遅れが挙げられるので，その緊急性・重症度から結果は待たず，臨床症状から疑われるすべての患者に受診後6時間以内にアシクロビルを開始することが推奨されています[19]。
- □ また，アシクロビルの投与を受けた患者の約20%が急性閉塞性腎症をきたし，結晶尿による腎障害を併発するといわれています。投与開始4日頃が好発時期で，可逆性であり十分な補液を行うことで出現率を低下させることができます。これがアシクロビル250mgあたり100mLの補液が必要な理由です。

5 感染予防

- □ 特になし

C 脳膿瘍

1 特徴

- □ 脳膿瘍は亜急性に発症し，適切な対応を行わなければ致死的な経過をたどります。限局性の院内感染で，感染を背景とした脳の炎症部位周囲に膿がたまった状態です[21]。脳膿瘍の周囲組織には液体の貯留がみられ，これに伴い周辺組織が腫脹することで頭蓋内圧の上昇が生じます。画像診断や外科的治療，抗菌薬療法が向上した現在でも死亡率は15%と重症度の高い疾患です。好発年齢は30～40歳代です[22]。

2 病態と臨床症状

- □ **定義**：脳腫瘍とは頭蓋骨の内部に発生する腫瘍を総称したもの。
- □ 臨床症状は膿瘍の部位やその程度，大きさに異なりますが，頭痛，発熱，局所神経症状が3徴です。その中でも頭痛を訴える症例が最多で，発熱や意識障害を認めない症例が多いのも特徴です[23]。局所神経症状は膿瘍周囲の大脳皮質に炎症が波及することによるもので，片麻痺，失語，痙攣，視野障害がみられます。
- □ 経過の初期から脳膿瘍の診断を想起することは困難なため，これらの症状をみたら鑑別の1つに挙げておくことが重要です。

③ 検査と診断

- 原因菌が多様である上に血液培養での検出率が低いので（とはいえ，抗菌薬投与の前の採取は必要），診断の上ではドレナージの際に膿瘍から検体を採取し，塗抹，培養を提出することがとても重要です。
- 髄液検査の所見としては多核球優位の細胞数増多と髄液蛋白上昇，髄液糖低下を認めることが多いです。また膿瘍の脳室穿破がある場合や髄膜炎に伴う場合を除いては髄液培養も通常陰性です。
- 臨床検査においても CRP や WBC の上昇を認めず，発熱や神経症状を認めない症例も多いことから，脳膿瘍を疑った場合には積極的に造影 CT や被膜の描出に優れる頭部造影 MRI といった画像評価を行うことが推奨されます。

④ 病原微生物と治療法

1 想定される病原微生物

グラム陽性球菌	グラム陽性桿菌	ウイルス
レンサ球菌（*Streptococcus milleri* group），黄色ブドウ球菌	結核菌	—

グラム陰性球菌	グラム陰性桿菌	その他（真菌など）
—	緑膿菌，嫌気性菌（*Prevotella*，*Porphyromonas*）	真菌

- 脳膿瘍は感染の経路として中耳炎，鼻副鼻腔炎など隣接する臓器からの直接浸潤が半数を占め，次に遠隔の臓器感染からの血行性の転移，さらには外傷や脳外科術後など様々なものが想定されるので，これらの感染臓器に応じた起因菌を考えます[21]。
- 鼻副鼻腔炎や歯科的感染症が背景にある場合はレンサ球菌（*Streptococcus milleri* group）や嫌気性菌〔プレボテラ（*Prevotella*），ポルフィモナス（*Porphyromonas*）〕の関与を疑います。また，頭部外傷や感染性心内膜炎，デバイス関連感染，皮膚感染由来からは黄色ブドウ球菌が多く検出されます。
- 高齢者，ステロイドや免疫抑制薬服用中，抗がん薬使用中など免疫機能が低下している場合は加えて緑膿菌，真菌，結核菌も原因菌として想定する必要があります。
- 約 30～60％の症例において複数菌種が起因となります[22]。

2 薬物療法

- 膿瘍サイズが大きい場合（1 cm 以上）は膿瘍穿刺によるソースコントロール（感染源や感染巣を取り除くこと）を考えながら，緊急性，重篤性から抗菌薬は早急にエンピリック治療を開始します。
- 同定，感受性結果が判明するまでは，レンサ球菌やブドウ球菌などのグラム陽性球菌，グラム陰性桿菌，嫌気性菌をカバーできる抗菌薬の併用レジメンが必要です。
- 嫌気性に対しては，海外で 2000 年以前から用いられ有用性が確認されているメトロニダゾールを用います。殺菌性で脳脊髄関門通過，脳組織への移行も良好です。
- また，外科的に切除が行われる症例では第三世代セファロスポリンを 3 週間継続することも検討します。

　・セフォタキシムナトリウム（クラフォラン®）1 回 3 g　8 時間毎　21 日間

- 慢性化した中耳炎や脳神経外科手術後が想定される患者には緑膿菌まで想定し中枢移行性のあるセフェピム塩酸塩水和物またはセフタジジム水和物，メロペネム水和物が推奨されます。
- 外傷に伴う場合や手術後の場合は MRSA をカバーするためにバンコマイシン塩酸塩の併用が必

表 10-4 脳膿瘍の患者背景，基礎疾患に対応した代表的な経験的治療

一次感染巣	想定される原因微生物	エンピリック治療の推奨
鼻副鼻腔炎，中耳炎	ストレプトコッカス属，インフルエンザ菌，バクテロイデス属，フソバクテリウム属	セフトリアキソンナトリウム水和物＋メトロニダゾール（緑膿菌を疑う場合はセフトリアキソンナトリウム水和物に代えてセフェピム塩酸塩水和物）
頭部外傷	スタフィロコッカス・アウレウス，エンテロバクター属	バンコマイシン塩酸塩＋セフタジジム水和物またはセフェピム塩酸塩水和物
脳神経外科手術後	スタフィロコッカス・アウレウス，ストレプトコッカス属，緑膿菌などの医療関連耐性グラム陰性桿菌	バンコマイシン塩酸塩＋セフタジジム水和物またはセフェピム塩酸塩水和物またはメロペネム水和物
感染性心内膜炎	スタフィロコッカス属，viridans group Streptococci，エンテロコッカス属	バンコマイシン塩酸塩＋セフトリアキソンナトリウム水和物
細胞性免疫不全	感染症専門家への相談	

〔Brouwer MC, et al.：N Eng J Med. 371（5）：447-456, 2014（PMID：25075836）より〕

要です（表10-4）。
- 膿瘍検体の培養結果が出るまでは血液培養の結果だけでデ・エスカレーションを行わないよう注意します。一方で治療期間は6〜8週間と長期間を原則とすることから原因菌が確定すればデ・エスカレーションで標的を絞った抗菌薬療法が必要です。治療効果の判定にはCTが有用で，定期的な画像評価を行います。
- 副腎皮質ステロイド投与に関してはエビデンスに乏しく，質の高い臨床試験はありません。脳浮腫の軽減から頭蓋内圧を低下させる恩恵を受ける可能性がありますが膿瘍の被膜形成遅延や膿瘍による脳室穿破リスクも想定されます。脳浮腫が強く脳ヘルニアが切迫した症例ではリスクベネフィットを踏まえて投与を検討します。

3 感染症治療薬のピットフォール

- メトロニダゾールは嫌気性に対して良好な活性を有し，中枢移行性や膿瘍内濃度も高く臨床効果も認められており，忍容性，安全性も高い一方で，特徴的なメトロニダゾール脳症（構音障害，歩行障害，など）に注意します。
- 構音障害や運動失調といった小脳症状，意識障害，痙攣を認めることがあり，特に投与期間が長くかつ投与量が多い症例で発症しやすいです[24, 25]。
- 症状出現までの時間が50〜60日と長い特徴がありますが，2日で発症した症例もあります。機序は不明で特異的な治療法もないため，メトロニダゾールを中止して対症療法を行うしかありませんが，多くの症例で可逆的に改善します。

⑤ 感染予防

- 特になし

引用文献

1) Bodilsen J, et al.：BMC Infect Dis. 16：392, 2016（PMID：27507415）
2) Thigpen MC, et al.：N Engl J Med. 364（21）：2016-25, 2011（PMID：21612470）
3) Brouwer MC, et al.：Clin Microbiol Rev. 23（3）：467-492, 2010（PMID：20610819）
4) Kamei S, et al.：Intern Med. 39（11）：894-900, 2000（PMID：11065239）
5) Attia J, et al.：JAMA. 282（2）：175-181, 1999（PMID：10411200）

6) 奥村俊彦, 他：小児内科 55(13)：329-333, 2023.
7) Tamune H, et al.：Am J Emerg Med. 31(11)：1601-1604, 2013(PMID：24070978)
8) Van de Beek D, et al.：N Eng J Med. 351(18)：1849-1859, 2004(PMID：15509818)
9) Costerus JM, et al.：Lancet Neurol. 17(3)：268-278, 2018(PMID：29452686)
10) 竹島慎一, 他：臨床神経学 54(10)：791-797, 2014
11) 細菌性髄膜炎の診療ガイドライン作成委員会 編, 日本神経学会他 監：細菌性髄膜炎の診療ガイドライン 2014, 南江堂, 2015
12) Tunkel AR, et al.：Clin Infct Dis. 64(6)：e34-e65, 2017(PMID：28203777)
13) Wada-Isoe K, et al.：Eur J Neurol. 15(10)：1075-1079, 2008(PMID：18717727)
14) Whitley RJ, et al.：N Engl J Med. 314(3)：144-149, 1986(PMID：3001520)
15) Raschilas F, et al.：Clin Infect Dis. 35(3)：254-260, 2002(PMID：12115090)
16) Granerod J, et al.：Lancet Infct Dis. 10(12)：835-844, 2010(PMID：20952256)
17) Venkatesan A, et al.：Clin Infct Dis. 57(8)：1114-1128, 2013(PMID：23861361)
18) Lakeman FD, et al.：J Infect Dis. 171(4)：857-863, 1995(PMID：7706811)
19) 単純ヘルペス脳炎診療ガイドライン作成委員会 編, 日本神経感染症学会他 監：単純ヘルペス脳炎診療ガイドライン 2017, 南江堂, 2017
20) 青木眞：レジデントのための感染症診療マニュアル 第3版, pp493-498, 医学書院, 2015
21) Brouwer MC, et al.：N Eng J Med. 371(5)：447-456, 2014(PMID：25075836)
22) Mandell, G.L. et al.：Mandell, Douglas, and Bennett's Principles and Practice of Infectious Diseases. 7th Edition, 1265-1278 Churchill Livingstone, Philadelphia, 2010
23) Brouwer MC, et al.：Neurology. 82(9)：806-813, 2014(PMID：24477107)
24) 加藤英明, 他：感染症誌 89(5)：559-566, 2015
25) Kuriyama A, et al.：Clin Neuropharmacol. 34(6)：241-247, 2011(PMID：21996645)

（安藝　敬生）

11 皮膚・軟部組織感染症

感染部位の深さはどこまでか——混在する常在菌と病原菌を見極める

はじめのひきだし

- ☐ 皮膚・軟部組織感染症は頻度の高い感染症であり，感染部位は皮膚表面から骨格筋までを含みます．
- ☐ 皮膚・軟部組織感染症は主に臨床所見から診断されるため，他の疾患との鑑別が重要になります．
- ☐ 病原微生物はレンサ球菌と黄色ブドウ球菌が多く，その他の細菌，真菌，ウイルスによる感染もあります．皮膚表面には常在菌が存在するため，培養結果から抗菌薬を使用する際は注意が必要です．
- ☐ 蜂窩織炎や丹毒などの比較的軽症な感染症は経口抗菌薬で治療が可能ですが，壊死性筋膜炎のような重篤な感染症は複数の静注抗菌薬を併用します．
- ☐ 抗菌薬の治療だけでは不十分な場合，罹患部位のデブリドマンを必要とすることがあります．

はじめに：概要と分類

- ☐ 皮膚・軟部組織感染症は表皮に発症する丹毒から，より深部に発症する蜂窩織炎，筋肉（骨格筋）に発症する化膿性筋炎などさまざまな種類があります（表11-1，図11-1）．

A 蜂窩織炎，丹毒

1 特徴

- ☐ 蜂窩織炎と丹毒は皮膚および皮下組織に生じる感染症です．
- ☐ 蜂窩織炎は皮膚深部の感染，丹毒は皮膚表層の感染ですが，臨床所見で常に区別することができないため，不明な場合は蜂窩織炎として治療します．

表11-1　皮膚軟部組織感染症の種類と定義

疾患	定義
蜂窩織炎	真皮深層および皮下脂肪を含む皮膚の急性感染
丹毒	リンパ管を含む，皮膚のより表層の感染．境界明瞭な圧痛を伴う紅斑局面が特徴的
毛包炎	表皮の化膿を伴う毛包の表在感染
癤（せつ）	小さな皮下膿瘍を伴う毛包の感染
癰（よう）	癤が集簇したもの
皮膚膿瘍	真皮または皮下組織内に限局した膿
化膿性筋炎	しばしば膿瘍を伴う骨格筋の化膿性感染
膿痂疹	痂皮形成または水疱に進行する膿疱または小胞が特徴的な皮膚の表在感染
膿瘡	膿痂疹よりもさらに深いもの．小胞または膿疱として始まり，「打ち抜き潰瘍」へ進展する
ガス壊疽	筋肉を含む壊死性感染症．クロストリジウム性筋壊死としても有名
壊死性筋膜炎	筋膜に沿って進展する皮下組織の進行性感染

〔Bystritsky R, et al.：Ann Intern Med. 168（3）：JITC17-JITC32, 2018（PMID：32755383）より〕

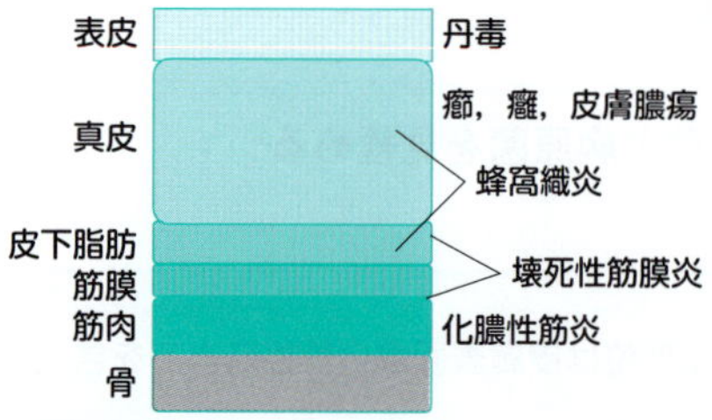

図11-1 皮膚の構造と主な病巣の位置

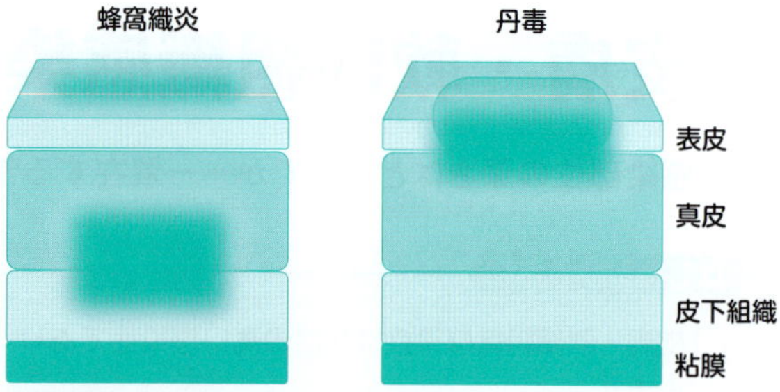

図11-2 蜂窩織炎と丹毒

- 蜂窩織炎と丹毒は体のどの部分にも生じますが，下肢に最も多く見られます。
- 主な病原菌はレンサ球菌と黄色ブドウ球菌ですが，免疫不全の場合は他の菌による感染も考慮します。
- 早期に診断されて適切な抗菌薬治療を行えば予後は良好なことが多い感染症ですが，壊死性筋膜炎などの重篤な感染症との鑑別が重要になることがあります。

② 病態と臨床症状

1. 蜂窩織炎

- **定義**：真皮深層および皮下脂肪を含む皮膚の急性感染[1]（図11-2）。
- 感染部位は皮膚の深層であるため，通常は境界が不明瞭です。
- 主な症状は皮膚の発赤，熱感，浮腫，疼痛で，表面はオレンジの皮に似た外観を有することがあります。
- 感染は下肢が最も多く，ほとんどが片側性で非化膿性です。
- 皮膚バリアの障害（擦過傷，潰瘍，湿疹，足白癬），静脈不全やリンパ液の排泄障害による浮腫，肥満，免疫不全などが原因です。
- 病原菌は主にレンサ球菌と黄色ブドウ球菌ですが，免疫機能低下や動物咬傷から発症した場合は他の菌による関与を考慮します。

2. 丹毒

- **定義**：リンパ管を含む，皮膚のより表層の感染[1]（図11-2）。
- 紅斑は境界が明瞭で隆起して熱感，圧痛を伴いますが，化膿を伴いません。
- 感染は顔を含むどの部位にも起こりますが，四肢に発症することが多いです。
- A群β溶血性レンサ球菌としても知られる化膿レンサ球菌によるものがほとんどで，稀に黄色ブドウ球菌によるものがあります。

③ 検査と診断

1. 蜂窩織炎，丹毒

- 蜂窩織炎と丹毒に特異的な血液検査や画像検査はなく，主に皮膚所見で診断されます。
- 蜂窩織炎や丹毒に類似した疾患は多数あり，下肢蜂窩織炎と診断されて入院した患者259名の

表11-2 IDSA による条件（外来治療か入院治療か）

外来治療	入院治療
・意識レベル低下がない ・血行動態が安定している ・全身性炎症反応症候群（SIRS）ではない	・深在性または壊死性感染が懸念される ・治療へのアドヒアランスが不良 ・重度の免疫不全者への感染 ・外来治療が奏効しない

- うち79名（30.5％）が誤診だったとの報告があります[2]。
- 蜂窩織炎の鑑別疾患には深部静脈血栓症，接触性皮膚炎，うっ滞性皮膚炎，結節性紅斑などの脂肪織炎，薬疹，皮膚膿瘍，Sweet病，壊死性筋膜炎があります[3]。急速に進行する紅斑や疼痛を伴う場合は，壊死性筋膜炎や毒素性ショック症候群などの重症感染症との鑑別が重要です。
- 皮膚表面から検出される菌の多くは常在菌のため創部や皮下穿刺液の培養は通常推奨されません。
- 菌血症の併発は稀であるため[4]，免疫機能の低下，動物咬傷，壊死性筋膜炎や菌血症を疑う場合を除いてルーチンでの血液培養は行われていません。

4 病原微生物と治療法

- 外来と入院のどちらで治療するかについて，米国感染症学会（IDSA：infectious diseases society of america）のガイドライン[5]では 表11-2 に示す条件を挙げています。

1 想定される病原微生物

グラム陽性球菌	グラム陽性桿菌
レンサ球菌，黄色ブドウ球菌	—
グラム陰性球菌	**グラム陰性桿菌**
—	インフルエンザ菌，エロモナス・ハイドロフィラ，緑膿菌

2 薬物療法[6]

- 通常はレンサ球菌と黄色ブドウ球菌を想定するため，両者に有効な抗菌薬を使用します。
- 免疫不全状態，動物咬傷などの場合は緑膿菌を含むグラム陰性桿菌，真菌，抗酸菌，ウイルスを考慮します。
- ほとんどの場合は外来での経口抗菌薬による治療が可能で，投与期間は5日間が目安です[5]。
- 抗菌薬を注射薬から開始した場合，改善が認められたら経口薬への変更を考慮します。

❶ 軽症

・セファレキシン（ケフレックス®）　1回250〜500 mg　1日4回　経口投与
・セファクロル（ケフラール®）　1回250〜500 mg　1日4回　経口投与

❷ 中等症

・セファゾリンナトリウム水和物（セファメジン®α）　1回1〜2 g　1日3回　点滴静注
・アンピシリンナトリウム・スルバクタムナトリウム（ユナシン-Sキット®）　1回1.5〜3 g　1日4回　点滴静注

❸ 重症（あるいは免疫不全者）

・タゾバクタム・ピペラシリン水和物（ゾシン®）　1回4.5 g　1日3回　点滴静注
・メロペネム水和物（メロペン®）　1回1 g　1日3回　点滴静注

❹ β-ラクタムアレルギーの場合

・クリンダマイシンリン酸エステル（ダラシン®S）　1回600mg　1日3回　点滴静注

3 感染症治療薬のピットフォール

- 抗菌薬が効いていても治療初期の48時間は発赤が拡大することがあります。重症であれば72時間まで発赤が拡大することもありますが，約90%は72時間で改善を認めます[7]。
- カンピロバクター・フェタス（*Campylobacter fetus*）やヘリコバクター・シネディ（*Helicobacter cinaedi*）が原因の場合は，血液培養が陽性になるまで5日以上要することがあります[8]。血液培養の観察期間は通常5〜7日であり，見逃される可能性もあるため，これらの病原微生物による感染症を疑う場合は観察期間を延長します。
- レンサ球菌や黄色ブドウ球菌の感受性結果でクリンダマイシンが感性，エリスロマイシンが耐性の場合はクリンダマイシンに耐性の可能性があります。D-testで陽性の場合，クリンダマイシンは耐性のため治療に使用できません。
- 下肢蜂窩織炎では，患肢を挙上することで浮腫と炎症物質の重力による排出が可能となり，改善が早くなります[5]。

ステップアップのひきだし①　▶ MRSAを考慮すべきか

- MRSA（メチシリン耐性黄色ブドウ球菌：methicillin-resistant *Staphylococcus aureus*）は蜂窩織炎の原因としては頻度が低いです。膿瘍形成のない蜂窩織炎患者を対象とした海外のプロスペクティブ研究では，セファゾリンやオキサシリンなどのβ-ラクタム系抗菌薬による治療が96%の患者で成功したことが報告されています[9]。
- 日本においても膿瘍形成のない蜂窩織炎101症例のうち，β溶血性レンサ球菌の関与は60例（59.4%）で確認され，101症例全例で，MRSAに対する抗菌薬は不要であったことが報告されています[10]。
- 抗MRSA薬の使用を考慮するのは，皮下膿瘍，穿通外傷，MRSA保菌の既往，静注薬物使用，好中球減少症，敗血症を伴い全身状態不良などの場合です[5]。

---

5 感染予防

- 蜂窩織炎の再発予防にはリスク因子の管理が重要です。リスク因子にはリンパ浮腫，足白癬，肥満があります[11]。
- 下肢の慢性浮腫を有し蜂窩織炎を繰り返す患者の場合，下肢に弾性ストッキングを着用する圧迫療法によって蜂窩織炎の再発率が低下することが報告されています[12]。
- 蜂窩織炎や丹毒の既往を有する場合，抗菌薬の予防投与は再発を減少させますが，リスクが高い場合に限り考慮されます[5]。

B 壊死性筋膜炎

1 特徴

- 壊死性筋膜炎は筋膜と皮下脂肪を主とした壊死が急速に拡大する壊死性軟部組織感染症の1つです。

表 11-3 壊死性筋膜炎の種類

Ⅰ型	複数菌による感染。嫌気性菌，大腸菌，エンテロバクター属，ストレプトコッカス属などが主な原因菌です。通常は高齢，糖尿病，外科処置後などの危険因子を有する人が発症し，感染部位は体幹と会陰が比較的多いです。
Ⅱ型	単一菌による感染。ストレプトコッカス・ピオゲネスによるものが一般的ですが，他の菌によっても発症します。どの年齢層でも，また基礎疾患のない人でも発症する可能性があり，外傷や皮膚・粘膜の損傷を契機として下肢に好発します。

- 迅速な診断と治療がなされない場合，死亡に至ることもある重症感染症です。
- 抗菌薬の治療だけでは不十分で，壊死組織のデブリドマンが必須です。
- 複数の菌によって発症する場合と単一の菌によって発症する場合があります。

② 病態と臨床症状

- **定義**：筋膜に沿って進展する皮下組織の進行性感染[1]。
- 壊死性筋膜炎は身体のどの部位でも起こる可能性がありますが，一般的には四肢が多く，会陰に生じた壊死性筋膜炎はフルニエ壊疽（Fournier's gangrene）と呼びます。
- 皮膚所見・症状として，紅斑，紅斑を越えて広がる浮腫，強い疼痛，発熱があります。感染は急速に進行し水疱を伴う皮膚破壊および皮膚壊死がみられます。
- 壊死性筋膜炎の発生率は人口 10 万人当たり 0.3〜15 人と報告されています[13]。
- 壊死性筋膜炎の死亡率は報告によって異なりますが，2021 年に報告された系統的レビューでは 23.1%[14]，わが国では 19.7%[15] であったと報告されています。
- 複数菌によるⅠ型感染の方が単一菌によるⅡ型感染よりも多い傾向にあります（表 11-3）。
- 危険因子は外傷，手術，糖尿病やがんなどの免疫機能低下，肥満，アルコール依存症ですが，正常な全身状態でも発症することがあります。

③ 検査と診断

- 初期の壊死性筋膜炎は皮膚の所見に乏しいことが多く，表在性皮膚感染のように見えるため早期診断は困難です。局所の変化に対して痛みが異常に強い，皮膚が非常に浸潤である，進行が速い場合は壊死性筋膜炎を疑います[5]。
- 壊死性筋膜炎を診断するために finger test[16] が実施されます。局所麻酔下に筋膜まで切開を入れ，出血がなく，悪臭を伴う滲出液があり，指で抵抗なく組織を剥離できた場合，壊死性筋膜炎と診断されます。
- 壊死性筋膜炎のリスク評価指標に，C 反応性蛋白や白血球数から評価する LRINEC スコア[17] がありますが，感度にばらつきがあることから除外診断に使用することは推奨されていません。
- 細菌学的診断は深部組織の培養とグラム染色または血液培養によって行われます。
- 血液培養の陽性率は単菌性（Ⅱ型）壊死性筋膜炎患者が約 60%，多菌性（Ⅰ型）の場合が約 20% であったことが報告されています[18]。血液培養の結果は関与するすべての細菌を反映していない可能性があるため注意します。

④ 病原微生物と治療法

- 罹患部位は血流が途絶えて壊死しているため抗菌薬の移行性は低く，外科的デブリドマンを行う

ことが必須です。より早期にデブリドマンを行うことが生存率を高めます。良好な組織に到達するまでデブリドマンを行い，連日となる場合も多いです。

1 想定される病原微生物

グラム陽性球菌	グラム陽性桿菌
レンサ球菌，腸球菌，黄色ブドウ球菌	―

グラム陰性球菌	グラム陰性桿菌
―	バクテロイデス属，クロストリジウム属，大腸菌

2 薬物療法[6]

□ 発症初期は複数菌による感染の可能性を考慮し，グラム陽性菌，グラム陰性菌，および嫌気性菌に対して活性がある広域抗菌薬を静注で最大量投与します。

❶ エンピリック治療

- タゾバクタム・ピペラシリン水和物（ゾシン®）1回4.5 g　1日3回　点滴静注 ＋
  クリンダマイシンリン酸エステル（ダラシン®S）1回600 mg　1日3回　点滴静注の併用
- メロペネム水和物（メロペン®）1回1 g　1日3回　点滴静注 ＋
  クリンダマイシンリン酸エステル（ダラシン®S）1回600 mg　1日3回　点滴静注の併用

□ MRSAのリスクがある場合：上記にバンコマイシン塩酸塩を追加する
- バンコマイシン塩酸塩の投与量[19]：初回のみ25〜30 mg/kgの負荷投与，維持投与は1回20 mg/kgを12時間ごとに投与。血中濃度測定を行いAUC 400〜600 μg・h/mLを目標に投与量を調節する

□ β-ラクタム系薬アレルギーの場合
- レボフロキサシン水和物（クラビット®）1回500 mg　1日1回　点滴静注 ＋
  メトロニダゾール（アネメトロ®）1回500 mg　1日4回　点滴静注の併用

❷ 標的治療

□ ストレプトコッカス・ピオゲネス（*Streptococcus pyogenes*）による感染と確定されたら，感受性パターンを確認して以下にデ・エスカレーションします。
- ベンジルペニシリンカリウム（ペニシリンGカリウム）1回400万単位　1日6回　点滴静注
- アンピシリン水和物（ビクシリン®）1回2 g　1日4回　点滴静注
- セファゾリンナトリウム水和物（セファメジン®α）1回2 g　1日3回　点滴静注

上記のいずれかに加えて
- クリンダマイシンリン酸エステル（ダラシン®S）1回600 mg　1日3〜4回　点滴静注

3 感染症治療薬のピットフォール

□ 至適治療期間は明確に定められていませんが，デブリドマンが不要になり発熱が48〜72時間ないことを確認するまで抗菌薬を投与することが提案されています[5]。

□ ベンジルペニシリンカリウムが使用困難（カリウム含有製剤のため，高カリウム血症や静脈炎リスクがある）な場合は，アンピシリン水和物やセファゾリンナトリウム水和物で代替することを考慮します。

□ ストレプトコッカス・ピオゲネスの毒素産生を抑制するためおよびEagle effect（菌が飽和状態になり分裂を休止すると細胞壁合成阻害のβ-ラクタム薬が効きにくくなる）対策のため，クリンダマイシンリン酸エステルを含む併用治療が推奨されます。後向きコホート研究において，クリンダマイシンリン酸エステル併用療法は壊死性筋膜炎の転帰を改善することが示唆されています[20]。

> **ステップアップのひきだし②** ▶ **抗菌薬の短期間投与**
>
> - 近年，様々な感染症で抗菌薬の短期間投与が検討されています。米国のガイドラインでは壊死性軟部組織感染症においてデブリドマン後の短期間の抗菌薬療法は長期間の抗菌薬療法と同等であり，考慮すべきであると提言しています[21]。
> - その根拠になりうるものとして，壊死性軟部組織感染症に対する最終デブリドマン後，抗菌薬の投与期間を短期間（7日以下）と長期間（7日より長く）で比較した系統的レビューとメタアナリシスでは死亡率に有意な差を認めなかったことが報告されています[22]。

⑤ 感染予防

- 壊死性筋膜炎が比較的稀であるため，感染の予防法は確立されていません。
- ストレプトコッカス・ピオゲネスによる壊死性筋膜炎患者の濃厚接触者が免疫不全症などの場合は，ペニシリンの予防内服が提案されています[18]。

C 動物咬傷による感染症

① 特徴

- 動物よる咬傷で生じる感染症です。
- 咬傷による感染の治療は，咬まれた部位や深さ，そして噛んだ動物によって異なります。
- 重症の場合，敗血症や骨髄炎を引き起こすことがあります。

② 病態と臨床症状

- 咬傷による感染は，咬傷部位の痛み，腫れ，発赤，熱感などの局所的な症状から始まり，場合によっては全身的な感染症状に発展することがあります。特に免疫力が低下している人や糖尿病患者は感染リスクが高く，迅速な治療が必要です。
- 動物による咬傷の85〜90％が犬によるもの，5〜10％が猫によるもので他の哺乳類によるものは稀であると米国では報告されています[23]。
- 咬まれてから感染の徴候や症状が現れるまでの時間の中央値は，猫が約12時間，犬が約24時間です[24]。
- 猫の咬傷は犬の咬傷よりも深部感染（膿瘍，敗血症性関節炎，骨髄炎，腱鞘炎，菌血症，壊死性軟部組織感染）のリスクが高く，深く刺入する傾向があります。咬傷後の感染率は猫が約半数，犬が5〜16％であると示唆されています[25]。
- 培養では複数の細菌が分離されることが多く，創傷の培養から検出された菌種の数の中央値は5で，好気性菌と嫌気性菌の両方の分離が56％であったことが報告されています[24]。主な病原菌は，犬の咬傷がパスツレラ・カニス（*Pasteurella canis*），猫の咬傷がパスツレラ・ムルトシダ（*Pasteurella multocida*）であり，他にはレンサ球菌，黄色ブドウ球菌，フソバクテリウム属（*Fusobacterium* 属），バクテロイデス属（*Bacteroides* 属），バルトネラ・ヘンセラ（*Bartonella henselae*）などがあります。

③ 検査と診断

- ☐ 画像診断は必要に応じて単純X線写真，超音波検査やMRI，CTを行います。
- ☐ 創傷のグラム染色と好気性および嫌気性の培養を行います。発熱や全身感染の徴候，免疫不全がある場合は血液培養を行います。

④ 病原微生物と治療法

- ☐ 創傷を早期に処置することは感染を防ぎます。出血を抑えるために直接圧迫し，創傷を洗浄し，目に見えるゴミを取り除き，水道水または滅菌生理食塩水で灌流します。
- ☐ 動物咬傷による感染症のほとんどは，抗菌薬内服による外来での治療が可能です。抗菌薬は咬まれてからできるだけ早く投与します。
- ☐ 感染が成立していたら抗菌薬は最低でも10日間投与します。予防的に抗菌薬を使用する場合には3～5日間投与します。
- ☐ 咬傷後で感染症が未発症でも深部組織への浸潤，穿刺創，手，顔，性器の場合，免疫不全者，8時間以上創傷処置を受けていない場合は抗菌薬の予防投与が考慮されます[5]。特に猫の場合は積極的に使用します。

1 想定される病原微生物

グラム陽性球菌	グラム陽性桿菌
黄色ブドウ球菌，レンサ球菌	
グラム陰性球菌	**グラム陰性桿菌**
	パスツレラ・カニス，パスツレラ・ムルトシダ，バルトネラ・ヘンセラ，バクテロイデス属

2 薬物療法[6]

- ☐ クラブラン酸カリウム・アモキシシリン水和物は感染した犬や猫の咬傷から分離される細菌をほとんどカバーし，患者の忍容性も高いため予防内服の第一選択薬として推奨されています。
- ☐ トカゲ〔セラチア・マルセッセンス（*Serratia marcescens*）〕やワニ〔エロモナス・ハイドロフィラ（*Aeromonas hydrophila*）〕，サメ〔ビブリオ属（*Vibrio*属）〕などに咬まれた場合は，キノロン系抗菌薬やテトラサイクリン系抗菌薬を使用することがあります。

❶ 咬傷後の予防内服（感染症未発症）：感染症発症のリスクを下げる

> ・クラブラン酸カリウム・アモキシシリン水和物（オーグメンチン®配合錠250RS）1回（アモキシシリン水和物として）250 mg＋アモキシシリン水和物（サワシリン®）1回 500 mg　1日2回　3～5日間　経口投与

❷ 局所の感染症発症（咬傷部位の蜂窩織炎）

> ・アンピシリンナトリウム・スルバクタムナトリウム（ユナシン-Sキット®）1回1.5～3 g　1日4回　5～10日間　点滴静注

3 感染症治療薬ピットフォール

- ☐ 嫌気性菌は培養で増殖しにくいことがあるため，培養で嫌気性菌が増殖しなかった場合でも，治療の全コースにわたって嫌気性菌に有効な抗菌薬を継続します。
- ☐ β-ラクタム系抗菌薬にアレルギーがある場合は，好気性菌と嫌気性菌をカバーするためにスルファメトキサゾール・トリメトプリム，メトロニダゾール，クリンダマイシンリン酸エステル，レボフロキサシン水和物などを併用することが推奨されます[6]。

- □ 静注抗菌薬が奏効したら，敗血症，骨髄炎などがない限り，経口抗菌薬に切り替えることを検討します．
- □ 皮膚・軟部組織への抗菌薬の移行性は良好ですが，汚染傷や異物がある場合は抗菌薬のみでの治癒が困難なため，洗浄やデブリドマンが必要です[6]．

⑤ 感染予防

- □ 破傷風ワクチンの接種を受けていない場合や最終接種からの期間が長い場合は破傷風トキソイドの接種や抗破傷風ヒト免疫グロブリンの投与を考慮します．
- □ 海外渡航時に，犬だけでなくキツネ，アライグマ，コウモリなどの動物に引っかかれたり，咬まれたりした場合には狂犬病のワクチン接種と入手可能な国であれば狂犬病免疫グロブリンの投与を考慮します．

D 糖尿病性足感染症

① 特徴

- □ 糖尿病性足感染症は，糖尿病患者に発症する合併症の1つであり，入院や下肢切断の原因になります．
- □ 感染の背景には神経障害や血流不全，高血糖があります．
- □ 感染は皮膚表面に限局する場合から深部組織まで進行する場合もあるため，抗菌薬は感染の状況に適したものを選択します．

② 病態と臨床症状

- □ 糖尿病性足潰瘍は糖尿病患者の19～34％が罹患しており[26]，そのうち約50％が感染していると考えられています[27]．
- □ 糖尿病の自律神経障害で，汗の分泌が減少し，皮膚が乾燥してひび割れ，皮膚の深部に微生物が侵入しやすくなります．末梢の血流障害も皮膚が乾燥する原因となります．高血糖は好中球の機能を低下させるため宿主の防御機能が低下します．
- □ 神経障害によって感染部位の感覚が鈍くなり，圧痛を訴えず，感染に気づかないことがあります．その場合，感染が深部組織に進行することがあります．
- □ 症状には創部からの膿，発赤，腫脹，疼痛，温感があります．重度の場合は潰瘍形成や壊疽，発熱，悪寒，全身倦怠感などの症状を認め，生命の危険を伴うことがあります．
- □ 糖尿病性足感染症の多くは多菌性であり，培養により5～7種類の菌が分離されます．黄色ブドウ球菌，レンサ球菌，コアグラーゼ陰性ブドウ球菌などの頻度が高いですが，重症の場合は嫌気性菌の関与も考慮します[28]．

③ 検査と診断

- □ 糖尿病性足感染症の診断は，紅斑，温感，圧痛，腫脹，硬結，および膿性分泌物などの臨床症状に基づいて行います．必要に応じてC反応性蛋白，プロカルシトニンなどの炎症マーカーで評価します．

- 糖尿病性足感染症の重症度は局所の炎症の範囲と深さ，全身状態の有無に基づいて未感染，軽症，中等症，重症に分類されます[27]。
- 軽症の場合，培養の必要性は低いですが，中等症または重症で耐性菌の関与が疑われる場合は培養を考慮します。

④ 病原微生物と治療法

- 糖尿病性足感染症の治療は感染部位の適切なデブリドマンと抗菌薬の使用が主です。加えて創傷の洗浄，潰瘍の圧迫緩和，栄養管理，血糖コントロールなどの集学的アプローチによって転帰が改善します[29]。
- 複数菌による感染の場合，黄色ブドウ球菌やレンサ球菌のような病原性の強い菌種は常に抗菌薬投与の対象とすべきですが，病原性の低いコアグラーゼ陰性ブドウ球菌や腸球菌などの重要性は低いかもしれません[30]。

1 想定される病原微生物

グラム陽性球菌	グラム陽性桿菌
黄色ブドウ球菌，レンサ球菌	
グラム陰性球菌	**グラム陰性桿菌**
	バクテロイデス属

2 薬物療法[29]

- 抗菌薬の投与期間は感染の重症度によって異なり，軽度から中等度の場合，治療期間は1～2週間です。黄色ブドウ球菌とレンサ球菌を標的とした抗菌薬投与が必要です。初期治療で効果が不十分な場合は，MRSA，グラム陰性桿菌，嫌気性菌に対して活性を有する抗菌薬の使用を考慮します。

❶ 軽症

- セファレキシン（ケフレックス®）1回500 mgを1日3回　経口投与
- スルファメトキサゾール・トリメトプリム（バクタ®配合錠）1回2錠　1日2回　経口投与
- クリンダマイシン塩酸塩（ダラシン®）1回300 mg　1日3回　経口投与

❷ 中等症または重度

- アンピシリンナトリウム・スルバクタムナトリウム（ユナシン-Sキット®）1回3 gを1日4回　点滴静注
- タゾバクタム・ピペラシリン水和物（ゾシン®）1回4.5 g　1日3回　点滴静注
- メロペネム水和物（メロペン®）1回1 g　1日3回　点滴静注

上記のいずれかとバンコマイシン塩酸塩を併用する

- バンコマイシン塩酸塩（塩酸バンコマイシン）の投与量[19]：初回のみ25～30 mg/kgの負荷投与，維持投与は1回20 mg/kgを12時間ごとに投与。血中濃度測定を行いAUC 400～600 μg×h/mLを目標に投与量を調節する

3 感染症治療薬のピットフォール

- 糖尿病性足感染症の抗菌薬治療に関するデータは限られており，12の研究を系統的レビューした報告では臨床的治癒率は48～90%とされています[31]。その中で，特定の抗菌薬が他の抗菌薬よりも効果的であることを示したものはありませんでした。
- 感染症が広範囲に及んでおり予想よりも治癒が遅く，患者が重度の末梢動脈疾患を有している場

合は3〜4週間の治療を考慮します[27]。

ステップアップのひきだし③ ▶ 外用抗菌薬

☐ 外用抗菌薬による治療は高濃度の抗菌薬を感染部位に投与できること，多剤耐性菌の出現やクロストリディオイデス・ディフィシル（*Clostridioides difficile*）関連下痢症の併発を抑制することが期待されます。しかし，外用抗菌薬の臨床的有益性を示唆する研究結果はあるものの，相反する結果も報告されていることから，現時点では全身の抗菌薬投与の補助療法として使用することは推奨されていません[27]。

⑤ 感染予防

☐ 感染予防には定期的な足の検査と危険因子の管理が必要です。危険因子には血流障害，末梢神経障害，高血糖，潰瘍があります。継続的な管理をするために患者教育が重要です。

引用文献

1) Bystritsky R, et al.：Ann Intern Med. 168（3）：JITC17-JITC32, 2018（PMID：32755383）
2) Weng QY, et al.：JAMA Dermatol. 153（2）：141-146, 2017（PMID：27806170）
3) Bailey E, et al.：Dermatol Ther. 24（2）：229-239, 2011（PMID：21410612）
4) Torres J, et al.：Am J Emerg Med. 35（8）：1159-1161, 2017（PMID：28592371）
5) Stevens DL, et al.：Clin Infect Dis. 59（2）：147-159, 2014（PMID：24947530）
6) JAID/JSC感染症治療ガイド・ガイドライン作成委員会 編：JAID/JSC感染症治療ガイド2023, pp265-266, 日本感染症学会・日本化学療法学会, 2023
7) Bruun T, et al.：Clin Infect Dis. 63（8）：1034-1041, 2016（PMID：27402819）
8) Araoka H, et al.：J Clin Microbiol. 52（5）：1519-1522, 2014（PMID：24574294）
9) Jeng A, et al.：Medicine（Baltimore）. 89（4）：217-226, 2010（PMID：20616661）
10) 盛山吉弘, 他：感染症誌 92（2）：115-119, 2018
11) Ong BS, et al.：Int J Gen Med. 15：6561-6572, 2022（PMID：35983462）
12) Webb E, et al.：N Engl J Med. 383（7）：630-639, 2020（PMID：32786188）
13) Stevens DL, et al.：N Engl J Med. 377（23）：2253-2265, 2017（PMID：29211672）
14) Dhanasekara CS, et al.：Surgery. 170（6）：1718-1726, 2021（PMID：34362585）
15) 沖中友秀, 他：日化療会誌 69（2）：123-130, 2021
16) Andreasen TJ, et al.：Plast Reconstr Surg. 107（4）：1025-1035, 2001（PMID：11252099）
17) Fernando SM, et al.：Ann Surg. 269（1）：58-65, 2019（PMID：29672405）
18) Stevens DL, et al.：Necrotizing soft tissue infections. UpToDate, 2024
19) 抗菌薬TDMガイドライン作成委員会, 他 編：抗菌薬TDM臨床実践ガイドライン2022, pp10-32, 日本化学療法学会/日本TDM学会, 2022
20) Babiker A, et al.：Lancet Infect Dis. 21（5）：697-710, 2021（PMID：33333013）
21) Duane TM, et al.：Surg Infect（Larchmt）. 22（4）：389-399, 2021（PMID：33646051）
22) Lyons NB, et al.：Surg Infect（Larchmt）. 24（5）：425-432, 2023（PMID：37222708）
23) Ellis R, et al.：Am Fam Physician. 90（4）：239-243, 2014（PMID：25250997）
24) Talan DA, et al.：N Engl J Med. 340（2）：85-92, 1999（PMID：9887159）
25) Baddour LM, et al.：Animal bites（dogs, cats, and other mammals）：Evaluation and management. UpToDate, 2023
26) Armstrong DG, et al.：N Engl J Med. 376（24）：2367-2375, 2017（PMID：28614678）
27) Senneville É, et al.：Diabetes Metab Res Rev. 40（3）：e3687, 2024（PMID：37779323）
28) Lipsky BA, et al.：Clin Infect Dis. 39（7）：885-910, 2004（PMID：15472838）
29) Lipsky BA, et al.：Clin Infect Dis. 54（12）：e132-e173, 2012（PMID：22619242）
30) Weintrob AC, et al.：Clinical manifestations, diagnosis, and management of diabetic infections of the lower extremities. UpToDate, 2024
31) Peters EJG, et al.：Diabetes Metab Res Rev. Suppl 1：142-162, 2012（PMID：22271738）

〈桑村　恒夫〉

12 骨・関節感染症

長期治療の成功の鍵は適切な診断と最適な治療にかかっている

> **はじめのひきだし**
>
> ☐ 骨・関節感染症とは骨や関節に感染が生じ，痛みや炎症を伴う疾患の総称です。外傷や手術，血液を介して病原体が侵入し発症します。
> ☐ 抗菌薬による治療が長期にわたることが多く，適切な培養を採取し，起因菌を同定し，最適な治療へ変更していくことが大切です。
> ☐ 抗菌薬治療だけでは治療がうまくいかないこともあるため，どのような状況でデブリドマンが必要かを見極めることが大切です。

はじめに：概要と分類

☐ 骨感染症は骨髄や骨皮質に起こる感染症です。頻度に違いはありますが，脊椎骨，四肢の骨，骨盤，頭蓋骨など様々な部位の骨で発症します。感染機序により血行性および非血行性に分類されます。また経過によって急性および慢性にも区別されます。

☐ 関節感染症は関節液や関節組織に起こる感染症です。経過により急性細菌性関節症と慢性細菌性関節症に区別されます。急性細菌性関節症は黄色ブドウ球菌やレンサ球菌など細菌性が多く，慢性細菌性関節症は結核菌や真菌などが関与することが多いです。

A 骨髄炎

① 特徴

☐ 骨髄炎は骨組織の感染症です。一般的に他の感染症と比べて，抗菌薬による治療が長期にわたることが多い疾患です。そのため適切な培養を採取し，起因菌を同定し，最適な治療へ変更していくことが重要です。

☐ 血行性感染は通常は急性の経過をたどり，血流の豊富な部位の骨で発症します。成人では脊椎に多いです。脊椎は背骨のことで，椎骨が積み重なって構成されています（図12-1）。そのため，脊椎炎は椎体炎とも呼ばれます。小児では大腿骨と脛骨など長い骨の骨幹端部で多く発症します。

☐ 非血行性感染は慢性の経過でたどることが多く，隣接する軟部組織や関節からの骨への感染，外傷，手術によって直接的に感染し，発症します。軟部組織感染症による骨髄炎の最も一般的な基礎疾患は糖尿病です。

☐ 急性骨髄炎は抗菌薬単独で治療可能な場合もありますが，慢性骨髄炎では抗菌薬と外科的処置を併用して治療を進めていきます。

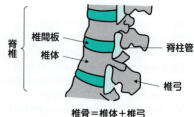

図12-1 脊椎の構造

② 病態と臨床症状

1. 化膿性椎体炎

- **定義**：感染によって引き起こされる脊椎の炎症[1]。
- 最も一般的な血行性の骨感染症であり，成人で多く発症し，特に50歳以上に多いです。男性の罹患率は女性の2倍です。
- 主な臨床症状は腰痛で，身体活動や感染部位への刺激によって痛みが増悪します。時に腹部や下肢などに痛みが放散する場合があります。痛みは徐々に始まり，数週間から数か月かけて進行します。
- 発熱は50％以下でしか認められません[2]。痛みに対して解熱鎮痛薬を服用していると，発熱がマスクされるため注意します。
- 神経症は化膿性椎体炎の1/3程度で発生し，神経根症，筋力低下，知覚喪失などの症状を約15％の症例で認めます。これらの症状は硬膜外膿瘍への進展によって引き起こされることが多いです。運動神経と感覚神経の障害による激しい背部痛から始まり，神経根症状，脱力，膀胱直腸障害が出現し，最終的には麻痺に至ります。
- 大部分が血流感染であり原発部位が確認できるのは約半分の症例です。心内膜炎，尿路感染症，皮膚軟部組織感染症，血管カテーテル感染症に続発して発症します。一部の症例では褥瘡など隣接する軟部組織からの連続感染によって発症したり，外傷や脊椎の手術後に発症（インプラントに関連した感染症）したりすることもあります。

2. 糖尿病性骨髄炎

- **定義**：糖尿病患者における骨の感染症[1]。
- 糖尿病のコントロールが不良の場合，高血糖状態が続くことが多く，免疫機能が低下し，感染症に罹患しやすくなります。また，糖尿病性の神経障害により感覚が鈍化し，足の損傷や感染に気付きにくくなります。さらに，血管障害による末梢血流の低下が感染に対する免疫反応が抑え，治癒を困難にします。
- 糖尿病患者における下肢骨髄炎は，切断や入院を必要とする重大な合併症です。糖尿病患者の15％が糖尿病性足感染症を発症し，そのうち60～80％で骨髄炎が確認されます。
- 感染部位は発赤，腫脹，温感，疼痛が認められることが多いですが，糖尿病患者では末梢神経障害により痛みの感覚が鈍くなることがあります。重症の場合は，発熱，寒気，倦怠感などの全身症状が現れ，これらは感染が全身に広がりつつある徴候となります。

③ 検査と診断

1. 化膿性椎体炎

- 化膿性椎体炎の治療は長期にわたることが多いため，起因菌の同定が非常に重要です。そのため，血液培養や外科的に深部の汚染されていない検体を採取することが大切です。
- CTガイド下での針生検の感度は約50％とされています。典型的な画像所見と起因菌と考えられる血液培養が陽性であればCTガイド下での針生検は必要がない場合があります。一方，血液培養が陰性の場合には，CTガイド下での針生検を検討することが推奨されます。1回目の生検で陰性の場合でも，2回目の生検では約40％の症例で陽性となることが報告されています[3]。

- 赤血球沈降速度（ESR）の上昇や CRP の上昇は 80％以上の症例で認められます[3]。しかし，白血球数や好中球数が基準値内である症例も多くみられます。そのため，ESR と CRP は治療の反応性をモニタリングするのに有用です。
- 画像診断では，MRI が最も感度が高いとされています。MRI は感染部位の早期検出，膿瘍の存在，硬膜外腔への感染の広がりを評価するのに有用です。MRI が利用できない場合は，^{99m}TC を利用した骨シンチグラフィや CT を使用します。
- 血行性の骨髄炎が多いため，他の感染症の合併についても精査します。

2. 糖尿病性骨髄炎

- 足潰瘍の大きさが 2 cm^2 を超える場合や潰瘍が骨に達している可能性がある場合は，骨髄炎を疑います[4]。
- 糖尿病性足潰瘍の症例でプローブを使用して骨を触れる場合，骨髄炎の可能性が高くなります。これはプローブ・トゥ・ボーン・テスト（Probe to bone test）と呼ばれ，診断の一助となります。
- ESR が 70 mm/h 以上の場合，骨髄炎と診断される可能性が高くなります[5]。ESR と CRP は治療の反応性を確認するのにも有用です[6]。
- 骨の変形，異物，軟部組織内のガスを評価するためには単純 X 線写真を撮影します。軟部組織の異常や骨髄炎をより適切に評価するために，MRI を撮影する場合もあります。
- 治療が長期にわたるため，起因菌の同定が非常に重要です。確実な培養検体は骨生検によるものです。検体は通常の培養採取容器では嫌気性菌の発育が悪いため，嫌気ポーターを使用した培養採取も行うことが望ましいです。骨の周辺の組織から培養を採取する場合には，汚染を避けるために，なるべく深部からの穿刺吸引検体を用いることが推奨されます。

④ 病原微生物と治療法

1. 化膿性椎体炎

1 想定される病原微生物

グラム陽性球菌	グラム陽性桿菌	ウイルス
黄色ブドウ球菌，コアグラーゼ陰性ブドウ球菌（CNS），レンサ球菌属	結核菌	—
グラム陰性球菌	グラム陰性桿菌	その他
—	大腸菌，プロテウス属，腸内細菌目細菌（エンテロバクター属，セラチア属，サルモネラ属），緑膿菌	カンジダ属

- 急性の椎体炎の起因菌としては黄色ブドウ球菌とコアグラーゼ陰性ブドウ球菌（CNS）が半分以上を占めています。その次にレンサ球菌，その他グラム陰性菌（大腸菌や緑膿菌）が続きます。特に緑色レンサ球菌が起因菌の場合である場合，約半数が心内膜炎によるものです。
- 亜急性の椎体炎においては，結核菌やブルセラ属（*Brucella* 属）が主な起因菌とされています。
- インプラントに関連した椎体炎では，CNS やアクネ菌など，通常は他の感染症では汚染菌とされる弱毒菌が起因菌となることがあります。

2 薬物療法

- エンピリック治療は避けるべきであり，適切な検体を採取して起因菌を同定するまでは抗菌薬の投与は推奨されません。しかし，神経症状が認められる場合や敗血症を呈した場合には，エンピ

リック治療を行います。
□ 治療期間は一般的に最低でも6週間は必要です。臨床経過がよくない場合や膿瘍が残存している場合は，8週間以上の治療が必要となります。広範囲に骨破壊がある場合には，12週間に及ぶこともあります。
□ 基本的に経静脈的に抗菌薬を投与します。経静脈的に抗菌薬を開始し，2〜4週間程度の治療を行った上で臨床的に安定していることを確認し，経口への変更を考慮します。

❶ **エンピリック治療（原則推奨されず，神経症状が認められる場合や敗血症を呈した場合のみ）**

> ①**MSSAを想起する場合**
> ・注射用第一世代セフェム系薬…セファゾリンナトリウム水和物（セファメジン®α）1回2g 1日3回
> ②**β-ラクタムアレルギーもしくは医療曝露がありMRSAも考慮する場合**
> ・グリコペプチド系薬…バンコマイシン塩酸塩（塩酸バンコマイシン）初回25〜30 mg/kg 維持量1回20 mg/kg 1日2回
> ③**MSSA＋腸内細菌科細菌を想起する場合**
> ・セフトリアキソンナトリウム水和物（ロセフィン®）1回2g 1日1回

❷ **標的治療（注射）**

> ①**MSSA**
> ・注射用第一世代セフェム系薬…セファゾリンナトリウム水和物（セファメジン®α）1回2g 1日3回
> （代替薬）
> ・注射用グリコペプチド系…バンコマイシン塩酸塩（塩酸バンコマイシン）初回25〜30 mg/kg 維持量1回20 mg/kg 1日2回
> ・注射用第三世代セフェム系薬…セフトリアキソンナトリウム水和物（ロセフィン®）1回2g 1日1回
> ・注射用リンコマイシン系薬…クリンダマイシンリン酸エステル（ダラシン®S）1回600 mg 1日3回
> ②**MRSA**
> ・注射用グリコペプチド系薬…バンコマイシン塩酸塩（塩酸バンコマイシン）初回25〜30 mg/kg 維持量1回20 mg/kg 1日2回
> ・注射用環状リポペプチド系薬…ダプトマイシン（キュビシン®）*1回6〜8 mg/kg 1日1回
> ・注射用オキサゾリジノン系…リネゾリド（ザイボックス®）*1回600 mg 1日2回
> ・起因菌が黄色ブドウ球菌…MSSA，MRSA）の場合はリファンピシン（リファジン®）1回450 mg 1日1回の併用を考慮する[7]。
> ③**コアグラーゼ陰性ブドウ球菌（CNS）**：MRSAと同様
> ④**エンテロバクター属（*Enterobacter*属），セラチア属（*Serratia*属）**
> ・注射用第四世代セフェム系薬…セフェピム塩酸塩水和物（セフェピム塩酸塩）1回1g 1日3回 または1回2g 1日2回
> ⑤**緑膿菌**
> ・注射用第三世代セフェム系薬…セフタジジム水和物（セフタジジム）*1回2g 1日3回
> ・注射用第四世代セフェム系薬…セフェピム塩酸塩水和物（セフェピム塩酸塩）1回2g 1日2回
> *保険適用外の用量

⑥その他の腸内細菌目細菌
- 注射用第三世代セフェム系薬…セフトリアキソンナトリウム水和物（ロセフィン®）1回 2g　1日1回
⑦結核菌：肺結核の治療に準じます。治療期間は明確に定められていませんが，進行した状態では治療期間は9～12か月に及びます。

❸ 経口スイッチ

①MSSA
- 経口用第一世代セフェム系薬…セファレキシン（ケフレックス®）1回500mg　1日3回

②MRSA
- 経口用オキサゾリジノン系薬…リネゾリド（ザイボックス®）1回600mg　1日2回
- 経口用リンコマイシン系薬…クリンダマイシン塩酸塩（ダラシン®）*1回300～600mg　1日3回
- ST合剤…スルファメトキサゾール・トリメトプリム（バクタ®）1回（トリメトプリム換算）160mg　1日2回
- 経口用テトラサイクリン系薬…ミノサイクリン塩酸塩（ミノマイシン®）1回100mg　1日2回

③エンテロバクター属，セラチア属，緑膿菌
- 経口用ニューキノロン系薬…レボフロキサシン水和物（クラビット®）*1回500～750mg　1日1回

④その他の腸内細菌目細菌
- 経口用β-ラクタマーゼ配合ペニシリン系薬…クラブラン酸カリウム・アモキシシリン水和物（オーグメンチン®）1回（アモキシシリンとして）250mg＋アモキシシリン水和物（サワシリン®）1回250mg　1日3回
- 経口用ニューキノロン系薬…レボフロキサシン水和物（クラビット®）*1回500～750mg　1日1回

*保険適用外の用量

3 感染症治療薬のピットフォール

□ 抗菌薬投与に併せて，コルセットを使用した安静による保存的治療を行います。血行性の椎体炎では，一般的に手術は必要となりません。しかしインプラントに関連した感染症など脊椎の手術後の感染の場合には，手術が必要となることが多いです。

□ CTガイド下のドレナージ，外科的開放など，外科的治療が考慮される状況は以下の通りです。
- 神経学的異常…神経学的な異常が進行している場合や麻痺・感覚異常が現れた場合
- 膿瘍の存在…硬膜外膿瘍や脊椎周囲膿瘍が形成されており，抗菌薬だけではコントロール不良な場合
- 骨破壊の進行…感染が原因で広範囲な骨破壊が進行している場合，脊椎が構造的に不安定で脊椎圧迫の期間がある場合
- 抗菌薬への反応不良…適切な抗菌薬であるにもかかわらず悪化している場合や薬剤耐性菌により抗菌薬だけはコントロールができない場合

□ 病巣掻爬を行った場合，死腔をコントロールすることが重要です。持続洗浄や骨セメントに抗菌薬を含有させて徐放させる，抗菌薬含有セメントビーズやセメントスペーサーを用いる場合もあります[7]。

ステップアップのひきだし① ▶ 抗MRSA薬以外の経口用のMRSA治療薬

- 経口薬の抗MRSA薬はリネゾリド，テジゾリドリン酸エステルがあります。しかし，市中型のMRSA（CA-MRSA）では抗MRSA薬以外にも感受性によって使用できる内服抗菌薬が存在します。スルファメトキサゾール・トリメトプリム，ミノサイクリン塩酸塩，クリンダマイシン塩酸塩はMRSAに対して比較的感受性が保たれている抗菌薬です[7]。しかしクリンダマイシン塩酸塩の感受性が良好であっても，エリスロマイシンの感受性が耐性の場合，耐性機序によっては効果が得られないため注意します。リネゾリドやテジゾリドリン酸エステルは血小板減少など副作用があったり高価であったりすることから，長期の使用が難しいことがあります。そのため，スルファメトキサゾール・トリメトプリム，ミノサイクリン塩酸塩，クリンダマイシン塩酸塩を使用することで長期に内服治療が可能な場合があります。

2. 糖尿病性骨髄炎

1 想定される病原微生物

グラム陽性球菌	グラム陽性桿菌	ウイルス
黄色ブドウ球菌，レンサ球菌属，腸球菌	クロストリジウム属	―

グラム陰性球菌	グラム陰性桿菌	その他
―	バクテロイデス属，腸内細菌目，緑膿菌	―

- 糖尿病性骨髄炎の起因菌としては，黄色ブドウ球菌が最も多く検出されます。β溶血性レンサ球菌などのレンサ球菌属〔ストレプトコッカス属（*Streptococcus* 属）〕もよく見られます。また，バクテロイデス属（*Bacteroides* 属）やクロストリジウム属（*Clostridium* 属）など嫌気性菌を含む混合感染が多く発生します。
- 糖尿病性骨髄炎を発症している症例は抗菌薬を複数回使用していることが多いため，MRSAや緑膿菌など耐性度の高い菌が検出される可能性が高まります。

2 薬物療法

- 治療期間が長期にわたるため，抗菌薬を投与する前には，起因菌を同定するためになるべく骨生検を行います。それができない場合には，骨周囲の深部の組織培養を採取します。
- 治療は経静脈的な抗菌薬で治療を開始し，経口スイッチを行うことがあります。
- 適切な外科処置が行われている場合でも，経静脈的に4～6週間投与します。外科的処置が不要な症例では10～12週間の抗菌薬投与で治癒することもあります[8]。一方で，足の大切断など感染巣が完全に除去された場合には2～5日間の抗菌薬投与で済むこともあります。

❶ エンピリック治療

- 注射用β-ラクタマーゼ配合ペニシリン系薬…アンピシリンナトリウム・スルバクタムナトリウム（ユナシン-Sキット®）1回3g　1日4回
- 注射用第三世代セフェム系薬…セフトリアキソンナトリウム水和物（ロセフィン®）1回2g　1日2回＋ニトロイミダゾール系薬…メトロニダゾール（アネメトロ®，フラジール®）1回500mg　1日4回

①患者背景やグラム染色により緑膿菌を想起する場合

- 注射用β-ラクタマーゼ配合ペニシリン系薬…タゾバクタム・ピペラシリン水和物（ゾシン®）1回4.5g　1日4回
- 注射用第四世代セフェム系薬…セフェピム塩酸塩水和物（セフェピム塩酸塩）1回2g　1日2回＋ニトロイミダゾール系薬…メトロニダゾール（アネメトロ®，フラジール®）1回500mg　1日4回

> ②患者背景やグラム染色によりMRSAを想起する場合
> ・バンコマイシン塩酸塩　初回25〜30 mg/kg　維持量1回20 mg/kg　1日2回
> ・ダプトマイシン（キュビシン®）*1回6〜8 mg/kgを1日1回)
> ・リネゾリド（ザイボックス®）1回600 mgを1日2回を上記薬剤に併用します。
> 　*保険適用外の用量

❷ 標的治療
- 起因菌が判明後は化膿性椎体炎と同様です。
- 嫌気性カバーが必要な場合には注射用β-ラクタマーゼ配合ペニシリン系薬（アンピシリンナトリウム・スルバクタムナトリウム，タゾバクタム・ピペラシリン水和物）や注射用セフェム系薬にニトロイミダゾール系薬（メトロニダゾール）の併用を考慮します。

3 感染症治療薬のピットフォール
- 糖尿病性骨髄炎の治療は抗菌薬治療だけでなく，血糖のコントロール，血流障害の治療，局所の治療，免荷，外科的治療などを総合的に行っていくことが大切です。
- 特に感染巣のコントロールが不良な場合，膝下，膝上，あるいは股関節で下肢を切断する大切断を行うことがあります。切開・排膿や腐骨の除去など局所の外科治療と内科的治療を合わせて行い，可能な限り大切断を避けるために治療を行っていきます。
- 感染部位に虚血がある場合，抗菌薬が分布せず，治療効果が期待できないことがあります。そのため，血流評価を行うことが重要です。感染部位への血流が悪い場合，血行を確保するため血行再建を行います。

ステップアップのひきだし②　▶ 腸内細菌目治療中の感受性の変化に注意

- 糖尿病性骨髄炎では腸内細菌目が起因菌となることがあります。これらの細菌に対して長期に抗菌薬を使用していると感受性が変化し耐性化することがあります。特に腸内細菌目の中でもエンテロバクター・クロアカ（*Enterobacter cloacae*），クレブシエラ・アエロゲネス（*Klebsiella aerogenes*），シトロバクター・フロインディ（*Citrobacter freundii*）はβ-ラクタム系抗菌薬の曝露によってAmpC型のβ-ラクタマーゼを過剰産生しやすい細菌です[9]。これらの細菌をターゲットにして治療しているのに経過が不良の場合には，培養の再採取を検討しましょう。

---

⑤ 感染予防

1. 化膿性椎体炎
- 糖尿病，肝硬変，透析，免疫薬の使用，過去の感染がリスクとなります。そのため，現在かかっている疾患のコントロールを良好にすることが予防につながります。

2. 糖尿病性骨髄炎
- 末梢神経・感覚神経の障害，糖尿病のコントロール不良，免疫機能の低下が糖尿病性足感染症のリスク要因となるので注意します。
- 感染部位に荷重をかけないことが大切です。除圧目的にフェルトなどで圧を逃がしたり，専用の靴を使用したりすることもあります。

B 感染性関節炎

① 特徴

- 感染性関節炎は黄色ブドウ球菌や淋菌など細菌によるものが多くみられますが、抗酸菌、真菌、ウイルスなど、様々な病原微生物が原因となることがあります。細菌性のものは非淋菌性と淋菌性に分類され、細菌性関節炎は一般に単関節が障害される場合が多いです。一方、結核、ウイルスの場合は、複数の関節が同時に障害されます。
- 急性細菌性関節炎では、関節が急速に障害されるので、培養を採取した後、速やかに治療を開始します。

② 病態と臨床症状

1. 非淋菌性細菌性関節炎

- **定義**：非淋菌性細菌性関節炎は、淋菌以外の細菌によって引き起こされる関節の感染症。
- 急性単関節炎の中で最も危険な感染症とされており、膝関節に最も多くみられ、次いで股関節やその他の大きな関節が障害されることが多いです[10]。手首や足首などの関節が障害されることもあります。
- 単～少数関節炎の原因として、外傷、咬傷、糖尿病性骨髄炎からの波及があります。また多関節炎の原因としては免疫不全や持続菌血症があります。
- 感染した関節の腫れ、持続的な痛みを伴い、急性に発症します。関節液の貯留、熱感、および関節可動域の制限がみられることがあります。通常、発熱がみられますが、関節リウマチなどの併存疾患による解熱鎮痛薬の内服や高齢の症例では発熱がみられない場合があるため、注意します。症例の半数以上で膝関節が侵され、手首、足首、肩、股関節もよく侵されます。

2. 淋菌性関節炎

- **定義**：淋菌性関節炎は、淋菌(ナイセリア・ゴノレア：*Neisseria gonorrhoeae*)が原因で起こる関節の感染症。
- 淋菌性関節炎は性的に活動性の高い人に多くみられどの年齢層でも起こりえますが、40歳未満に多いです[11]。女性に多く、男性であれば同性愛者に多いです。また補体欠損症やSLEが播種性淋菌感染症のリスクといわれています。
- 播種性淋菌感染症の非化膿性関節炎と淋菌性化膿性関節炎は異なる病態のため、分けて考える必要があります。
- 播種性淋菌感染症の3徴として非化膿性多関節炎、腱鞘炎、皮疹があります。非化膿性多関節炎は膝関節、手指関節、足趾関節、足関節に移動性・多発性に出現します。非化膿性多関節炎は血液中の淋菌に対する免疫反応と免疫複合体の組織沈着によるものと考えられています。そのため、関節液に細菌がいるわけではないため、関節液の培養は陰性です。
- 淋菌性化膿性関節炎の多くは播種性淋菌感染症に続発して発症します。一部、播種性淋菌感染症の3徴がないまま淋菌性化膿性関節炎を発症することもあるので注意します。淋菌性化膿性関節炎は股関節、膝関節、足関節、手関節で単関節炎を起こします。

③ 検査と診断

1. 非淋菌性細菌性関節炎

- □ 関節炎の診断に最も重要なのは関節穿刺です。関節炎の種類を特定する上で重要な役割を果たしています。関節穿刺の際には培養だけではなく，細胞数や分画も重要な指標です。
- □ 抗菌薬の投与前に血液培養の採取と関節穿刺を行います。血液培養は黄色ブドウ球菌が原因の場合，50〜70％で陽性となりますが，その他の菌種が原因の場合には陽性率は下がります。
- □ 穿刺した関節液の性状は膿性で，多数の白血球がみられます。
- □ 関節穿刺に加えて，病歴や身体診察を含む総合的なアプローチを行います。
- □ 左方移動を伴う白血球の増加や，ESRやCRPの上昇が認められます。

2. 淋菌性細菌性関節炎

- □ 関節液は播種性淋菌感染症の非化膿性関節炎では白血球数は多くて2万/μL程度ですが，淋菌性化膿性関節炎では5万/μLを超え10万/μLに達することもあります。
- □ 淋菌性化膿性関節炎でもグラム染色でグラム陰性球菌が認められるのは25％程度です。
- □ 関節液や血液の培養で淋菌を検出するのは難しいです。他の感染巣の培養の方が陽性率は高いです。

④ 病原微生物と治療法

1. 非淋菌性細菌性関節炎

1 想定される病原微生物

グラム陽性球菌	グラム陽性桿菌	ウイルス
黄色ブドウ球菌，レンサ球菌属	抗酸菌	―
グラム陰性球菌	グラム陰性桿菌	その他
髄膜炎菌	インフルエンザ菌，緑膿菌	―

- □ 起因菌として最も多いのは黄色ブドウ球菌で，次いでレンサ球菌です。これらの菌は健常者でも発症することがあります。黄色ブドウ球菌は関節リウマチで関節が損傷している症例や人工関節の人に多いです。またレンサ球菌は脾摘症例，糖尿病，悪性腫瘍，泌尿器疾患，婦人科疾患に合併することが多いです。
- □ グラム陰性桿菌は免疫不全症例や高齢者で多いです。

2 薬物療法

- □ 非淋菌性細菌性関節炎に対する治療は抗菌薬の投与と関節液のドレナージを合わせて行います。
- □ 治療効果の判定には定期的な関節液の検査が必要です。治療開始後数日で関節液培養の陰性の確認を行い，陰性の場合には予後が良好であることがわかっています。その後は，関節液の量や白血球数をモニタリングしていきます。
- □ 抗菌薬選択に関してはエンピリック治療，標的治療とも化膿性椎体炎に準じます。

3 感染症治療薬のピットフォール

- □ 細菌性関節炎は閉鎖された膿瘍であるため，関節の膿と壊死組織のドレナージは予後を改善するために必須です。膝，肘，足首，または手首の敗血症性関節炎に対しては，針吸引または関節鏡

によって関節から排液します。股関節，肩関節，またはアクセスが困難な関節の細菌性関節炎では，関節鏡または関節切開によって関節のドレナージを行います。
□ 関節切開など外科的処置が以下の場合に考慮されます。
- 針吸引や関節鏡によって十分なドレナージが得られない場合
- 残存異物を伴う貫通外傷を疑う場合
- 周囲膿瘍の懸念がある場合
- 胸鎖関節や仙腸関節のような深部の関節炎の場合

2. 淋菌性関節炎

1 想定される病原微生物

グラム陽性球菌	グラム陽性桿菌	ウイルス
―	―	―
グラム陰性球菌	**グラム陰性桿菌**	**その他**
淋菌	―	―

□ ペニシリンの発見によって淋菌感染症は治療可能な病気になりました。しかし現在の国内の淋菌はペニシリン結合蛋白（PBP：penicillin-binding protein）の変異株が90％以上を占めており，ペニシリン系抗菌薬は使用できません[12]。テトラサイクリン系およびニューキノロン系に対する耐性率も70〜80％を超えています[13]。

2 薬物療法

> ①エンピリック治療
> ・セフトリアキソンナトリウム水和物（ロセフィン®）　1回1g　1日1回　計14日間　静脈投与

3 感染症治療薬のピットフォール

□ セフトリアキソンナトリウム水和物が使用できない場合，スペクチノマイシン塩酸塩水和物1回2gを1日2回も選択肢です。しかし，淋菌性の咽頭炎を併発している場合，咽頭への移行性が悪く使用できません。

□ 培養結果で感受性があれば使用できる抗菌薬として，ニューキノロン系抗菌薬（レボフロキサシン水和物1回500 mgを1日1回）が挙げられます。経口のセファロスポリン系はエビデンスが乏しいため，使用する場合には経過を慎重に観察する必要があります。

ステップアップのひきだし③ ▶ 耐性淋菌

□ 日本国内において，淋菌治療薬の第一選択であるセフトリアキソンナトリウム水和物の耐性率は5％程度です[13]。世界各地でセフトリアキソンナトリウム水和物耐性の淋菌が報告されており，ヨーロッパではセフトリアキソンナトリウム水和物とアジスロマイシン水和物の併用療法が推奨されています[14]。淋菌感染症患者に対しては渡航歴の確認も重要です。

⑤ 感染予防

1. 非淋菌性細菌性関節炎

- 特になし。

2. 淋菌性関節炎

- 淋菌性細菌性関節炎は特有の予防はありませんが，性行為時のコンドームの使用や淋菌感染症診断後のパートナーの追跡など，淋菌感染症に一般的な感染予防が必要です。詳しくは「14章 性感染症」（→177頁）を参照してください。

引用文献

1) Berbari EF, et al.：Clin Infect Dis. 61(6)：e26-e46, 2015（PMID：26229122）
2) Torda AJ, et al.：Clin Infect Dis. 20(2)：320-328, 1995（PMID：7742437）
3) Beronius M, et al.：Scand J Infect Dis. 33(7)：527-532, 2001（PMID：11515764）
4) Grayson ML, et al.：JAMA. 273(9)：721-723, 1995（PMID：7853630）
5) Butalia S, et al.：JAMA. 299(7)：806-813, 2008（PMID：18285592）
6) Lipsky BA, et al.：Clin Infect Dis. 39(7)：885-910, 2004（PMID：15472838）
7) MRSA感染症の治療ガイドライン作成委員会 編：MRSA感染症の診療ガイドライン 2024, 日本化学療法学会・一般社団法人日本感染症学, 2024
8) Caputo GM, et al.：N Engl J. Med. 331(13)：854-860, 1994（PMID：7848417）
9) Tamma PD, et al：Clin Infect Dis. IDSA 2024 Guidance on the Treatment of Antimicrobial Resistant Gram-Negative Infections. IDSA, 2024
10) Sack K.：Am J Med. 102(1A)：30S-34S, 1997（PMID：9217557）
11) Tang EC, et al.：Clin Infect Dis. 76(2)：194-200, 2023（PMID：36189949）
12) Akasaka S, et al.：J Infect Chemother. 7(1)：49-50, 2001（PMID：11406757）
13) 日本性感染症学会 編：性感染症 診断・治療ガイドライン2020, pp53-59, 診断と治療社, 2020
14) Unemo M, et al.：Int J STD AIDS. 956462420949126, 2020（PMID：33121366）

（下平　智秀）

13 眼感染症

患者のアドヒアランスが治療効果を左右する。適切な点眼治療なくして治療の成功なし

> **はじめのひきだし**
>
> - 眼は解剖学的にも特殊な臓器であり，治療の際は眼科特有の知識が必要です。患者のアドヒアランスが治療効果に大きく影響するため，薬剤師は眼科疾患における薬物治療および眼科用剤の特性を理解することが重要です。
> - 眼科治療は点眼薬（眼軟膏も含む）の種類や投与回数が多いことや，複数の点眼薬を使用する際には間隔をあける必要があるなど複雑です。薬剤師は手技の確認，薬物治療に対する患者の理解度，副作用の評価を含めて指導を行います。
> - 眼内への薬物の移行性は極めて不良です。角膜上皮，結膜上皮，涙液から構成されるオキュラーサーフェスは，外界とのバリア形成の機能を担っています。点眼された薬物は角膜上あるいは結膜嚢内に投与され，角膜および結膜を透過し（主に角膜）眼内へ移行しますが，薬物の移行率は最大でも投与量に対して約5%です。
> - また，循環血液と網膜組織の間にはバリア機能である血液網膜関門が存在するため，眼内への薬剤移行を考慮した薬物治療を考える必要があります。
> - 医療用眼科用剤はセフェム系，アミノグリコシド系，クロラムフェニコールはありますが，大多数がキノロン系であり限定的です。検出菌によっては，院内の倫理委員会で承認を得て点眼薬を自家調製する必要があります。

はじめに：概要と分類

- 眼科領域にはさまざまな感染症があります。解剖学的には前眼部（眼瞼，結膜，角膜，強膜），後眼部（網膜，硝子体，ぶどう膜，脈絡膜），涙器（涙腺＋涙道）に区別されます（図13-1）。本章では，眼瞼，涙器，結膜，角膜に関連する感染症について解説します。
- 眼表面には多くの常在菌がバランスをとって存在していますが，点眼や環境の変化が誘因で特定の菌だけが増殖したり，外界から菌が侵入したりすることで感染症が発生します。
- 原因微生物は細菌性が最も多く，次いでウイルス性，稀に真菌感染症です。

A 眼瞼感染症

① 特徴

- 眼瞼とはまぶたのことをいい，眼球を保護する働きがあります。眼瞼の縁には睫毛が生えています。睫毛の毛嚢にはZeis腺（脂腺）やMoll腺（汗腺），瞼板の内部には皮脂腺（Meibom腺）があります（図13-2）。
- 眼瞼感染症とは眼瞼や眼瞼にある皮脂や涙の分泌腺の炎症に感染を起こす疾患の総称です。眼瞼外分泌腺の炎症性疾患に麦粒腫，霰粒腫があります。
- 小児，免疫不全患者では眼窩蜂窩織炎に進展することがあります。眼窩蜂窩織炎を放置すると視力障害や髄膜炎を起こす可能性があるため注意します。

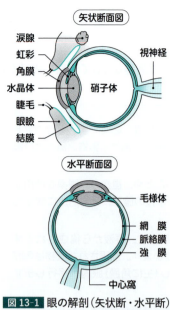

図 13-1 眼の解剖（矢状断・水平断）
ぶどう膜は眼球の内側を包む虹彩，毛様体，脈絡膜の3つの組織を総称したもの

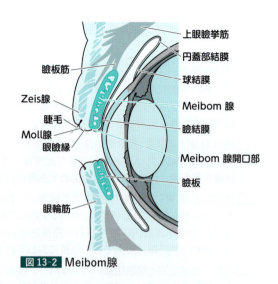

図 13-2 Meibom腺

② 病態と臨床症状

1. 眼瞼炎

- ☐ **定義**：眼瞼に起こる炎症の総称。発赤，腫れ，疼痛の症状が生じます。
- ☐ 眼瞼炎は眼瞼の皮膚に起こる「眼瞼皮膚炎」，睫毛の付け根に起こる「眼瞼縁炎」，目尻に起こる「眼角眼瞼炎」に分類されます。
- ☐ 眼瞼縁炎は①汗腺，皮脂腺がブドウ球菌やヘルペスウイルスに感染して炎症が起こる感染性のものと，②皮脂腺の分泌過剰によって起こる脂漏性眼瞼炎の非感染性のものに分類しますが，両者を合併することも多いです。
- ☐ 眼瞼皮膚炎と眼角眼瞼炎は非感染性が多く，コンタクトレンズケア用品，点眼薬，化粧品，動物や植物などによるアレルギー反応による接触性眼瞼炎があります。

2. 麦粒腫

- ☐ **定義**：眼瞼外分泌腺に細菌が感染して症状を引き起こす急性化膿性炎であり，いわゆる「ものもらい」です。病巣部位により外麦粒腫と内麦粒腫に分類します。
- ☐ Zeis腺やMoll腺の炎症を外麦粒腫，Meibom腺の炎症を内麦粒腫といいます。
- ☐ 症状は急激に発症する眼瞼腫脹，発赤，充血，疼痛（自発痛，圧痛）を伴います。外麦粒腫は炎症が進行すると膿点形成し自壊排膿して治癒しますが，内麦粒腫，免疫不全患者では眼瞼膿瘍形成や眼窩蜂窩織炎に及ぶことがあります。

3. 霰粒腫

- ☐ **定義**：瞼板の脂腺であるMeibom腺に粥状の分泌物が詰まって蓄積し，その変性した内容物に対して慢性肉芽性炎症を生じた感染を伴わない疾患。発赤や疼痛はありません。

③ 検査と診断

- 臨床症状や病歴，細隙灯顕微鏡検査によって診断します。
- 治療に反応しない慢性眼瞼炎では，病態が類似しうる眼瞼腫瘍を除外するために生検が必要です。

④ 病原微生物と治療法

1. 眼瞼炎

1 想定される病原微生物

グラム陽性球菌	グラム陽性桿菌	ウイルス
ブドウ球菌属	キューティバクテリウム・アクネス，コリネバクテリウム属	単純ヘルペスウイルス，水痘・帯状疱疹ウイルス
グラム陰性球菌	グラム陰性桿菌	その他（真菌など）
－	－	－

2 薬物療法

- 炎症が強い場合はステロイドの局所投与を短期間併用します。
- 治療の基本は眼瞼縁のクレンジングです。
- 点眼薬や眼軟膏は薬剤の移行性が悪いため，経口投与（全身治療）が有効です。
- 単純ヘルペスウイルス眼瞼炎は，軽症であれば局所投与，重症，初感染，水痘・帯状疱疹ウイルス感染であれば全身投与を行います。

> ①局所投与
> ・0.5%セフメノキシム塩酸塩（ベストロン®）点眼薬　1日4回
> ・1.5%レボフロキサシン水和物（クラビット®）点眼薬　1日3回
> ・0.3%オフロキサシン（タリビッド®）眼軟膏　1日1〜2回
> ②全身投与（いずれも保険適用外）
> ・クラリスロマイシン（クラリス®）　1回200 mg　1日2回　経口投与　14〜28日間
> ・アジスロマイシン水和物（ジスロマック®）　1日500 mg　1日1回　経口投与　3日間
> ③単純ヘルペス
> ・アシクロビル（ゾビラックス®）　1回400 mg　1日3回　7日間　経口投与
> ④水痘・帯状疱疹
> ・ファムシクロビル（ファムビル®）　1回500 mg　1日3回　7日間　経口投与
> ・バラシクロビル塩酸塩（バルトレックス®）　1回1,000 mg　1日3回　7日間　経口投与

3 感染症治療薬のピットフォール

- 誤った点眼方法は，点眼薬の効果が十分に発揮されないだけでなく，点眼薬が汚染され二次性の感染症を引き起こす可能性があります。汚染問題を解消するための点眼テクニックとして，「あっかんべ法」「げんこつ法」があります。
- 点眼薬の剤形には，①水溶性点眼液，②懸濁性点眼液，③油性点眼液，④ゲル化点眼液，⑤眼軟膏があります。医師の指示がない場合，①→⑤の順に行います。また点眼薬は点眼後，眼表面から消失するのに5分かかるため，2剤以上の点眼薬を使用するときは，点眼薬同士の配合変化を回避するために5分以上の間隔をあけます。
- アシクロビル眼軟膏は角膜上皮への薬剤毒性が強く出ることがあり，臨床試験データにおいても「びまん性表在性角膜炎」の発症率は約30%です。その場合は，全身投与での治療が有用です。

> **ステップアップのひきだし①** ▶ **帯状疱疹予防のための不活化ワクチン**
>
> □ 帯状疱疹は50歳ごろから発症しやすく，80歳までに約3人に1人が発症すると報告され，帯状疱疹後神経痛を含めた合併症に多くの方が悩まされています。
> □ 帯状疱疹の予防ワクチンには「生ワクチン」と「不活化ワクチン」があります。不活化ワクチン（シングリックス®筋注用）は免疫不全患者にも使用可能であり，発症予防効果は50歳以上97.2％，70歳以上89.8％と高く，10年の予防効果が示されています。ただし，2回の接種が必要であること，高価であることを考慮して薬剤を選択します。

2. 麦粒腫

□ 麦粒腫の治療は菌の排出が重要です。多くは自然排膿し治癒しますが，穿刺・切開する処置が必要になることもあります。

1 想定される病原微生物

□ 原因菌はほとんどがブドウ球菌属です。

2 薬物療法

> ①軽症
> ・0.5％セフメノキシム塩酸塩（ベストロン®）点眼薬　1日4回
> ・1.5％レボフロキサシン水和物（クラビット®）点眼薬　1日3回
> ・1％アジスロマイシン水和物（アジマイシン®）点眼薬　1日2回・2日間，その後1日1回12日間
> ②中等症～重症
> 　上記に加えて
> ・セファクロル（ケフラール®）　1回250 mg　1日3回　経口投与
> ・アモキシシリン水和物（サワシリン®）　1回250 mg　1日3回　経口投与

3 感染症治療薬のピットフォール

□ 眼表面に保持できる水分量は20～30 μLです。点眼薬1滴は50 μLに調製されています。薬剤は点眼後3分ほどで眼内に移行します。2剤以上の点眼の場合は点眼の間隔を5分以上あけることですべての点眼薬が有効に眼内に移行するといえます。
□ 眼表面は結膜と角膜とで構成される粘膜組織です。角膜には血管がなく弱い組織です。誤って皮膚用外用薬を接触させると視力障害を生じる可能性があります。したがって，眼科用薬剤以外の薬剤は使用しないことが重要です。

> **ステップアップのひきだし②** ▶ **Meibom腺機能不全**
>
> □ Meibom腺機能不全とはさまざまな原因によってMeibom腺（図13-2）の機能がびまん性に異常を来した状態であり，慢性の眼不快感を伴います。ドライアイとなり，眼乾燥感，眼疲労感などの自覚症状が発症します。50歳以上の日本人の10～30％程度がMeibom腺機能不全であるといわれています。
> □ Meibom腺機能不全に対しては，涙液補充，温罨法および，時にマクロライド系やテトラサイクリン系の抗菌薬によって治療し，脂漏性眼瞼炎に対しては，眼瞼衛生状態管理および涙液補充によって治療します。

⑤ 感染予防

- 眼瞼を清潔に保つことが基本です。
- Meibom腺の詰まりの予防には温罨法，軽いマッサージが有効です。

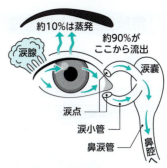

図 13-3 涙の経路

B 涙器感染症

① 特徴

- 涙は涙腺から分泌されて眼の表面を潤し，涙点から吸い込まれ，涙小管，涙囊，鼻涙管を通り，最終的に鼻の中に流れます。この涙が流れる管を涙道といいます（図 13-3）。
- 涙器感染症とはこの一連の器官に起こる感染症のことで，涙腺炎，涙小管炎，涙囊炎があります。感染の頻度としては涙囊炎が最も高いです。

② 病態と臨床症状

1. 涙囊炎

- **定義**：鼻涙管閉塞により涙囊腔に貯留した涙液に，細菌感染して起こす涙囊の炎症性疾患。
- 鼻涙管の閉塞には先天性と後天性があり，後天性にはアレルギー性鼻炎，蓄膿症，結膜炎が要因になります。
- 慢性涙囊炎の炎症が周囲の蜂窩織に波及し，急性増悪することを急性涙囊炎といいます。
- 慢性涙囊炎は発赤や疼痛はありませんが，涙囊部を圧迫すると涙点から膿が流出します。急性涙腺炎では眼瞼腫脹・発赤，疼痛，流涙，開瞼困難を伴います。

2. 涙小管炎

- **定義**：涙小管内で細菌や真菌などが菌石を作ることで起こす炎症性の疾患。
- 症状は流涙，眼脂，充血，眼瞼腫脹です。
- 涙小管閉塞の要因に，抗がん薬 S-1（テガフール・ギメラシル・オテラシルカリウム配合剤）によるものが増えています。その他に流行性角膜炎やヘルペスなどの炎症や腫瘍，外傷もあります。

③ 検査と診断

- 感染症以外を疑う場合は，病理組織診断を行います。
- 涙道閉塞の有無を涙道内視鏡検査，涙道造影，涙道通水検査で確認します。
- 可能であれば涙囊穿刺を行い，原因菌を特定します。
- 高齢者や免疫不全患者では眼窩蜂巣炎や敗血症に移行することがあるため，血液検査所見（白血球，CRP）に注意しながら経過観察をします。

④ 病原微生物と治療法

1. 涙嚢炎

1 想定される病原微生物

グラム陽性球菌	グラム陽性桿菌	ウイルス
ブドウ球菌属，肺炎球菌，ペプトストレプトコッカス属	キューティバクテリウム・アクネス	―
グラム陰性球菌	グラム陰性桿菌	その他（真菌など）
―	インフルエンザ菌，プロテウス・ミラビリス，緑膿菌	カンジダ属

- 涙小管炎における最も一般的な原因菌は，常在菌である放線菌〔アクチノマイセス・イスラエリィ（Actinomyces israelii）〕です。その他には，細菌や真菌および単純ヘルペスも原因菌となることがあります。
- 涙嚢炎の原因菌は，ブドウ球菌属，肺炎球菌，レンサ球菌，緑膿菌，インフルエンザ菌，嫌気性菌，真菌などさまざまです。

2 薬物療法

- 涙小管炎では治療は菌石の除去が基本です。
- 膿の培養などから原因菌が判明している場合を除き，広いスペクトラムの抗菌薬の全身投与を行います。

> ①局所投与
> ・1.5％レボフロキサシン水和物（クラビット®）点眼薬　1日6回　点眼
> ②全身投与
> ・アンピシリンナトリウム・スルバクタムナトリウム（ユナシン-Sキット®）　1回3gを1日2〜4回　点滴静注
> ・クラブラン酸カリウム・アモキシシリン水和物（オーグメンチン®）　1回1錠　1日3回　経口投与
> ・アモキシシリン水和物（サワシリン®）　1回250mgを1日3回　経口投与
> ③MRSAが強く疑われる場合
> ・バンコマイシン塩酸塩（塩酸バンコマイシン）点滴静注　1回1g（または15mg/kg）1日2回　点滴静注
> ・0.5％クロラムフェニコール（クロラムフェニコール）点眼薬　1日6回　点眼

3 感染症治療薬のピットフォール

- 点眼薬は薬剤の病巣への移行が不良であり，有効性に乏しいです。
- 皮下に膿がたまっている場合には涙嚢切開，排膿を行うことが有効です。
- 鼻涙管閉塞に対する治療は急性涙嚢炎が治り，炎症が落ち着いてから検討します。

ステップアップのひきだし③　▶ マクロライド系抗菌点眼薬のアジマイシン®

- アジマイシン®は，2019年に発売された日本で唯一のマクロライド系抗菌点眼薬です。添加剤として両親媒性の合成高分子化合物ポリカルボフィルが配合されたDDS製剤であり，動物実験において結膜，角膜，眼瞼への良好な移行性および滞留性が確認されています。また1日1回投与のため（最初の2日間は1日2回），患者のアドヒアランス向上が期待できます。

- ☐ 近年，眼科領域でキノロン系抗菌薬の耐性化が進む中で，抗菌点眼薬の系統が1つ増えたことは福音といえます。

⑤ 感染予防

- ☐ 涙道の狭窄・閉塞について涙道通水検査や涙道内視鏡検査を行い，通過障害があれば手術で解除します。

C 結膜炎

① 特徴

- ☐ **定義**：結膜が赤く充血して炎症を起こす疾患の総称。
- ☐ 結膜とは眼瞼の裏側と眼球の表面（白目）をつなぐ粘膜組織です。袋状となっているため点眼した目薬はこの部分にたまります。
- ☐ 外部からの刺激を受けやすく，構造が袋状になっているため異物が入り込みやすく，血管やリンパ組織が豊富なため，微生物や抗原によって炎症を起こしやすいです。
- ☐ 細菌やウイルスで起こる感染性結膜炎と，アレルギーで起こるアレルギー性結膜炎に大別されます。

② 病態と臨床症状

1. ウイルス性結膜炎

- ☐ **定義**：ウイルスによる結膜炎の総称。
- ☐ ウイルス性結膜炎は流行性角結膜炎（はやり目），咽頭結膜熱（プール熱），急性出血性結膜炎の3つがあります（表13-1）。いずれも5類感染症であり感染対策が重要です。発症時は学校保健安全法に基づき出席停止となります。
- ☐ 症状はいずれも結膜充血，眼瞼腫脹，眼脂，流涙，瘙痒，眼痛があります。
- ☐ 頻度は低いですが，単純ヘルペスウイルスや水痘・帯状疱疹ウイルスによるものもあります。しかし人にうつることは稀で流行はありません。

2. 細菌性結膜炎

- ☐ **定義**：細菌による結膜炎の総称。
- ☐ 細菌性，淋菌性，クラミジアによる結膜炎に大別されます。
- ☐ 片眼性で急性から亜急性に発症し，結膜充血と膿性眼脂を主症状とするカタル性結膜炎（粘膜で起こる滲出性の炎症）です。
- ☐ 好発年齢は新生児から小児，高齢者であり，冬季の上気道感症や鼻炎を契機に発症することが多いです。
- ☐ 淋菌およびクラミジア結膜炎は性感染症として発症することが多いため，パートナーの診療も推奨されます。クラミジア結膜炎は結膜に大型の濾胞を形成するのが特徴です。

表 13-1 主なウイルス性結膜炎の比較

	流行性角結膜炎（はやり目）	咽頭結膜熱（プール熱）	急性出血性結膜炎
主な原因ウイルス	アデノウイルス D 種の 8, 37, 53, 54, 56, 64/19a 型	アデノウイルス 3, 4, 7, 11 型	・エンテロウイルス 70 型 ・コクサッキーウイルス A24 変異株
潜伏期間	7〜14 日	5〜7 日	1 日
特徴的な症状	耳前リンパ節腫脹，眼瞼結膜濾胞形成，眼症状のみ	発熱，咽頭痛，腹痛，下痢，耳前リンパ節腫脹	罹患後 6〜12 か月後に四肢の運動麻痺をきたすことがある
学校保健安全法	第 3 種[*1]	第 2 種[*2]	第 3 種[*1]

[*1] 病状により学校長，その他の医師において伝染のおそれがないと認めるまで出席停止
[*2] 主要症状が消退した後 2 日を経過するまで出席停止

□ 新生児は産道からの垂直感染により，クラミジア，淋菌，単純ヘルペスによる角膜炎を起こす可能性があります。

③ 検査と診断

□ 結膜拭い液または結膜滲出液を含む涙液を用いて，イムノクロマトグラフィー法による迅速診断キットを用いた抗原検査や，PCR 法による遺伝子検査を用いてアデノウイルスを特定します。
□ 感染症法に基づいた届出基準を参考に，患者背景，臨床症状から総合的に診断します。

④ 病原微生物と治療法

1 想定される病原微生物

グラム陽性球菌	グラム陽性桿菌	ウイルス
ブドウ球菌属，肺炎球菌	コリネバクテリウム属	アデノウイルス，エンテロウイルス 70 型，コクサッキーウイルス，単純ヘルペスウイルス
グラム陰性球菌	グラム陰性桿菌	その他（真菌など）
淋菌	インフルエンザ菌	クラミジア

□ 年齢により発症する原因菌が異なります。乳幼児ではインフルエンザ菌が多く，小児ではブドウ球菌や肺炎球菌，コリネバクテリウム属が多く，感冒に併発して起こることが多いです。成人では黄色ブドウ球菌が多く，その他は表皮ブドウ球菌，コリネバクテリウム属が原因菌となります。

2 薬物療法

□ アデノウイルス結膜炎に対する治療薬はなく，細菌感染予防を目的に細菌性結膜炎の治療と同様にセフェム系あるいはキノロン系点眼薬を使用します。

①単純ヘルペス結膜炎
・3％アシクロビル（ゾビラックス®）眼軟膏（単純ヘルペス角膜炎にのみ保険適用）
　1 週目 1 日 5 回，2 週目 1 日 3 回，3 週目から 1 日 1 回就寝時
②細菌性結膜炎
・0.5％セフメノキシム塩酸塩（ベストロン®）点眼薬　1 日 4 回
・0.3％ガチフロキサシン水和物（ガチフロ®）点眼薬　1 日 3 回
・0.5％モキシフロキサシン塩酸塩（ベガモックス®）点眼薬　1 日 3 回
・1.5％レボフロキサシン水和物（クラビット®）点眼薬　1 日 3 回
・0.3％トスフロキサシントシル酸塩水和物（オゼックス®）点眼薬　1 日 3 回
③MRSA 感染を疑う場合
・0.5％クロラムフェニコール（クロラムフェニコール）点眼薬　1 日 4 回

表 13-2 抗菌点眼薬と眼軟膏

分類	一般名	商品名
セフェム系	セフメノキシム塩酸塩	ベストロン® 点眼液 0.5%
ニューキノロン系	塩酸ロメフロキサシン	ロメフロン® 点眼 0.3% ロメフロン® ミニムス® 点眼 0.3%
	ガチフロキサシン水和物	ガチフロ® 点眼液 0.3%
	ノルフロキサシン	ノフロ® 点眼 0.3%
	モキシフロキサシン塩酸塩	ベガモックス® 点眼液 0.5%
	レボフロキサシン水和物	クラビット® 点眼液 1.5%・0.5%
	トスフロキサシントシル酸塩水和物	オゼックス® 点眼液 0.3% トスフロ® 点眼液 0.3%
	オフロキサシン	タリビッド® 点眼液 0.3% タリビッド® 眼軟膏 0.3%
アミノグリコシド系	ゲンタマイシン硫酸塩	ゲンタマイシン点眼 0.3%
	トブラマイシン	トブラシン® 点眼 0.3%
	ジベカシン硫酸塩	パニマイシン® 点眼液 0.3%
マクロライド系	アジスロマイシン水和物	アジマイシン® 点眼液 1%
	エリスロマイシン	エコリシン® 眼軟膏
クロラムフェニコール系	クロラムフェニコール	クロラムフェニコール点眼液 0.5%
ポリペプチド系	コリスチン	オフサロン® 点眼液，エコリシン® 眼軟膏に含有
グリコペプチド系	バンコマイシン塩酸塩	バンコマイシン眼軟膏 1%

④MRSA が分離され上記の治療で効果不十分な場合
・1%バンコマイシン塩酸塩（塩酸バンコマイシン）眼軟膏　1日4回　14日以内
⑤淋菌性結膜炎
・0.5%セフメノキシム塩酸塩（ベストロン®）点眼薬　1～2時間ごとにセフトリアキソンナトリウム水和物（ロセフィン®）点滴静注を併用
・ペニシリン系薬，マクロライド系薬，キノロン系薬への耐性化が進んでいます。特にキノロン系薬は 70%以上が耐性であるため，キノロン系点眼薬は用いるべきではありません。
⑥クラミジア結膜炎
・ニューキノロン系の点眼薬　1～2時間ごと　または眼軟膏　1日4～6回（表 13-2）
・テトラサイクリン系またはマクロライド系　経口投与（いずれも保険適用外）
・アジスロマイシン水和物（ジスロマック®）　1回1g　単回経口投与
・ドキシサイクリン塩酸塩水和物（ビブラマイシン®）　初日1日200 mg　1日1～2回，2日目以降 1回100 mg　1日1回　14日間　経口投与

3 感染症治療薬のピットフォール

☐ 点眼薬には主成分以外にさまざまな添加物が使用されています。細菌汚染防止のために防腐剤であるベンザルコニウム塩化物は点眼薬の8割に使用されていますが，角膜上皮障害（充血，眼痛，霧視）を起こすことがあります。眼から溢れた点眼薬は接触皮膚炎の原因ともなるためふき取ることが重要です。

☐ ベンザルコニウム塩化物はコンタクトレンズ（特にソフトコンタクトレンズ）に吸着されやすく，角膜への接触時間が長くなることで角膜への影響が考えられます。またレンズの変形，白濁や変色する可能性があります。後発医薬品は主成分が同じでも添加物が異なることがあるため注意します。

> **ステップアップのひきだし④ ▶ 眼外用薬の耐性化に注意**
> - アシクロビルの長期使用では耐性株が出現する可能性があるため注意が必要です[1]。
> - 広域スペクトルであるキノロン系点眼薬は臨床で広く使用されています。一方で耐性化について問題となっており，キノロン系の使用を控えることが提唱されています。
> - 白内障などの周術期感染予防への汎用も原因の1つと指摘されています。昨今は手術の安全性が高くなっており，術後の使用期間短縮に向けて見直しが必要です。
> - 日本網膜硝子体学会は，硝子体内注射前後における抗菌薬点眼が感染性眼内炎の発症頻度に有意差がなかったことから，キノロン系点眼の投与は不要としています。

⑤ 感染予防

- アデノウイルスは感染力が強く，感染対策が重要です。主な感染経路は汚染された手指を介した伝播です。標準予防策に加えて厳密な接触予防策を行い，流水と石鹸による手洗い，患者の触れた物品の消毒，環境表面の清拭，リネンやタオルの共用禁止を徹底する必要があります。
- アデノウイルスはエンベロープのないウイルスであり，低水準消毒薬に抵抗を示します。ノンクリティカル表面の消毒には，熱水か500～1,000 ppm次亜塩素酸ナトリウム液またはアルコール（通常，エンベロープのないウイルスにアルコールは無効ですが，アデノウイルスは若干親油性があり，有効）を用います。リネンは80℃で10分の熱水または次亜塩素酸ナトリウム液による消毒を行います。セミクリティカル器具には通常の高水準消毒または滅菌を行います。

D 角膜感染症

① 特徴

- **定義**：何らかの原因により生じる角膜の炎症疾患の総称。
- 角膜は厚さ約0.5 mmの眼球最前部の透明な無血管組織で，いわゆる「黒目」です。角膜は外側から角膜上皮，Bowman膜（ボーマン），角膜実質，Descemet膜（デスメ），角膜内皮の5つの層状構造であり，外界からの微生物や化学物質が角膜内や眼球内へ侵入するのを防ぐバリアの役割をしています（図13-4）。
- 眼表面を構成しているため，異物と触れやすく感染症やアレルギーを生じやすいです。
- 主な微生物として，ヘルペスウイルス，細菌，真菌，アカントアメーバがあります。
- わが国における感染性角膜炎発症者の年齢分布は20歳代と60歳代にピークを有する2峰性を示し，前者の大部分がコンタクトレンズ装用を契機とする感染です。

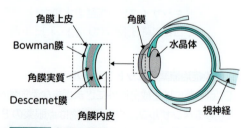

図13-4 角膜の構造

② 病態と臨床症状

1. ウイルス性角膜炎

- ウイルス性角膜炎とはヘルペスウイルス科のウイルスによって生じる角膜潰瘍です。
- 単純ヘルペスウイルス（Ⅰ型またはⅡ型）と水痘・帯状疱疹ウイルスによるものに大別されます。頻度は低いですが，サイトメガロウイルスによる角膜内皮炎も報告されています。

1 角膜ヘルペス（単純ヘルペスウイルス性角膜炎）

- **病態**：単純ヘルペスウイルスの感染により生じる角膜炎。
- ほとんどが単純ヘルペスウイルスⅠ型で，三叉神経節に潜伏感染していた単純ヘルペスウイルスの再活性化により，上皮細胞に感染し上皮型角膜ヘルペスを発症します。フルオレセイン染色（角膜の傷がある部分が染色される）で樹枝状や地図状の病変（角膜潰瘍）を認めます。
- 上皮型角膜ヘルペスの再発を繰り返すことで単純ヘルペスウイルスが角膜実質に侵入し，単純ヘルペスウイルスに対する免疫反応が生じることで実質型角膜ヘルペスを発症します。円板状角膜炎や壊死性角膜炎を認めます。
- 臨床症状は片眼性で角膜潰瘍，充血を呈し，軽度の視力低下，眼痛，異物感，羞明，流涙を伴います。再発を繰り返すことが特徴です。

2 帯状ヘルペス角膜炎（水痘・帯状疱疹ウイルス角膜炎）

- **病態**：水痘・帯状疱疹ウイルスの感染により生じる角膜炎。
- 三叉神経第一枝領域，時に第二枝領域で再活性化して起こる帯状疱疹が皮膚症状の数日後に，角膜炎をはじめ眼合併症を引き起こします。
- 臨床症状は眼瞼発疹，充血，眼痛，視力低下，角膜所見は偽樹枝状角膜炎が特徴的です。

2. 細菌性角膜炎

- **病態**：何らかの誘因により細菌が角膜内に侵入して生じる炎症反応。
- 原因はコンタクトレンズの不適切な使用，長期のステロイド点眼の使用，高齢者の抗菌点眼薬の長期使用による眼表面菌叢撹乱です。
- 臨床症状は眼痛，異物感，眼脂，充血です。

3. 真菌性角膜炎

- **病態**：何らかの誘因により真菌が角膜内に侵入して生じる炎症反応。
- わが国では感染性角膜炎の原因の5～10%を占め，近年増加しています。原因真菌は糸状菌と酵母様真菌であり，酵母様真菌のほとんどがカンジダ属です。
- 糸状菌と酵母様真菌に共通する真菌性角膜炎のリスク因子として長期のステロイド点眼があります。糸状菌では植物による角膜外傷，コンタクトレンズの不適切使用，酵母様真菌では眼表面疾患の既往および眼科手術の既往もリスク因子となります。

③ 検査と診断

1. ウイルス性角膜炎

- 細隙灯顕微鏡検査による角膜の所見，三叉神経支配領域の皮疹と神経痛，血清抗体価の4倍以

上の上昇，ポリメラーゼ連鎖反応と免疫クロマトグラフィー法より総合的に診断します。

2. 細菌性角膜炎

- 細隙灯顕微鏡検査で角結膜の所見を把握して臨床診断を行います。
- **確定診断**：角膜擦過物や眼脂の塗抹鏡検および培養検査よって原因菌を特定します。
- 起炎菌を同定するまで，あるいは同定できないときは，患者背景，発症の誘因および角膜所見に基づいて推測します。

3. 真菌性角膜炎

- 細隙灯顕微鏡検査で角膜の所見を把握して臨床診断を行います。
- 角膜真菌症は難治で再発もしやすいため，治療には数か月以上を要します。確定診断には角膜の感染病巣を擦過して塗抹鏡検および培養検査を行います。

④ 病原微生物と治療法

1 想定される病原微生物

グラム陽性球菌	グラム陽性桿菌	ウイルス
ブドウ球菌属，レンサ球菌属，肺炎球菌	コリネバクテリウム属，キューティバクテリウム・アクネス，非結核性抗酸菌，放線菌（ノカルジア）	単純ヘルペスウイルス，水痘・帯状疱疹ウイルス，サイトメガロウイルス
グラム陰性球菌	グラム陰性桿菌	その他（真菌など）
淋菌，モラクセラ属	緑膿菌，セラチア属	フサリウム属，アルテルナリア属，アスペルギルス属，ペシロマイセス属，カンジダ属，アカントアメーバ

2 薬物療法

❶ ウイルス性角膜炎

- アシクロビル（ゾビラックス®）眼軟膏（単純ヘルペスのみ保険適用あり）を 1 日 5 回 1 週間，2 週目 1 日 3 回，3 週目から 1 日 1 回就寝時，最長 3 週間までです（上皮型の再発防止を目的とした継続投与はしない）。
- 細菌の混合感染を予防するためにキノロン系抗菌薬点眼 1 日 3 回の併用を検討します。
- 上皮型角膜ヘルペスは症例や再発予防を考慮し，抗ヘルペス薬の全身投与の併用を検討します。ステロイドは禁忌です。
- 実質型角膜ヘルペスは，免疫反応抑制のためにステロイド点眼を併用します。
- 眼圧が高い場合は，抗緑内障点眼薬を併用します。

❷ 細菌性角膜炎

- 原因菌に感受性のある抗菌薬の投与が必要です。創部培養の結果が出るまでは以下および 表13-2 を参考にエンピリック治療を開始します。

❸ エンピリック治療

> ・軽症時は1剤，重症時には異なる作用機序の抗菌点眼薬を2剤使用します。強い前房内炎症を伴うなど，さらに重症時は点滴抗菌薬を併用します。いずれも点眼薬は1～2時間おきに，眼軟膏は1日3回の使用で治療します。
> ・グラム陰性菌を疑う場合は，フルオロキノロン系＋アミノグリコシド系
> ・グラム陽性菌を疑う場合は，フルオロキノロン系＋セフェム系

❹ 全身投与

> ・セファレキシン（ケフレックス®，センセファリン®）1回 250～500 mg（小児：1回 25～50 mg/kg）6時間毎　経口投与

- 緑膿菌やモラクセラ属（*Moraxella* 属）などグラム陰性菌には，セフェム系よりアミノグリコシド系の方が期待できます。

❺ 真菌性角膜炎

- 角膜擦過は病巣を除去し菌量を減らす効果があり，また角膜上皮が除去されることで抗真菌薬の角膜実質内への移行を高めるため，積極的に行う必要があります。
- 眼局所用の医療用医薬品として存在するのは，ポリエン系のピマリシン点眼液・眼軟膏のみです。1％ピマリシン眼軟膏の方が，眼刺激が少ないです。他はすべて自家調製します。

3 感染症治療薬のピットフォール

- トスフロキサシントシル酸塩水和物点眼は，他の点眼薬との併用により配合変化を起こし白濁することがあり，角膜上皮欠損，角膜白色沈着物，虹彩炎を発症した症例が報告されています。
- 機序として，トスフロキサシントシル酸塩水和物点眼の溶解機構であるトスフロキサシントシル酸塩水和物とアルミニウムイオンのキレート平衡が他の点眼液中のエデト酸，クエン酸，リン酸などにより影響を受けることで有効成分が析出することが推測されています。
- トスフロキサシントシル酸塩水和物点眼を使用する際は，併用点眼の有無について十分に注意します。

ステップアップのひきだし⑤　角膜の薬剤移行性の違い

- 眼内への移行の主要な経路は角膜から前房内に入る経路です。角膜は組織学的には5層の構造ですが，薬物移行，親和性の観点においては上皮，実質，内皮の3層であり，上皮は脂溶性，実質は水溶性，内皮は脂溶性に親和性があります。
- 上皮には脂溶性の薬物（ニューキノロン系，マクロライド系）の親和性が高く，水溶性の薬物（セフェム系，アミノグリコシド系）は親和性が低い性質があり，眼内移行に影響します。クロラムフェニコールは一端が脂溶性，他端が水溶性であり眼内への移行が極めて良好です。

---

⑤ 感染予防

- 感染性角膜炎の多くは，コンタクトレンズの洗浄が十分でない場合やレンズが清潔に保たれていない場合に起きています。近年はオルソケラトロジーレンズ（視力矯正レンズ）によっても報告されています。その中でも特に重篤な感染症が緑膿菌やアカントアメーバによる感染です。アカントアメーバは水道水の中にも存在します。コンタクトレンズは専用の保存液で管理することが重要です。

引用文献

1) Duan R, et al.：J Infect Dis. 198(5)：659-663, 2008(PMID：18627246)

参考文献

1) 河津剛一：薬剤学 68(1)：14-20, 2008
2) 長井紀章：日本白内障学会誌 33(1)：32-36, 2021
3) 富井隆夫：日眼会誌 92(5)：850-856, 1988
4) 医療情報科学研究所 編：病気がみえる 眼科 vol. 12, メディックメディア, 2019
5) 日本病院薬剤師会 監, じほう編：調剤と情報 vol. 28 No. 12, じほう, 2022
6) 大橋裕一, 他 編：眼科疾患最新の治療 2019-2021, 南江堂, 2019
7) JAID/JSC 感染症治療ガイド・ガイドライン作成委員会 編：JAID/JSC 感染症治療ガイド 2023, 日本感染症学会・日本化学療法学会, 2023
8) 日本眼感染症学会感染性角膜炎診療ガイドライン第3版作成委員会：感染性角膜炎診療ガイドライン(第3版). 日眼会誌 127(10)：859-895, 2023
9) ウイルス性結膜炎ガイドライン, 日眼会誌 107(1)：1-35, 2003
10) マイボーム腺機能不全診療ガイドライン作成委員会：マイボーム腺機能不全診療ガイドライン, 日眼会誌 127(2)：109-228, 2023
11) 青木眞：レジデントのための感染症診療マニュアル 第4版, 医学書院, 2020
12) Shiraki K, et al.：Open Forum Infect Dis. 4(1), ofx007, 2017(PMID：28480280)

（松岡　知子）

14 性感染症

若者を中心に広がるサイレントインフェクション

> **はじめのひきだし**
>
> - □ 性感染症（STI：sexually transmitted infections）は主に性的接触を通じて伝播する感染症の総称です。多くの性感染症は 20 歳代が罹患ピークです。
> - □ 複数の性感染症が共存することが多く，性感染症 1 つを発見したら他の性感染症もパッケージとして探します。例えば梅毒をみたら，淋菌感染症，性器クラミジア感染症，HIV も疑います。
> - □ 尖圭コンジローマを発症する HPV（ヒトパピローマウイルス：human papillomavirus）は性感染症の中で，数少ないワクチンで予防できる疾患（VPD：vaccine preventable disease）です。
> - □ 性器クラミジア感染症と淋菌感染症，性器ヘルペスウイルス感染症，尖圭コンジローマ，梅毒は母子感染により新生児も罹患します。
> - □ 梅毒は 2021 年以降，急激に報告数が増加しており，男性 20〜50 歳代，女性は 20 歳代が突出して増えています。

はじめに：概要と分類

1. 概要

- □ 性感染症は主に性的接触を通じて伝播する感染症の総称です。性感染症はウイルス，細菌，寄生虫，真菌など多様な病原体によって引き起こされます。これらの感染症は単に個々の健康に影響を及ぼすだけでなく，公衆衛生においても重大な問題となっています。
- □ 性感染症は多くの場合，無症状で進行することが多く，感染していることに気付かずに他者に感染を広げる可能性があります。また適切な治療を受けないと重篤な合併症を引き起こすことがあります。

2. 分類

- □ 性感染症はその病原体の種類に応じて 表 14-1 のように分類されます。

表 14-1 病原体の種類による性感染症の分類

ウイルス	・尖圭コンジローマ：ヒトパピローマウイルス（HPV） ・性器ヘルペス：単純ヘルペスウイルス（HSV：herpes simplex virus）
細菌	・性器クラミジア感染症：クラミジア・トラコマティス（*Chlamydia trachomatis*） ・淋菌感染症：淋菌（ナイセリア・ゴノレア）（*Neisseria gonorrhoeae*） ・梅毒：トレポネーマ・パリダム（*Treponema pallidum* sub. *pallidum*） ・性病マイコプラズマ：マイコプラズマ・ジェニタリウム（*Mycoplasma genitalium*）
寄生虫	・トリコモナス症：腟トリコモナス（トリコモナス・バジナリス）（*Trichomonas vaginalis*）原虫
真菌	・腟カンジダ症：カンジダ・アルビカンス（*Candida albicans*）など

A 性器クラミジア感染症

① 特徴

- クラミジアによる細菌性の感染症です。男性ではクラミジア性尿道炎と精巣上体炎，女性ではクラミジア性子宮頸管炎が主に生じます。
- 尿道炎のうち，非淋菌性尿道炎の最大起因菌になっています。
- 性器クラミジア感染症は男女ともに2002年をピークに減少傾向にありましたが，2016年から増加しています。5歳毎の年齢階級別定点当たり報告数は，男性・女性ともに20歳代，特に20歳代前半が最も報告数が多いです[1]。

② 病態と臨床症状

- **定義**：クラミジア・トラコマティス（*Chlamydia trachomatis*）が生殖器に寄生し，無症状もしくは炎症や痛みを生じる性感染症。
- 感染経路は主に性交渉ですが，母子感染も報告されています。感染部位は男性では主に尿道，女性では子宮頸管が多いですが，咽頭や直腸にも感染することがあります。
- 感染患者において男性の約50％，女性の70〜80％は無症状です。
- 男性の場合，尿道炎では排尿時の痛みや頻尿，尿道からの分泌物がみられ，精巣上体炎では精巣の腫れや痛みを伴うことがあります。
- 女性では，通常とは異なる色や臭いのある帯下（おりもの）が増加することや排尿時に痛みや灼熱感を感じることがあります。また合併症として骨盤内炎症性疾患（PID：pelvic inflammatory disease）を引き起こした場合，下腹部痛や骨盤痛を伴うことがあります。

③ 検査と診断[2]

- クラミジア性尿道炎は，排尿痛，多くは漿液性（薄黄〜無色透明）の尿道分泌物の症状とクラミジア・トラコマティスを証明することで診断されます。通常，発熱はありません。
- クラミジア性子宮頸管炎は帯下増量感，不正出血，下腹部痛，性交痛，内診痛などの症状とクラミジア・トラコマティスを証明することで診断されます。
- クラミジア性尿道炎，クラミジア性子宮頸管炎はいずれも無症候症例が多く存在しますが，クラミジア・トラコマティス（抗原）が検出されれば診断となります。
- 定められた検査方法には，尿道や性器から採取した検体からのクラミジア・トラコマティス分離・同定，またはクラミジア・トラコマティスの抗原，あるいは遺伝子の検出，または患者血清からの抗体検出が含まれます。クラミジア・トラコマティス（抗原）の検出は，基本的には核酸増幅法などの遺伝子学的診断法を用います。

④ 病原微生物と治療法[3]

1 想定される病原微生物

- クラミジア・トラコマティス：(男性)クラミジア性尿道炎，(女性)クラミジア性子宮頸管炎

2 薬物療法

- クラミジア性尿道炎，クラミジア性子宮頸管炎（共通）

> ①第一選択
> ・アジスロマイシン水和物（ジスロマック®）　1回 1,000 mg　単回投与　経口
> ・ドキシサイクリン塩酸塩水和物（ビブラマイシン®）　1回 100 mg　1日2回7日間　経口
> ②代替療法
> ・オフロキサシン（タリビッド®）　1回 300 mg　1日2回7日間　経口
> ・レボフロキサシン水和物（クラビット®）　1回 500 mg　1日1回7日間　経口
> ③妊婦に対する処方
> ・アジスロマイシン水和物（ジスロマック®）　1回 1,000 mg　単回投与　経口
> ・クラリスロマイシン（クラリス®）　1回 200 mg　1日2回7日間　経口

3 感染症治療薬のピットフォール

- 治療中および治療直後に再び感染するリスクがあります。特にパートナーが適切に治療されていない場合，再感染のリスクが高まります。性行為を再開する前にすべてのパートナーが治療を完了することが重要です。

⑤ 感染予防

- コンドームの適切な使用を含む性教育の推進（特に若年者）。
- 医療機関において診断された患者への安全な性交渉の啓発やパートナーの診断治療の推進。男性パートナーでは無症状であっても膿尿を認める場合には，クラミジア・トラコマティス感染陽性の可能性が高いです。さらに膿尿を認めない場合でもクラミジア・トラコマティス感染陽性が2～3割程度認められると報告されています。

B 淋菌感染症

① 特徴

- 淋菌は主に性交渉によって感染します。また分娩時の産道感染によって母子感染することがあります。妊娠中に淋菌に感染し，治療をせずにいると赤ちゃんに感染し，失明や命の危険を引き起こす可能性があります。
- 淋菌は数少ないグラム陰性球菌の細菌です。
- 男性では淋菌性尿道炎，女性では淋菌性子宮頸管炎が主に生じます。
- 淋菌感染症の定点当たり報告数は，男女ともに 2002 年をピークに減少傾向にありましたが，2020 年から増加しています。5 歳毎の年齢階級別定点当たり報告数は，男性・女性ともに 20 歳代，特に 20 歳代前半が最も報告数が多いです[4]。

② 病態と臨床症状[5]

- **定義**：淋菌（ナイセリア・ゴノレア）（*Neisseria gonorrhoeae*）が生殖器に寄生し，炎症や痛みを生じる性感染症。
- 男性の尿道に淋菌が感染すると，2～9 日の潜伏期を経て比較的「突然に」膿性の分泌物が出現

- し，排尿時に疼痛を生じます．近年，症状が典型的でなく，粘液性の分泌物や，場合によっては無症状に経過することも報告されています．
- 女性では男性より症状が軽く，自覚されないまま経過することが多いです．また重症例では上行性に炎症が波及していくことがあり，米国ではクラミジア感染症とともに，骨盤炎症性疾患，卵管不妊症，子宮外妊娠，慢性骨盤痛の主な原因となっています．
- 咽頭や直腸の感染では自覚症状が少なく，見逃されることがあります．
- 淋菌感染症は何度も再感染することがあります．

③ 検査と診断

- 迅速検査としてグラム染色法があります．感染例では，腎臓形のグラム陰性双球菌が白血球に貪食されている所見が認められます．典型的な尿道炎の症状・所見があり，さらにグラム染色の所見があれば，感度 95％，特異度 98％のよい検査となります[6]．
- 診断法として鏡検法，培養法，核酸増幅法が使用可能ですが，わが国では多剤耐性ナイセリア・ゴノレアが蔓延しているため，できる限り培養法が推奨されています．
- 尿検体は排尿開始時のものを使用し，中間尿は用いません．

④ 病原微生物と治療法

1 想定される病原微生物
- ナイセリア・ゴノレア：(男性) 淋菌性尿道炎，(女性) 淋菌性子宮頸管炎

2 薬物療法
- 淋菌性尿道炎，淋菌性子宮頸管炎（共通）

> ①第一選択
> ・セフトリアキソンナトリウム水和物（ロセフィン®）　1回 1,000 mg　単回投与　点滴静注
> ②第二選択
> ・スペクチノマイシン塩酸塩水和物（トロビシン®）　1回 2 g　単回投与　筋注

3 感染症治療薬のピットフォール
- ナイセリア・ゴノレアの耐性化が進んでいます[6]．ペニシリン結合蛋白2（PBP´）の変異株が90％以上を占めており[7]，β-ラクタマーゼ阻害薬配合抗菌薬でもペニシリン系薬の有効性が期待できません．これに対して第三世代経口セファロスポリンは有効な薬剤でしたが，近年，今までの耐性型 PBP2 とはアミノ酸配列がブロック状に異なる新規の PBP2（モザイク型 PBP2）が認められ，第三世代経口セファロスポリンの有効性に対する信頼感も低下しています．
- 淋菌の「咽頭感染症」に対しては咽頭部への移行性の観点からスペクチノマイシン単回投与の有効性が低く，セフトリアキソンの単回投与のみが推奨されています．

ステップアップのひきだし①　▶ 淋菌の耐性化

- テトラサイクリン系およびニューキノロン系にも 70～80％耐性を示します．
- 第三世代セファロスポリン系薬についても，30～50％耐性を示します．現在，セフトリアキソンに耐性を示す MIC ブレイクポイントは 0.25 mg/dL ですが，近年 MIC 2 mg/dL を示すセフトリアキソン耐性菌が世界で初めてわが国で報告されています[8]．

⑤ 感染予防

- コンドームの適切な使用を含む性教育の推進（特に若年者）。
- 感染が確認された場合はパートナーも治療を受けるようにします。

C 性器ヘルペス感染症

① 特徴

- 単純ヘルペスウイルスによる性感染症です。わが国では初感染例の半数で単純ヘルペスウイルス1型が検出されますが，再発例が多いのは2型です[9, 10]。主に性行為（オーラルセックス含む）により感染しますが，母子感染もあります。
- 性器ヘルペス感染症の発症には，初感染による発症（急性型），潜伏していたウイルスの再活性化による発症（再発型），過去に感染していたが無症状で過ごし，免疫低下を契機に発症（誘発型）の3種類があります。再発率は6〜7割と，再発が多いのも特徴です。
- 性器ヘルペス感染症は男女とも年齢が上がるにつれて割合が増加し，女性では40歳以降が最も頻度が高くなります[11]。再発性の疾患であり，高齢者においても発症者がみられることが背景にあると考えられます。

② 病態と臨床症状

- **定義**：単純ヘルペスウイルス1型（HSV-1：herpes simplex virus-1）または2型（HSV-2）によって性器に浅い潰瘍性病変または水疱性病変を形成する性感染症。
- 男女ともに初感染症例では2〜10日間の潜伏期間をおいて発症します。
- 男性では性器にかゆみや違和感を伴った直径1〜2 mmの複数の水疱が出現し，第3〜5病日から水疱は破れて融合し，円形の有痛性の浅い潰瘍になり，1週間前後に最も重症化します。病変は亀頭や陰茎体部に多く出現します。
- 女性では38℃以上の発熱を伴うこともあり，大陰唇・小陰唇から，腟前庭部，会陰部にかけて浅い潰瘍性または水疱性病変が多発します。多くは両側性ですが，片側性の場合もあります。感染は外陰部だけでなく，子宮頸管や膀胱にまで及ぶことも多いです。ほとんどの症例で鼠径リンパ節の腫脹と圧痛がみられ，疼痛が強い場合は排尿・歩行困難がみられます。

③ 検査と診断

- 外陰部に浅い潰瘍性や水疱性病変を認めた場合は性器ヘルペスを疑います。病変の数は，初発では数個〜多数であり，広い範囲に及ぶこともありますが，再発では一般に少なく，限局性（性器または殿部・大腿部）で，病変の大きさも小さいです。
- 抗原診断法が有用であり，HSV抗原のイムノクロマトグラフィー法を用いると患部からの拭い液でHSV抗原を迅速に検出できます。検査は10〜15分ほどで完了し，臨床検体での検出感度88%（初発例94%，再発例85%）と信頼度が高いです[12]。ただし，HSV-1, 2の型判別ができません。

④ 病原微生物と治療法

1 想定される病原微生物
- Herpes simplex virus (HSV) 1 型 (HSV-1) または 2 型 (HSV-2)。

2 薬物療法[13]
- **初期病変時**：早期に診断し，十分な量の抗ヘルペスウイルス薬を投与することで潜伏感染ウイルス量を減らし，再発回数も減らせる可能性もあるため[14]，内服および点滴療法で十分に治療することが望ましいです。

> ①軽症−中等症例
> ・アシクロビル（ゾビラックス®）1 回 200 mg　1 日 5 回　5〜10 日間　経口
> ・バラシクロビル塩酸塩（バルトレックス®）1 回 500 mg　1 日 2 回　5〜10 日間　経口
> ・ファムシクロビル（ファムビル®）1 回 200 mg　1 日 5 回　5〜10 日間　経口
> ②重症例
> ・アシクロビル（ゾビラックス®）1 回 5 mg/kg　1 日 3 回　8 時間毎に 1 時間以上かけて 7 日間（10 日間まで延長可）　点滴静注
> ③脳炎合併・髄膜炎合併例[15]
> ・アシクロビル（ゾビラックス®）1 回 10 mg/kg　1 日 3 回　8 時間毎に 1 時間以上かけて 14〜21 日間　点滴静注

- **再発**：治療効果や薬剤耐性ウイルス出現の危険性を考え，内服治療の適応となります。

> ・アシクロビル（ゾビラックス®）1 回 200 mg　1 日 5 回　5 日間　経口
> ・バラシクロビル塩酸塩（バルトレックス®）1 回 500 mg　1 日 2 回　5 日間　経口
> ・ファムシクロビル（ファムビル®）1 回 200 mg　1 日 5 回　5〜10 日間　経口

3 感染症治療薬のピットフォール
- 現在までに開発された抗ヘルペスウイルス薬は，HSV の増殖抑制には有効ですが，潜伏感染しているウイルスの排除には無効です。

⑤ 感染予防
- コンドームの適切な使用を含む性教育の推進（特に若年者）。
- 感染が確認された場合はパートナーも治療を受けるようにします。

D 尖圭コンジローマ

① 特徴
- ヒトパピローマウイルスによる感染症であり，大部分が性交渉あるいはその類似行為により感染することにより発症します。
- 乳頭腫ウイルスとも呼ばれ，婦人科腫瘍で最も頻度が高い子宮頸がんの原因ウイルスの 1 つです。
- 特定の型（主に 6 型および 11 型）の感染が約 90% を占めています[16]。
- 性感染症の中で，数少ないワクチンで予防できる疾患（VPD：vaccine preventable disease）です。

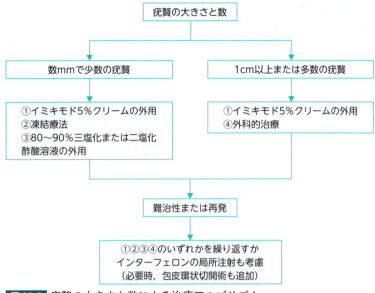

図 14-1 疣贅の大きさと数による治療アルゴリズム

② 病態と臨床症状

- **定義**：性器へのヒトパピローマウイルス（HPV：human papillomavirus）による性感染。
- 性交渉によって，皮膚や粘膜の微小な傷や，女性の子宮頸部にある扁平上皮円柱上皮境界領域に侵入し，基底細胞を含む分裂可能な細胞に感染します。感染後，視診で乳頭腫状の丘疹である疣贅（いわゆる性器イボ）が確認できるまでに3週〜8か月（平均2.8か月）を要するため，感染機会を特定できないことも多いです。
- 乳頭状もしくは鶏冠状の疣贅が，男性では陰茎の亀頭，冠状溝，包皮内外板，陰嚢，肛門周囲などに，女性では大小陰唇，会陰，陰前庭，腟，子宮頸部，肛門周囲などに発生します。

③ 検査と診断

- 診断は感染機会の有無の確認と，特徴的な乳頭状もしくは鶏冠状の疣贅（性器イボ）を視診することで行います。尖圭コンジローマは再発を繰り返すことが多く，治療に際しセックスパートナーの追跡が必要です。
- 遺伝子診断法にはハイブリッドキャプチャー（HC）法，PCR法，リアルタイムPCR法がありますが，尖圭コンジローマに対しては保険適用がありません[17]。

④ 病原微生物と治療法

1 想定される病原微生物
- HPV，特にHPV 6型および11型。

2 薬物療法
- イミキモド5%クリームの外用による薬物療法，凍結療法，レーザー蒸散などによる外科的療法があります。疣贅の大きさと数による治療アルゴリズムを 図14-1 に示します[17]。
- イミキモド5%クリームは外性器または肛門周囲の疣贅に対して，隔日で週3回塗布し，6〜10時間後に石鹸で洗い流します。消失までには比較的時間を要するため（中央値約8週間），

16週まで継続します[18, 19]。

3 感染症治療薬のピットフォール
- 単独治療では治癒率が60〜90%，再発率20〜30%であるため，複数の治療法を繰り返さなければならないことがあります[16, 20]。

⑤ 感染予防

- HPV 6型および11型を含むHPVワクチンの接種が挙げられます。現在，日本ではHPV 6型および11型を含むワクチンとして4価HPVワクチン（ガーダシル®），9価HPVワクチン（シルガード® 9）が使用できます。HPVワクチンは27〜45歳の女性では予防効果が限定的であり，強い推奨はありません[21]。46歳以降は有効性がまったく証明されていないため推奨されていません。2024年現在，国内では男性には4価HPVワクチン（ガーダシル®）のみ接種が承認されています。
- コンドームの適切な使用を含む性教育の推進（特に若年者）。
- 感染が確認された場合は，パートナーも治療を受けるようにします。

ステップアップのひきだし② ▶ HPVワクチンについて

- 現在，日本国内で使用できるワクチンは，防ぐことができるHPVの種類によって，2価ワクチン（サーバリックス®），4価ワクチン（ガーダシル®），9価ワクチン（シルガード® 9）の3種類あります。
  - 2価ワクチン（サーバリックス®）：HPV16/18型
  - 4価ワクチン（ガーダシル®）：HPV6/11/16/18型
  - 9価ワクチン（シルガード® 9）：HPV6型/11/16/18/31/33/45/52/58型
- 尖圭コンジローマはHPV6/11型の感染が約90％を占め，子宮頸がんは7種類のHPV（HPV16/18/31/33/45/52/58型，特にHPV16/18）が原因の80〜90％を占めます。

E 腟トリコモナス症

① 特徴

- 腟トリコモナス症は患者自身の腟のみでなく，子宮頸管内，下部尿路やパートナーの尿路，前立腺にも侵入し，ピンポン感染を引き起こします。男性に比べて特に女性で症状が強いです。
- 感染者の年齢層が他の性感染症と異なり非常に幅広く，中高年者でもしばしばみられます。
- 性交経験のない女性や幼児でも感染者がみられることから，身につける下着やタオルからの感染や，検診台，便器や浴槽を通じた感染など，性交渉以外の感染経路が知られています。

② 病態と臨床症状

- **定義**：腟トリコモナス（トリコモナス・バジナリス）(*Trichomonas vaginalis*)原虫が腟や尿道に感染し，寄生することによって発生する性感染症です。
- 男性では尿道炎症状を示しますが，一般に無症状なことが多いです[22]。長期間の観察では，無症状であっても尿道分泌物や炎症が非感染者に比べて多いといわれています。
- 男性に比べると女性の腟トリコモナス症の臨床像は非常に多様です。20〜50％は無症候性感

染者といわれますが[23]，その 1/3 は 6 か月以内に症候性となります。腟炎によって泡状で悪臭のある帯下増加，外陰，腟の刺激感，強い瘙痒感が認められます。

- トリコモナス・バジナリスの増殖が，腟の清浄度を維持している乳酸桿菌と拮抗して起こるという説が有力です[24]。腟炎ではトリコモナス・バジナリスのみでなく，臭いの原因となる嫌気性菌や大腸菌，球菌の増殖をきたした混合感染の形態をとることが一般的です。腟炎の病態や臨床症状はこの混合感染によって作られていると考えられていて，治療によりトリコモナス・バジナリスが減少・消失すると再び乳酸桿菌が優位となって，他の細菌の発育抑制・減少により腟内の状況が改善され，治癒に向かいます。

③ 検査と診断

- 新鮮な生殖器分泌物の無染色標本の鏡検で，活発に運動するトリコモナス・バジナリス原虫を確認し診断できます。ただし原虫の数が少ないと見落とすことがあるため，トリコモナス選択培地を用いた培養検査を併用します。腟トリコモナス症女性のパートナーの尿培養で，約10％にトリコモナス・バジナリスが検出されるとの報告があります。

④ 病原微生物と治療法

1 想定される病原微生物

- 腟トリコモナス（トリコモナス・バジナリス）原虫。

薬物療法

- トリコモナス原虫が感染をきたすと直腸内にも存在することも多く，原則としてメトロニダゾール（フラジール®）腟錠による局所療法より内服による全身療法が望ましいです。メトロニダゾール（フラジール®）の経口投与で 90〜95％のトリコモナス・バジナリス消失がみられます。

> ・メトロニダゾール錠（フラジール®）1 回 2,000 mg　単回（95％近い治癒率）
> ・メトロニダゾール錠（フラジール®）1 回 500 mg　1 日 2 回　7 日間（治療失敗例に）*
> 　上記*でも無効の場合
> ・メトロニダゾール錠（フラジール®）1 回 2,000 mg　1 日 1 回　7 日間
> **妊婦（特に妊娠 3 か月以内）**
> ・メトロニダゾール（フラジール®）腟錠　1 回 250 mg　1 日 1 回　10〜14 日間

- 妊娠 3 か月以内は胎盤を通過し胎児へ移行するので，経口投与を避けて腟錠で治療します。妊娠 3 か月以降は安全性が確立されていると考えられています[25]。

2 感染症治療薬のピットフォール

- 腟トリコモナス症に対しては，配偶者・パートナーとともに同時期，同期間の治療が必要です。その際，男性では女性に比べてトリコモナス・バジナリスの検出が困難なため，パートナーの男性が陰性と判定されることもあるので注意します[26]。
- ニトロイミダゾール系の薬剤はその構造内にニトロ基を持っており，発がん性が否定できないとされています。そこで 1 クールの投与は 10 日間程度にとどめ，追加治療が必要なら 1 週間は投与間隔をあけます。

⑤ 感染予防

- コンドームの適切な使用を含む性教育の推進（特に若年者）。

F 梅毒

① 特徴

- 在胎中に母体から感染し，活動性梅毒となったケースを先天性梅毒といいます。先天性梅毒は症状の好発時期から経験的に出生後2年を境に早期と後期に分けられています。
- 診断された場合には7日以内に保健所に届け出る義務があります。ただし，陳旧性梅毒〔非トレポネーマ脂質抗体検査（STS：serologic test for syphilis）16 IU未満〕やSTSと梅毒トレポネーマ抗体が両方とも陽性でない場合は届け出る義務はありません。
- **疫学**：2021年以降急増し，2022年の年間届出数は13,258例となり過去最高水準となっています[27]。2019年以降の疫学調査結果からは，早期顕症梅毒（第一期，第二期）が大半を占めています。妊娠症例の報告は年間200例程度，先天性梅毒は2023年に急増しそれまでの年間20例を上回り2023年は第39週までで32例となっています。
- 感染経路はオーラルセックスを含む性交渉と在胎中の母子感染にほぼ限られますが，稀に性交渉以外の接触感染が疑われるケースがあります。

② 病態と臨床症状

- **定義**：スピロヘータの一種である梅毒トレポネーマ（トレポネーマ・パリダム）（*Treponema pallidum*）が皮膚や粘膜より体内に侵入し，その後血行性に散布されて侵入局所および全身の各部位に症状が出現する性感染症。一般に慢性感染症の病像を示します。
- 感染から1年以内は性的接触で相手に感染させやすいという観点から，この時期の梅毒を早期梅毒（early syphilis），以降を後期梅毒（late syphilis）といいます（図14-2）。治療の要否の観点から，要治療のケースを活動性梅毒と，治癒しており治療不要のケースを陳旧性梅毒といいます。
- 梅毒トレポネーマが侵入した部位（口腔や陰部周辺の粘膜・皮膚）に形成される一次病変（結節，びらん，潰瘍）と体内に散布された先の臓器で形成される二次病変を概念的に区別し，一次病変の症状が目立つ時期を早期梅毒第一期（感染から1週〜3か月），二次病変の症状が目立つ時期を早期梅毒第二期（感染から1か月〜1年）と考えます。早期梅毒の段階で視力・聴力障害，精神神経症状などを呈することがあります（図14-3）。
- 自他覚症状のない活動性梅毒を潜伏梅毒といいます。「おおむね1年以内に第一期もしくは第二期の症状が出現していたが，初診時には症状が消失している」症例を含みます。
- 早期梅毒の時期を無治療で経過すると顕性症状の出にくい時期が数年続きます。その間も二次病変による炎症や組織破壊が不可逆なレベルにまで徐々に進展し，皮膚・心血管・脳神経病変による症状をきたすことがあります。このような状態を第3期梅毒といいます。

③ 検査と診断[28]

- 梅毒抗体検査（非トレポネーマ脂質抗体検査：STSと梅毒トレポネーマ抗体検査）が診断の軸です。STS，梅毒トレポネーマ抗体のいずれかが陽性判定となった場合，ただちに両者を自動化定量法に分類される手法で追加検査し，定量値を評価します。STS，梅毒トレポネーマ抗体の結果の解釈は表14-2に示します。初診時の検査結果だけで明瞭に鑑別できるわけではない点に注意します。症例によっては2〜4週後（判断を急ぐ場合は1週後も可）に定量値を再検して有

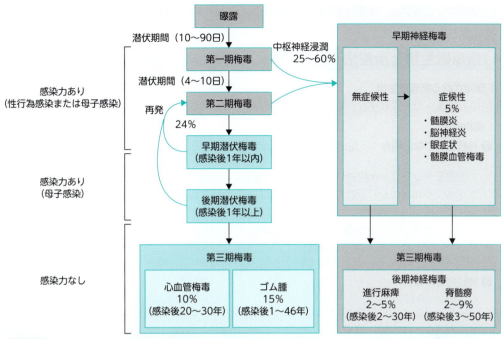

図14-2 免疫正常者における無治療梅毒の治療経過

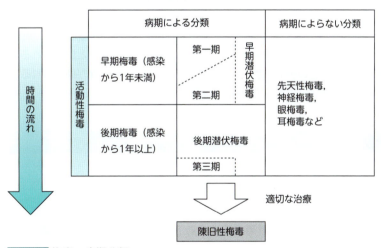

図14-3 梅毒の病期分類

意な増加（おおむね1.5倍）があるかどうかで判断します。

☐ 感染から1か月以内の初期梅毒の場合，「STS陰性，梅毒トレポネーマ抗体も陰性」あるいは「STS陰性，梅毒トレポネーマ抗体のみ陽性」という症例があり，注意を要します。無症状の場合，「STSが陰性もしくは低値だから」という理由で陳旧性梅毒と断定するのは危険です。感染時期からの期間や性風俗業と

表14-2 梅毒抗体検査パターンとその解釈

STS	梅毒トレポネーマ抗体	活動性梅毒	陳旧性梅毒	非梅毒
−	−	○	○	◎
+	−	○	○	稀
+	+	◎	○	極めて稀
−	+	○	○	稀

STS：serological test for syphilis（梅毒血清反応検査）

の関連などの状況，梅毒抗体定量値の推移を含めて総合的に判断します。

④ 病原微生物と治療法

1 想定される病原微生物
☐ トレポネーマ・パリダム。

薬物療法

❶ **神経梅毒でない場合**：下記のいずれかを状況に応じて選択します。

> ・アモキシシリン水和物（サワシリン®）1回500 mg　1日3回　28日間　経口投与
> ・ベンジルペニシリンカリウム（ペニシリンGカリウム）筋注1回240万単位　早期梅毒では単回，後期梅毒では1週おきに3回筋注
> ・ミノサイクリン塩酸塩（ミノマイシン®）1回100 mg　1日2回　28日間　経口投与（ペニシリンアレルギーの場合）

❷ **神経梅毒の場合**

> ・ベンジルペニシリンカリウム（ペニシリンGカリウム）1回300～400万単位　1日6回　10～14日間　点滴静注

2 感染症治療薬のピットフォール
☐ トレポネーマ・パリダムのマクロライド耐性が広がっているので，マクロライド系抗菌薬は第一選択とはなりません。
☐ ペニシリン系抗菌薬投与によるJarisch-Herxheimer反応に注意します。治療後24時間以内に頭痛，筋肉痛，発熱などの症状が生じるため，薬物アレルギーと誤解される可能性があります。治療により，菌量の多い早期にトレポネーマ・パリダムの菌体が破壊されることが原因と考えられています。患者への事前の説明が重要です。

⑤ 感染予防

☐ コンドームの適切な使用を含む性教育の推進（特に若年者）。
☐ 感染が確認された場合は，パートナーも治療を受けるようにします。

ステップアップのひきだし③ ▶ 性感染症を含む5類感染症の届出の相違点[29]

☐ 5類感染症には感染症を診断した医師がただちに届出を必要とするもの，7日以内にするもの（全数把握），指定された定点医療機関が週単位（月～日）もしくは月単位でするもの（定点把握）に分けられます。
☐ 性器クラミジア感染症，淋菌感染症，性器ヘルペスウイルス感染症，尖圭コンジローマは性感染症定点医療機関が月単位で届出をする必要があります。
☐ 後天性免疫不全症候群や梅毒は診断した医師が7日以内に届出をする必要があります。
☐ 性感染症ではありませんが，5類感染症のうち，侵襲性髄膜炎菌感染症，風疹および麻疹はただちに届出をする必要があります。

G マイコプラズマ感染症

① 特徴

- 男性の非淋菌性尿道炎の原因で，頻度はクラミジアに次ぐとされています。
- マイコプラズマ（*Mycoplasma*）は薬剤耐性化が問題となっています。
- マイコプラズマ・ジェニタリウム（*Mycoplasma genitalium*）はマイコプラズマ属の細菌で，細胞壁を持たないためβ-ラクタム系抗菌薬が無効です。また感染部位や感染経路が異なります。

② 病態と臨床症状

- **定義**：マイコプラズマ・ジェニタリウムが生殖器に感染し，炎症や痛みを生じる性感染症。
- 男性の尿道炎は淋菌性尿道炎と非淋菌性尿道炎（NGU：non-gonococcal urethritis）に分けられます。NGUにおいて，クラミジア・トラコマティスが検出されない尿道炎を非クラミジア性NGU（NCNGU：nonchlamydial NGU）と呼びます。NCNGUの原因微生物の1つがマイコプラズマ・ジェニタリウムです。わが国の研究では，14～16％のNGU患者からマイコプラズマ・ジェニタリウムが検出されています[30]。
- マイコプラズマ・ジェニタリウムによる女性生殖器感染症として，子宮頸管炎や骨盤内炎症性疾患（PID）が挙げられます。また，早産や自然流産との関連も指摘されています[31]。
- 尿道分泌物は膿性から漿液性まで様々であり，尿道痛の程度も非常に強いものから，尿道瘙痒感など軽微な症例まであります。

③ 検査と診断

- マイコプラズマ・ジェニタリウム尿道炎の症状は多彩であり，症状によりマイコプラズマ・ジェニタリウム尿道炎を診断することはできません[32, 33]。
- マイコプラズマ・ジェニタリウムの検出は核酸増幅法により行います。これまで難治例を中心に保険適用外で検査を行っていましたが，2022年6月よりリアルタイムPCR法による「腟トリコモナスおよびマイコプラズマ・ジェニタリウム同時核酸検出」が保険適用となりました。
- マイコプラズマ・ジェニタリウムの分離培養は極めて困難で特殊な培養環境が必要なため，推奨されていません。

④ 病原微生物と治療法

1 想定される病原微生物
- マイコプラズマ・ジェニタリウム。

2 薬物療法[17]
- マクロライド系，テトラサイクリン系，ニューキノロン系の抗菌薬を投与します。
- キノロン系抗菌薬として，モキシフロキサシン塩酸塩とシタフロキサシン水和物はマイコプラズマ・ジェニタリウムに対して抗菌活性が高いですが，わが国ではモキシフロキサシンは尿道炎に対する保険適用がないため使用できません。

・アジスロマイシン水和物（ジスロマック®）　1回1,000 mg　1日1回　単回投与　経口
・ドキシサイクリン塩酸塩水和物（ビブラマイシン®）　1回100 mg　1日2回　7日間　経口
＜治療失敗例＞
・シタフロキサシン水和物（グレースビット®）　1回100 mg　1日2回　7日間　経口
・ドキシサイクリン塩酸塩水和物（ビブラマイシン®）　1回100 mg　1日2回　14日間　経口

3 感染症治療薬のピットフォール

□ 近年，マイコプラズマ・ジェニタリウムの薬剤耐性が問題となっています。わが国のマイコプラズマ・ジェニタリウムのマクロライド耐性関連変異の遺伝子保有率は72％と報告されており[34]，マイコプラズマ・ジェニタリウム感染症の半数以上の症例ではアジスロマイシン水和物は無効と考えざるをえません[35]。

5 感染予防

□ コンドームの適切な使用を含む性教育の推進（特に若年者）。
□ 感染が確認された場合は，パートナーも治療を受けるようにします。

引用文献

1) 国立感染症研究所 実地疫学研究センター・感染症疫学センター：性器クラミジア感染症の発生動向，2021年，2023
2) 萩原敏且：性器クラミジア感染症とは，IDWR 2004年第8号，国立感染症研究所，2004
3) 青木眞：レジデントのための感染症診療マニュアル第4版，pp1031-1042，医学書院，2020
4) 国立感染症研究所 実地疫学研究センター・感染症疫学センター：淋菌感染症の発生動向，2021年，2023
5) 芳賀伸治，他：淋菌感染症とは．国立感染症研究所，2011
6) Hamasuna R, et al.：J Infect Chemother. 19(4)：571-578, 2013（PMID：23813093）
7) Akasaka S, et al.：J Infect Chemother. 7(1)：49-50, 2001（PMID：11406757）
8) Ohnishi M, et al.：Emerg Infect Dis. 17(1)：148-149, 2011（PMID：21192886）
9) 新村眞人，他：ヘルペスカラーアトラス　単純ヘルペス，臨床医薬研究協会，2002
10) Kawana T, et al.：Obstet Gynecol. 60(4)：456-461, 1982（PMID：6289208）
11) 小野寺昭一：モダンメディア 58(7)：210-218，2012
12) 早川潤他：日性感染症会誌 23(1)：119-123，2012
13) 青木眞：レジデントのための感染症診療マニュアル第4版，pp1051-1054，医学書院，2020
14) Sawtell NM, et al.：J Infect Dis. 184(8)：964-971, 2021（PMID：11574910）
15) 日本神経感染症学会，他 監，「単純ヘルペス脳炎診療ガイドライン」作成委員会 編：単純ヘルペス脳炎診療ガイドライン2017，pp71-74，南江堂，2017
16) Workowski KA, et al.：MMWR Recomm Rep. 64（RR-03）：1-137, 2015（PMID：26042815）
17) 日本性感染症学会 編：性感染症　診断・治療ガイドライン2020，診断と治療社，2020
18) 中川秀己：日性感染症会誌 18(1)：134-144，2007
19) Sauder DN, et al.：Sex Transm Dis. 30(2)：124-128, 2003（PMID：12567169）
20) Yanofsky VR, et al.：J Clin Aesthet Dermatol. 5(6)：25-36, 2012（PMID：22768354）
21) Castellsague X, et al.：Br J Cancer. 105(1)：28-37, 2011（PMID：21629249）
22) Johonston VJ, et al.：Curr Opin Infect Dis. 21(1)：56-64, 2008（PMID：18192787）
23) 松田静治：日産婦会誌 63(5)：1277-1284，2011
24) McGrory T, et al.：J Parasitol. 80(1)：50-54, 1994（PMID：8308658）
25) 高田道夫：産婦治療 69(1)：53-56，1994
26) Swygard H, et al.：Sex Transm Infect. 80(2)：91-95, 2004（PMID：15054166）
27) 梅毒2023年現在．IASR 44(12)：187-189，2023
28) 「梅毒診療の基本知識」作成ワーキンググループ：梅毒診療の基本知識：日本性感染症学会，2024
29) 厚生労働省：感染症法に基づく医師の届出のお願い．

30) Ito S, et al.：Int J Urol. 23(4)：325-331, 2016（PMID：26845624）
31) Wiesenfeld HC, et al.：J Infect Dis. 216(suppl-2)：S389-S395, 2017（PMID：28838078）
32) Taylor-Robinson D, et al.：Clin Microbiol Rev. 24(3)：498-514, 2011（PMID：21734246）
33) Hamasuna R：Int J Urol. 20(7)：676-684, 2013（PMID：23586346）
34) Hamasuna R, et al.：PLoS One. 13(6)：e0198355, 2018（PMID：29883482）
35) 濱砂良一：日化療会誌 66(2)：173-184，2018

（原　直己）

15 HIV 感染症

死に至る病から薬剤でコントロールできる慢性疾患へ

はじめのひきだし

- □ HIV（human immunodeficiency virus）は主に CD4 陽性 T リンパ球とマクロファージ系の細胞に感染し，CD4 細胞を急速に減少させます。CD4 数が 200/μL 以下になると AIDS 指標疾患の発症率が大きく上昇します[1,2]。
- □ 日本では 2023 年末時点で約 35,000 人の HIV 感染者が報告され，年間約 1,000 人が新たに感染し，毎年約 10 人が AIDS（後天性免疫不全症候群：acquired immune deficiency syndrome）関連疾患で死亡しています[3]。
- □ HIV 感染症の標準治療は抗レトロウイルス療法（ART）であり，治療により HIV の増殖を抑制し，免疫能を回復させます。ART の早期導入は患者の生命予後を大きく向上させます[4]。
- □ AIDS 指標疾患にはカンジダ症，ニューモシスチス肺炎，トキソプラズマ脳症などがあり，治療開始後には免疫再構築症候群（IRIS）の発症リスクがあります。これは治療により免疫が回復することで過剰な免疫応答が誘導されることが原因です[5]。
- □ HIV 感染者は高頻度で HBV（B 型肝炎ウイルス）に共感染しているケースがあります。共感染の場合は HBV の進行が速く，早期の治療が必要です。HIV と HBV 双方に効果のある NRTIs を用いた治療が推奨されます[6,7]。

はじめに：概要と分類

- □ HIV 感染症は大きく 3 つの病期（急性感染症期，無症候期，AIDS 期）に分けることができ，これらは HIV が感染することで減少する CD4 陽性 T リンパ球（CD4 細胞）の細胞数と関係性があります。CD4 細胞の減少の程度によって日和見疾患のリスクは細菌性から真菌性，原虫性，重篤なウイルス性などに変化していきます[8]（図 15-1）。

A HIV 感染症

① 特徴

- □ HIV 感染症は，ヒト免疫不全ウイルス（HIV）によって引き起こされる感染症です。HIV は主として CD4 陽性 T リンパ球（CD4 細胞），マクロファージ系の細胞に感染し，感染した HIV は急速に増殖し，CD4 細胞を減少させます。
- □ **感染者数**：日本では 2023 年末時点で約 35,000 人の HIV 感染者が報告されています[3]。
- □ **新規感染者数**：日本では年間約 1,000 人が新たに HIV に感染していると報告されています[3]。
- □ **死亡者数**：日本では毎年約 10 人が AIDS 関連疾患で死亡しています[3]。
- □ **治療の普及**：全世界的に，HIV 感染者の多く（73％）が ART を受けており，患者の生命予後は大きく向上しています[4]（表 15-1）。

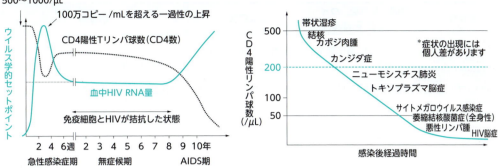

図 15-1 CD 陽性 T リンパ球と AIDS 指標疾患の関係性・分類
(抗 HIV 治療ガイドライン 2024, p7, 2024, 国立感染症研究所資料より)

② 病態と臨床症状

1. HIV 感染症

- **定義**：レトロウイルスの一種である HIV の感染によって免疫不全が生じ，日和見感染症や悪性腫瘍を生じやすくなる状態．
- 急性感染期は，感染後 1〜2 週の間に HIV RNA が 100 万コピー/mL を超える抗ウイルス血症を呈します．発熱，発疹，リンパ節腫脹などの急性感染症状を伴うことが多いのも特徴です[1]．
- 無症候期は症状はほとんどないか，非常に軽微です．HIV に対する免疫反応によりウイルス量は低下し HIV RNA 量は安定した値に保たれます（ウイルス学的セットポイント）．CD4 数は持続的に減少し，HIV RNA 量のセットポイントと CD4 数の減少速度には相関関係があると報告されています[1]．
- AIDS 期は，CD4 数が 200/μL を下回ると細胞性免疫不全の状態となり種々の日和見感染症，日和見腫瘍からなる AIDS 指標疾患を併発しやすくなります[2]．

表 15-1 感染者数，死亡者数（国内）と ART の普及率，生命予後の改善率（世界）

年度	新規感染者数	死亡者数	ART 普及率	生命予後の改善率
2016	1,448 人	27 人	50%	88%
2017	1,389 人	25 人	54%	90%
2018	1,317 人	23 人	60%	92%
2019	1,236 人	20 人	67%	94%
2020	1,095 人	12 人	73%	95%

新規感染者数には診断時に AIDS 発症の患者を含む，ART 普及率と生命予後改善率は全世界のデータ
〔エイズ予防情報ネット API-NET：日本の状況：エイズ動向委員会 (https://api-net.jfap.or.jp/status/japan, UNAIDS：FACT SEET (https://www.unaids.org) より〕

2. AIDS

- **定義**：HIV の感染によって免疫不全が生じ，日和見感染症や悪性腫瘍を合併した状態．
- AIDS 指標疾患には 表 15-2 に示すものがあります．

表 15-2 エイズ指標疾患の種類と特徴（一部抜粋）

感染症名	原因となる菌，ウイルスなど/影響部位	主な症状	治療薬
カンジダ症（食道，気管，気管支，肺）	真菌感染症/消化管や呼吸器系	喉の痛み，嚥下困難，咳，息切れ	フルコナゾール（ジフルカン®），イトラコナゾール（イトリゾール®）
クリプトコックス症	真菌感染症/中枢神経系など肺以外の臓器	頭痛，発熱，悪心，視力障害	フルコナゾール（ジフルカン®），アムホテリシンB（ファンギゾン®）
ニューモシスチス肺炎	真菌感染症/肺	発熱，咳，呼吸困難，胸痛	スルファメトキサゾール・トリメトプリム（バクタ®），ペンタミジンイセチオン酸塩（ベナンバックス®）
トキソプラズマ脳症	寄生虫感染症/中枢神経系	頭痛，発熱，神経症状（痙攣，麻痺，意識障害）	Pyrimethamine (Daraprim®)*, Sulfadiazine (Lantrisul®)*, ホリナートカルシウム（ロイコボリン）
活動性結核（肺結核または肺外結核）	細菌感染症/肺または他の臓器	咳，痰，発熱，体重減少，夜間発汗	イソニアジド（イスコチン®），リファンピシン（リファジン®），ピラジナミド（ピラマイド®），エタンブトール塩酸塩（エブトール®）
非結核性抗酸菌症	非結核性抗酸菌感染症/呼吸器系など	咳，痰，発熱，体重減少，疲労	クラリスロマイシン（クラリス®），エタンブトール塩酸塩（エブトール®），リファンピシン（リファジン®）
サイトメガロウイルス感染症	ウイルス感染症/全身の臓器	発熱，視力低下，肝脾腫，肺炎，胃腸炎	ガンシクロビル（デノシン®），バルガンシクロビル塩酸塩（バリキサ®），ホスカルネットナトリウム水和物（ホスカビル®）
進行性多巣性白質脳症	ウイルス感染症/中枢神経系	神経症状（麻痺，視覚障害，認知障害）	支持療法（抗ウイルス薬なし）
カポジ肉腫	ウイルス関連のがん/皮膚や内臓	紫色の斑点，腫瘍，痛み，腫れ	ドキソルビシン塩酸塩リポソーム注射剤（ドキシル®）
原発性脳リンパ腫	悪性リンパ腫/中枢神経系	頭痛，神経症状（麻痺，視覚障害，認知障害）	化学療法，放射線療法，リツキシマブ（遺伝子組換え）（リツキサン®）
非ホジキンリンパ腫	悪性リンパ腫/全身のリンパ節	リンパ節腫大，発熱，体重減少，夜間発汗	化学療法，放射線療法，リツキシマブ（遺伝子組換え）（リツキサン®）
HIV脳症	ウイルス感染症/中枢神経系	認知障害，行動変化，記憶障害	抗レトロウイルス療法（ART）

* 国内未承認の薬剤
（HIV感染症および血友病におけるチーム医療の構築と医療水準の向上を目指した研究班：抗HIV治療ガイドライン，2024 より）

③ 検査と診断

1. HIV 感染症

- 感染が疑われたら抗原抗体反応によるスクリーニング検査を実施し，陽性であれば核酸増幅検査による確認検査を実施します（表 15-3）。
- **スクリーニング検査**：HIV感染が疑われた場合は，日本エイズ学会と日本臨床検査医学会が作成したガイドラインに基づき，第四世代試薬を用いた抗原抗体反応によるスクリーニング検査が推奨されます。陰性となった場合でも，感染リスクがあれば数週間後に再検査を行います[9]。
- **確認検査**：スクリーニング検査で陽性となった場合，確認検査を実施します。イムノクロマト（IC）法によるHIV-1/2特異抗体確認キット（Geenius™ HIV-1/2キット）とHIV-1核酸

表 15-3 HIV 感染症の検査と診断

検査項目	スクリーニング検査	確認検査
使用する検査法	HIV 抗原抗体同時スクリーニング検査法（第四世代試薬）	HIV-1/2 抗体確認検査法，HIV-1 NAT 法
検出対象	HIV 抗体，HIV p24 抗原	HIV-1/2 特異抗体，HIV-1 核酸
結果の解釈	陽性/陰性	陽性/陰性
再検査の必要性	陰性の場合，感染リスクがあれば再検査を実施	陽性の場合，確定診断を行う

（日本エイズ学会・日本臨床検査医学会：診療における HIV-1/2 感染症の診断ガイドライン 2020 版，2020 より）

表 15-4 ART の効果に関連する報告

項目	研究	詳細
ウイルス抑制率	START 試験	ART を早期に開始した患者の治療開始 6 か月以内に 90％以上がウイルス抑制を達成した[2]
	TEMPRANO 試験	早期治療開始の重要性を示し，90％以上の患者がウイルス抑制を達成したと報告している[6]
長期生存率	NA-ACCORD 研究	ART を受けた HIV 感染者の長期生存率が大幅に改善され，ほぼ一般人と同等の寿命を持つことが示された[5]
治療失敗率	ARTEMIS 試験	治療失敗率が 10〜20％の範囲であったこと。多くの治療失敗の原因は服薬率や薬剤耐性の問題によると結論付けている[12]

増幅検査（HIV-1 NAT 法）を同時に行い，HIV-1 感染もしくは HIV-2 感染を確定します[9]。

2. AIDS

- HIV の感染が確定し，1 つ以上の AIDS 指標疾患を明らかに認める場合に AIDS と診断します。

④ 病原微生物と治療法

1 想定される病原微生物
- **HIV 感染症**：HIV。
- **AIDS**：AIDS 指標疾患に示される細菌性，真菌性，原虫性，ウイルス性の病原微生物。

2 薬物療法
- HIV 感染症の治療は抗レトロウイルス療法（ART）を標準的に行います。ART により HIV の増殖を抑制し，患者の免疫能を回復させることが可能です。しかし，HIV を完全に排除することはできないため，生涯にわたって ART を継続する必要があります[2]。
- 治療成功にはウイルス量の低下と持続的な抑制の 2 つが必要です。ウイルス量の低下とは，血液中の HIV RNA の量が検出限界以下（通常は 20 コピー/mL 以下）になることです。また持続的な抑制とは，治療開始後 6 か月以内にウイルス量が検出限界以下になり，これが継続することです[10]。
- ART を 6 か月以上継続できた患者の治療成功率は 90％以上と報告されており，非常に高い効果が得られることも特徴です[10]（表 15-4）。
- ART の推奨レジメンの多くは 3 剤を併用しますが，いくつかの条件を満たせば 2 剤併用のレジメンや 1 か月もしくは 2 か月に 1 回の注射での治療も選択できます。ART を早期に導入できた患者の生命予後は良好ですが，一生涯の治療が必要となるためアドヒアランスの維持が重要

表15-5 主な抗HIV薬とクラス

薬剤クラス	代表的な薬剤
核酸系逆転写酵素阻害薬（NRTI）	エムトリシタビン・テノホビル　アラフェナミドフマル酸塩（デシコビ®配合錠），ラミブジン・アバカビル硫酸塩（エプジコム®配合錠）
非核酸系逆転写酵素阻害薬（NNRTI）	ドラビリン（ピフェルトロ®錠），リルピビリン塩酸塩（エジュラント®錠）
プロテアーゼ阻害薬（PI）	ダルナビル　エタノール付加物（プリジスタ®錠）
インテグラーゼ阻害薬（INSTI）	ラルテグラビルカリウム（アイセントレス®錠），ドルテグラビルナトリウム（テビケイ®錠）
エントリー阻害薬	マラビロク（シーエルセントリ®錠）

(OARAC：Guideline for the Use of Antiretroviral Agents in Adults and Adolescents with HIV，2023，HIV感染症および血友病におけるチーム医療の構築と医療水準の向上を目指した研究班：抗HIV治療ガイドライン．2024より)

です[11]。

- 作用機序により核酸系逆転写酵素阻害薬（NRTI），非核酸系逆転写酵素阻害薬（NNRTI），プロテアーゼ阻害薬（PI），インテグラーゼ阻害薬（INSTI），エントリー阻害薬（CCR5阻害薬），カプシド阻害薬（CAI）に分類されます。ART療法はこれらの抗ウイルス薬を組み合わせて行います[11]（表15-5）。
- 抗HIV薬の中でHIVを抑制する効果がより強力な薬剤を「キードラッグ」，キードラッグを補足しウイルス抑制効果を高める役割を持つ薬剤を「バックボーン」と呼びます。ARTはバックボーンをNRTI 2剤とし，キードラッグをNRTI以外の1剤（薬剤によってはrtvもしくはcobiを併用）とする組み合わせが一般的です。初回治療としてはドルテグラビル（INSTI）とラミブジン（NRTI）の配合錠（ドウベイト®配合錠）を用いた2剤療法，ビクテグラビル（INSTI），エムトリシタビン（NRTI），テノホビルアラフェナミド（NRTI）の配合錠（ビクタビル®配合錠）を用いた3剤療法が支持されています[11]（表15-6）。
- 血中HIVRNA量，HIVの薬剤耐性，併用薬，患者のライフスタイル，B型慢性肝炎の既往，併用薬を総合的に判断して，ARTのレジメンを決定します[11]。

3 感染症治療薬のピットフォール

- 以下の理由により，CD4数にかかわらずすべてのHIV感染者にARTの開始が推奨されています（表15-7）。
  - ART開始後の生命予後はART後のCD4数の回復の程度に左右されます[1, 2]。
  - 治療前のCD4数がその後のCD4数の回復に大きく影響することが知られています[1, 2]。
  - 治療開始後のCD4数の回復は，開始前のCD4数が350/μL以上の群と未満の群で明確な差異があり，CD4数が349/μL以下で治療を開始した症例では，CD4数が正常域まで回復することは期待できません[2]。
  - 加えて，ARTがHIVの2次感染の予防にもなること，HIV感染者自身のAIDSや非AIDS悪性腫瘍の発生を抑制することが明確に示されています[6, 7]。

表 15-6 初回治療に推奨される antiretroviral therapy（ART）の組み合わせ

A 欄，B 欄から選択	
A 欄（キードラッグ）	B 欄（バックボーン）
インテグラーゼ阻害薬（INSTI）[*1] プロテアーゼ阻害薬（PI）[*1] 非核酸系逆転写酵素阻害薬（NNRTI）[*1] [*1] いずれか 1 剤を選択	核酸系逆転写酵素阻害薬（NRTI）[*2] [*2] 2 剤を選択
大部分の HIV 感染者に推奨される組み合わせ	**薬剤選択の注意点**
ビクテグラビルナトリウム・エムトリシタビン・テノホビル　アラフェナミドフマル酸塩（ビクタルビ® 配合錠）	―
ドルテグラビルナトリウム・アバカビル硫酸塩・ラミブジン（トリーメク® 配合錠）	HLA-B*5701 を有する患者（日本人では稀）ではアバカビルの過敏症に注意を要する。B 型肝炎の合併がない患者にのみ推奨
ドルテグラビルナトリウム（テビケイ® 錠）＋エムトリシタビン・テノホビル　アラフェナミドフマル酸塩（デシコビ® 配合錠）	―
ドルテグラビルナトリウム・ラミブジン（ドウベイト® 配合錠）	B 型肝炎の合併がなく，血中 HIV RNA 量が 50 万コピー/mL 未満，薬剤耐性検査で 3TC，DTG に耐性のない患者にのみ推奨

配合剤が入手困難な場合は個別の薬剤の組み合わせでもよい。

状況によって推奨される組み合わせ	**注意点**
ラルテグラビルカリウム（アイセントレス® 錠）＋エムトリシタビン・テノホビル　アラフェナミドフマル酸塩（デシコビ® 配合錠）	ラルテグラビルカリウムは 600 mg 錠の 2 錠（1200 mg）を 1 日 1 回内服か，400 mg 1 錠を 1 日 2 回内服が可能
ダルナビル　エタノール付加物・コビシスタット・エムトリシタビン・テノホビル　アラフェナミドフマル酸塩（シムツーザ® 配合錠）	ダルナビル　エタノール付加物・コビシスタットは CYP 阻害作用を有するので，薬物相互作用に注意が必要
ドラビリン（ピフェルトロ® 錠）＋エムトリシタビン・テノホビル　アラフェナミド（デシコビ® 配合錠）	―
リルピビリン塩酸塩・エムトリシタビン・テノホビル　アラフェナミドフマル酸塩（オデフシィ® 配合錠）	リルピビリン塩酸塩は血中 HIV RNA 量が 10 万コピー/mL 未満の患者にのみ推奨。リルピビリン塩酸塩はプロトンポンプ阻害薬内服者には使用しない

配合剤が入手困難な場合は個別の薬剤の組み合わせでもよい。
（OARAC：Guideline for the Use of Antiretroviral Agents in Adults and Adolescents with HIV，2023，HIV 感染症および血友病におけるチーム医療の構築と医療水準の向上を目指した研究班：抗 HIV 治療ガイドライン．2024 より）

表 15-7 Antiretroviral therapy（ART）開始基準の変遷

	治療開始の目安（CD4：cells/μL）*
2006 年頃	200 未満で治療を開始
2007 年	350 以下で治療を推奨
2010 年	350 以下で治療を開始
2014 年	500 以下で積極的に治療を開始
2017 年	500 以下で治療を開始 （＞500 で開始してもよい）
2018 年	CD4 数にかかわらず治療開始を推奨

*AIDS 発症のない場合
（OARAC：Guideline for the Use of Antiretroviral Agents in Adults and Adolescents with HIV，2004～2020 より）

表15-8 免疫再構築症候群への対処方法（結核の例）

治療方針		詳細
抗結核治療の開始		抗結核治療を先に開始する
抗HIV治療のタイミング	CD4数が50/μL未満の場合	抗結核治療の開始2週以内に抗HIV治療を始める
	CD4数が50/μL以上の場合	抗結核治療の開始8週以内に抗HIV治療を始める
プレドニゾンの併用		抗HIV治療開始時にプレドニゾンを併用することで、IRISの発症率を低下させる可能性がある
重篤な場合の対応	生命を脅かす場合や副腎皮質ステロイド薬が無効な場合	抗HIV治療の中止を考慮

（HIV感染症および血友病におけるチーム医療の構築と医療水準の向上を目指した研究班：抗HIV治療ガイドライン、2024より）

ステップアップのひきだし① ▶ 免疫再構築症候群

- 免疫不全のあるHIV感染者に対して有効な抗HIV治療を開始後、数か月以内に日和見感染症などの疾患が発症、再発、再増悪することがあります。その原因の1つとして免疫再構築症候群（IRIS：immune reconstitution inflammatory syndrome）が知られています。IRISは、ARTによりHIV RNA量が減少し、単球・マクロファージ・NK細胞などの機能が回復することやCD4数の増加により患者の免疫能が改善するため、体内に存在する病原微生物などに対する免疫応答が過剰に誘導されるために起こると考えられています[13]。
- 特に治療開始時のCD4数が50/μL以下、血中HIV RNA量が10万コピー/mL以上の症例では特にリスクが高いと報告されており、抗HIV治療例全体の8.0%前後でIRISが発症すると報告されています[13]。
- わが国で頻度の高い疾患は、帯状疱疹、非結核性抗酸菌症、サイトメガロウイルス感染症、ニューモシスチス肺炎、結核症、カポジ肉腫などであり、最近はB型肝炎、進行性多巣性白質脳症が増加傾向しています[13]。CD4数が50/μL未満の症例に抗HIV治療を開始する前には、眼底検査、胸部X線写真、脳MRI、血清診断としてβ-D-グルカン、クリプトコックス抗原、サイトメガロウイルス抗原（もしくは血中CMV-DNA定量）およびインターフェロンγ遊離試験（IGRA）などの検査が推奨されます。感染の徴候がみられた場合は、必要な日和見感染症の予防を開始しておくことが重要です[10, 13]。
- 特に結核症については抗結核治療を先に開始し、CD4数が50/μL未満の場合には抗結核治療の開始2週以内、50/μL以上の場合も8週以内に抗HIV治療を始めることが推奨されます[10, 11]。抗HIV治療開始時にプレドニゾンを併用することで、結核によるIRISの発症率を低下させる可能性があります[10, 13]。生命を脅かす場合や副腎皮質ステロイド薬が無効な場合には、抗HIV治療の中止が考慮されます[10, 13]（表15-8）。

ステップアップのひきだし② ▶ HIV/HBVの共感染

- 日本ではB型肝炎ウイルス（HBV）感染の有病率は全人口の約0.5〜1.0%とされています。国内のいくつかの報告によるとHIV感染者におけるB型肝炎ウイルスの有病率は6〜10%と報告されており、HIV感染者は高い頻度でHBVに共感染していることが知られています[14, 15]。
- HIV感染者がHBVに共感染した場合、HBV感染症の病期進展は速やかとなり、肝硬変、肝がんへの進展が速いことがわかっています。このためHBV単独感染よりも早期のHBV治療が推奨されます[14, 15]。
- ARTに使用される薬剤のうちテノホビルやラミブジンのようなバックボーンとして使用されるNRTIはHIVとHBVの双方に対して抗ウイルス効果を示します。そのため双方の

疾患の病態を把握せず，不用意にそれぞれの疾患に対して単一薬剤による治療を開始すると，HIV あるいは HBV の耐性株が発現するリスクとなります[14, 15]。
- ☐ HIV 感染症が判明し，抗 HIV 療法を開始する際には，必ず HBs 抗原，HBs 抗体，HBc 抗体をチェックし B 型肝炎の合併の有無・既往を確かめる必要があります。また，HBc 抗体のみが陽性の場合には，血中 HBV DNA 量を測定し HBV 感染の確認をしておくことが推奨されます[14, 15]。
- ☐ HIV/HBV 共感染の場合の ART レジメンは HIV と HBV 双方に効果のある NRTI を 2 剤含めた組み合わせを原則とし，HBV に有効な NRTI の継続が難しい場合はエンテカビルなどの代替薬の使用が必要になります。ART の急な中止は，HIV だけでなく HBV の再活性化を促す可能性があることに留意し，患者に説明することが大切です[12, 13]。

⑤ 感染予防

- ☐ HIV の感染予防は適切なコンドームの使用です。HIV 感染者が ART を受けることもパートナーへの感染予防の一環となります。HIV 陽性妊婦が ART を受けることは母子感染予防については特に重要です。日本では保険適用となっていませんが，感染リスク行為が予想される場合は PrEP（曝露前予防：pre-exposure prophylaxis）としてテノホビル・エムトリシタビン配合錠の使用が推奨されます。毎日服用する方法とオンデマンドで服用する方法があります[16]。
- ☐ また医療専門職の針刺し事故など曝露による感染リスクが疑われるときは PEP（曝露後予防：post-exposure prophylaxis）としてラルテグラビルを 1 日 2 回とテノホビル・エムトリシタビン配合錠を 1 日 1 回 1 錠の 3 剤併用が推奨されます。

B サイトメガロウイルス感染症

① 特徴

- ☐ ヒトサイトメガロウイルスによる感染症です。ヒトヘルペスウイルス 5 型とも呼ばれます。
- ☐ ほとんどの人が小児時期に不顕性感染の形で感染し，そのまま潜伏感染します。通常，健常な状態では感染症として発症することはほとんどなく，潜伏期から発症に移行するのは，宿主が未熟児，移植後，AIDS 患者，先天性免疫不全の場合に限られます。
- ☐ 主な感染経路は母乳感染，産道感染や飛沫などによる水平感染です。しかし重複しますが，健常な状態では感染しても発症することはほとんどありません。
- ☐ 潜伏部位は肺，消化管，脳，髄液，眼が多く，発症した場合はこれらの部位に病変が現れます。
- ☐ 最近ではヒトサイトメガロウイルスに感染した経験がなく，サイトメガロウイルス抗体を持たない妊婦がいます。妊娠中のサイトメガロウイルスの初感染は児の先天性サイトメガロウイルス感染症のリスクを高めます。

② 病態と臨床症状

- ☐ **定義**：サイトメガロウイルス（CMV，ヒトヘルペスウイルス 5 型）が血液やその他の検体から同定される状態を CMV 感染といい，臓器障害などの臨床症状を伴うものを CMV 感染症と呼びます[17]。
- ☐ HIV 患者では，CD4 が 500/μL 以下になると，CMV 感染症を発症するリスクが高くなります。

表 15-9 CMV 感染症に使用される薬剤と投与量

薬剤名	成人用量（初期治療）	成人用量（維持療法）	注意事項
ガンシクロビル（デノシン®）	5 mg/kg を 1 日 2 回，12 時間ごとに静脈投与。通常 14～21 日間投与	5 mg/kg を 1 日 1 回静脈投与。または，1 日 2 回経口投与（1 回あたり 1,000 mg）	以下の Ccr に応じて用量調整が必要 50～69：2.5 mg/kg を 12 時間毎 25～49：2.5 mg/kg を 24 時間毎 10～24：1.25 mg/kg を 24 時間毎 10 以下：1.25 mg/kg を 48 時間毎
バルガンシクロビル塩酸塩（バリキサ®）	900 mg を 1 日 2 回経口投与。通常 21 日間投与	900 mg を 1 日 1 回経口投与	以下の Ccr に応じて用量調整が必要 60 以上：900 mg を 1 日 2 回 40～59：450 mg を 1 日 2 回 25～39 mL/min：450 mg を 1 日 1 回 10～24：450 mg を 2 日に 1 回 HD：450 mg を週 3 回透析後
ホスカルネットナトリウム水和物（ホスカビル®）	60 mg/kg を 8 時間ごとに静脈投与。または 90 mg/kg を 12 時間ごとに静脈投与。通常 14～21 日間投与	90-120 mg/kg を 1 日 1 回静脈投与	以下の Ccr に応じて用量調整が必要 70～89：通常用量の 1.25 倍 50～69：通常用量の 80％ 30～49：通常用量の 60％ 10～29：通常用量の 40％
Cidofovir（Vistide®，国内未承認）	5 mg/kg を 1 週間ごとに静脈投与。通常 2 週間続ける	5 mg/kg を 2 週間ごとに静脈投与	Cidofovir は腎毒性が強いため，プロベネシドと十分な水分補給が必要。通常 1～2 L の生理食塩水の前投与が必要

(IDSA：Clinical Practice Guidelines for the Management of Cytomegalovirus in Solid Organ Transplantation，2018，CDC：Clinical Guidelines for the Management of Opportunistic Infections，2020 より)

- CD4 が 50/μL 以下の場合は頻度，重症度ともに高く，顕性感染としては網膜炎が多く HIV 感染者の失明の原因となります。他には腸炎，脳炎を発症します[17]。
- □ CD4 陽性細胞数が 200/μL 以下では，症状の有無にかかわらず定期的な眼底検査が必要です。IRIS により CMV 感染症が顕在化することもあり，ART 開始前に感染状況を把握することが重要です。
- □ CMV 網膜病変を伴う HIV 患者に ART を開始する際は IRIS による失明のリスクがあり，特に注意を要します[18]。

③ 検査と診断

- □ antigenemia 法，ウイルス特異的 IgM 抗体の測定に保険適用があります。antigenemia 法は，患者の血液中の白血球（特に好中球）に存在する CMV 特異抗原（pp65 抗原）を検出する方法で，2 種類の方法（C7HRP，C10C11）が使用されています。ウイルス抗原陽性細胞が末梢血多形核白血球中に何個あるかの定量が可能で，その数に基づいて感染の活動性が評価されます。一定量以上が検出された場合には抗ウイルス薬の適応となります[19]。

④ 病原微生物と治療法

1 想定される病原微生物
- □ サイトメガロウイルス（CMV，ヒトヘルペスウイルス 5 型）。

2 薬物療法
- □ CMV 感染症の治療薬について 表 15-9 にまとめます。

3 感染症治療薬のピットフォール

- 注射薬による薬物治療が必要な場合には，ガンシクロビルもしくはホスカルネットナトリウム水和物が選択肢になります。ガンシクロビルは有効性が高い反面，血球減少や電解質異常等の致死的な副作用が問題になることがあり，その場合にホスカルネットナトリウム水和物を使用します。しかし，ホスカルネットナトリウム水和物は，Ccr が 0.4 mL/min/kg 未満の患者では投与禁忌となるため，投与開始時のみならず投与期間中も腎機能のモニタリングが重要です。

⑤ 感染予防

- 表15-9 の他に，サイトメガロウイルス感染症の発症予防に対する薬剤としてレテルモビルがあります。しかし，この薬剤は臓器移植の患者を適応とするため，HIV 患者に対しては保険適用上，使用することができません。

C トキソプラズマ感染症

① 特徴

- トキソプラズマ原虫によって寄生される感染症です。トキソプラズマはほぼすべての哺乳類，鳥類に感染能を持ちます。
- 消化管壁から侵入・増殖し，中枢神経や筋肉に寄生します。また，妊婦の場合は胎盤を通過するため，食用肉の生食には注意します。
- 胎盤通過により胎児に感染して発症するものを先天性トキソプラズマ，免疫不全者が発症するものを後天性トキソプラズマ，特に病変部が脳にあるものをトキソプラズマ脳炎といいます。

② 病態と臨床症状

- **定義**：トキソプラズマ（トキソプラズマ・ゴンディ）（*Toxoplasma gondii*）が脳や筋肉に潜伏感染し，免疫不全をきっかけに炎症を生じる感染症。
- 免疫不全状態ではトキソプラズマ脳炎，播種性トキソプラズマ症，網脈絡膜炎，肺炎，心筋炎が問題になります。多くは CD4 数が $100/\mu L$ 以下の重度免疫不全となった例で発症します。ART 開始後に IRIS による増悪が起こることが知られています[20]。

③ 検査と診断

- IgG 抗体では過去の感染を示唆します。IgG 抗体は感染後に持続的に存在します[21]。
- 感染臓器における PCR 検査で血液，脳脊髄液，羊水からトキソプラズマ DNA を検出します。特に先天性トキソプラズマ症の診断に有用です。髄液検査（PCR 法）の特異度はほぼ 100%ですが，感度は 30〜70%で高くありません。そのため陰性でも本症の除外はできません[21]。
- 頭部 MRI/CT は，脳内病変を確認するために使用されます。リング状に造影される頭蓋内腫瘤病変もしくは多発結節陰影が認められます[22]。
- 網膜脈絡膜炎などの眼疾患は，眼の病変の出現，症状，血清学的検査を用いて行われます[22]。
- 組織生検でトキソプラズマの存在を確認することがあります[22]。

表 15-10 トキソプラズマ感染症の治療法（AIDS またはその他の易感染状態にある患者）

治療フェーズ	使用薬剤	用量	期間
一次予防 （IgG 抗体陽性で CD4 <100 μL の患者）	スルファメトキサゾール・トリメトプリム（バクタ®）	2 錠を 1 日 1 回 不耐の場合 2 錠を週 3 回　または　1 錠を 1 日 1 回	CD4 陽性細胞数が 200/μL を超えるまで
導入療法 （治療：3 剤を併用） （最短 6 週間継続）	Pyrimethamine （Daraprim®）	初回 200 mg 経口 翌日以降 60 kg 未満　50 mg を 1 日 1 回 60 kg 以上　75 mg を 1 日 1 回	
	Sulfadiazine （Lantrisul®）	60 kg 未満　1,000 mg を 1 日 4 回 60 kg 以上　1,500 mg を 1 日 4 回	副作用に応じて減量
	葉酸（ロイコボリン®）	5〜50 mg/日	Pyrimethamine 中止後 1 週間まで継続
維持療法 （CD4>200 μL を 6 か月維持するまで）	Pyrimethamine （Daraprim®）	25〜50 mg/日	
	Sulfadiazine （Lantrisul®）	500 mg〜1,000 mg 1 日 4 回	副作用に応じて減量
	ホリナートカルシウム（ロイコボリン®）	5〜50 mg/日	Pyrimethamine 中止後 1 週間まで継続
代替療法	スルファメトキサゾール・トリメトプリム（バクタ®）	トリメトプリム換算で 5 mg/kg を 1 日 2 回静注または経口	適応外使用
	クリンダマイシンリン酸エステル（ダラシン®S）	600 mg 8 時間毎静注	Pyrimethamine と併用
	アジスロマイシン水和物（ジスロマック®）	1,200〜1,500 mg/日	同上
	ジアフェニルスルホン（レクチゾール®）	100 mg/日内服	同上
	アトバコン（サムチレール®）	750 mg を 1 日 4 回内服	同上

(IDSA：Clinical Practice Guidelines for the Management of Cytomegalovirus in Solid Organ Transplantation, 2018, CDC：Clinical Guidelines for the Management of Opportunistic Infections, 2020 より)

④ 治療法と病原微生物

1 想定される病原微生物

☐ トキソプラズマ。

2 薬物療法

☐ トキソプラズマ症の一次予防，治療に使用される薬剤について 表 15-10 にまとめます。

3 感染症治療薬のピットフォール

☐ Pyrimethamine，Sulfadiazine は国内未承認の薬剤です。必要な場合は厚生労働省エイズ治療薬研究班に薬剤申請をする必要があります。入手までに時間を要する場合は，スルファメトキサゾール・トリメトプリム（ST 合剤）による治療をまず開始することが望ましいとされています。

☐ ART 前にトキソプラズマ脳炎のある患者では，トキソプラズマ脳炎の治療のみを先行し，本症の確定診断および薬剤の有害事象の評価が終了した時点（2〜6 週後）で ART の導入を検討します[20]。

⑤ 感染予防

☐ トキソプラズマは人畜共通感染です。食用肉はよく火を通して調理する，果物や野菜は食べる前によく水洗いをする，食用肉に触れた際はよく手を洗う，ガーデニング時には手袋をする，野生動物には触れないといった点に注意します。

引用文献

1) Rodriguez B, et al.：JAMA. 296(12)：1498-1506, 2006(PMID：17003398) 296(12), 1498-1506.(PMID：16985246)
2) INSIGHT START Study Group：N Engl J Med. 373(9)：795-807, 2015(PMID：26192873)
3) 厚生労働省：Annual Report on HIV/AIDS Surveillance in Japan.
4) Lundgren JD, et al.：N Engl J Med. 373(9), 795-807.(PMID：26192873)
5) Palella, FJ, et al.：J Acquir Immune Defic Syndr. 43(1)：27-34, 2006(PMID：16878047)
6) Danel, C., et al.：N Engl J Med. 373(9), 808-822.(PMID：26193126)
7) Cohen MS, et al.：N Engl J Med. 365(6)：493-505, 2011(PMID：21767103)
8) Günthard HF, et al.：JAMA. 316(2)：191-210, 2016(PMID：27404187)
9) Margolis DA, et al.：Lancet. 390(10101)：1499-1510, 2017(PMID：28750935)
10) Lawn SD, et al.：AIDS. 23(3)：335-341(PMID：17255740)
11) HIV感染症および血友病におけるチーム医療の構築と医療水準の向上を目指した研究班：抗HIV治療ガイドライン，2024
12) Mills AM, et al.：AIDS. 23(13)：1679-1688, 2009(PMID：19487905)
13) Meintjes G, et al.：Lancet Infect Dis. 8(8)：516-523, 2008(PMID：18652998)
14) Weinbaum CM, et al.：MMWR Recomm Rep. 57(RR-8)：1-20, 2008(PMID：18802412)
15) Thio CL, et al.：Lancet. 360(9349)：1921-1926, 2002(PMID：12493258)
16) 厚生労働省科学研究費補助金（エイズ対策政策研究事業）「HIV感染症の曝露前及び曝露後の予防投薬の提供体制の整備に資する研究」：日本におけるHIV感染予防のための曝露前予防（Pre-Exposure Prophylaxis）利用の手引き，2022
17) Mocroft A, et al.：Lancet. 362(9377)：22-29(PMID：12853195)
18) Dhasmana DJ, et al.：Drugs. 68(2)：191-208, 2008(PMID：18197725)
19) 日本造血・免疫細胞療法学会：造血細胞移植ガイドラインサイトメガロウイルス感染症（第5版補訂版），2024
20) Luft BJ, et al.：JAMA. 252(7)：913-917, 1984(PMID：6748191)
21) Montoya JG, et al.：Lancet. 363(9425)：1965-1976, 2004(PMID：15194258)
22) Porter SB, et al.：N Engl J Med. 327(23)：1643-1648, 1992(PMID：1359410)

（大石　裕樹）

16 心血管系感染症

症状多彩。原因不明の全身症状に要注意。血液に侵入した敵が行き着く場所

はじめのひきだし

- ☐ 感染性心内膜炎（IE）は弁膜や心内膜に病原微生物が付着して疣腫（ゆうしゅ）が形成され，菌血症や敗血症性ショック，心不全，全身性塞栓症など多様な臨床症状を示す重症感染症です。
- ☐ 起炎菌が同定されていない時点から抗菌薬を開始するため，ガイドラインに基づいた抗菌薬による治療を行います。
- ☐ 血管内留置カテーテルに関連した血流感染症は，医療関連感染症として管理し制御すべき感染症です。
- ☐ カテーテル関連血流感染症は医療関連感染の原因として頻度も比較的高く，敗血症など重篤な状況となる可能性があります。

はじめに：概要と分類

- ☐ 心血管系は全身に血液を循環させるポンプ機能を担う心臓と，動脈や静脈，毛細血管などからなる血管から構成され，循環器系とも呼ばれます。心血管系感染症には，心臓弁や心内膜に細菌の塊（疣贅もしくは疣腫）が形成され，炎症が生じる感染性心内膜炎や，カテーテル挿入部位から血管内に細菌が侵入して生じるカテーテル関連血流感染症があります。
- ☐ 医療現場では長期静脈栄養の他に，固形腫瘍または血液腫瘍に対するがん化学療法を行う際には血管アクセスデバイス（VAD：vascular access device）が必要となりますが，血管内留置カテーテルに関連した血流感染症は，医療関連感染（HAI：healthcare-associated infection）として管理および制御すべき感染症です。
- ☐ 水分補給や高カロリー輸液製剤などの投与で用いられる血管内留置カテーテルには，中心静脈カテーテル（CVC：central venous catheter）と末梢静脈カテーテル（PVC：peripheral venous catheter）に分類され，その他に末梢挿入型中心静脈カテーテル（PICC：peripherally inserted central catheter）や血液透析用カテーテル，末梢動脈カテーテル，肺動脈カテーテルがあります。

A 感染性心内膜炎

① 特徴

- ☐ 感染性心内膜炎（IE：infective endocarditis）の発生率は3～7人/10万人/年の範囲[1]とされ，有病率は高くありませんが，適切な診断や治療が行われなければ致死率が高い疾患です。
- ☐ 発症には心臓弁膜症や先天性心疾患での血流異常による心内膜の障害や，その修復過程での血小板やフィブリン塊，または人工弁置換術後など人工物の影響で生じる非細菌性血栓性心内膜炎（NBTE：nonbacterial thrombotic endocarditis）が重要とされています。NBTEが存在している場合，歯科処置などにより一過性の菌血症が発生すると，NBTEの部位に菌が付着し疣腫が形成され，IEへ移行すると考えられています。

表 16-1 修正 Duke 診断基準（IE の診断基準）

確定診断	**病理学的基準** (1) 培養，または疣腫，塞栓を起こした疣腫，心内膿瘍の組織検査により病原微生物が検出されること，または (2) 疣腫や心内膿瘍において組織学的に活動性心内膜炎が証明されること **臨床的基準** (1) 大基準*2つ，または (2) 大基準1つおよび小基準*3つ，または (3) 小基準5つ
可能性	(1) 大基準1つおよび小基準1つ，または (2) 小基準3つ
否定的	(1) IE の症状を説明する別の確実な診断，または (2) IE の症状が4日以内の抗菌薬投与により消退，または (3) 4日以内の抗菌薬投与後の手術時または剖検時に IE の病理学的所見を認めない，または (4) 上記「可能性」基準にあてはまらない

*大基準と小基準の概要については本文参照。
〔Li JS, et al.: Clin Infect Dis. 30(4): 633-638, 2000（PMID: 10770721）より〕

② 病態と臨床症状

- **定義**：IE は弁膜や心内膜に病原微生物が付着して疣腫が形成され，菌血症や敗血症性ショック，心不全，全身性塞栓症など多様な臨床症状を示す重症感染症。
- IE の多くの症例で発熱が認められ，38℃以上の発熱は修正 Duke 診断基準の小基準の1つです（表 16-1）。ここで注意すべきは，「受診までに他の医療機関にて抗菌薬や抗炎症薬などが処方され解熱している」「また高齢者などでは必ずしも典型的な症状が発現しない」ことであり，血液培養検査にて陽性と判定された場合は臨床経過や治療歴の把握が必要です。
- IE の診断に有用な身体所見に点状出血斑や肝脾腫，疼痛と紅斑を伴う皮下結節（オスラー結節），手掌または足底の無痛性の出血斑（Janeway 疹），網膜動脈の塞栓による出血病変（Roth 斑）がありますが，これらの所見が多くの症例でみられるわけではありません。
- 弁閉鎖不全による症状が診断の手がかりとなることもあります。多くの症例で聴取できる心雑音が新規に発現した場合，例えば以前より定期受診などにより心雑音がなく，今回新たに心雑音が認められた場合，IE の可能性を考えます。
- 血管合併症には脳梗塞や急性心筋梗塞の他に，肺塞栓症，腎梗塞，虚血性腸炎などがあり，塞栓症の半数以上は中枢神経系に生じます。
- 網膜中心動脈の塞栓症では，視野欠損などの視覚障害を主訴に眼科を受診する可能性があります。
- 黄色ブドウ球菌〔スタフィロコッカス・アウレウス（*Staphylococcus aureus*）〕による IE では，急性の大動脈弁または僧帽弁逆流症となり，心不全を合併することがある一方，右心系 IE では高度逆流が血行動態に与える影響は少ないです。

③ 検査と診断

- IE を診断する際に用いられる修正 Duke 診断基準は臨床的基準と病理学的基準があります（表 16-1）。臨床的基準は大基準〔血液培養所見（血液培養で2回以上 IE に特徴的または IE に矛盾しない細菌が検出された場合など）と心エコー図所見（血液逆流，振動性の心臓内腫瘤，膿瘍など）からなる〕と，5つの臨床所見からなる小基準（心疾患などの素因，38℃以上の発熱，閉塞や瘤などの血管現象，糸球体腎炎などの免疫学的現象，大基準を満たさないが陽性を示す血液培養所見）に分類され，該当項目数に応じて確定診断，可能性，否定的と判定されます。

- 持続的な菌血症はIEの特徴の1つであり，IEを疑う症例では血液培養検査は少なくとも3セット，30分の間隔をあけて実施します。採血は汚染を回避するため，カテーテルからの採血ではなく末梢静脈からの採血が望ましいとされています。
- 複数の血液培養セットからIEに特徴的な細菌が検出された場合，起炎菌の同定を行うことは困難ではありませんが，1セットのみ陽性を示した場合，起炎菌の判定は慎重に行います。ただしIEを疑う症例では，1セットだけの陽性においても診断的有用性が高いとされています。
- 血液培養検査で陽性を示した症例では，抗菌薬治療開始後48～72時間以内に血液培養検査を行い，抗菌薬による治療効果の判定を行います。
- 血液培養検査が陰性を示した場合でも，IEの起炎菌となる可能性がある菌種について考えていく必要があります。例えば，培養困難なバルトネラ属（*Bartonella*属）やコクシエラ属（*Coxiella*属），または栄養要求性が高いレンサ球菌や，発育が遅く菌血症の状態でも血液培養検査が陰性を示すこともあるHACEK群〔ヘモフィルス・アフロフィルス（*Haemophilus aphrophilus*），ヘモフィルス・パラフロフィルス（*Haemophilus paraphrophilus*），アグリゲイティバクター・アクチノミセテムコミタンス（*Aggregatibacter actinomycetemcomitans*），カルディオバクテリウム・ホミニス（*Cardiobacterium hominis*），エイケネラ・コローデンス（*Eikenella corrodens*），キンゲラ・キンゲ（*Kingella kingae*）〕，真菌などの可能性を考えます。
- IEの診断や治療過程で，心エコー図検査は繰り返し施行でき，疣腫や膿瘍の存在，弁破壊による心臓弁膜症の有無を確認できます。そのためIEを疑う症例では，血液培養検査が陰性であっても心エコー図検査を積極的に行います。
- 特にブドウ球菌による菌血症例はIEの可能性が高いため，積極的な心エコー図検査の施行が必要です。
- 心エコー図検査には経胸壁心エコー図検査（TTE）と経食道心エコー図検査（TEE）があります。疣腫および弁周囲膿瘍の検出特異度はTTE，TEEともに高いですが，検出感度はTEEと比較してTTEは低いです。TTEは右室や左室の機能や壁運動，弁の構造や機能を評価する際に，TEEは胸壁からの検査が困難な場合や，心内膜炎の疣贅など小さな構造的異常などをより詳細に把握する際に用います。

④ 病原微生物と治療法

1 想定される病原微生物

グラム陽性球菌	グラム陽性桿菌	ウイルス
ブドウ球菌，腸球菌，レンサ球菌	―	―
グラム陰性球菌	**グラム陰性桿菌**	**その他（真菌など）**
―	HACEK群，シュードモナス・エルギノーザ，バルトネラ属	カンジダ属，アスペルギルス属

2 薬物療法

- 適切な抗菌薬治療はIEの内科的治療の基本となり，弁破壊による心不全や塞栓症を合併している場合，その治療も行われます。
- 起炎菌が同定されていない時点から抗菌薬を開始するため，ガイドラインに基づいた抗菌薬による治療を行うことが大切です[2]。自己弁または人工弁や心内デバイスが留置されている場合でIEの主な起炎菌が異なるため，推奨されている抗菌薬を選択します。IEのエンピリック治療または血液培養陰性時の抗菌薬を次に示します[2]。

□ **自己弁**

> - スルバクタムナトリウム・アンピシリンナトリウム（ユナシン-S®）1回3.0 g　1日3〜4回＋セフトリアキソンナトリウム水和物（ロセフィン®）1回2.0 g　1日1回
>   （備考）MRSAの可能性が低い場合。亜急性の臨床経過の場合
> - ダプトマイシン（キュビシン®）1回8〜10 mg/kg　1日1回＋セフトリアキソンナトリウム水和物（ロセフィン®）1回2.0 g　1日1回
>   （備考）ペニシリンアレルギーの場合
> - ダプトマイシン（キュビシン®）1回8〜10 mg/kg　1日1回＋スルバクタムナトリウム・アンピシリンナトリウム（ユナシン-Sキット®）1回3.0 g　1日3〜4回または　ダプトマイシン（キュビシン®）1回8〜10 mg/kg　1日1回＋パニペネム・ベタミプロン（カルベニン®）1回0.5 g　1日3〜4回
>   （備考）MRSAを考慮
> - バンコマイシン塩酸塩（塩酸バンコマイシン）1回1 g　1日2回　または1回15 mg/kg　1日2回＋ゲンタマイシン硫酸塩（ゲンタシン®）1回2〜3 mg/kg　1日1回
>   （備考）ペニシリンアレルギーの場合。腸球菌も考慮。腎機能低下例，高齢者では注意

□ **人工弁**

> - ダプトマイシン（キュビシン®）1回8〜10 mg/kg　1日1回＋セフトリアキソンナトリウム水和物（ロセフィン®）1回2.0 g　1日1回
>   （備考）セフトリアキソンナトリウム水和物はスルバクタムナトリウム・アンピシリンナトリウムでも可
> - ダプトマイシン（キュビシン®）1回8〜10 mg/kg　1日1回＋パニペネム・ベタミプロン（カルベニン®）1回0.5 g　1日3〜4回
>   （備考）MRSAを考慮
> - バンコマイシン塩酸塩（塩酸バンコマイシン）1回1 g　1日2回　または1回15 mg/kg　1日2回＋ゲンタマイシン硫酸塩（ゲンタシン®）1回2〜3 mg/kg　1日1回
>   （備考）ゲンタマイシン硫酸塩は1回1 mg/kg　1日2〜3回でもよい。腎機能低下例，高齢者では注意

□ 自己弁IEの場合，口腔レンサ球菌である緑色レンサ球菌（VGS：viridans group streptococci）や黄色ブドウ球菌，腸球菌が主な起炎菌とされています。MRSAの保菌歴がある場合や，人工弁IEや心内デバイスが留置されている医療関連発症の場合，抗MRSA薬を含めた抗菌薬を検討します。

❶ **レンサ球菌**

□ 口腔レンサ球菌であるVGSは典型的なIEの起炎菌の1つであり，市中発症型の自己弁IEや，手術から1年以上が経過している人工弁IEで検出されることが多い菌種です。

□ 薬剤感受性検査の結果，ベンジルペニシリンカリウムで最小発育阻止濃度（MIC：minimum inhibitory concentration）の値が≦0.12（または≦0.125）μg/mLと判定された場合は感性と判断できます。

□ 自己弁IEにおいて，ベンジルペニシリンカリウムのMICが0.25 μg/mL以上0.5 μg/mL未満を示した場合，ベンジルペニシリンカリウムまたはアンピシリンナトリウムまたはセフトリアキソンナトリウム水和物にゲンタマイシン硫酸塩を併用します。ゲンタマイシン硫酸塩は1回2〜3 mg/kgを1日1回，または1回1 mg/kgを1日2〜3回とします。

□ 静脈炎などの理由によりベンジルペニシリンカリウムを用いることができない場合は，アンピシリンナトリウムを選択し，ペニシリンアレルギーのある患者では，IgE抗体を介するⅠ型アレルギー（即時型アレルギー）でなければセフトリアキソンナトリウム水和物の選択も可能です。

- □ ベンジルペニシリンカリウムやセフトリアキソンナトリウム水和物などβ-ラクタム系抗菌薬を用いることが困難である場合，バンコマイシン塩酸塩を選択し，血中薬物濃度を確認しながら，TDMによる投与設計を行います。

❷ 腸球菌

- □ 腸球菌はIEの起炎菌として，レンサ球菌，ブドウ球菌に続き3番目に多く約10%を占めます。
- □ IEの起炎菌が腸球菌である場合，そのうち90%以上を占めるとされるエンテロコッカス・フェカリス（*Enterococcus faecalis*）はベンジルペニシリンカリウムに対する感受性は良好ですが，エンテロコッカス・フェシウム（*Enterococcus faecium*）ではベンジルペニシリンカリウムに対しては自然耐性であり，バンコマイシン塩酸塩を選択します。
- □ 自己弁IEでの腸球菌では，アンピシリンナトリウムまたはバンコマイシン塩酸塩にゲンタマイシン硫酸塩を併用します。ゲンタマイシン硫酸塩は1回2〜3 mg/kgを1日1回，または1回1 mg/kgを1日2〜3回としますが，ゲンタマイシン高度耐性株（MIC＞500μg/mL）では併用しません。
- □ ゲンタマイシン高度耐性株である場合や，高齢者や腎機能障害を合併している患者の場合，アンピシリンナトリウムとセフトリアキソンナトリウム水和物の併用による抗菌薬治療も可能です。

❸ ブドウ球菌

a. 黄色ブドウ球菌〔スタフィロコッカス・アウレウス（*Staphylococcus aureus*）〕

- □ 黄色ブドウ球菌による菌血症には治療バンドルがあり，その遵守は死亡率の低下[3]と関連します。
  - ・抗菌薬開始後のフォローアップ血液培養検査
  - ・早期の感染巣コントロール
  - ・心エコー図検査によるIEの評価
  - ・早期の適切な抗菌薬の使用
  - ・適切な治療期間の設定
- □ 黄色ブドウ球菌はIEの起炎菌として最も多く[4]，また増加傾向[1]となっています。
- □ 起炎菌として約1/3の割合で検出されるブドウ球菌属[5]によるIEは，弁破壊や遠隔巣を形成するなど重症化しやすく，急性の経過をたどります。
- □ IEの起炎菌がメチシリン感受性黄色ブドウ球菌（MSSA：methicillin-sensitive *Staphylococcus aureus*）の場合，セファゾリンナトリウム水和物が第一選択薬となります。
- □ ダプトマイシンは添付文書上，クレアチニンクリアランスが30 mL/分以上の患者に対し，感染性心内膜炎では1回6 mg/kgを24時間ごとに投与します。ガイドラインでは1回投与量を8〜10 mg/kgとする高用量も考慮するとされています。その際は血中薬物濃度上昇による高クレアチンキナーゼ（CK）血症のリスクが増大するため，CK値を定期的に（週1回以上）モニタリングします。
- □ 人工弁IEではゲンタマイシン硫酸塩を併用し，さらに人工物関連の感染症治療目的にてリファンピシンを1日450〜600 mgを1〜2回に分割して用いる選択肢があります。ただし，自己弁IEではβ-ラクタム系抗菌薬にゲンタマイシン硫酸塩を併用する治療は，腎機能の観点から推奨されません[6]。
- □ MSSAが起炎菌である場合，セファゾリンナトリウム水和物の中枢神経系への移行の低さのため，髄膜炎や脳膿瘍を合併した症例が問題となります。こうした症例に対しては黄色ブドウ球菌性髄膜炎の治療[7]に準じた抗菌薬治療となります。
- □ IEの起炎菌がMRSAである場合は，バンコマイシン塩酸塩またはダプトマイシンのいずれかが第一選択薬となります。
- □ 黄色ブドウ球菌によるIEは，他の起炎菌によるIEと比較して重大な神経学的イベント（片麻痺を伴う虚血性脳卒中，出血性脳卒中，脳膿瘍，脳症，意識障害）の合併率（18% vs 8%，$p=0.04$）や，院内死亡率（34% vs 10%，$p<0.001$）は高く，36か月生存率（47% vs 68%，$p=0.002$）は低く[8]，黄色ブドウ球菌はIEの予後不良因子です。

- 黄色ブドウ球菌に対する初期治療の遅れは院内死亡率を上昇させ，またエンピリックにバンコマイシン塩酸塩で治療を開始することも MSSA の治療を遅延させることが示唆されています[9]。

b．コアグラーゼ陰性ブドウ球菌

- ブドウ球菌属のうち，コアグラーゼ陰性ブドウ球菌（CNS：coagulase negative staphylococci）で臨床上問題となるのはスタフィロコッカス・ルグドゥネンシス（*Staphylococcus lugdunensis*），スタフィロコッカス・サプロフィティカス（*Staphylococcus saprophyticus*），スタフィロコッカス・エピデルミディス（*Staphylococcus epidermidis*）です。
- CNS は IE の起炎菌としては，全体の約 10%[5]を占めます。スタフィロコッカス・ルグドゥネンシスの病原性は黄色ブドウ球菌と同様に高く，侵襲性感染症の発症や高度の弁破壊が生じることがあります。IE の起炎菌が CNS である場合，黄色ブドウ球菌に準じた抗菌薬治療を行います。

3 感染症治療薬のピットフォール

- IE の起炎菌がブドウ球菌である場合，脳塞栓症や心不全による死亡リスクが高くなり，治療に抵抗性を示す左心系 IE では早期の手術治療も選択肢となります。
- 症例によっては適切な抗菌薬を選択しているにもかかわらず，発熱や炎症反応が高値で持続し，血液培養検査が陽性となる場合があります。こうした症例では，抗菌薬治療抵抗性を示す弁輪部膿瘍の可能性を考えていきます。

ステップアップのひきだし①　▶ グラム陰性菌（HACEK 群を含む）による IE

- HACEK 群は，IE の起炎菌としては全体の約 1%[5]を占めています。病原性は低く，発育が緩徐です。
- HACEK 群は第三世代，第四世代セフェム系抗菌薬に対する感受性が良好であり，HACEK 群が起炎菌である IE の場合，セフトリアキソンナトリウム水和物を 1 回 2 g，1 日 1 回，またはスルバクタムナトリウム・アンピシリンナトリウムを 1 回 3 g，1 日 3〜4 回とした抗菌薬治療を行います。

ステップアップのひきだし②　▶ 真菌による IE

- IE の起炎菌が真菌である割合は全体の 1% 程度[5]であり，その中ではカンジダ属（*Candida* 属）が多くを占めます。危険因子として人工弁置換術の他に，中心静脈カテーテル留置などの医療行為が挙げられます。
- 真菌性 IE は抗真菌薬による治療が困難な場合が多く，自己弁 IE または人工弁 IE のいずれにおいても早期の手術が推奨されています[10]。
- 抗真菌薬の第一選択薬にはアムホテリシン B 製剤の他に，キャンディン系抗真菌薬（ミカファンギンナトリウム，カスポファンギン酢酸塩），アゾール系抗真菌薬（ボリコナゾール）が用いられます。
- 抗真菌薬による内科的治療単独で改善した場合，薬剤感受性試験の結果を踏まえ，内服のアゾール系抗真菌薬を数か月から 1 年以上にわたり継続します。

---

⑤ 感染予防

- 抜歯をはじめとして口腔外科手術など出血を伴い菌血症が発生する侵襲的な歯科処置や，ペースメーカーや植込み型除細動器の植込み術などの処置が行われる場合，予防的に抗菌薬を投与することが強く推奨されています。
- 歯科処置の場合，口腔レンサ球菌に対する予防抗菌薬は，アモキシシリン水和物やアンピシリン

水和物などのペニシリン系抗菌薬を第一選択薬とします。β-ラクタム系抗菌薬にアレルギーがある場合は、マクロライド系抗菌薬であるクラリスロマイシンやアジスロマイシン水和物、クリンダマイシン塩酸塩を使用しますが、低感受性株への注意が必要です。経口投与が不可能である際、β-ラクタム系抗菌薬にアレルギーがない場合はアンピシリンナトリウム、セファゾリンナトリウム水和物、セフトリアキソンナトリウム水和物が、β-ラクタム系抗菌薬にアレルギーがある場合はクリンダマイシンリン酸エステルの単回投与が推奨されています。

B カテーテル関連感染症

1 特徴

- カテーテル関連血流感染症(CRBSI: catheter-related bloodstream infection)は中心静脈カテーテルや末梢血管内カテーテルなど、血管に留置されているカテーテルに関連して発生した血流感染症(BSI)であり、医療関連感染の原因として頻度も比較的高く、敗血症などの重篤な状況に進展する可能性があります。
- 重症患者に対し使用される頻度が高いデバイスの1つである中心静脈カテーテルの留置により発生する中心ライン関連血流感染症(CLABSI: central line-associated bloodstream infection)は、集中治療領域で経験することが多い医療関連感染症です。
- CLABSIは、BSI発症前の48時間以内に中心ラインを留置した患者に発生した原発性BSIであり、別部位の感染症からの血流感染症ではありません[11]。
- CLABSIの発生は医療費の増加や集中治療室の滞在日数、死亡率に大きな影響を与えるので[12]、CLABSIへの対策やこれに関連する医療スタッフへの教育が重要となります。
- 末梢静脈カテーテル関連血流感染症(PLABSI: peripheral line-associated bloodstream infection)の発生率は低いですが、医療現場では中心静脈カテーテルより使用頻度は高いため、BSI発生数は少なくありません。中心静脈カテーテルと同様に、カテーテル挿入時の清潔操作や、その後の適切な管理を行うことは重要です。

2 病態と臨床症状

- **定義**：血管内カテーテルが留置されている患者で発熱や悪寒の症状を認め、他に明らかな感染源がない場合、CRBSIを考えます。
- CLABSIを発生させないためには、菌の体内への侵入経路を理解し、その対策を実践することが重要です。
- CLABSIの発生機序として①カテーテル刺入部の汚染、②手指や汚染された輸液製剤、医療器具の接触によるカテーテル内腔やハブの汚染、③投与する輸液製剤や薬液の汚染、④他の感染巣からの血行性の二次的な汚染が考えられます（図16-1）。①ではカテーテル挿入時の汚染のみならず、挿入後、刺入部位での細菌の増

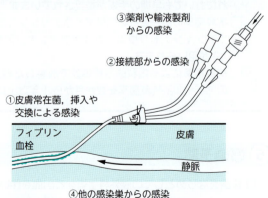

図16-1 カテーテル関連感染症の感染経路

(Crnich CJ, et al.: Clin Infect Dis. 34(9): 1232-1242, 2002. を参考に作成)

殖により CLABSI が発生する可能性があります。カテーテル刺入部の汚染に関しては，患者の皮膚常在菌による汚染だけでなく，医療専門職の手指を介した汚染も含まれます。②の場合，細菌がカテーテル・ハブから侵入し内腔への到達後，バイオフィルムを形成し CLABSI が発生する可能性があります。③については脂肪製剤や血液製剤，脂肪乳剤であるプロポフォールは細菌が増殖しやすい製剤であるため，確実な清潔操作が必要です。

③ 検査と診断

- 2 セット以上の血液培養検査の施行後に抗菌薬による治療を開始し，血液培養のうち 1 セット以上は，新たに経皮的に血管を穿刺し採取した血液を検体とします。①少なくとも 1 つの経皮的に血管を穿刺し採取した血液培養検査とカテーテル先端培養検査から同一の菌が検出された場合，または②経皮的に血管を穿刺し採取した血液培養検査とカテーテルから採取した血液培養検査から同一の菌が検出された場合，CRBSI と診断されます。②ではカテーテルから採取した血液検体の方が，末梢静脈から採取した血液検体よりも少なくとも 2 時間以上早く陽性になる（DTP：differential time to positivity）ことが診断に有用とされています[13]。
- CLABSI の起炎菌として，ブドウ球菌の割合が高く，そのうちコアグラーゼ陰性ブドウ球菌（CNS：coagulase negative staphylococci），黄色ブドウ球菌の順で多く，腸球菌やカンジダ属が起炎菌となる割合は各々，CLABSI 全体の約 10％であると報告[14]されています。
- PLABSI の起炎菌として皮膚の常在菌の割合が大きく[15]，CVC と同様に PVC の場合においても皮膚の常在菌がカテーテルの管腔内外から侵入し感染症が発症することがあります。

④ 病原微生物と治療法

1 想定される病原微生物

グラム陽性球菌	グラム陽性桿菌	ウイルス
黄色ブドウ球菌（MRSA 含む），CNS，エンテロコッカス属	—	—

グラム陰性球菌	グラム陰性桿菌	その他（真菌など）
—	エンテロバクター属，シュードモナス属，クレブシエラ属，エスケリキア属	カンジダ属，アスペルギルス属

2 薬物療法

- CRBSI の発症では，CNS や MRSA を含む黄色ブドウ球菌をはじめ，カンジダ属，エンテロコッカス属（Enterococcus 属），グラム陰性桿菌が起炎菌として推定されます。エンピリック治療として用いる抗菌薬はバンコマイシン塩酸塩であり，全身状態が不良である，または敗血症性ショックや好中球減少症を呈している，またグラム陰性桿菌による感染症のフォーカスがある場合など，グラム陰性桿菌への対応も必要と判断される症例ではセフェピム塩酸塩水和物を用います。なお，グラム陰性桿菌に対しエンピリックに抗菌薬を用いる場合は，自施設のアンチバイオグラムを参考にします。
- グラム陽性菌と同時に，広域抗菌薬を長期間使用している患者，または中心静脈栄養による治療を受けている患者，血液悪性腫瘍患者や造血幹細胞移植後の患者，大腿静脈のカテーテル留置症例など，カンジダ属への対応が必要と判断される症例ではミカファンギンナトリウムを用います。
- ブドウ球菌とカンジダ属が起炎菌である場合，血液培養検査の陰性化の確認が重要です。抗菌薬の治療期間はカテーテルの種類や起炎菌によって異なり，血液培養検査で陰性化した最初の日を

治療開始1日目とします。
- 起炎菌がカンジダ属である場合，キャンディン系抗真菌薬を初期治療として用いますが，眼内炎合併時ではキャンディン系抗真菌薬の眼内移行性が低いため，感受性に応じた抗真菌薬を選択します。
- 長期留置型カテーテル関連もしくはポート関連血流感染症患者の治療期間は，起炎菌がCNSでは10〜14日，腸球菌では7〜14日，グラム陰性桿菌では10〜14日，カンジダ属では14日，黄色ブドウ球菌では基本的には血液培養陰性化から4週間を点滴静注で完遂します[13]。

3 感染症治療薬のピットフォール

- CLABSIが確定した場合，原則，カテーテル抜去となりますが，カテーテルの抜去や再挿入が困難な症例もあります。またCVCやPICCは発熱を認めただけの理由でカテーテル抜去はしません。発熱の原因が非感染性の可能性がある，または他で感染が明らかになっている場合は，臨床判断に基づきカテーテル抜去の妥当性を考えます。
- 起炎菌に応じた抗菌薬を選択しますが，カテーテルの温存下で抗菌薬による治療を継続中にもかかわらず菌血症が持続している場合，また黄色ブドウ球菌やカンジダ属が起炎菌である場合，バイオフィルムを形成している可能性があり，カテーテルの抜去が必要です。

5 感染予防

- CRBSIはカテーテルアクセス時の不完全な手指衛生や，カテーテル刺入部位の消毒の不確実さ，輸液調製時の清潔操作の不徹底などが原因で発生するため，医療専門職が感染予防策を確実に実施することが，CRBSI発生リスクの低減につながります。
- CLABSI予防のための重要な実践項目に手指衛生や，CVCやPICCの挿入またはガイドワイヤー交換時のマキシマルバリアプリコーションの実践の他に，クロルヘキシジングルコン酸塩を用いた皮膚消毒があります。
- マキシマルバリアプリコーションとはCVC留置時に滅菌ガウンや滅菌手袋，キャップ，マスクを着用し，全身用の滅菌ドレープを使用することです。
- CVCおよび末梢動脈カテーテル挿入前とドレッシング交換時には，0.5%以上のクロルヘキシジングルコン酸塩アルコール製剤を用い皮膚の前処置を行います。禁忌によりクロルヘキシジングルコン酸塩を用いることができない場合は，10%ポビドンヨードまたは70%アルコールを代替消毒薬として用います。
- クロルヘキシジングルコン酸塩の使用上の注意点として，未熟な皮膚への刺激性や経皮吸収の可能性などの理由により生後2か月未満の乳児でのクロルヘキシジングルコン酸塩の有効性と安全性に関しては未解決問題とされています[11]。そのため使用対象は生後2か月以後の患者であり，新生児への使用は避けます。
- CDC2011では，クロルヘキシジングルコン酸塩含浸スポンジドレッシングの使用は，教育や訓練，皮膚消毒のためのクロルヘキシジングルコン酸塩の使用，マキシマルバリアプリコーションを含む基本的な予防策を確実に実践したにもかかわらず，CLABSIの発生率が減少しない場合に限定していました。2017年のガイドラインの部分改定では，「18歳以上の患者における，CRBSI低減の臨床適応を米国食品医薬品局（FDA）から承認されたクロルヘキシジングルコン酸塩含浸ドレッシングを，短期使用の非トンネル型CVCの挿入部位を保護するために使用することを推奨する」となっています。
- サーベイランスは「特定の疾患や出来事についての発生分布や原因に関するデータを継続的，組織的に収集，統合，分析し，結果を改善することができる人々に，必要な情報をタイミングよく提供すること」と定義される活動です[16]。

□ 主な医療器具関連感染サーベイランスには，中心ライン関連血流感染（CLABSI）サーベイランスの他に，人工呼吸器関連イベント（VAE：ventilator-associated event）サーベイランスやカテーテル関連尿路感染（CAUTI：catheter-associated urinary tract infection）サーベイランスがあります。

ステップアップのひきだし③ ▶ 「感染率」と「医療器具使用比」

□ 医療器具関連感染サーベイランスでは，感染症の発生頻度の指標である「感染率」と医療器具の使用頻度の指標である「医療器具使用比」の2つの指標の推移を把握し，アウトブレイクの早期発見，または感染対策の効果を評価します。

$$\text{感染率} = \frac{\text{感染発生件数}}{\text{延べ医療器具使用日数}} \times 1000$$

$$\text{医療器具使用比} = \frac{\text{延べ医療器具使用日数}}{\text{延べ入室患者日数}}$$

引用文献

1) Baddour LM, et al.：Circulation. 132（15）：1435-1486, 2015（PMID：26373316）
2) 日本循環器学会，他：感染性心内膜炎の予防と治療に関するガイドライン（2017年改訂版），2018
3) Nagao M, et al.：Infection. 45（1）：83-91, 2017（PMID：27709434）
4) Cahill TJ, et al.：Lancet. 387（10021）：882-893, 2016（PMID：26341945）
5) Nakatani S, et al.：Circ J. 77（6）：1558-1564, 2013（PMID：23524445）
6) Cosgrove SE, et al.：Clin Infect Dis. 48（6）：713-721, 2009（PMID：19207079）
7) 日本神経学会，他 監，細菌性髄膜炎診療ガイドライン作成委員会 編：細菌性髄膜炎診療ガイドライン2014，南江堂，2015
8) Nadji G, et al.：Heart. 91（7）：932-937, 2005（PMID：15958364）
9) Khatib R, et al.：Eur J Clin Microbiol Infect Dis. 25（3）：181-185, 2006（PMID：16505987）
10) Cornely OA, et al.：Clin Microbiol Infect. 18（Suppl 7）：19-37, 2012（PMID：23137135）
11) 矢野邦夫 監訳：血管内留置カテーテル由来感染の予防のためのCDCガイドライン2011，メディコン，2011
12) O'Grady NP：N Engl J Med. 389（12）：1121-1131, 2023（PMID：37733310）
13) JAID/JSC感染症治療ガイド・ガイドライン作成委員会 編：JAID/JSC感染症治療ガイド2023，日本感染症学会・日本化学療法学会，2023
14) Wisplinghoff H, et al.：Clin Infect Dis. 39（3）：309-317, 2004（PMID：15306996）
15) 佐藤昭裕，他：日本環境感染学会誌 30（1）：1-6, 2015
16) 藤田烈，他：日本外科感染症学会雑誌 16（6）：622-630, 2019

（町田　聖治）

17 敗血症

発熱からの数時間が勝負。緊急対応が急性多臓器不全回避のカギ

はじめのひきだし

- □ 敗血症および敗血症性ショックは，感染症による生体反応が制御不能に陥ることで生命を脅かす臓器障害が生じるため，早期発見，早期治療が重要です。
- □ 感染部位から想定される細菌を標的とした広域抗菌薬によるエンピリック治療を行い，培養および薬剤感受性試験の結果に基づき，より特異性の高い抗菌薬に切り替える標的治療を検討します。
- □ 患者は臓器障害を呈するため，標的治療に使用する抗菌薬の特徴（尿中未変化体排泄率，透析による除去率）を把握して治療戦略を立てる必要があります。
- □ デバイス感染が疑われる場合はデバイスの抜去が基本であり，感染巣からのドレナージや組織の除去によって，感染部位をコントロールします。

はじめに：概要と分類

- □ 細菌感染症を起こし，炎症を起こすことで，臓器障害が併発した状態のことを敗血症といいます（図17-1）。
- □ 通常であれば自己免疫による防御反応で完治に向かいますが，免疫機能が低下している場合には防御反応でコントロールできず，感染症による臓器不全など大きな障害を引き起こす可能性があります。
- □ どんな感染症であっても敗血症につながる可能性があります。高齢者，心臓病，糖尿病，透析，抗がん薬治療，ステロイド治療などによる免疫力低下をまねく場合には，感染症から敗血症を起こすリスクが高くなることを把握しておきます。

A 敗血症

① 特徴

- □ 敗血症は，あらゆる感染症の中でも最も重篤な病態に属するものの1つであり，細菌感染症治療の基礎ともいうべき病態です。その治療戦略は，感染症学と化学療法学の統合した知識が求められます。
- □ 近年，抗菌薬の耐性菌が多く出現し，細菌感染症の治療の際には厳格な管理が求められるようになりました。これは敗血症領域でももちろん例外ではありません。対象菌として，MRSAやESBL産生菌などの関連も視野に入れて対処する必要があります。耐性菌は院内感染にとどまらず市中感染でも日常的に認められるようになったので，注意します。

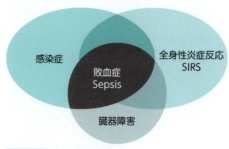

図17-1 敗血症の定義

- 敗血症は一般的には原発感染巣があり，その感染が重症化した病態です。その治療は原発感染巣の検索から始まり，感染部位や病態に応じて対応するのが原則ですが，原発巣が不明あるいは不明確な時点での敗血症に対する抗菌薬治療では広域抗菌薬によるエンピリック治療を行います。
- 敗血症治療はショックや多臓器不全といった緊急性を要する病態を伴うことが多く，致死的な臓器不全を伴う場合は，抗菌化学療法を可能な限り早期から開始します。また敗血症治療においては感染源のコントロールおよび気道・呼吸・循環の確保に始まる集中治療管理（一次救命処置）が，救命の観点から必須です。そのため抗菌薬のスペクトル，組織移行性，PK/PD，透析除去率など幅広い知識が求められます。

② 病態と臨床症状

- 敗血症は特定の症状だけが出現するということは少なく，感染箇所によって様々な症状が発現します。感染初期は悪寒とふるえ，発熱，発汗が多く，進行すると呼吸困難，頻呼吸，皮膚の温度感覚異常，意識低下（混乱や見当識障害），頻脈，血圧低下などの症状が認められるようになります。さらに重篤化すると臓器不全，敗血症性ショックとなり，命を落とす危険がさらに高まります。また皮下出血や血液検査で凝固線溶系マーカーに異常所見（血小板数低下，プロトロンビン時間延長，FDP 高値）がみられる場合は，播種性血管内凝固症候群（DIC：disseminated intravascular coagulation）を合併し（敗血症 DIC），血栓症や出血症状がさらに重篤な状況に陥る可能性があります。

1. デバイス（カテーテル）感染による敗血症[1]

- **定義**：血管留置カテーテルとして末梢静脈カテーテル，中心静脈カテーテルなど様々なカテーテルが使用されていますが，これらのデバイス使用を背景として発生する血流感染症をカテーテル関連血流感染症（CRBSI：catheter-related blood stream infection）といいます。これが契機となり敗血症を生じることがあります。
- 発熱，悪寒など感染症としての症状がみられますが，カテーテル抜去だけで解熱する場合もあります。米国感染症学会のガイドラインによればカテーテルは原則抜去することが推奨されています。特に黄色ブドウ球菌とカンジダ感染においては積極的に抜去すべきとされています。
- 重症例では全身性炎症反応症候群に基づく臓器障害を合併することも少なくありません。

2. 殺細胞性抗がん薬による FN による敗血症[2]

- **定義**：好中球数が 500/μL 未満，あるいは 1,000/μL 未満で 48 時間以内に 500/μL 未満に減少すると予測される状態で，腋窩温 37.5℃以上（口腔内温 38℃以上）の発熱を生じた場合です。発熱性好中球減少症（FN：febrile neutropenia）に対して対応が遅れると，敗血症を生じることがあります。
- がん薬物療法を行う際に最も問題となる用量規定因子は骨髄抑制で，特に好中球数が減少すると発熱する危険性が高く，急速に重症化して死亡することがあります。
- 好中球減少の頻度が高く重篤な急性白血病のがん薬物療法においても発熱時に感染巣や原因微生物を同定できる確率は 20～30％で，多くの発熱の原因は不明ですが，発熱後ただちに広域抗菌薬を投与すると症状が改善することが多いことが報告されています。

表 17-1 SOFA スコア

	0点	1点	2点	3点	4点
中枢神経系 Glasgow Coma Scale	15	13〜14	10〜12	6〜9	<6
呼吸器 PaO_2/FiO_2 (mmHg)	≧400	<400	<300	<200 および呼吸補助	<100 および呼吸補助
循環機能 平均動脈圧 (MAP) (mmHg)	MAP ≧70	MAP <70	ドパミン<5 μg/kg/分 あるいはドブタミン塩酸塩の併用	ドパミン 5〜15 μg/kg/分 あるいはノルアドレナリン≦0.1 μg/kg/分 あるいはアドレナリン≦0.1 μg/kg/分	ドパミン>15 μg/kg/分 あるいはノルアドレナリン>0.1 μg/kg/分 あるいはアドレナリン>0.1 μg/kg/分
肝機能 ビリルビン (mg/dL)	<1.2	1.2〜1.9	2.0〜5.9	6.0〜11.9	≧12.0
腎機能 クレアチニン (mg/dL)	<1.2	1.2〜1.9	2.0〜3.4	3.5〜4.9	≧5.0
尿量 (mL/日)				<500	<200
凝固能 血小板数 (×10^3/μL)	≧150	<150	<100	<50	<20

③ 検査と診断

- 2016 年に敗血症（sepsis）の定義と診断が Sepsis-3 として新しく公表され，日本版敗血症診療ガイドライン 2024（J-SSCG2024）は，Sepsis-3 に準じて敗血症の定義を「感染症に対する生体反応が調整不可能な状態となり，重篤な臓器障害が引き起こされる状態」としています．
- 敗血症の診断においても Sepsis-3 に準じて，病院外，外来，また一般病棟で感染が疑われる成人では quick SOFA スコア（qSOFA）を用いることができます（→ 表5-2 ，37頁）[3]．
- SOFA スコアは，意識，呼吸，循環，肝機能，腎機能，血小板数の 6 項目で構成され，各 0 点から 4 点で重症度を区別しています（ 表17-1 ）．合計 0〜24 点の範囲で評価され，SOFA スコアが「2 点以上」急上昇した場合に，敗血症と確定診断します（ 図17-2 ）[3,4]．
- 敗血症性ショックは，深刻な循環障害，細胞障害，代謝異常を示し，死亡リスクが高い病態と考えられています．敗血症の診断基準に加え，平均動脈圧 65 mmHg 以上を保つために輸液療法に加えて血管作動薬（血管収縮薬）を必要とし，かつ血中乳酸血 2 mmol/L（18 mg/dL）を超える場合に敗血症性ショックと診断されます（ 図17-2 ）[3]．
- 外来や病棟では，qSOFA が 3 項目中 2 つ以上を満たす場合に敗血症を疑い，敗血症の確定診断として SOFA スコアをチェックします．

1. デバイス（カテーテル）感染による敗血症

- カテーテル関連血流感染症（CRBSI）は主要な医療関連感染症であり，血管内カテーテルを利用する患者において重大な合併症の 1 つです．特に重篤な合併症の原因となるのは中心静脈カテーテル感染です．局所の感染にとどまらず，敗血症や血流感染からの心内膜炎などの播種性感染症の合併により，予後不良の病態に進行する可能性があるため適切な治療が必要です．
- CRBSI を診断するために血液培養を行います．血液は抗菌薬が使用される前に採取します[5]．
- 採取前に採取部位の皮膚消毒として 0.5%クロルヘキシジングルコン酸塩アルコールを用いることが推奨されています[6,7]．

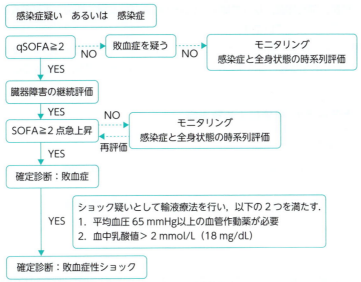

図 17-2 J-SSCG2020 における敗血症と敗血症性ショックの診断フロー

（日本集中治療医学会・日本救急医学会：日本版敗血症診療ガイドライン 2020, 2021 より）

- **血液採取**：2 セット以上で，可能であれば感染していると疑われるカテーテルから 1 セット，末梢静脈から 1 セット採取することが推奨されています[8]。
- **確定診断**：少なくとも 1 つの経皮的に採取された血液培養とカテーテル先端培養が陽性である，または経皮的血液採取とカテーテルから採取された血液培養陽性であれば，確定診断できます[9, 10]。
- **血液培養**：カテーテルより採取した血液から検出される微生物のコロニー数が，末梢から採取された数の 3 倍以上であれば，CRBSI が確定診断されます[9, 11]。

2. 殺細胞性抗がん薬による FN による敗血症

- 一般的な感染症と同様に FN においても起因微生物や感染部位の同定が重要であることは変わりありません。しかし好中球減少状態では炎症反応が乏しいことが多く，発熱が重要な症状になります。
- 化学療法中の FN は血小板減少を伴うことも多く，感染巣が同定された場合でも侵襲的な検査ができず，起因菌同定が困難なこともあります。よって FN の中でも最も重篤な敗血症の検査としては血液培養が有効とされ，実施されています。
- 抗菌薬開始前の血液培養 2 セットで，異なる静脈部位から採取します。
- 採血セット数は重要で，1 セットでは菌血症の 70％程度の陽性率，2 セットで 90％程度は診断可能です[12]。
- 中心静脈カテーテルが留置されている場合は，1 セットは中心静脈カテーテルから採取します[8]。
- 血液培養の陽性率は FN の高リスク患者においても 10〜20％程度ですが[13]，FN の中でも最も重篤な病態である菌血症が確定診断されます。

④ 病原微生物と治療法

- 敗血症の原因は感染であり，原因菌の種類は多いです。比較的頻度の高い感染源（感染症）として，肺（肺炎），腎臓（尿路感染症），皮膚（皮膚軟部組織感染症）があります。主な細菌としては

黄色ブドウ球菌，肺炎球菌，レンサ球菌に代表されるグラム陽性球菌や大腸菌を代表とするグラム陰性桿菌が多くを占めています。

☐ 肺炎，尿路感染症，皮膚・腸管・腹腔内の感染など部分感染状態から血液中に病原体が入り込み，全身感染し重症化を引き起こします。よって抗菌薬による治療を早期に開始する必要があります。

1. デバイス（カテーテル）感染による敗血症

1 想定される病原微生物

グラム陽性球菌	グラム陽性桿菌	ウイルス
コアグラーゼ陰性ブドウ球菌，黄色ブドウ球菌，腸球菌	―	―
グラム陰性球菌	**グラム陰性桿菌**	**その他（真菌など）**
―	大腸菌，クレブシエラ属	カンジダ属

2 薬物療法

☐ エンピリック治療は，抗MRSA薬と広域スペクトル抗菌薬の併用が推奨されています。

☐ カテーテル関連血流感染症（CRBSI）に対する抗菌薬使用は，国際的な敗血症ガイドラインであるSSCG2021によれば，早期使用により予後が改善されることを考慮し発症後1時間以内に開始すべきとされ，世界的に受け入れられています[4]。しかし，1時間以内に固執することで原因微生物の推定が不十分となり，不必要な広域抗菌薬の投与が増加する可能性があります。そのため，「日本版敗血症診療ガイドライン2024」では抗菌薬は可及的早期に開始するが，必ずしも1時間以内という目標は用いないことが弱く推奨されています[4]。

☐ 抗菌薬開始前に血液培養サンプルを採取すべきですが[14]，抗菌薬の投与を遅らせることのないようにすべきです。

☐ **エンピリック治療**：予測される原因菌をカバーする抗菌薬を選択します。バンコマイシンと広域スペクトルの抗菌薬の併用が推奨されています。

> ・ダプトマイシン（キュビシン®静注用）　1回6 mg/kg　1日1回　静注　もしくは
> ・バンコマイシン塩酸塩（塩酸バンコマイシン点滴静注）　1回1 g（または15 mg/kg）1日2回　静注
> 　上記のいずれか＋下記のいずれか
> ・第四世代セフェム系薬点滴静注〔セフェピム塩酸塩水和物（セフェピム塩酸塩）静注，セフォゾプラン塩酸塩（ファーストシン®静注）〕
> ・カルバペネム系薬点滴静注〔メロペネム水和物（メロペン®）点滴，ドリペネム水和物（フィニバックス®点滴静注用）〕
> ・タゾバクタム・ピペラシリン水和物（ゾシン®静注用）　1回4.5 g　1日3回　静注

☐ **標的治療**：原因菌に基づき抗菌薬を選択します。

> **①MSSAの場合**：第一選択
> ・セファゾリンナトリウム水和物（セファメジン®α注射用）　1回2 g　1日3回　静注
> **②MRSAの場合**：第一選択
> ・ダプトマイシン（キュビシン®静注用）　1回6 mg/kg　1日1回　静注　もしくは
> ・バンコマイシン塩酸塩（塩酸バンコマイシン点滴静注）　1回1 g（または15 mg/kg）1日2回　静注

☐ エンピリック治療が無効で切り替える場合や，有効でもデ・エスカレーションでより狭域抗菌薬に切

表17-2 長期留置型中心静脈カテーテルの治療期間[15]

原因菌	治療期間
コアグラーゼ陰性ブドウ球菌	・カテーテル温存：10～14日間の抗菌薬ロック療法 ・臨床的増悪，持続性/再発性菌血症があればカテーテルを抜去し，合併症の探索を行う
黄色ブドウ球菌	カテーテル抜去＋4～6週間の抗菌薬療法
腸球菌	・カテーテル抜去なし：10～14日間の抗菌薬ロック療法 ・臨床的増悪，持続性/再発性菌血症があればカテーテルを抜去し，合併症の探索を行う
グラム陰性桿菌	・カテーテル抜去＋7～14日間の抗菌薬療法 ・カテーテル温存：10～14日間の抗菌薬ロック療法 ・改善がなければカテーテルを抜去し心内膜炎，化膿性血栓性静脈炎を除外。これらが認められなければ10～14日
カンジダ属	カテーテル抜去＋血液培養陰性化から14日の抗菌薬療法

り替える場合がありますが，いずれの場合も血液培養，薬剤感受性成績をもとに抗菌薬を決定します。

3 感染症治療薬のピットフォール[16]

- □ カテーテル関連血流感染症（CRBSI），特に敗血症を伴う場合はカテーテルの抜去が原則です。しかしルートが取りにくい患者や血液凝固異常がある患者は，カテーテル抜去後の新規造設が困難でなかなか抜去ができない場合もあります。
- □ 表17-2 はカテーテル抜去ができる場合，温存せざるを得ない場合に応じた抗菌薬治療の治療期間を示したものです。

ステップアップのひきだし① ▶ **カテーテル感染の増悪因子**

□ 中心静脈カテーテルは化学療法中もしくは栄養管理目的に留置されることが多く，特に血液腫瘍患者では固形悪性腫瘍に比較し3.2倍，完全静脈栄養を行っている場合は4.1倍も感染リスクが高いとの報告があります。中心静脈カテーテルが留置されている患者にターゲットが不明確な発熱を確認した時は，常にCRBSIの可能性を視野に入れておくようにします[17]。

---

2. 殺細胞性抗がん薬によるFN

1 想定される病原微生物

グラム陽性球菌	グラム陽性桿菌	ウイルス
コアグラーゼ陰性ブドウ球菌，レンサ球菌，エンテロコッカス球菌	―	―
グラム陰性球菌	**グラム陰性桿菌**	**その他（真菌など）**
―	緑膿菌	カンジダ属

2 薬物療法[2]

❶ エンピリック治療に用いる抗菌薬の用法用量

□ FNに対する保険適用がある薬剤

- ・セフェピム塩酸塩水和物（セフェピム塩酸塩静注）1回2g　8時間毎　静注（ただし保険適用は1日量4gまで）
- ・メロペネム水和物（メロペン®点滴）1回1g　8時間毎　静注
- ・タゾバクタム・ピペラシリン水和物（ゾシン®静注用）1回4.5g　6時間毎　静注

☐ **FNに対する保険適用はないが，十分なエビデンスが集積されている薬剤**

- イミペネム水和物・シラスタチンナトリウム（チエナム® 点滴静注用）1回0.5 g　6時間毎　静注
- セフタジジム水和物（セフタジジム静注用）1回1 g　6時間毎　静注
- シプロフロキサシン塩酸塩水和物（シプロキサン® 錠）1回200 mg　1日3回＋クラブラン酸カリウム・アモキシシリン水和物（250 mg/125 mg；オーグメンチン® 錠）　1日3〜4回
- レボフロキサシン水和物（クラビット® 錠　1回500 mg　1日1回

*疾患・がん薬物療法によるリスク，身体的リスク，心理・社会的リスク評価において重篤化するリスクが低リスクの場合に経口抗菌薬による外来治療が適応となります。高リスクの場合は入院管理下での静注抗菌薬治療薬が選択されます。

☐ **FNに対する保険適用はなく，日常臨床で使用されている薬剤**

- セフォゾプラン塩酸塩（ファーストシン® 静注用）1回2 g　12時間毎　静注
- ビアペネム（オメガシン® 点滴用）1回0.6 g　12時間毎　静注
- ドリペネム水和物（フィニバックス® 点滴静注用）1回1 g　8時間毎　静注

3 感染症治療薬のピットフォール

☐ **エンピリック治療開始後3〜4日経過してもFNが持続する場合**：「発熱性好中球減少症（FN）診療ガイドライン改訂第3版」のCQ7において，「広域抗菌薬による初期治療開始後3〜4日経過してFNが持続しているものの発熱以外に所見がなく，全身状態が良好で，確認された感染症がみられない場合には，抗菌薬の変更や追加をせずに，同一抗菌薬を継続することは可能である」と記載されています。FNに対する初期治療開始後，解熱までの期間の中央値は5日と報告されており，エンピリック治療開始後3〜4日の時点では，抗菌薬が効いていてもまだ解熱していない可能性も考えられます。持続するFNに対してタゾバクタム・ピペラシリン水和物を開

ステップアップのひきだし②　▶ FN治療中の抗菌薬の継続

☐ FNの初期治療で解熱したが好中球減少が持続している場合の抗菌薬の継続について，「発熱性好中球減少症（FN）診療ガイドライン改訂第3版」のCQ6において，「末梢血好中球数が500/μLに回復する以前に解熱し，全身状態が安定していれば抗菌薬の中止（discontinuation）が可能です。しかし抗菌薬の中止・変更後，発熱の再燃に対しては迅速な対応が求められる」と記載されています。広域抗菌薬の長期使用は薬剤耐性菌の出現や新たな感染のリスクを伴うため，FN診療においても解熱後にいったん開始された抗菌薬の中止（discontinuation）や広域抗菌薬から狭域抗菌薬への変更（デ・エスカレーション）が重要と考えられています。

☐ FN治療により解熱したときに，好中球数が500/μL以上に回復していれば抗菌薬投与は中止できますが，米国感染症学会（IDSA）や欧州臨床腫瘍学会（ESMO）のガイドラインでは，好中球数が500/μLに到達するまでFN治療を続行することが推奨されています[19]。

☐ FN治療の中止時期を好中球数500/μLに回復した時点と，好中球数が500/μLに回復していなくとも解熱および臨床症状が改善した時点の2群に振り分け，発熱の再燃，新たな感染症の発症および死亡率の上昇を指標に比較した結果，有意差を認めなかった報告があります[20]。変更（デ・エスカレーション）に関するエビデンスは少なく，詳細を検証することはできません。

始後，72〜96時間後に発熱が持続した患者にバンコマイシン塩酸塩もしくはプラセボを無作為に追加し，解熱率，解熱までの期間，全死亡率を比較したところ，両群間に差は認められない結果が報告されています[18]。

⑤ 感染予防

- 病原性の微生物（細菌，ウイルス，真菌）が，体内に侵入することを防ぎ，感染症にかからないようにすることが大切です。
- 特に免疫力が下がっている高齢者，心臓病・糖尿病・透析など慢性疾患のある人，抗がん薬治療や免疫抑制薬を投与されて免疫力が低下している人は，防御反応がコントロールできない状態になりやすいため，まず敗血症につながる感染症を起こさないことが重要です。
- 化学療法中は一時的な免疫能低下状態となるため，感染の高リスク群と考えられます。そのような状態で肺炎球菌性肺炎やインフルエンザに罹患しやすくなるだけでなく，敗血症などの重症感染症につながる可能性が考えられます。さらには，元々の化学療法のスケジュールが遅延，中止する可能性もあることにも注意が必要です。
- がん薬物療法を受けている患者に肺炎球菌ワクチン接種は推奨されています。定期接種の対象となる2か月以上6歳未満の小児への13価肺炎球菌結合型ワクチンおよび65歳以上の高齢者への23価肺炎球菌莢膜多糖体ワクチンの接種は推奨されています。
- がん薬物療法を受けている患者にインフルエンザワクチン接種は推奨されています。

引用文献

1) 日本感染症学会，日本化学療法学会 JAID/JSC 感染症治療ガイド・ガイドライン作成委員会 敗血症ワーキンググループ：JAID/JS 感染症治療ガイドライン 2017―敗血症およびカテーテル関連血流感染症―，PP97-104，2018
2) 日本臨床腫瘍学会 編：発熱性好中球減少症（FN）診療ガイドライン改訂第3版，南江堂，2024
3) 日本版敗血症診療ガイドライン 2020 特別委員会（日本集中治療医学会・日本救急医学会合同）：日集中医誌 28 (Supplement)，S1-S411，2021
4) 日本版敗血症診療ガイドライン 2024 特別委員会：日本版敗血症診療ガイドライン 2024 年版（J-SSCG2024），2024
5) Bekeris LG, et al.：Arch Pathol Med. 129 (10)：1222-1225, 2005 (PMID：16196507)
6) Little JR, et al.：Am J Med. 107 (2)：119-125, 1999 (PMID：10460041)
7) Mimoz O, et al.：Ann Intern Med. 131 (11)：834-837, 1999 (PMID：10610628)
8) DesJardin JA, et al.：Ann Intern Med. 131 (9)：641-647, 1999 (PMID：10577325)
9) Safdar N, et al.：Ann Intern Med. 142 (6)：451-466, 2005 (PMID：15767623)
10) Raad I, et al.：Ann Intern Med. 140 (1)：18-25, 2004 (PMID：14706968)
11) Mermel LA, et al.：Clin Infect Dis. 49 (1)：1-45, 2009 (PMID：19489710)
12) Lee A, et al.：J Clin Microbiol. 45 (11)：3546-3548, 2007 (PMID：17881544)
13) 吉田稔，他：日本化学療法学会雑誌 51 (11)：703-710，2003
14) Raad I, et al.：J Infect Dis. 168 (2)：400-407, 1993 (PMID：8335977)
15) Mermel LA, et al.：Clin infect Dis. 49 (1)：1-45, 2009 (PMID：19489710)
16) 日本化学療法学会/日本 TDM 学会：抗菌薬 TDM 臨床実践ガイドライン 2022
17) Mollee P, et al.：J Hosp Infect. 78 (1)：26-30, 2011 (PMID：21459476)
18) Freifeld AG, et al.：Clin Infect Dis. 52 (4)：e56-e93, 2011 (PMID：21258094)
19) Klastersky J, et al.：Ann Oncol. 27 (suppl 5)：v111-v118, 2016 (PMID：27664247)
20) Aguilar-Guisado M, et al.：Lancet Haematol. 4 (12)：e573-e583, 2017 (PMID：29153975)

（高田 慎也）

18 真菌感染症

免疫不全患者の予後を左右する感染予防と治療のマネジメント

はじめのひきだし

- 真菌はヒトと同じ真核生物に属する微生物の一種です。
- ヒトに対して病原性を有する真菌が引き起こす感染症を真菌感染症と呼びます。
- 病変の部位によって，表在性真菌症と深在性真菌症に大別されます。
- 真菌感染症は免疫機能が低下した患者に多く発症するため，適切な管理が原疾患の治療を成功させる上でも重要です。
- 薬剤感受性に基づく抗真菌薬の選択，および適切な用法用量の設定が患者の予後を左右する重要な因子となります。

はじめに：概要と分類

- 真菌感染症は皮膚，粘膜の表皮，爪，毛髪などに生じる表在性真菌感染症と全身の臓器に生じる深在性真菌感染症に大別されます。表在性真菌症は罹患者数は多いものの，一般的に重症度は低いとされています。一方，深在性真菌症は主として免疫不全患者に日和見感染症として発症し，重篤で予後不良です。
- 真菌感染症に対する薬物療法で中心となるのが抗真菌薬です。抗菌薬と同様に，抗真菌薬も薬剤ごとに適応菌種や剤形が異なります。起因菌から感受性のある有効な抗真菌薬を想定・確認し選択することが，真菌感染症の治療および予防効果を向上させるために極めて重要です。
- 真菌感染症の分類と代表的な疾患を表18-1 に示します。本章では臨床で遭遇する頻度が高いカンジダ症およびアスペルギルス症を中心に，時に重篤な合併症を引き起こすクリプトコックス症やニューモシスチス肺炎について，診断，薬物療法，予防に関する具体的な方法と留意点を解説します。

A カンジダ感染症

1 特徴

- カンジダ属（Candida 属）はヒトの常在菌で，口腔内，消化管，腟，皮膚から検出されます。

表18-1 真菌感染症の分類と代表的な疾患

分類	疾患	主な原因菌
表在性真菌症	白癬	トリコフィトン・ルブルム（Trichophyton rubrum）
	表在性カンジダ症	カンジダ・アルビカンス（Candida albicans）
深在性真菌症	深在性カンジダ症	カンジダ・アルビカンス（Candida albicans）
	アスペルギルス症	アスペルギルス・フミガーツス（Aspergillus fumigatus）
	クリプトコックス症	クリプトコックス・ネオフォルマンス（Cryptococcus neoformans）
	ニューモシスチス肺炎	ニューモシスチス・イロベチイ（Pneumocystis jirovecii）
	ムーコル症	リゾプス・オリゼ（Rhizopus oryzae）
	トリコスポロン症	トリコスポロン・アサヒ（Trichosporon asahii）

- カンジダ属による感染症は，口腔咽頭，腟，皮膚に生じる表在性カンジダ症と全身の深部臓器や組織に生じる深在性カンジダ症に大別されます。
- カンジダ感染症は通常，免疫抑制薬使用患者やがん化学療法施行患者，HIV（ヒト免疫不全ウイルス：human immunodeficiency virus）感染症患者などの免疫不全患者において日和見感染症として発症します。また血管内留置カテーテルや性行為などによる外因性感染も生じます。

② 病態と臨床症状

1. 表在性カンジダ症

- **定義**：表皮，粘膜に病変が局在するカンジダ属による感染症。代表的な疾患として，口腔咽頭カンジダ症，外陰部腟カンジダ症，皮膚カンジダ症が挙げられます。
- 口腔咽頭カンジダ症は免疫不全患者に多く発症します。粘膜に白苔が認められ，無症状か軽度の違和感を訴える場合が多いといわれていますが，進行すると味覚異常や疼痛が生じます。
- 外陰部腟カンジダ症は無症状の場合もありますが，有症状例では外陰部や腟の瘙痒感，白色帯下，発赤・腫脹，排尿痛がみられます。
- 皮膚カンジダ症は陰股部，指趾間部，皮膚のくびれ部分に生じた境界明瞭な紅斑が特徴で，びらん，薄い膜状の鱗屑，小膿疱，周囲の衛星病巣がみられます。

2. 深在性カンジダ症

- **定義**：肺，眼，脳，消化器，血液など体の深部に病変があるカンジダ属による感染症。最も典型的な疾患はカンジダ血症です。血管内カテーテル留置部の皮膚や手術，がん化学療法などで損傷した消化管粘膜から血行性にカンジダが侵入することで生じます。
- カンジダ血症から全身臓器に播種することにより，侵襲性カンジダ症が生じます。肝臓や脾臓をはじめ，肺，骨，髄膜など全身に播種が生じうる重篤な病態です。
- カンジダ眼内炎は，カンジダ血症の約2割で発症することが報告されています[1]。そのためカンジダ血症例ではルーチンの眼科的精査を行い，適切な抗真菌薬への変更や硝子体内注射（アムホテリシンBなど）の適応を検討することが推奨されています[1]。

③ 検査と診断

- カンジダ血症の診断では，血液培養検査が最も重要となります。したがって，抗真菌薬投与前に血液培養を2セット採取する必要があります。
- 表在性カンジダ症の診断においても病変部からの培養結果は重要ですが，カンジダ属はヒトの口腔内や消化管，皮膚に広く常在するため，原因菌と断定できない場合があります。
- 侵襲性カンジダ症発症のハイリスク患者では，血清β-D-グルカンを定期的に測定することにより，早期に侵襲性カンジダ症の臨床診断を得ることができる場合があります。ただし，血清β-D-グルカン検査は多くの深在性真菌症で陽性となること，血液製剤使用中，血液透析患者，環境中の汚染などで偽陽性となる可能性があるので注意します。

④ 病原微生物と治療法

1. 表在性カンジダ症

1 推定される病原微生物
- 口腔カンジダ症患者から検出されるカンジダの70〜80%をカンジダ・アルビカンス（Candida albicans）が占めるとされています。近年の報告ではカンジダ・アルビカンス以外のカンジダ（non-albicans Candida）との混合感染やカンジダ・グラブラータ（Candida glabrata）の割合が増加していることが示されています[2]。

2 薬物療法[1]

❶ 口腔咽頭カンジダ症
- 軽症および表在性病変には局所投与，中等症以上で再発，難治性や深在性病変に対しては全身投与が推奨されています。全身投与では局所での直接作用が期待できるイトラコナゾール内用液が第一選択薬です（投与期間は原則14日間）。

> ①局所投与
> ・ミコナゾール（フロリード®）ゲル経口用または（オラビ®）錠口腔用，クロトリマゾール（エンペシド®）トローチ（HIV感染症患者における口腔カンジダ症のみに保険適用あり），アムホテリシンB（ファンギゾン®）シロップ
> 全身投与
> ・イトラコナゾール（イトリゾール®）内用液，またはイトラコナゾール（イトリゾール®）カプセル・錠

❷ 外陰部腟カンジダ症
- 腟坐剤や腟錠の腟内局所投与，またはフルコナゾールの単回経口投与が推奨されています。一方，重症例，再発例，non-albicans Candidaによる感染，免疫不全患者などの複雑性腟カンジダ症では，フルコナゾールの単回投与は効果不良であり，複数回投与が必要とされています。

> ①局所投与の一例
> ・ミコナゾール硝酸塩（フロリード®）腟坐剤 1日1個 6日間（再発防止のためには14日間投与することが望ましい）
> ②全身投与
> ・フルコナゾール（ジフルカン®）1回150 mg 単回経口投与
> ③複雑性腟カンジダ症
> ・フルコナゾール（ジフルカン®）1回150 mg 72時間間隔で2〜3回投与（保険適用外）

❸ 皮膚カンジダ症[3]
- アゾール系やアミン系抗真菌薬による外用療法が推奨されています。一方，重症例にはイトラコナゾールカプセル・錠の全身投与が推奨されています。イトラコナゾール内用液は，皮膚カンジダ症に対する保険適用は認められていません。

3 感染症治療薬のピットフォール
- 口腔咽頭カンジダ症に対してイトラコナゾール内用液を投与する際は，服薬の際に薬液を数秒間口に含み，口腔内に薬剤を十分行き渡らせた後に嚥下するよう指導します。
- ミコナゾールゲル経口用は，局所投与の場合においてもCYP（チトクロームP450：Cytochrome P450）2C9およびCYP3A4阻害作用を有し，併用薬の血中濃度上昇による薬効や副作用を増強することが知られています。ワルファリンカリウムやリバーロキサバンといった抗

表18-2 カンジダ菌種別の推奨抗真菌薬

カンジダ菌種	第一選択薬 軽症・中等症	第一選択薬 重症・易感染患者	備考
カンジダ・アルビカンス	キャンディン系		
カンジダ・パラプシローシス	フルコナゾール（ホスフルコナゾール）		キャンディン系は低感受性を示す場合がある
カンジダ・グラブラータ	キャンディン系（薬剤感受性を確認）		感受性不良のためフルコナゾールは使用不可
カンジダ・トロピカリス	フルコナゾール（ホスフルコナゾール）	キャンディン系	
カンジダ・クルセイ	キャンディン系	リポソーマルアムホテリシンB	感受性不良のためフルコナゾールは使用不可

（日本医真菌学会：侵襲性カンジダ症に対するマネジメントのための臨床実践ガイドライン，p65，2021より）

凝固薬をはじめ，トリアゾラム，シンバスタチン，アゼルニジピンなどの薬剤が併用禁忌に該当するので注意します。

2. 深在性カンジダ症

1 推定される病原微生物

- 国内の報告では，カンジダ血症の検出菌として最も頻度が高かったのはカンジダ・アルビカンスであり，全体の約40％でした。また，カンジダ・パラプシローシス（*Candida parapsilosis*）が23％，カンジダ・グラブラータが13％，カンジダ・トロピカリス（*Candida tropicalis*）が7％，カンジダ・クルセイ（*Candida krusei*）が3％であり，これら5菌種で全体の9割弱を占めていたことが報告されています[4]。

2 薬物療法[1]

- 血液培養から酵母様真菌が検出された場合，多くはカンジダ属による血流感染です。カンジダ血症は，血流感染の中でも極めて予後が不良です。血液培養から酵母様真菌が検出された場合は，コンタミネーションと捉えることなく，速やかに抗真菌薬による治療を開始することが重要です。
- カンジダ血症におけるエンピリック治療の第一選択薬は，キャンディン系（ミカファンギンナトリウム，カスポファンギン酢酸塩）です。
- 表18-2 に菌種別の第一選択薬を示します。カンジダ・パラプシローシスに対するキャンディン系の *in vitro* での抗真菌活性はアゾール系と比較して低いため，一般的にはフルコナゾールまたはホスフルコナゾールが使用されます。
- 眼内炎を合併している場合は，リポソーマルアムホテリシンBとフルシトシンの併用療法が推奨されています。キャンディン系やイトラコナゾールは，硝子体移行が不良のため使用は避ける必要があります。

3 感染症治療薬のピットフォール

- カンジダ血症（合併症がない場合）の治療期間は，症状の改善かつ培養陰性化から最低2週間です[1]。
- 血液培養再検査による陰性化の確認は，投与期間の目安を決める上でも重要です。陰性化を確認するまで，少なくとも2日毎に血液培養を実施することが推奨されています[1]。
- 中心静脈カテーテルは侵襲性カンジダ症のリスクファクターの1つです。海外のガイドラインにおいても，非好中球減少患者におけるカンジダ血症では，中心静脈カテーテルを早期に抜去することが推奨されています[5]。

表18-3 エンピリック治療における ACTIONs Bundle

実施時期	バンドル項目	Key 項目
治療開始時	侵襲性カンジダ症に対するリスク因子の存在を評価	○
	抗真菌治療前の血液培養2セット	
	カンジダの監視培養	
	血清β-D-グルカンの測定	
	血清診断またはカンジダ属検出部位≧2か所で治療開始	○
	適切な抗真菌薬の初期選択	○
	適切な抗真菌薬の投与量	○
治療開始後	治療3〜5日目に臨床効果を評価し,代替薬や治療継続または中止を検討	○
	適切な代替薬の選択	
	経口薬への step-down	

〔植田貴史,他：日外感染症会誌 13(1)：25-34, 2016 より〕

ステップアップのひきだし① ▶ 侵襲性カンジダ症における ACTIONs Bundle の有用性[1,6]

☐ 国内のガイドラインでは，侵襲性カンジダ症の診断・治療のためのチェックリストである ACTIONs Bundle（表18-3）の実施を推奨しています。ACTIONs Bundle を遵守して診断・治療を行うことにより，治療効果や生存率が向上することが報告されています[7,8]。

⑤ 感染予防

☐ 造血幹細胞移植患者や好中球減少が予測される血液悪性腫瘍患者では，深在性真菌症に対する抗真菌薬の予防投与が推奨されています。アゾール系およびキャンディン系の抗真菌薬において，深在性真菌症の予防に保険適用がある薬剤を表18-4に示します。

☐ 深在性カンジダ症の予防として効果が確立している薬剤はフルコナゾールですが，フルコナゾールによる予防投与時はアスペルギルスを含む糸状菌によるブレイクスルー感染が問題となるため，注意します。

ステップアップのひきだし② ▶ 新規カンジダ属 Candida auris

☐ カンジダ・アウリス（Candida auris）は 2009 年に新規のカンジダ属として日本から初めて報告された菌種です[9]。世界各国で院内アウトブレイクが相次いで報告されたことから，世界保健機関はカンジダ・アウリスを真菌優先病原体リストの1つに位置づけています。

☐ 複数国の分離株の薬剤感受性を調査した研究では，93％の分離株がフルコナゾール耐性，35％がアムホテリシンB耐性，7％がキャンディン系耐性であったことが報告されています。また3系統の抗真菌薬すべてに耐性を示す菌株も確認されています[10]。

☐ これらの背景を受け，国内では「カンジダ・アウリス診療の手引き」が発行されており，対策が急がれています[11]。

表 18-4 深在性真菌症の予防に保険適用となる薬剤

系統	薬剤名	適応疾患	用法および用量（成人）
アゾール系	ボリコナゾール	造血幹細胞移植患者	**経口（体重 40 kg 以上）**：初日は 1 回 300 mg を 1 日 2 回，2 日目以降は 1 回 150 mg または 1 回 200 mg を 1 日 2 回食間 **静注**：初日は 1 回 6 mg/kg を 1 日 2 回，2 日目以降は 1 回 3 mg/kg または 1 回 4 mg/kg を 1 日 2 回
	イトラコナゾール[*1]	・造血幹細胞移植患者 ・好中球減少が予測される血液悪性腫瘍患者	**経口**：200 mg を 1 日 1 回空腹時
	フルコナゾール[*2]	造血幹細胞移植患者	**経口・静注**：400 mg を 1 日 1 回
	ポサコナゾール	・造血幹細胞移植患者 ・好中球減少が予測される血液悪性腫瘍患者	**経口・静注**：初日は 1 回 300 mg を 1 日 2 回，2 日目以降は 300 mg を 1 日 1 回
キャンディン系	ミカファンギンナトリウム水和物	造血幹細胞移植患者	**静注**：50 mg を 1 日 1 回

[*1] 内用液のみ保険適用あり　　[*2] ホスフルコナゾールは保険適用なし
（添付文書を基に作成。2024 年 8 月閲覧）

B アスペルギルス感染症

① 特徴

- アスペルギルス感染症は土壌を中心とした自然環境に広く存在するアスペルギルス属による感染症です。主に経気道感染による肺感染症を引き起こします。
- 肺アスペルギルス症は，侵襲性肺アスペルギルス症，慢性進行性肺アスペルギルス症，単純性肺アスペルギローマ，アレルギー性気管支肺アスペルギルス症に大別されます。
- アレルギー性気管支肺アスペルギルス症は，アスペルギルス属に対するアレルギー反応が中心ですが，他の病型は感染症であり，宿主の基礎疾患により病像が異なります。

② 病態と臨床症状

1. 侵襲性肺アスペルギルス症

- **定義**：アスペルギルスによる感染で免疫不全患者に発症する急性進行性の肺感染症。
- 侵襲性アスペルギルス症のリスク因子を 表 18-5 に示します。侵襲性肺アスペルギルス症は，急速に進行し重篤化するため注意します。
- 臨床症状として広域抗菌薬無効の発熱，咳嗽，呼吸困難，喀痰，血痰・喀血がみられます。

2. 慢性肺アスペルギルス症

- **定義**：慢性経過をたどる肺アスペルギルス症。慢性肺アスペルギルス症は，臨床・病理学的観点から，慢性進行性肺アスペルギルス症と単純性肺アスペルギローマに大別されます。
- 慢性進行性肺アスペルギルス症は，肺や気管支に空洞や嚢胞性疾患などの基礎疾患がある患者に

表18-5 侵襲性アスペルギルス症のリスク因子

- 血液悪性疾患に対する化学療法
- 造血幹細胞移植後
- 臓器移植後
- 好中球減少患者
- ステロイド薬，免疫抑制薬投与
- 生物学的製剤投与
- 抗菌薬長期投与
- 低栄養状態での ADL 低下
- 肝不全
- 慢性閉塞性肺疾患
- 間質性肺炎

〔安藤常浩：日化療会誌 62(6)：657-662, 2014, および JAID/JSC 感染症治療ガイド 2023, p153, 2023 より〕

多く発症します．1 か月以上の経過で咳嗽や喀痰，発熱を伴い，画像所見も緩徐に増悪します．
- 単純性肺アスペルギローマは，陳旧性肺結核などによる既存の空洞性病変や気管支拡張，肺嚢胞内に菌が侵入し，単一の空洞に菌球を形成した病態を指します．多くは長期無症状ですが，血痰や発熱，喀血を認める場合があります．

③ 検査と診断

1. 侵襲性肺アスペルギルス症

- 典型的特徴として，胸部 X 線や胸部 CT で好中球減少時の halo sign を伴う結節影，および好中球回復期の air crescent sign が認められます．
- 喀痰や気管支肺胞洗浄液からのアスペルギルスの検出により診断されますが，培養陽性率は 50％程度であることが知られています．
- 血清 β-D-グルカン陽性やアスペルギルスガラクトマンナン抗原陽性が補助診断として活用されています．一方，偽陽性例や組織侵襲が少ない場合は陽性にならないことがあります．

2. 慢性肺アスペルギルス症

- 抗アスペルギルス沈降抗体やアスペルギルス IgG 抗体は陽性である場合が多く，診断に有用とされています．一方，アスペルギルスガラクトマンナン抗原や血清 β-D-グルカンの感度は低く，有用性は劣るといわれています[12]．

ステップアップのひきだし③ ▶ アスペルギルス IgG 抗体検査の保険適用

- アスペルギルス IgG 抗体検査は，従来の抗アスペルギルス沈降抗体検査と比較して感度が高いことが報告されています[13]．本検査は，2024 年 8 月に慢性進行性肺アスペルギルス症またはアレルギー性気管支肺アスペルギルス症が疑われる患者に対して，診断の補助を目的に保険適用となりました．アスペルギルス感染症の診断において，本検査が重要な役割を果たすことが期待されています．

④ 病原微生物と治療法

1. 侵襲性肺アスペルギルス症

1 推定される病原微生物
- アスペルギルス・フミガーツス（*Aspergillus fumigatus*）が最多ですが，近年ではアスペルギルス・フラバス（*Aspergillus flavus*），アスペルギルス・ニガー（*Aspergillus niger*），アスペルギルス・テレウス（*Aspergillus terreus*）などの non-*fumigatus Aspergillus* による感染症が増加しています[14]。

2 薬物療法[14, 15]
- 免疫不全患者では疑い例に対してもエンピリック治療を考慮します。エンピリック治療では，ボリコナゾールの投与が推奨されています。
- 標的治療では第一選択薬としてボリコナゾール，その代替薬にリポソーマルアムホテリシンB，ポサコナゾール，イサブコナゾニウム硫酸塩が推奨されています。キャンディン系は第二選択薬として位置づけられています。治療初期は点滴静注での投与が推奨されています。
- 深在性真菌症に対する予防目的での抗真菌薬投与中にブレイクスルー感染を起こした場合は，予防投与で使用された薬剤とは別系統の抗真菌薬を選択します（予防投与に保険適用を有する薬剤一覧は 表18-4 を参照）。
- 初期治療の有効性が不十分な重症例や難治例では，抗真菌薬の併用療法を考慮してもよいとされています。

3 感染症治療薬のピットフォール
- ボリコナゾールは有効性および安全性の観点から，TDM（治療薬物モニタリング：therapeutic drug monitoring）に基づいた投与量調節が必要です。
- イトラコナゾールの注射製剤は，2021年12月末で販売中止となっているため，侵襲性肺アスペルギルス症に対して使用する薬剤一覧には含まれていません。
- アゾール系抗真菌薬は強力な CYP3A4 阻害作用を有するため，併用薬との相互作用に注意します。臓器移植後および造血幹細胞移植後の患者は，タクロリムス水和物やシクロスポリンなどのカルシニューリン阻害薬（CNI：calcineurin inhibitor）が投与されているケースが多いため，アゾール系抗真菌薬の併用開始後の CNI 血中濃度の上昇や併用終了後の CNI 血中濃度の低下には特に注意します。

2. 慢性肺アスペルギルス症

1 推定される病原微生物
- 侵襲性アスペルギルス症と同様，アスペルギルス・フミガーツスが多いとされています。一方，non-*fumigatus Aspergillus* による慢性肺アスペルギルス症では，抗アスペルギルス抗体が陰性となる場合があります。

2 薬物療法[14]
❶ 慢性進行性肺アスペルギルス症
- 初期治療における第一選択薬として，ボリコナゾールやイサブコナゾニウム硫酸塩，またはキャンディン系が推奨されています。第二選択薬としてリポソーマルアムホテリシンBによる初期治療も可能です。
- 入院加療が必要な場合は注射薬で治療を開始し，症状所見が安定した後は経口薬に切り替えて維持療法を行います。維持療法ではボリコナゾール，イサブコナゾニウム硫酸塩，イトラコナゾー

ルの内服が推奨されています。

❷ 単純性肺アスペルギローマ

- 根治的治療は外科的な肺切除が原則となります。
- 手術適応がない場合は薬物療法を考慮しますが，有効性は確立していません。主に外来での治療となるため，ボリコナゾール，イサブコナゾニウム硫酸塩，イトラコナゾールの内服が中心となります。

ステップアップのひきだし④ ▶ 慢性肺アスペルギルス症に対するボリコナゾールの有効性

- 慢性肺アスペルギルス症患者を対象とした維持療法（経口投与）におけるボリコナゾールとイトラコナゾールの比較研究では，ボリコナゾール群とイトラコナゾール群で死亡率に有意差は認められなかったものの，ボリコナゾール群では再入院率や他の抗真菌薬への切り替え率が有意に低かったことが国内の研究から示されています[16]。

---

⑤ 感染予防

- 造血幹細胞移植患者や好中球減少が予測される血液悪性腫瘍患者では，肺アスペルギルス症に対する抗真菌薬の予防投与が推奨されています[15]。ただしフルコナゾールは抗アスペルギルス活性を有していないため，使用は避ける必要があります。
- アスペルギルス症は環境中の胞子を吸入することで肺や鼻副鼻腔などの呼吸器系に感染症を引き起こすため，HEPA（high efficiency particulate air）フィルターを装備した防護環境での管理によりその発症リスクを下げることが知られています。そのため同種移植後の好中球減少期は防護環境での加療が推奨されています[15]。

C クリプトコックス症（肺クリプトコックス症）

① 特徴

- 土壌中（鳩や鶏などの鳥類がいる場所で多く検出）に存在するクリプトコックス属（*Cryptococcus* 属）による肺病変を主とする感染症です。
- 日和見感染症は免疫不全患者に多く発症しますが，クリプトコックス症の特徴は基礎疾患がない健常者にも発症することです。

② 病態と臨床症状

- **定義**：クリプトコックスが肺に感染して病巣を形成したもの。基礎疾患がない場合は無症状のことが多く，健康診断で発見されることもあります。
- 基礎疾患を有する免疫不全患者では，発熱，咳嗽，喀痰，血痰，呼吸困難，胸痛を呈することが多く，重症例も認められます。
- 肺病変から血行性に播種するとクリプトコックス髄膜炎を引き起こします。

③ 検査と診断

- 基礎疾患がない場合や軽度の免疫不全患者の場合は，胸部X線や胸部CTで単発または同一肺

表 18-6 肺クリプトコックス症に使用する抗真菌薬（第一選択薬）

分類		抗真菌薬	備考
基礎疾患なし	軽症～中等症	フルコナゾール（経口または静注） ホスフルコナゾール（静注）	
	重症	リポソーマルアムホテリシン B（静注）＋フルシトシン（経口）の併用	「髄膜炎合併あり」の治療に準ずる
基礎疾患あり	軽症～中等症	ホスフルコナゾール（静注）	
	重症	リポソーマルアムホテリシン B（静注）＋フルシトシン（経口）の併用	「髄膜炎合併あり」の治療に準ずる
髄膜炎合併あり	導入療法	リポソーマルアムホテリシン B（静注）＋フルシトシン（経口）の併用	2 週間以上かつ髄液培養陰性化まで投与
	地固め療法	フルコナゾール（経口または静注） ホスフルコナゾール（静注）	8 週間以上投与
	維持療法	フルコナゾール（経口）	非 HIV 感染症患者：6～12 か月 HIV 感染症患者：1 年以上（中止基準を満たすまで）

〔日本感染症学会・日本化学療法学会：JAID/JSC 感染症治療ガイド 2023，p157-159，2023，日本語版サンフォード感染症治療ガイドーアップデート版（2024 年 7 月 web 閲覧）より〕

葉内の多発結節影を認めます．中程度～重度の免疫不全患者では，すりガラス陰影や浸潤影を呈します．
- 喀痰，肺生検，髄液など病変部からのクリプトコックスの検出が確定診断となります．
- 血清や髄液のクリプトコックスグルクロノキシロマンナン抗原は，感度・特異度とも 90％以上と高く補助診断として有用です．
- 血清 β-D-グルカンは，クリプトコックス症では上昇しにくいといわれています．
- 髄膜炎合併例では薬物療法が異なるため，明らかな髄膜刺激徴候が確認されない場合でも髄液検査を考慮します．

④ 病原微生物と治療法

1 推定される病原微生物
- 国内の肺クリプトコックス症の大半は，クリプトコックス・ネオフォルマンス（*Cryptococcus neoformans*）による感染症です．

2 薬物療法[14]
- 基礎疾患の有無や重症度，髄膜炎合併の有無により推奨される抗真菌薬が異なります．表 18-6 に肺クリプトコックス症およびクリプトコックス髄膜炎合併時に推奨される抗真菌薬（第一選択薬）を示します．
- 髄膜炎を合併している場合は，導入療法後に地固め療法および維持療法が必要です．

ステップアップのひきだし⑤ ▶ HIV 感染症患者におけるクリプトコックス髄膜炎の抗真菌薬中止基準

- HIV 感染症患者におけるクリプトコックス髄膜炎では，1 年以上の維持療法が必要です．以下のすべての基準を満たした場合，抗真菌薬の中止が可能とされています．
  ・1 年以上の維持療法が終了
  ・クリプトコックス髄膜炎の症状の軽快かつ安定
  ・ART（antiretroviral therapy）による HIV-RNA 量の抑制，かつ CD4 陽性リンパ球数≧100/μL が 3 か月以上

3 感染症治療薬のピットフォール
- 肺クリプトコックス症（軽症～中等症）ではフルコナゾールまたはホスフルコナゾールの単剤投与が第一選択薬として推奨されています。フルコナゾールの代替薬としてイトラコナゾール，ボリコナゾール，イサブコナゾニウム硫酸塩も使用可能です[14]。
- キャンディン系はクリプトコックス属には無効とされています。

5 感染予防
- クリプトコックス属は自然界に広く存在しているため，日常生活においてクリプトコックスの曝露を予防することは難しいと考えられています。また抗真菌薬の予防投与に関するエビデンスは十分に確立していません。

D ニューモシスチス感染症（ニューモシスチス肺炎）

1 特徴
- 経気道感染が主たる感染経路で，ニューモシスチス肺炎（旧称：カリニ肺炎）を引き起こします。

2 病態と臨床症状
- 定義：ニューモシスチス・イロベチイ（*Pneumocystis jirovecii*）が免疫不全患者に感染することにより生じる日和見感染症。
- 発熱，乾性咳嗽，呼吸困難，低酸素血症などの臨床症状を呈します。
- 非HIV感染者ではこれらの症状が急激に出現しますが，HIV感染者では発症は緩徐とされています。非HIV感染者は重症化しやすく死亡率も高いため，早期に治療を行います。

3 検査と診断
- 典型的な画像所見として胸部X線および胸部CTで両側びまん性のすりガラス陰影を認めます。
- ニューモシスチス・イロベチイは現在でも人工培地で培養不可であり，喀痰や気管支肺胞洗浄液の検体を用いたDiff-Quik染色やGrocott染色で菌体を直接確認することにより診断が確定します。
- 遺伝子検査（保険適用外）は，鏡検によって菌体が確認できない場合に微生物学的な診断根拠となりますが，保菌と感染の区別が困難な場合もあるため注意します。
- 血清β-D-グルカンの感度は90％以上，特異度80％以上と補助診断として有用とされています[17]。

4 ニューモシスチス肺炎の病原微生物と治療法
1 推定される病原微生物
- ニューモシスチス・イロベチイ

表 18-7　ニューモシスチス肺炎のリスク因子

・同種造血幹細胞移植 ・急性リンパ性白血病 ・成人 T 細胞性白血病 ・HIV 感染症患者 ・固形臓器移植患者	・ステロイド治療（プレドニゾロン換算 20 mg/日を 4 週間以上） ・リツキシマブ（遺伝子組換え）併用化学療法 ・プリンアナログなど T 細胞抑制薬による治療 ・テモゾロミド・放射線併用療法

〔日本化学療法学会：JAID/JSC 感染症治療ガイド 2023，pp161-162，日本感染症学会，2023，日本造血・免疫細胞療法学会：造血細胞移植ガイドライン 真菌感染症の予防と治療 第 2 版，p20-21，2021，日本語版サンフォード感染症治療ガイド―アップデート版（2024 年 7 月 web 閲覧）より〕

2　薬物療法[14, 15)]

□ 第一選択薬

・ST 合剤（スルファメトキサゾール・トリメトプリム配合剤）（バクタ® 配合錠）
　トリメトプリムとして 1 日 15～20 mg/kg　1 日 3 回に分割して投与
　投与期間は，非 HIV 感染症患者では 14 日間，HIV 感染症患者や造血幹細胞移植患者の重症例では 21 日間

□ 第二選択薬（ST 合剤によるアレルギーや副作用で使用できない場合）

・アトバコン（サムチレール® 内用懸濁液）　1 回 5 mL（アトバコンとして 750 mg），1 日 2 回，21 日間投与
・ペンタミジンイセチオン酸塩（ベナンバックス® 注用）　1 回 3～4 mg/kg（1～2 時間かけて），1 日 1 回静脈内点滴投与

ステップアップのひきだし⑥ ▶ ニューモシスチス肺炎に対するステロイドの有用性

☐ HIV 感染症患者では，室内気で $PaO_2<70$ mmHg または $A-aDO_2≧35$ mmHg の呼吸不全を認める場合は，補助療法としてステロイドの投与が推奨されています[14)]。
☐ 一方，非 HIV 感染症患者におけるステロイド投与のエビデンスは乏しいとされています。血液疾患ではステロイドの併用はルーチンでは推奨されておらず，症例ごとに検討すべきと考えられています[15)]。

3　感染症治療薬のピットフォール

☐ ニューモシスチス・イロベチイは原虫の一種と考えられていましたが，遺伝子学的解析の結果より，現在では真菌の一種であることが証明されています。一方，ニューモシスチス・イロベチイは真菌の細胞膜成分であるエルゴステロールがないため，多くの抗真菌薬が無効です。

⑤ 感染予防

☐ 表 18-7 に示すニューモシスチス肺炎発症のリスク因子を有する患者では，下記のいずれかの薬剤の予防投与が推奨されています。ただし，予防投与時の至適投与量や投与方法は十分に確立していません。

- ST合剤（スルファメトキサゾール・トリメトプリム配合剤）（バクタ®）の少量投与（1回1錠　連日投与，または1回2錠　週3回投与）
- アトバコン（サムチレール® 内用懸濁液）〔1回10 mL（アドバコンとして1,500 mg）　1日1回投与〕
- ペンタミジンイセチオン酸塩（ベナンバックス®）吸入（1か月に1回ネブライザーで吸入），保険適用外

□ ペンタミジンイセチオン酸塩は催奇形性が報告されているため，換気性のよい部屋を使用し，取り扱い者は防護手段（手袋，マスク）を講じ，できる限り被曝されないようにします。

引用文献

1) 日本医真菌学会侵襲性カンジダ症に対するマネジメントのための臨床実践ガイドライン作成委員会 編：侵襲性カンジダ症に対するマネジメントのための臨床実践ガイドライン，日本医真菌学会，2021
2) Kamikawa Y, et al.：BMC Oral Health. 14：14, 2014（PMID：24552136）
3) 日本皮膚科学会皮膚真菌症診療ガイドライン改訂委員会：日皮会誌：129（13）：2639-2673, 2019
4) Kakeya H, et al.：Med Mycol J. 59（1）：E19-E22, 2018（PMID：29491338）
5) Pappas PG, et al.：Clin Infect Dis. 62（4）：e1-e50, 2016（PMID：26679628）
6) 深在性真菌症のガイドライン作成委員会 編：深在性真菌症の診断・治療ガイドライン2014，協和企画，2014
7) 植田貴史，他：日外感染症会誌 13（1）：25-34，2016
8) Takesue Y, et al.：J Antimicrob Chemother. 70（2）：587-593, 2015（PMID：25326087）
9) Satoh K, et al.：Microbiol Immunol. 53（1）：41-44, 2009（PMID：19161556）
10) Lockhart SR, et al.：Clin Infect Dis. 64（2）：134-140, 2017（PMID：27988485）
11) 石金正裕，他：カンジダ・アウリス（Candida auris）診療の手引き第1.0版，2023
12) 安藤常浩：日本化学療法学会雑誌 62（6）：657-662，2014
13) 髙園貴弘：真菌誌 64（1）：25-30，2023
14) JAID/JSC感染症治療ガイド・ガイドライン作成委員会 編：JAID/JSC感染症治療ガイド2023，日本感染症学会・日本化学療法学会，2023
15) 日本造血・免疫細胞療法学会：造血細胞移植ガイドライン真菌感染症の予防と治療第2版，日本造血・免疫細胞療法学会，2021
16) Tashiro M, et al.：Clin Infect Dis. 70（5）：835-842, 2020（PMID：30959519）
17) 藤井毅：日本臨床微生物学雑誌 26（3）：195-201，2016

（山田　孝明）

3段目
感染症の治療薬

19 ペニシリン系薬

すべての抗菌薬の基本――進化し続けてきた広範なスペクトルを有する抗菌薬

はじめのひきだし

- □ セフェム系薬やカルバペネム系薬と同様にβ-ラクタム系薬に分類されます。
- □ 作用機序は，細菌の細胞壁合成を阻害することにより，殺菌的に作用します。
- □ 天然ペニシリン，ペニシリナーゼ耐性ペニシリン，アミノペニシリン，抗緑膿菌ペニシリン，β-ラクタマーゼ阻害薬配合ペニシリンの5つに分類されます。
- □ 作用は時間依存性であり，血中濃度が目標とする細菌の最小発育阻止濃度を上回る時間を確保することが抗菌活性を高めるために重要です。

A 総論

1. 由来

- □ 1928年にイギリス・スコットランドの細菌学者であるアレクサンダー・フレミングによりアオカビ〔ペニシリン・ノタツム（*Penicillium notatum*）〕の培養液から発見された世界初の抗生物質です。最初に開発されたベンジルペニシリンカリウムはグラム陽性菌にのみ有効でしたが，その後，グラム陰性菌や嫌気性菌にもスペクトルを拡大した抗菌薬が開発されました。

2. 基本構造式

- □ 4員環のβ-ラクタム環と5員環のチアゾリジン環，および側鎖によって構成されています（図19-1-a）。
- □ β-ラクタム環が抗菌活性，側鎖が抗菌スペクトラムと薬理的性質に関与しています。

3. 作用機序

- □ 細菌の細胞膜に存在するペニシリン結合蛋白（PBP：penicillin-binding protein）に結合し，細胞壁合成を阻害することで，主に殺菌的に作用します（図19-2）。

4. 耐性機序

- □ **グラム陽性菌**：主に不活化酵素であるβ-ラクタマーゼによる抗菌薬の失活と作用部位であるPBPの変化による抗菌薬親和性低下によるも

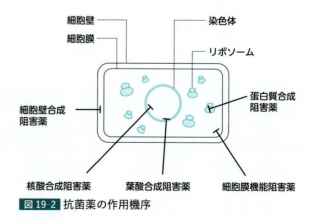

図19-2 抗菌薬の作用機序

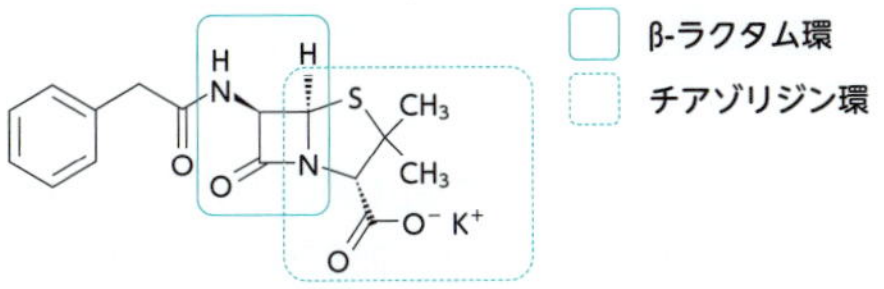

a. ベンジルペニシリンカリウム（ペニシリンGカリウム）（PCG）（→241頁）

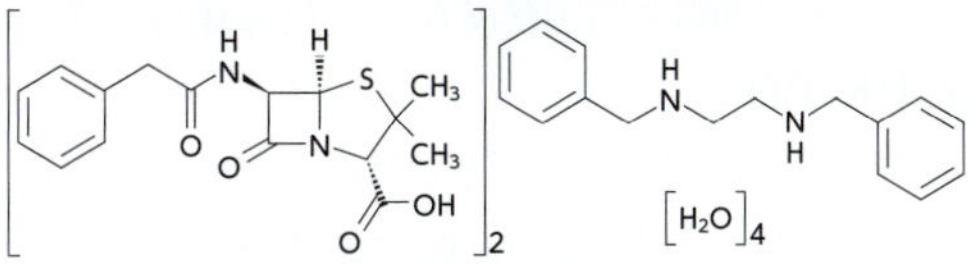

□ β-ラクタム環
□ チアゾリジン環

b. ベンジルペニシリンベンザチン水和物（ステルイズ®）（DBECPCG）（→242頁）

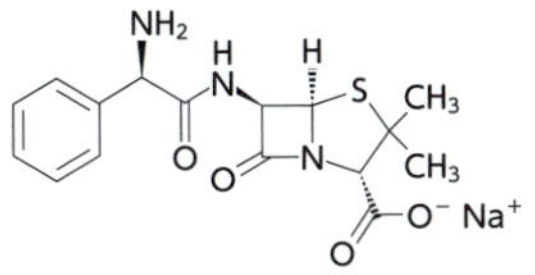

c. アンピシリンナトリウム（ビクシリン®）（ABPC）（→243頁）

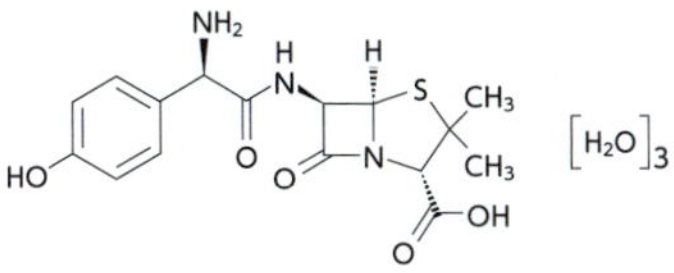

d. アモキシシリン水和物（サワシリン®，パセトシン®）（AMPC）（→243頁）

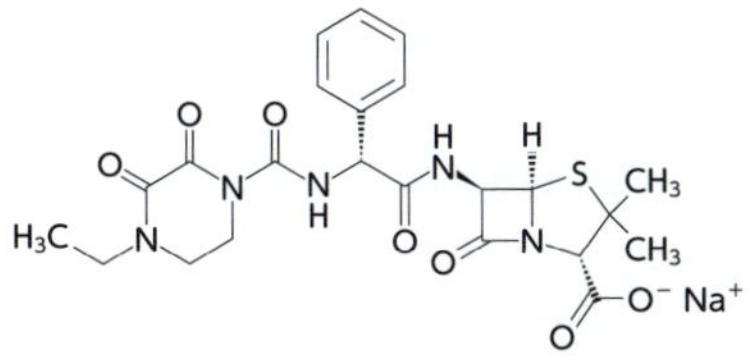

e. ピペラシリンナトリウム（ペントシリン®）（PIPC）（→244頁）

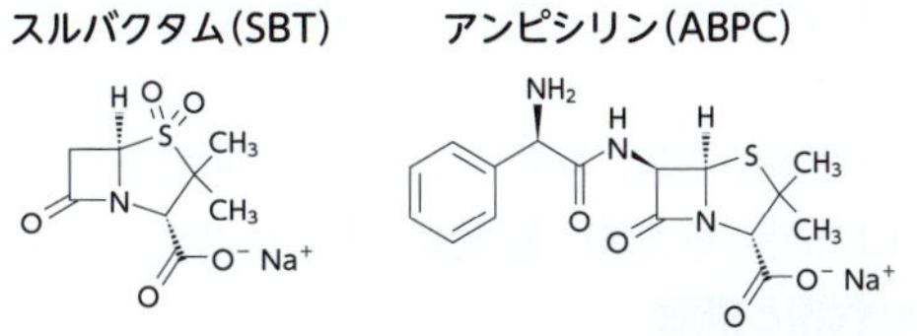

f. スルバクタムナトリウム・アンピシリンナトリウム（ユナシン-Sキット®）（SBT/ABPC）（→245頁）

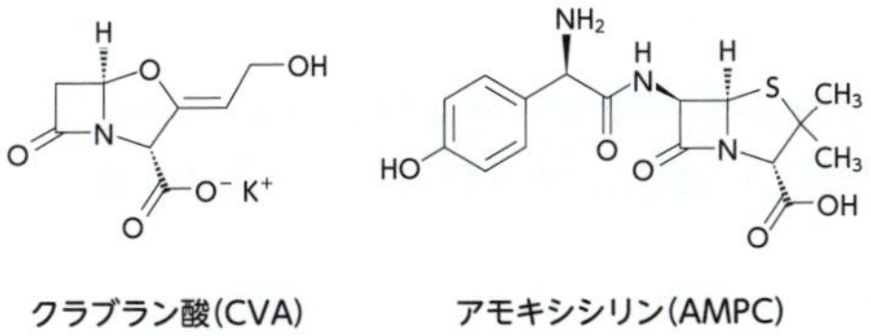

g. クラブラン酸カリウム・アモキシシリン水和物〔オーグメンチン®，クラバモックス®（小児）〕（CVA/AMPC）（→246頁）

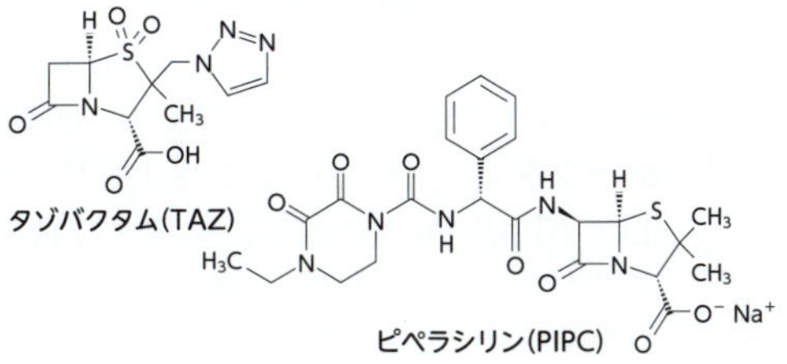

h. タゾバクタム・ピペラシリン水和物（ゾシン®）（TAZ/PIPC）（→246頁）

図19-1 主なペニシリン系薬の構造式

のがあります（図19-3の①③）。
□ **グラム陰性菌**：主に抗菌薬の外膜透過性の低下とエフラックス機構による抗菌薬の排出によるものがあります（図19-3の②④）。

5．薬物動態

1 血中濃度

□ 多くは半減期が1時間以内と比較的短いです。
□ 経口のペニシリン系薬は内服後

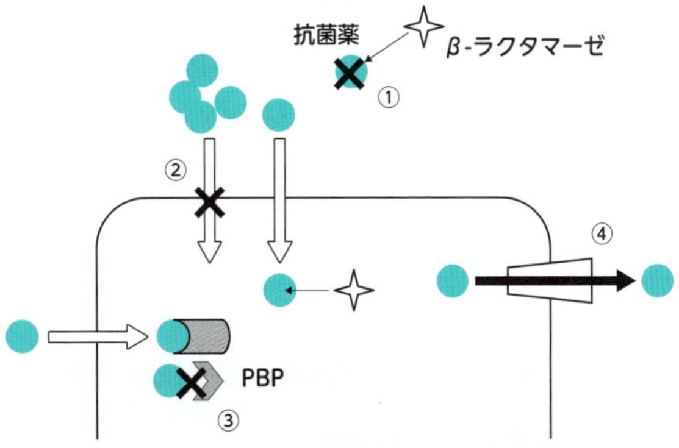

<耐性機序>
① β-ラクタマーゼによる抗菌薬の失活
② 抗菌薬の外膜透過性の低下
③ PBPの変化による抗菌薬親和性低下
④ エフラックス機構による抗菌薬の排出

図19-3 ペニシリン系薬への耐性機序

1〜2時間で血中濃度がピークに達します。

2 PK/PD

- 作用は時間依存性です。そのため，細菌の発育を阻止する濃度〔最小発育阻止濃度（MIC：minimum inhibitory concentration）〕を上回る血中薬物濃度をある程度の時間保つことが重要です。
- よって，ペニシリン系薬のPK/PDパラメータは，定常状態の24時間中，血中薬物濃度がMICを超えている時間の割合（%T＞MIC）を用います。
- 「%T＞MIC」を増加させるためには，4時間毎や6時間毎などに分割投与した方が抗菌作用が高まります。
- 細菌の増殖抑制作用を示すためには「%T＞MIC」は30%以上必要で，最大殺菌作用を示すためには，グラム陽性菌に対しては50%以上，グラム陰性菌に対しては70%以上が必要とされています[1]。

3 組織移行性

- 経静脈的投与や筋肉内投与後は速やかに全身に分布し，肺，肝臓，腎臓，筋肉，胎盤に移行します。
- 膿瘍や中耳，胸腔内，腹腔内，関節液においてもペニシリン感性菌を抑制する濃度が得られます。
- 眼球，前立腺，脳実質への移行は炎症がない場合は不良です。

4 代謝と排泄

- 主に腎代謝であり，腎機能低下例では用法・用量の調節が必要です。

ステップアップのひきだし①　▶　β-ラクタマーゼについて

- β-ラクタマーゼはβ-ラクタム環を加水分解して，β-ラクタム系薬を無効化します。
- 細菌によって産生するβ-ラクタマーゼは様々です。
- β-ラクタマーゼにはペニシリナーゼ，基質拡張型β-ラクタマーゼ（ESBL：extended spectrum β-lactamase），セファロスポリナーゼ（AmpC），メタロ-β-ラクタマーゼ（カルバペネマーゼ）があります。
- β-ラクタマーゼを産生する細菌に対抗するために，β-ラクタマーゼ阻害薬が開発されました。

---

6. 主な副作用とモニタリングポイント

- 抗菌薬の中でも特にペニシリン系薬は薬物アレルギー（ペニシリンアレルギー）が起こりやすいので，注意して患者をモニタリングします（表19-1）。
- 大量・長期の抗菌薬使用，排泄能の低下などによる抗菌薬の体内蓄積によって，腎障害，肝障害，胃腸障害が起こる可能性があります。
- 発疹，発熱，下痢がみられることがあります。

7. 医師・看護師への情報共有，患者説明時の注意

1 医師・看護師への情報共有

- 抗菌薬によるアレルギー歴がないかどうか，必ず問診時に確認します。
- ペニシリンアレルギー歴がある患者については，当該抗菌薬の投与は禁忌です。頻度は低いですがセフェム系やカルバペネム系とは交差反応があるため，代替薬としての使用は避ける方が望ましいです。

表19-1 主な副作用に対する注意点やモニタリングポイント

主な副作用	注意点やモニタリングポイント
即時型アレルギー	①事前の既往（アレルギー歴）の確認 ②ショックに対する救急措置のとれる準備・環境 <必要な薬剤等> ・アドレナリン（エピネフリン）→アナフィラキシー初期治療薬 ・ヒドロコルチゾン→副腎皮質ステロイド薬 ・クロルフェニラミンマレイン酸塩→抗ヒスタミン薬 ・アミノフィリン水和物→気管支拡張薬 ・ドパミン塩酸塩→昇圧薬 ・輸液製剤（生理食塩水や乳酸リンゲル液） ③投与開始直後から投与終了後までの観察（自覚および他覚症状） <主な観察項目> ・注射局所の反応（皮膚発赤，膨疹，疼痛，瘙痒感） ・全身反応（痺れ，熱感，頭痛，眩暈，頻脈，血圧低下，咳嗽，悪寒）
腎障害	①薬剤の用法・用量→各薬剤の用法・用量の項目を参照 ②血清クレアチニン（sCr），血中尿素窒素（BUN），血清 β_2-ミクログロブリン（血清BMG）グロブリン，クレアチニンクリアランス（Ccr），糸球体濾過量，シスタチンC（Cys-C）

- 投与直後から投与終了後までの症状観察に十分注意します（表19-1）。
- **ベンジルペニシリンカリウム**：100万単位中に59.8 mg（1.53 mEq）のカリウムを含有するため，大量投与する際は腎機能の悪化，血清カリウム値の上昇，心電図変化，静脈炎に注意します。
- 梅毒患者にペニシリン系薬で治療を行うとヤーリッシュ・ヘルクスハイマー反応（発熱，全身倦怠感，頭痛などの発現，病変部の増悪）が発現することがあります。

2 患者説明時の注意

- アナフィラキシー様症状について説明を行い，投薬注射中のみならず終了後も異常を自覚したら，ただちに医師・看護師・薬剤師へ報告するように指導します。

ステップアップのひきだし② ▶ ヤーリッシュ・ヘルクスハイマー反応の予防

- 欧州の梅毒治療ガイドラインではヤーリッシュ・ヘルクスハイマー反応の予防としてプレドニゾロン20〜60 mg/日，3日間投与，プレドニゾロン投与開始24時間後に治療を開始すると記載されています[2]。

---

8. 臨床的分類

- 天然ペニシリン，ペニシリナーゼ耐性ペニシリン，アミノペニシリン，抗緑膿菌ペニシリン，β-ラクタマーゼ阻害薬配合ペニシリンの5つに分類されます。ペニシリナーゼ耐性ペニシリンは，国外ではナフシリンなどの抗菌薬が存在しますが，国内では販売されていません。本章では，ペニシリナーゼ耐性ペニシリンを除いた4つの分類について記載しています（表19-2）。また，この4つの系統の主な抗菌スペクトルを表19-3に示しています。

表 19-2 主なペニシリン系薬の分類

分類	代表的抗菌薬（主な商品名）（略号）	剤型
天然ペニシリン	ベンジルペニシリンカリウム（ペニシリンGカリウム）(PCG)	注射
	ベンジルペニシリンベンザチン水和物（ステルイズ®）(DBECPCG)	筋注
アミノペニシリン	アンピシリンナトリウム（ビクシリン®）(ABPC)	注射/経口
	アモキシシリン水和物（サワシリン®，パセトシン®）(AMPC)	経口
抗緑膿菌ペニシリン	ピペラシリンナトリウム（ペントシリン®）(PIPC)	注射
β-ラクタマーゼ阻害薬配合ペニシリン	アンピシリンナトリウム・スルバクタムナトリウム（ユナシン-Sキット®）(AMPC/SBT)	注射
	クラブラン酸カリウム・アモキシシリン水和物〔オーグメンチン®，クラバモックス®（小児）〕(AMPC/CVA)	経口
	タゾバクタム・ピペラシリン水和物（ゾシン®）(TAZ/PIPC)	注射

表 19-3 抗菌スペクトル

系統	主な抗菌薬	グラム陽性球菌 腸球菌[*1]	グラム陽性球菌 黄色ブドウ球菌[*2]	グラム陽性球菌 レンサ球菌 肺炎球菌	グラム陰性桿菌 腸内細菌科細菌 PEK[*3]	グラム陰性桿菌 腸内細菌科細菌 non-PEK[*4]	緑膿菌	偏性嫌気性菌[*5]
天然ペニシリン	ベンジルペニシリンカリウム		○	○				
アミノペニシリン	アンピシリンナトリウム	○		○	△			
抗緑膿菌ペニシリン	ピペラシリンナトリウム	○		○	○	○	○	
β-ラクタマーゼ阻害薬配合ペニシリン	アンピシリンナトリウム・スルバクタムナトリウム	○	○	○	○			○
	タゾバクタム・ピペラシリン水和物	○	○	○	○	○	○	○

○：感受性あり，△：プロテウス・ミラビリスは感受性，大腸菌は耐性であることが多い，クレブシエラ属菌は耐性
[*1] エンテロコッカス・フェカリス（*Enterococcus faecalis*）
[*2] ペニシリナーゼ産生
[*3] プロテウス・ミラビリス（*Proteus mirabilis*），大腸菌〔エシェリヒア・コリ（*Escherichia coli*）〕，クレブシエラ属菌（*Klebsiella*属）の略
[*4] PEK以外の腸内細菌科細菌〔エンテロバクター属菌（*Enterobacter*属），セラチア属菌（*Serratia*属），シトロバクター属菌（*Citrobacter*属），プロビデンシア属菌（*Providencia*属），モルガネラ属菌（*Morganella*属）など〕
[*5] バクテロイデス属（*Bacteroides*属）菌

（日本化学療法学会編：抗菌薬適正使用生涯教育テキスト第3版，p97，2020より）

表19-4 腎機能低下時におけるベンジルペニシリンカリウムおよびベンジルペニシリンベンザチン水和物の用法・用量

薬剤名	GFR または Ccr (mL/min)			血液透析 腹膜透析
	50<	10~50	<10	
ベンジルペニシリンカリウム（注射）	各薬剤の用法・用量参照	1回30～400万単位を8時間毎	1回30～400万単位を12時間毎*	
ベンジルペニシリンベンザチン水和物（経口）	各薬剤の用法・用量参照	1回40万単位を8時間毎	1回40万単位を12時間毎*	

*血液透析患者の透析日は透析後に投与

B 各論

① 天然ペニシリン

- ベンジルペニシリンカリウムが代表的薬剤であり，主にグラム陽性菌に対して有効です。

1. 主な適応菌種

- **グラム陽性菌**：レンサ球菌，肺炎球菌，腸球菌〔エンテロコッカス・フェカリス（*Enterococcus faecalis*）〕に抗菌活性を示します。
- **グラム陰性菌**：梅毒トレポネーマに抗菌活性を示します。

2. 主な適応症

- **耳・鼻・喉の感染症**：咽頭・喉頭炎，扁桃炎，中耳炎，鼻副鼻腔炎に有効です。
- **皮膚感染症**：蜂窩織炎，膿疱に有効です。

3. 主な副作用

- **薬物アレルギー**：軽度の発疹から重度のアナフィラキシー（0.015～0.04％）と様々です。その他，間質性腎炎，溶血性貧血，血清病，接触性皮膚炎があります。他のペニシリン系薬と交差反応を起こす可能性があります。
- **消化器症状**：下痢，悪心，食欲不振があります。

4. 使用方法

- 腎機能低下例では，用法・用量の調節が必要です（表19-4）。

1 ベンジルペニシリンカリウム（ペニシリンGカリウム）（PCG）（図19-1-a）

❶ 特筆すべき適応菌種や適応症

- グラム陰性球菌の髄膜炎菌に対して抗菌活性を示します。髄膜炎菌や肺炎球菌が原因菌である化膿性髄膜炎の治療に使用します。肺炎球菌による化膿性髄膜炎に対する治療の際は，ベンジルペニシリンカリウムのMICに注意します。
- α溶血性レンサ球菌（*viridans streptococci*）による感染性心内膜炎に対して，アミノグリコシド系薬のゲンタマイシン硫酸塩との併用で治療に使用することがあります。

- A群β溶血性レンサ球菌〔ストレプトコッカス・ピオゲネス（*Streptococcus pyogenes*）〕による壊死性筋膜炎およびウェルシュ菌〔クロストリジウム・パーフリンジェンス（*Clostridium perfringens*）〕によるガス壊疽に対して，リンコマイシン系薬のクリンダマイシンリン酸エステルとの併用で治療に使用することがあります。
- 梅毒トレポネーマによる早期梅毒（感染から1年未満の活動性梅毒）および後期梅毒（感染から1年以上を経た活動性梅毒）に対しては経口もしくは筋注製剤を，神経梅毒に対しては注射製剤を使用します。

❷ 特筆すべき副作用
- 高カリウム血症。
- ヤーリッシュ・ヘルクスハイマー反応（→本章「A-7」，239頁）。

❸ 特筆すべき薬物動態
- ベンジルペニシリンカリウムの半減期は0.5時間であり末期腎不全患者では6～20時間です。
- 炎症がある場合，ベンジルペニシリンカリウムの脳脊髄液への移行は5～10％です。

ステップアップのひきだし③ ▶ ベンジルペニシリンカリウムのMIC

- 髄膜炎と髄膜炎以外で，肺炎球菌に対するベンジルペニシリンカリウムのMIC（μg/mL）のブレイクポイントが異なることに留意します。

	感性	中等度耐性	耐性
髄膜炎以外	≦2	4	≧8
髄膜炎	≦0.06	—	≧0.12

---

2 ベンジルペニシリンベンザチン水和物（ステルイズ®）（DBECPCG）（図19-1-b）
❶ **特筆すべき適応菌種や適応症**：ステルイズ®水性懸濁筋注は梅毒トレポネーマによる早期梅毒および後期梅毒の治療にのみ適応を有しています。
❷ **特筆すべき副作用**：該当なし
❸ **特筆すべき薬物動態**：該当なし

② アミノペニシリン

- ベンジルペニシリンカリウムの抗菌スペクトルに加えて，一部のグラム陰性桿菌にも抗菌活性を示します。

1. 主な適応菌種

- **グラム陽性菌**：天然ペニシリンの抗菌スペクトルに加えて，ブドウ球菌にも抗菌活性を示します。
- **グラム陰性菌**：インフルエンザ菌，大腸菌，プロテウス・ミラビリス（*Proteus mirabilis*）に抗菌活性を示します。

2. 主な適応症　3. 主な副作用

- 天然ペニシリンに準じます（→241頁）。

表 19-5 腎機能低下時におけるアンピシリンおよびアモキシシリンの用法・用量

薬剤名	GFR または Ccr (mL/min)				血液透析 腹膜透析
	50<	30〜50	10〜30	<10	
アンピシリンナトリウム(注射)	各薬剤の用法・用量参照	1回1〜2gを6〜8時間毎	1回1〜2gを8〜12時間毎	1回1〜2gを12〜24時間毎[*1]	
アモキシシリン水和物(経口)	各薬剤の用法・用量参照	腎機能正常者と同じ	1回250〜500mgを12時間毎[*2]	1回250〜500mgを24時間毎[*1,3]	

[*1] 血液透析患者の透析日は透析後に投与
[*2] ヘリコバクター・ピロリ感染症に関しては，腎機能正常者と同じ
[*3] ヘリコバクター・ピロリ感染症に関しては，1回250mgを1日2回もしくは1回500mgを1日1回

4. 使用方法

- □ 抗菌スペクトルがグラム陰性桿菌にも拡大しているが，近年では耐性化していることが多いため，ベンジルペニシリンカリウムの代替薬として使用されることが多いです。
- □ 腎機能低下例では用法・用量の調節が必要です（表19-5）

1 アンピシリンナトリウム(ビクシリン®)(ABPC)（図19-1-c）

❶ 特筆すべき適応菌種や適応症
- □ グラム陰性球菌の髄膜炎菌に対して抗菌活性を示します。髄膜炎菌や肺炎球菌が原因菌である化膿性髄膜炎の治療に使用します。肺炎球菌による化膿性髄膜炎に対する治療の際は，ベンジルペニシリンカリウムのMICに注意します（→ステップアップのひきだし③，前頁）。
- □ リステリア・モノサイトゲネス（*Listeria monocytogenes*）が原因菌である化膿性髄膜炎の治療に使用します。
- □ 腸球菌（エンテロコッカス・フェカリス）による感染性心内膜炎に対して，アミノグリコシド系薬のゲンタマイシン硫酸塩（保険適用外）との併用で治療に使用することがあります。

❷ 特筆すべき副作用：該当なし
❸ 特筆すべき薬物動態：該当なし

2 アモキシシリン水和物(サワシリン®, パセトシン®)(AMPC)（図19-1-d）

❶ 特筆すべき適応菌種や適応症
- □ A群溶連菌による急性咽頭炎，細菌性の中耳炎や鼻副鼻腔炎，肺炎球菌肺炎などの多くの外来感染症に対して使用します。
- □ 胃潰瘍・十二指腸潰瘍におけるヘリコバクター・ピロリ感染症に対して，クラリスロマイシン，プロトンポンプ阻害薬との併用で使用します。

❷ 特筆すべき副作用：該当なし
❸ 特筆すべき薬物動態：アンピシリンナトリウムの経口薬（40％）と比べてバイオアベイラビリティがよいため，内服の際にはアモキシシリン水和物（74〜92％）を使用します。

③ 抗緑膿菌ペニシリン

- □ アミノペニシリンの抗菌スペクトルに加えて，緑膿菌を含む多くのグラム陰性菌にも抗菌活性を示します。

1. 主な適応菌種

- □ **グラム陽性菌**：アミノペニシリンに準じます（→前頁）。

表19-6 腎機能低下時におけるピペラシリンナトリウムの用法・用量

薬剤名	GFR または Ccr (mL/min)				血液透析 腹膜透析
	50<	30〜50	10〜30	<10	
ペントシリン®（注射）	各薬剤の用法・用量参照	1回2〜4gを6〜8時間毎	1回2〜4gを8〜12時間毎	1回2〜4gを12時間毎（血液透析患者では最大1回2gを8時間毎）	

- **グラム陰性菌**：アミノペニシリンの抗菌スペクトルに加えて，緑膿菌，エンテロバクター属（Enterobacter 属）菌，クレブシエラ属（Klebsiella 属）菌などにも抗菌活性を示します．

2. 主な適応症

- **呼吸器感染症**：肺炎に有効，**胆道感染症**：胆嚢炎，胆管炎に有効，**尿路感染症**：膀胱炎，腎盂腎炎に有効

3. 主な副作用

- 天然ペニシリンに準じます（→241頁）．

4. 使用方法

- 腎機能低下例では用法・用量の調節が必要です（表19-6）
1 **ピペラシリンナトリウム（ペントシリン®）（PIPC）**（図19-1-e）
  ❶ 特筆すべき適応菌種や適応症：該当なし
  ❷ 特筆すべき副作用：該当なし
  ❸ 特筆すべき薬物動態：該当なし

④ β-ラクタマーゼ阻害薬配合ペニシリン

それぞれのペニシリンの抗菌スペクトルに加えて，β-ラクタマーゼ産生菌に対しても抗菌活性を示します．

1. 主な適応菌種

- **グラム陽性菌**：それぞれのペニシリンの抗菌スペクトルに加えて，β-ラクタマーゼを産生する黄色ブドウ球菌に抗菌活性を示します．
- **グラム陰性菌**：それぞれのペニシリンの抗菌スペクトルに加えて，β-ラクタマーゼを産生するインフルエンザ菌，モラクセラ・カタラーリス（Moraxella catarrhalis），大腸菌，クレブシエラ属菌，嫌気性菌であるバクテロイデス・フラジリス（Bacteroides fragilis）にも抗菌活性を示します．

表 19-7 腎機能低下時におけるスルバクタムナトリウム・アンピシリンナトリウム，クラブラン酸カリウム・アモキシシリン水和物，タゾバクタム・ピペラシリン水和物の用法・用量

薬剤名	GFR または Ccr (mL/min)				血液透析 腹膜透析
	50<	30〜50	10〜30	<10	
スルバクタムナトリウム・アンピシリンナトリウム（注射）	各薬剤の用法・用量参照	1回1.5〜3 gを6〜8時間毎	1回1.5〜3 gを12時間毎	1回1.5〜3 gを24時間毎[*2]	
クラブラン酸カリウム・アモキシシリン水和物（経口）[*1]	各薬剤の用法・用量参照	1回250〜500 mgを8時間毎	1回250〜500 mgを12時間毎	1回250〜500 mgを24時間毎[*2]	

薬剤名	GFR または Ccr (mL/min)			血液透析 腹膜透析
	40<	10〜40	<10	
タゾバクタム・ピペラシリン水和物（注射）	各薬剤の用法・用量参照	重症例：1回4.5 gを8〜12時間毎　軽症例：1回2.25 gを12時間毎	重症例：1回4.5 gを12時間毎[*2]　軽症例：1回2.25 gを12時間毎[*2]	

[*1]：→ステップアップのひきだし④「アモキシシリン水和物の増量」，次頁参照　　[*2]：血液透析患者の透析日は透析後に投与

2. 主な適応症

1 注射薬
- 呼吸器感染症：肺炎に有効，**腹腔内感染症**：腹膜炎に有効，**尿路感染症**：膀胱炎に有効

2 経口薬
- 呼吸器感染症：肺炎に有効，**尿路感染症**：膀胱炎に有効

3. 主な副作用

- 天然ペニシリンに準じます（→241頁）。

4. 使用方法

- 腎機能低下例では，用法・用量の調節が必要です（表19-7）。

1 スルバクタムナトリウム・アンピシリンナトリウム（ユナシン-Sキット®）（SBT/ABPC）（図19-1-f）

❶ 特筆すべき適応菌種や適応症

a. 市中肺炎（入院治療）
- エンピリック治療の第一選択薬として使用します。
- 細菌性肺炎か非定型肺炎か明らかでない場合のエンピリック治療の第一選択薬として使用します。
- β-ラクタマーゼ産生インフルエンザ菌やメチシリン感受性黄色ブドウ球菌，モラクセラ・カタラーリス，嫌気性菌が原因の場合，第一選択薬として使用します。

b. 院内肺炎
- 耐性菌のリスクがない場合のエンピリック治療の第一選択薬として使用します。
- アシネトバクター・バウマニ（*Acinetobacter baumannii*）が原因の場合，第一選択薬として使用します。

c. 医療・介護関連肺炎（入院治療）
- 重症度が高くなく耐性菌のリスクが低い場合，エンピリック治療の第一選択薬として使用します。

d. 腹膜炎
- □ 市中発症の軽症〜中等症の二次性腹膜炎に対して，エンピリック治療の第一選択薬として使用します．

e. 蜂窩織炎
- □ 中等症〜重症の場合，エンピリック治療の第一選択薬として使用します．

❷ **特筆すべき副作用**：該当なし

❸ **特筆すべき薬物動態**：該当なし

② クラブラン酸カリウム・アモキシシリン水和物〔オーグメンチン®，クラバモックス®（小児）〕（CVA/AMPC）（図19-1-g）

❶ **特筆すべき適応菌種や適応症**

a. 市中肺炎（外来治療）
- □ エンピリック治療の第一選択薬として使用します．
- □ 細菌性肺炎か非定型肺炎か明らかでない場合のエンピリック治療の第一選択薬として使用します．
- □ β-ラクタマーゼ産生インフルエンザ菌やESBL非産生クレブシエラ，大腸菌，プロテウス・ミラビリス，メチシリン感受性黄色ブドウ球菌，モラクセラ・カタラーリス，嫌気性菌が原因の場合，第一選択薬として使用します．

b. 医療・介護関連肺炎（外来治療）
- □ 重症度が低く耐性菌のリスクが低い場合，アジスロマイシン水和物やクラリスロマイシンと併用してエンピリック治療の第一選択薬として使用します．

c. 尿路感染症
- □ 閉経前女性の単純性膀胱炎において，グラム陰性桿菌が疑われるか検出されている場合，第一選択薬として使用します．
- □ 閉経後の高齢女性の単純性膀胱炎に対して，エンピリック治療の第一選択薬として使用します．
- □ 妊婦の膀胱炎に対して，エンピリック治療の第一選択薬として使用します．

d. その他
- □ 憩室炎・虫垂炎に対して，エンピリック治療の第一選択薬として使用します．

❷ **特筆すべき副作用**：該当なし

❸ **特筆すべき薬物動態**：バイオアベイラビリティは75％と良好です．

ステップアップのひきだし④ ▶ アモキシシリン水和物の増量

□ 日本で発売されている薬剤はアモキシシリン水和物の含有量（250 mg/錠）が少ないため，増量が必要です．しかし単純に増量するとクラブラン酸の投与量も増えて下痢などの消化器症状の副作用が増えてしまうため，アモキシシリン水和物単剤が併用されます．
（例）クラブラン酸カリウム・アモキシシリン水和物（アモキシシリンとして1回250 mg）を1日3回＋アモキシシリン水和物1回250 mgを1日3回

---

③ タゾバクタム・ピペラシリン水和物（ゾシン®）（TAZ/PIPC）（図19-1-h）

❶ **特筆すべき適応菌種や適応症**

a. 市中肺炎（入院治療）
- □ ICU入室を要する超重症例の場合，エンピリック治療の第一選択薬として使用します．

b. 院内肺炎
- □ 耐性菌のリスクがある場合および重症の場合，エンピリック治療の第一選択薬として使用します．

c. 医療・介護関連肺炎（入院治療）
☐ 重症度が高く耐性菌のリスクが高い場合，エンピリック治療の第一選択薬として使用します。

d. 腹膜炎
☐ 市中発症の重症および院内発症の二次性腹膜炎に対して，エンピリック治療の第一選択薬として使用します。

e. 尿路感染症
☐ 尿路原性敗血症やカテーテル関連尿路感染症に対して，エンピリック治療の第一選択薬として使用します。

f. その他
☐ ショックや臓器障害などの重症例および免疫低下，長期抗菌薬使用などの病態のある場合，カテーテル関連血流感染症に対して，抗MRSA薬であるバンコマイシン塩酸塩やダプトマイシンと併用してエンピリック治療の第一選択薬として使用します。
☐ 発熱性好中球減少症に対して，エンピリック治療の第一選択薬として使用します。

❷ **特筆すべき副作用**
☐ バンコマイシン塩酸塩との併用で急性腎障害のリスクを高めると報告されています[3]。

❸ **特筆すべき薬物動態**：該当なし

ステップアップのひきだし⑤ ▶ シスタチンC：クレアチニン以外の腎機能評価指標

☐ シスタチンCとは，酵素による細胞質や組織の障害を抑え，細菌・ウイルスの増殖を抑制するプロテアーゼインヒビターです。低分子で腎糸球体を自由に通過できる物質であるため，糸球体濾過率の低下に伴い血中濃度は上昇します。

☐ 通常，腎機能検査として使用されている血清クレアチニンや尿素窒素は食事や筋肉量，運動の影響を受けますが，血清シスタチンC値は食事や炎症，年齢，性差，筋肉量の影響を受けないため，小児・老人・妊産婦などでも問題なく測定できます。

☐ シスタチンC値は糸球体濾過率が70 mL/分前後の軽度～中等度の腎機能障害でも上昇し，腎機能障害の早期診断に有用です[4]。

引用文献

1) Craig WA.：Clin Infect Dis. 26（1）：1-10, 1998（PMID：9455502）
2) Janier M, et al：J Eur Acad Dermatol Venereol. 35（3）：574-588, 2021（PMID：33094521）
3) Navalkele B, et al.：Clin Infect Dis. 64（2）：116-123, 2017（PMID：27986669）
4) 富野康日己．Medical Technology．34（7）：737-742，2006

（宮﨑　元康）

20 セフェム系薬

細菌を一網打尽に。幅広い効果を示す安全な抗菌薬

> **はじめのひきだし**
> - ペニシリン系薬やカルバペネム系薬と同様に β-ラクタム系薬に分類されます。
> - 作用機序：細菌の細胞壁合成を阻害することによって，殺菌的に作用します。
> - 発見や開発の時期，抗菌スペクトルの違いにより，第一世代～第四世代の4つに分類されます。また構造式により，セファロスポリン系，セファマイシン系，オキサセフェム系の3つにも分類されます。
> - 抗緑膿菌活性を示すものとして，セフタジジム水和物，セフォペラゾン，セフェピム塩酸塩水和物，セフトロザン硫酸塩・タゾバクタムナトリウムがあります。
> - 作用は時間依存性であり，抗菌活性を高めるには血中濃度が目標とする細菌の最小発育阻止濃度を上回る時間を確保することが重要です。

A 総論

1. 由来

- 1948年にイタリア人科学者である Giuseppe Brotzu により，サルデーニャ島の排水溝から分離された真菌〔セファロスポリウム・アクレモニウム（*Cephalosporium acremonium*）〕の培養液から発見されました。1964年に最初のセフェム系薬であるセファロチンナトリウムが創薬され，以降は20以上が化学的に半合成され，臨床応用されています。

2. 基本構造式

- 4員環のβ-ラクタム環と6員環のジヒドロチアジン環，および側鎖によって構成されています（図20-1）。

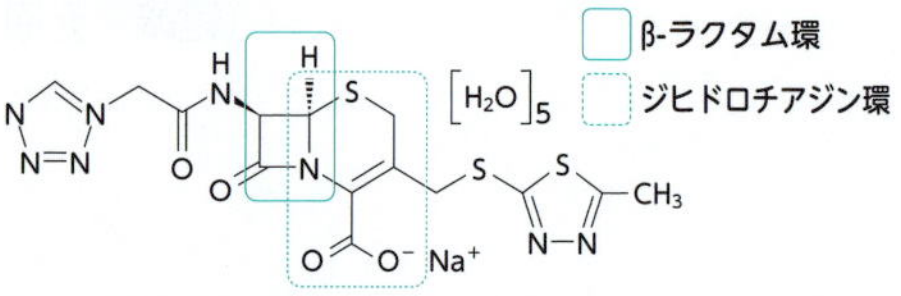

a. セファゾリンナトリウム水和物（セファメジン®α）（CEZ）（→254頁）
b. セファレキシン（ケフレックス®）（CEX）（→254頁） 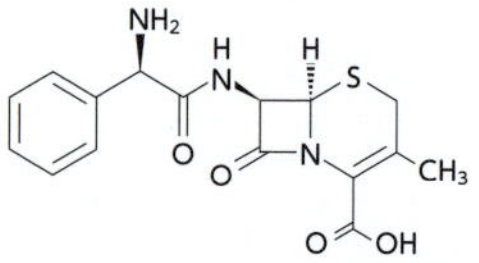
c. セフォチアム塩酸塩（パンスポリン®）（CTM）（→255頁） 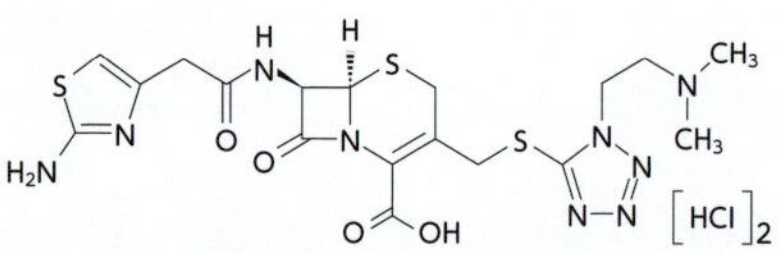
d. セファクロル（ケフラール®）（CCL）（→255頁） 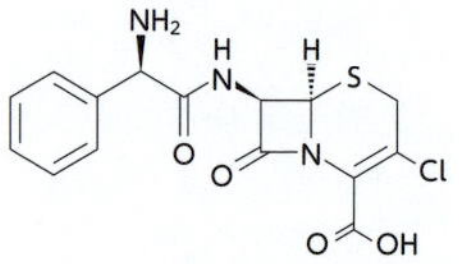

図20-1 主なセフェム系薬の構造式（a～d）

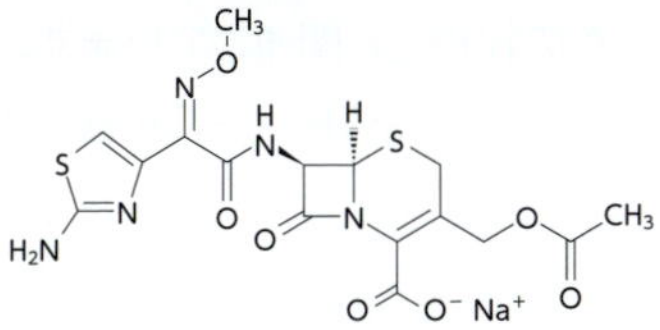

A 総論 249

e. セフォタキシムナトリウム（セフォタックス®，クラフォラン®）（CTX）（→256頁）

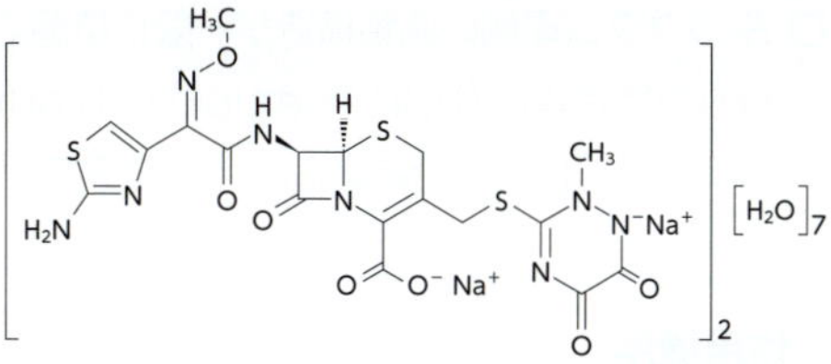

f. セフトリアキソンナトリウム水和物（ロセフィン®）（CTRX）（→256頁）

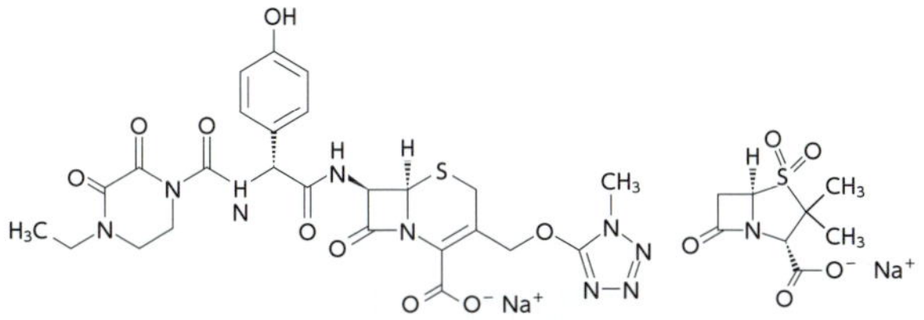

g. セフォペラゾンナトリウム・スルバクタムナトリウム（ワイスタール®）（CPZ/SBT）（→257頁）

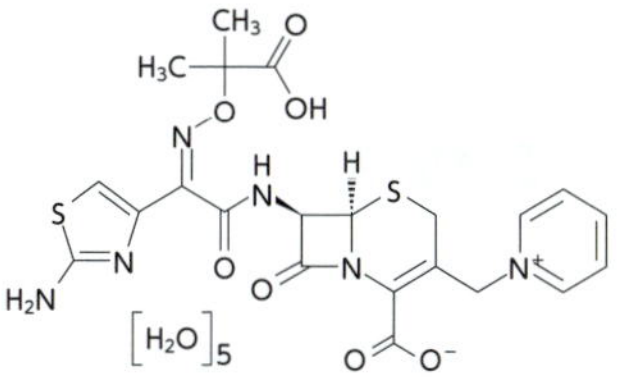

h. セフタジジム水和物（セフタジジム）（CAZ）（→257頁）

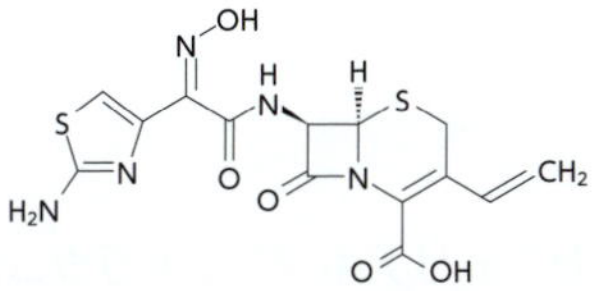

i-1. セフジニル（セフゾン®）（CFDN）（→258頁）

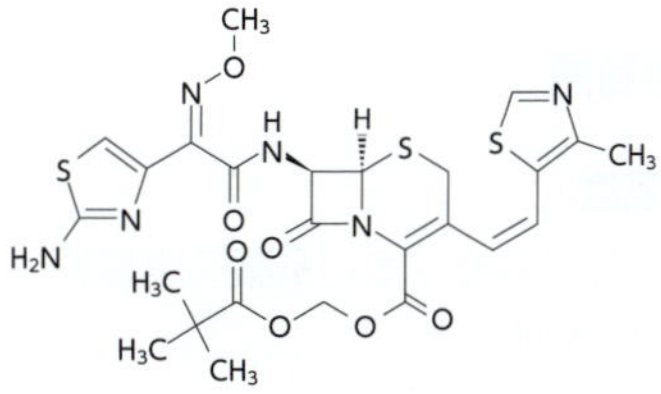

i-2. セフジトレン ピボキシル（メイアクト MS®）（CDTR-PI）（→258頁）

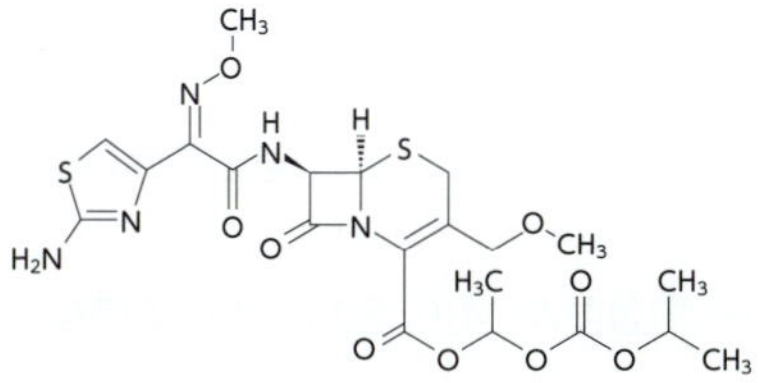

i-3. セフポドキシム プロキセチル（バナン®）（CPDX-PR）（→258頁）

i. 第三世代セファロスポリン系経口薬

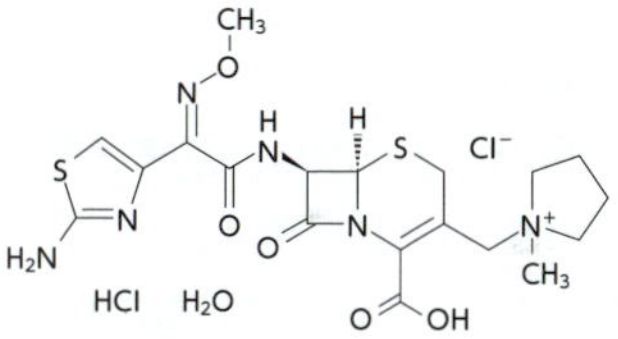

j. セフェピム塩酸塩水和物（セフェピム塩酸塩）（CFPM）（→258頁）

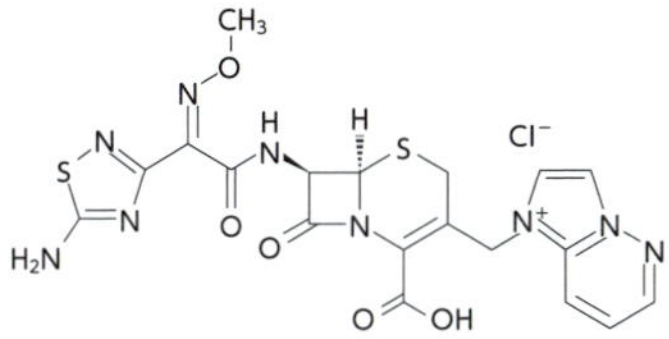

k. セフォゾプラン塩酸塩（ファーストシン®）（CZOP）（→259頁）

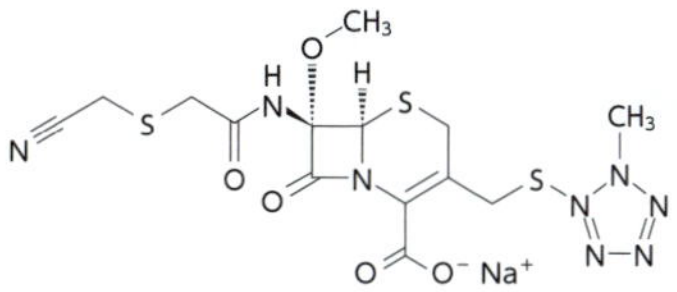

l. セフメタゾールナトリウム（セフメタゾン®）（CMZ）（→259頁）

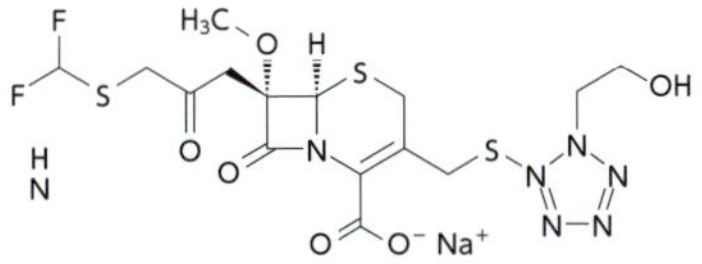

m. フロモキセフナトリウム（フルマリン®）（FMOX）（→260頁）

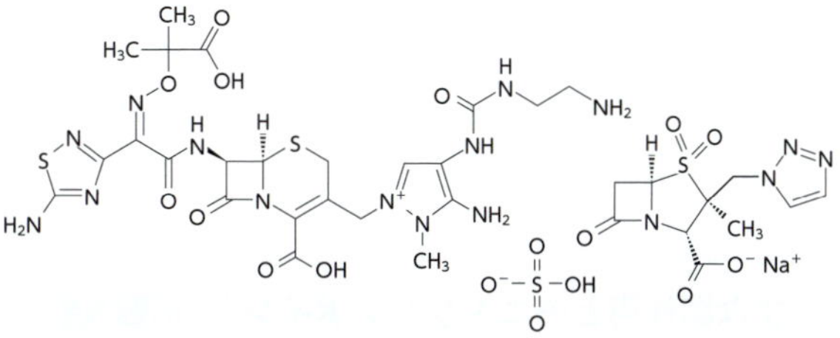

n. セフトロザン硫酸塩・タゾバクタムナトリウム（ザバクサ®）（CTLZ/TAZ）（→260頁）

図20-1 主なセフェム系薬の構造式（e〜n）

20 セフェム系薬

- [ ] β-ラクタム環側の側鎖構造が一般に抗菌活性に影響し，β-ラクタマーゼに対する安定性やペニシリン結合蛋白（PBP：penicillin-binding protein）への親和性と関連しています。ジヒドロチアジン環側の側鎖構造が，薬理学的特性に関連し，体内動態や組織移行性に影響します。

3. 作用機序

- [ ] 細菌の細胞膜に存在するPBPに結合し，細胞壁合成を阻害することで，主に殺菌的に作用します（→ 図19-2，236頁）。

4. 耐性機序

- [ ] ①不活化酵素であるβ-ラクタマーゼによる抗菌薬の失活，②ポーリン孔の減少や変異による透過性の変化，③作用部位であるPBPの変化による抗菌薬親和性低下，④薬剤排出ポンプによる排出促進が主な耐性機序です（→ 図19-3，237頁）。

5. 薬物動態

1 血中濃度

- [ ] ほとんどのセフェム系薬の半減期は1～2時間ですが，セフトリアキソンナトリウム水和物は7～8時間です。

2 PK/PD

- [ ] 作用は時間依存性です。したがって，細菌の発育を阻止する濃度（MIC：最小発育阻止濃度 minimum inhibitory concentration）を上回る血中薬物濃度を，ある程度の時間以上保つことが重要です。
- [ ] PK/PDパラメータは，定常状態の24時間中，血中薬物濃度がMICを超えている時間の割合（%T＞MIC）を用います。
- [ ] 「%T＞MIC」を増加させるためには，4時間毎や6時間毎などに分割投与した方が，抗菌作用が高まります。ただし，半減期が比較的長いセフトリアキソンナトリウム水和物は12～24時間毎に投与します。
- [ ] 最大殺菌作用を示すためには，「%T＞MIC」は60～70％以上必要です[1]。

3 組織移行性

- [ ] 髄膜炎下での髄液移行性は第一，第二世代セファロスポリン系薬および経口セファロスポリン系では不良で，治療域に到達しません。

4 代謝と排泄

- [ ] 主に腎排泄であり，腎機能低下例では用法・用量の調節が必要です。
- [ ] 第三世代セファロスポリン系薬のセフトリアキソンナトリウム水和物とセフォペラゾンナトリウム・スルバクタムナトリウムは蛋白結合率が高く，胆汁排泄率が高いため，腎機能低下例での用法・用量の調節は原則不要です。

6. 主な副作用とモニタリングポイント（表20-1）

- [ ] 抗菌薬の全般に生じうる過敏反応は，同じβ-ラクタム系抗菌薬であるペニシリン系薬よりも頻度は少ないですが，蕁麻疹程度の軽微なものから稀ですがアナフィラキシー反応のような重篤なものまで起こりえます。

表 20-1 主な副作用に対する注意点やモニタリングポイント

セフェム系薬		主な副作用に対する	
		注意点	モニタリングポイント
全般		・即時型アレルギー ・腎障害	→ 表 19-1，239 頁
セフトリアキソンナトリウム水和物		胆泥症（偽胆石症）	右季肋部痛
ピボキシル基を有する薬剤	・セフジトレン ピボキシル ・セフテラム ピボキシル ・セフカペン ピボキシル塩酸塩水和物	小児への投与は低カルニチン血症を惹起する可能性がある	・意識混濁 ・痙攣（低血糖に基づく症状の出現に注意）

□ 側鎖が同じか類似している β-ラクタム系抗菌薬間では交差反応性がより強く発現する可能性があるので，セフェム系薬の副反応の既往のみならず，β-ラクタム系抗菌薬全般に対する既往に注意します。

7. 医師・看護師への情報共有，患者説明時の注意

1 医師・看護師への情報共有

□ 抗菌薬によるアレルギー歴がないかどうか問診時に必ず確認します。特に頻度は低いですがペニシリン系薬やカルバペネム系薬とは交差反応があるため，代替薬としての使用は避ける方が望ましいです。

□ 投与直後から投与終了後までの症状観察に十分注意します（→ 表 19-1，239 頁）。

□ 主に腎不全症例への高用量投与において，痙攣などの中枢神経系の副作用が生じるため，腎機能に応じた適切な用法・用量で投与します。

□ セフトリアキソンナトリウム水和物はカルシウムを含有する注射剤や輸液と同時に投与しないようにします。新生児にセフトリアキソンナトリウム水和物とカルシウムを含有する注射剤または輸液を同一ラインから同時に投与した場合に，肺や腎臓に生じたセフトリアキソンナトリウム水和物を成分とする結晶によって死亡に至った症例が報告されています[2]。

□ N-メチルチオテトラゾール（NMTT）基を有するセフメタゾールナトリウム，フロモキセフナトリウム，セフォペラゾンは，ビタミンK依存性凝固因子の活性化阻害による出血傾向の原因となります[3]。

□ 飲酒によってジスルフィラム様作用（顔面潮紅，心悸亢進，めまい，頭痛，悪心）が現れることがあるので，投与期間中および投与後少なくとも1週間は飲酒を避けます。

2 患者説明時の注意

□ アナフィラキシー様症状について説明を行い，投薬注射中のみならず終了後も異常を自覚したら，ただちに医師・看護師・薬剤師へ報告するように指導します。

□ 抗血栓作用を有する薬剤を併用している場合，出血リスクを増大させるため，出血傾向の初期症状である「手足に点状出血」「あおあざができやすい」「鼻血」「歯茎の出血」「便が黒くなる（タール便）」などの異常を自覚したら，ただちに医師・看護師・薬剤師へ報告するように指導します。

表20-2 主なセフェム系薬の分類

世代	構造分類	代表的抗菌薬（主な商品名）（略号）	剤形
第一世代	セファロスポリン	セファゾリンナトリウム水和物（セファメジン®α）（CEZ）	注射
	セファロスポリン	セファレキシン（ケフレックス®）（CEX）	経口
第二世代	セファロスポリン	セフォチアム塩酸塩（パンスポリン®）（CTM）	注射
	セファマイシン	セフメタゾールナトリウム（セフメタゾン®）（CMZ）	注射
	オキサセフェム	フロモキセフナトリウム（フルマリン®）（FMOX）	注射
	セファロスポリン	セファクロル（ケフラール®）（CCL）	経口
第三世代	セファロスポリン	セフォタキシムナトリウム（セフォタックス®，クラフォラン®）（CTX）	注射
		セフトリアキソンナトリウム水和物（ロセフィン®）（CTRX）	注射
		セフタジジム水和物（セフタジジム）（CAZ）	注射
		セフォペラゾンナトリウム・スルバクタムナトリウム（ワイスタール®）（CPZ/SBT）	注射
	オキサセフェム	ラタモキセフナトリウム（シオマリン®）（LMOX）	注射
	セファロスポリン	セフジニル（セフゾン®）（CFDN）	経口
		セフジトレン・ピボキシル（メイアクトMS®）（CDTR-PI）	経口
		セフカペン・ピボキシル塩酸塩水和物（フロモックス®）（CFPN-PI）	経口
		セフポドキシム・プロキセチル（バナン®）（CPDX-PR）	経口
第四世代	セファロスポリン	セフォゾプラン塩酸塩（ファーストシン®）（CZOP）	注射
		セフェピム塩酸塩水和物（セフェピム塩酸塩）（CFPM）	注射
その他	―	セフトロザン硫酸塩・タゾバクタムナトリウム（ザバクサ®）（CTLZ/TAZ）	注射

ステップアップのひきだし① ▶ **ビタミンK欠乏による凝固障害（セフェム系薬投与時の注意）**

- ☐ ビタミンK欠乏をきたす原因として，①ビタミンK摂取量の著しい減少，②腸内細菌叢の減少あるいはビタミンK非産生菌への移行，③胆汁流出障害や吸収不全症候群によるビタミンK吸収能の低下，④ビタミンK還元サイクルの障害の4つが考えられます[4]。
- ☐ 抗菌薬の使用によって腸内細菌叢が減少することで出血を起こす可能性があります。さらに，NMTT基を有するセフメタゾールナトリウム，フロモキセフナトリウム，セフォペラゾンはビタミンK依存性凝固因子の活性化阻害による出血傾向の原因となります。
- ☐ 下部消化管手術を施行する患者では，術後の絶食期間があることや周術期予防抗菌薬としてNMTT基を有するセフメタゾールナトリウムなどが投与されることがあり，出血傾向に注意します。
- ☐ NMTT基を有する抗菌薬投与はワルファリンカリウムと同様の抗凝固作用を示すこととなり，抗血栓薬との併用で出血を助長する可能性があるため，薬剤師による併用薬のチェックが重要です。

---

8. 分類

- ☐ 抗菌スペクトルにより第一世代〜第四世代の4つに分類され，構造式によりセファロスポリン系，セファマイシン系，オキサセフェム系の3つに分類されます（表20-2）。また，セフェム系薬の主な抗菌スペクトルを表20-3 に示しています。

表20-3 抗菌スペクトル

分類		主な抗菌薬	グラム陽性球菌			グラム陰性桿菌			
			腸球菌[*1]	黄色ブドウ球菌	レンサ球菌肺炎球菌	腸内細菌科細菌		緑膿菌	偏性嫌気性菌[*4]
						PEK[*2]	Non-PEK[*3]		
セファロスポリン	第一世代	セファゾリンナトリウム水和物 セファレキシン		○	○	○			
	第二世代	セフォチアム塩酸塩 セファクロル		○	○	○	△		
	第三世代	セフトリアキソンナトリウム水和物 経口薬全般		○	○	○	○		
		セフタジジム水和物				○	○	○	
		セフォペラゾンナトリウム・スルバクタムナトリウム		○	○	○	○	○	○
	第四世代	セフェピム塩酸塩水和物		○	○	○	○	○	
その他		セフトロザン硫酸塩・タゾバクタムナトリウム			○	○	○	○	
セファマイシン		セフメタゾールナトリウム		○	○	○	△		○
オキサセフェム		フロモキセフナトリウム		○	○	○	△		○

○：感受性あり，△：インフルエンザ菌〔ヘモフィルス・インフルエンゼ（*Haemophilus influenzae*）〕，モラクセラ・カタラーリス（*Moraxella catarrhalis*）は感受性あり
[*1] エンテロコッカス・フェカリス（*Enterococcus faecalis*）
[*2] プロテウス・ミラビリス（*Proteus mirabilis*），大腸菌〔エシェリヒア・コリ（*Escherichia coli*）〕，クレブシエラ属菌（*Klebsiella* 属菌）の略
[*3] PEK 以外の腸内細菌科細菌〔エンテロバクター属菌（*Enterobacter* 属菌），セラチア属菌（*Serratia* 属菌），シトロバクター属菌（*Citrobacter* 属菌），プロビデンシア属菌（*Providencia* 属菌），モルガネラ属菌（*Morganella* 属菌）など〕
[*4] バクテロイデス属菌（*Bacteroides* 属菌）
（日本化学療法学会編：抗菌薬適正使用生涯教育テキスト第3版．p109，2020 より）

B 各論

1 第一世代セファロスポリン系薬（表20-2）

□ MSSA やレンサ球菌などのグラム陽性球菌へ抗菌活性を示します。セファレキシンは，外来での皮膚軟部組織感染症や尿路感染症の治療に使用します。

1. 主な適応菌種

- □ **グラム陽性菌**：レンサ球菌，肺炎球菌，メチシリン感受性黄色ブドウ球菌（MSSA：methicillin-resistant *Staphylococcus aureus*）に抗菌活性を示します。
- □ **グラム陰性菌**：プロテウス・ミラビリス（*Proteus mirabilis*），大腸菌，クレブシエラ属（*Klebsiella* 属）菌に抗菌活性を示します。

2. 主な適応症

- □ **耳・鼻・喉の感染症**：咽頭・喉頭炎，扁桃炎，中耳炎，鼻副鼻腔炎に有効です。
- □ **皮膚感染症**：蜂窩織炎などの皮膚軟部組織感染症に有効です。

表 20-4 腎機能低下時におけるセファゾリンナトリウム水和物およびセファレキシンの用法・用量

薬剤名	GFR または Ccr (mL/min)				血液透析 腹膜透析
	50＜	30〜50	10〜30	＜10	
セファゾリンナトリウム水和物（注射）	→各薬剤の用法・用量	1回 1〜2 g を 8 時間毎	1回 1〜2 g を 12 時間毎	1回 1〜2 g を 24 時間毎*	
セファレキシン（経口）	→各薬剤の用法・用量	1回 250 mg を 8 時間毎	1回 250 mg を 12 時間毎	1回 250 mg を 24 時間毎*	

＊血液透析患者の透析日は透析後に投与

3. 主な副作用

- **薬物アレルギー**：軽度の発疹から重度のアナフィラキシーと様々ですが，ペニシリン系よりも頻度は低いです．側鎖が同じか類似している β-ラクタム系抗菌薬間では交差反応性がより強く発現する可能性があります．
- **消化器症状**：下痢，悪心・嘔吐などがあります．

4. 使用方法

- 腎機能低下例では用法・用量の調節が必要です（表 20-4）．

1 セファゾリンナトリウム水和物（セファメジン® α）（CEZ）（図 20-1-a）

❶ 特筆すべき適応菌種や適応症
- レンサ球菌や MSSA による皮膚軟部組織感染症，菌血症，化膿性関節炎，骨髄炎の治療に使用します．
- 清潔，準清潔な外科的手術の周術期予防抗菌薬として使用します．ただし，バクテロイデス属 (*Bacteroides* 属) の関与がある消化管関連の腹腔内手術には使用しません．

❷ 特筆すべき副作用：該当なし

❸ 特筆すべき薬物動態：該当なし

2 セファレキシン（ケフレックス®）（CEX）（図 20-1-b）

❶ 特筆すべき適応菌種や適応症：レンサ球菌や MSSA による皮膚軟部組織感染症の外来治療や A 群 β 溶血性レンサ球菌〔ストレプトコッカス・ピオゲネス (*Streptococcus pyogenes*)〕による咽頭炎の治療に使用します．

❷ 特筆すべき副作用：該当なし

❸ 特筆すべき薬物動態：バイオアベイラビリティ 99% と極めて良好です．

② 第二世代セファロスポリン系薬（表 20-2）

- 第一世代セファロスポリン系薬に比べてグラム陰性桿菌への抗菌活性は増強し，インフルエンザ菌，モラクセラ・カタラーリス (*Moraxella catarrhalis*) に対して有効です．

1. 主な適応菌種

- **グラム陽性菌**：第一世代セファロスポリン系薬に準じます（→253 頁）．
- **グラム陰性菌**：第一世代セファロスポリン系薬に加えてインフルエンザ菌，モラクセラ・カタラーリスにも抗菌活性を示します．ただし，β-ラクタマーゼ非産生アンピシリン耐性株

表 20-5 腎機能低下時におけるセフォチアム塩酸塩およびセファクロルの用法・用量

薬剤名	GFR または Ccr (mL/min)				血液透析 腹膜透析
	50<	30〜50	10〜30	<10	
セフォチアム塩酸塩（注射）	→各薬剤の用法・用量	1回0.5〜1gを8時間毎	1回0.5〜1gを12時間毎	1回0.5〜1gを24時間毎*	
セファクロル（経口）	→各薬剤の用法・用量	1回250〜500mgを1日3回		1回250〜500mgを1日2回	

＊血液透析患者の透析日は透析後に投与

（BLNAR：β-lactamase negative ampicillin resistance）には無効です。

2. 主な適応症　3. 主な副作用

- 第一世代セファロスポリン系薬に準じます（→253頁）。

4. 使用方法

- 薬剤感受性試験の結果が判明した後のデ・エスカレーションや代替薬として使用することが多いです。
- 腎機能低下例では用法・用量の調節が必要です（表20-5）

1 セフォチアム塩酸塩（パンスポリン®）（CTM）（図20-1-c）
❶ **特筆すべき適応菌種や適応症**：薬剤感受性試験の結果が判明した後，プロテウス・ミラビリス，大腸菌，クレブシエラ属菌，インフルエンザ菌，モラクセラ・カタラーリスによる感染症に対するデ・エスカレーション療法に使用します。
❷ **特筆すべき副作用**：該当なし
❸ **特筆すべき薬物動態**：該当なし

2 セファクロル（ケフラール®）（CCL）（図20-1-d）
❶ **特筆すべき適応菌種や適応症**：レンサ球菌やMSSAによる皮膚軟部組織感染症の外来治療や基質拡張型β-ラクタマーゼ（ESBL：extended spectrum β-lactamase）非産生グラム陰性桿菌が疑われる単純性膀胱炎の治療に使用します。
❷ **特筆すべき副作用**：該当なし
❸ **特筆すべき薬物動態**：バイオアベイラビリティは60〜85%と比較的高いです。

③ 第三世代セファロスポリン系薬（表20-2）

- セフトリアキソンナトリウム水和物やセフォタキシムナトリウムは第一世代および第二世代セファロスポリン系薬の抗菌活性に加えて，エンテロバクター属（*Enterobacter* 属）菌やセラチア属（*Serratia* 属）菌などの腸内細菌科細菌へも抗菌活性を示します。髄液への移行性もあり，市中感染症に広く使う薬剤です。
- セフォペラゾンは胆道移行性がよいため，胆道感染症に使用されることが多いです。
- セフタジジム水和物は緑膿菌を含むグラム陰性桿菌にのみ抗菌活性を示します。他のセフェム系と比較して強い抗緑膿菌活性を示します。
- 経口薬のバイオアベイラビリティは不良であり，安易な処方は耐性菌を蔓延させるリスクとなります。

1. 主な適応菌種

- **グラム陽性菌**：第一世代，第二世代セファロスポリン系薬に準じます（→253頁，254頁）。
- **グラム陰性菌**：第一世代，第二世代セファロスポリン系薬に加えて，エンテロバクター属菌，セラチア属菌，シトロバクター属（*Citrobacter*属）菌，プロビデンシア属（*Providencia*属）菌，モルガネラ属（*Morganella*属）菌にも抗菌活性を示します。

2. 主な適応症

1 注射薬
- **呼吸器感染症**：肺炎に有効，**胆道感染症**：胆嚢炎，胆管炎に有効，**尿路感染症**：膀胱炎，腎盂腎炎に有効。

2 経口薬
- 第一世代および第二世代セファロスポリン系経口薬に準じます（→253頁，前頁）。

3. 主な副作用

- 第一世代セファロスポリン系薬に準じます（→254頁）。

4. 使用方法

- 腎機能低下例では，用法・用量の調節が必要です（表20-6）

1 セフォタキシムナトリウム（セフォタックス®，クラフォラン®）（CTX）（図20-1-e）

❶ 特筆すべき適応菌種や適応症
- ペニシリン耐性肺炎球菌やBLNARを含むインフルエンザ菌とモラクセラ・カタラーリスが主な原因である市中肺炎に対して使用します。また入院を要するような市中肺炎や，バクテロイデス属菌の関与のない口腔内嫌気性菌による誤嚥性肺炎にも使用します。
- 市中で発症した細菌性髄膜炎のエンピリック治療の第一選択薬として使用します。
- 尿路感染症，脳膿瘍，特発性細菌性腹膜炎の治療に使用します。

❷ 特筆すべき副作用：該当なし
❸ 特筆すべき薬物動態：髄液移行性があります。

2 セフトリアキソンナトリウム水和物（ロセフィン®）（CTRX）（図20-1-f）

❶ 特筆すべき適応菌種や適応症
- セフォタキシムナトリウムに準じます。
- 口腔内常在のグラム陰性桿菌であるヘモフィルス（*Haemophilus*），アクチノバシラス（*Actinobacillus*），カルディオバクテリウム（*Cardiobacterium*），エイケネラ（*Eikenella*），キンゲラ（*Kingella*）（HACEK群）による感染性心内膜炎が想定される場合に使用します。

❷ 特筆すべき副作用：胆汁排泄であり，胆嚢中に胆泥を形成しやすいです。投与中に右季肋部痛を訴える患者では偽胆石症を疑います。

❸ 特筆すべき薬物動態
- 蛋白結合率が90％，肝排泄率が40％と高いため，腎機能低下例での用法・用量の調節は原則不要です。
- 半減期が長く，1日1回投与が可能です（髄膜炎や重症感染症は除く）。
- 髄液移行性があります。

表 20-6 腎機能低下時における主な第三世代セファロスポリン系薬の用法・用量

薬剤名	GFR または Ccr (mL/min) 50<	20〜50	<20	血液透析 腹膜透析
セフォタキシムナトリウム（注射）	各薬剤の用法・用量を参照	1回1〜2gを12時間毎	1回1〜2gを24時間毎*	

薬剤名	GFR または Ccr (mL/min) 50<	30〜50	10〜30	<10	血液透析 腹膜透析
セフトリアキソンナトリウム水和物（注射）	各薬剤の用法・用量を参照		1回1gを24時間毎		
セフォペラゾンナトリウム・スルバクタムナトリウム（注射）	各薬剤の用法・用量を参照				

薬剤名	GFR または Ccr (mL/min) 50<	30〜50	15〜30	<15	血液透析 腹膜透析
セフタジジム水和物（注射）	各薬剤の用法・用量を参照	1回1〜2gを12時間毎	1回1〜2gを24時間毎	1回0.5〜1gを24時間毎*	

薬剤名	GFR または Ccr (mL/min) 50<	30〜50	10〜30	<10	血液透析 腹膜透析
セフカペン・ピボキシル塩酸塩水和物（経口）	各薬剤の用法・用量を参照	1回100mgを1日2〜3回	1回100mgを1日2回	1回100mgを1日1〜2回*	
セフジトレン・ピボキシル（経口）	各薬剤の用法・用量を参照	1回100〜200mgを1日2回	1日1回100〜200mg		
セフポドキシム・プロキセチル（経口）	各薬剤の用法・用量を参照		1日1回100〜200mg	1回100mgを24〜48時間毎*	

* 血液透析患者の透析日は透析後に投与

3 セフォペラゾンナトリウム・スルバクタムナトリウム（ワイスタール®）（CPZ/SBT）（図20-1-g）

❶ 特筆すべき適応菌種や適応症
- 緑膿菌を含む多くのグラム陰性桿菌に抗菌活性を示しますが，その抗菌力はセフタジジム水和物に比べて弱いです。
- バクテロイデスを含む嫌気性菌にも抗菌活性を示します。
- 胆汁中に高濃度に排泄され，血中濃度の8〜12倍に達するため，胆道系感染症の治療に使用します。

❷ 特筆すべき副作用
- NMTT基を有するため，ビタミンK依存性凝固因子の活性化阻害による出血傾向の原因となります[3]。
- 飲酒によってジスルフィラム様作用（顔面潮紅，心悸亢進，めまい，頭痛，悪心）が現れることがあります。

❸ 特筆すべき薬物動態：蛋白結合率が90%，肝排泄率が90%と高いため，腎機能低下例での用法・用量の調節は原則不要です。

4 セフタジジム水和物（セフタジジム）（CAZ）（図20-1-h）

❶ 特筆すべき適応菌種や適応症：緑膿菌に抗菌活性を示し，緑膿菌が原因である骨髄炎に使用します。
❷ 特筆すべき副作用：該当なし
❸ 特筆すべき薬物動態：髄液移行性があります。

5 セフジニル（セフゾン®）（CFDN），セフジトレン ピボキシル（メイアクト MS®）（CDTR-PI），セフポドキシム プロキセチル（バナン®）（CPDX-PR）（図20-1-i）
- ❶ **特筆すべき適応菌種や適応症**：該当なし
- ❷ **特筆すべき副作用**：ピボキシル基を有する薬剤の小児への投与は低カルニチン血症を惹起する可能性があります。
- ❸ **特筆すべき薬物動態**：バイオアベイラビリティが不良（セフジニル：16％，セフジトレン・ピボキシル：16％，セフポドキシム・プロキセチル：50％）であり，安易な処方は第三世代セファロスポリン系注射薬の耐性菌を蔓延させるリスクがあります。

④ 第四世代セファロスポリン系薬（表20-2）

- 第一～第三世代セファロスポリン系薬の抗菌スペクトルに加えて，緑膿菌や AmpC 型 β-ラクタマーゼ産生菌に対して有効です。発熱性好中球減少症のエンピリック治療として使用します。

1. 主な適応菌種

- **グラム陽性菌**：第一～第三世代セファロスポリン系薬の抗菌スペクトルに加えて，MSSA やペニシリン耐性肺炎球菌に抗菌活性を示します。
- **グラム陰性菌**：第一～第三世代セファロスポリン系薬の抗菌スペクトルに加えて，セフタジジムに耐性を示すグラム陰性桿菌（AmpC 型 β-ラクタマーゼ産生菌を含む）にも抗菌活性を示します。

2. 主な適応症

- **呼吸器感染症**：肺炎に有効，**胆道感染症**：胆嚢炎，胆管炎に有効，**尿路感染症**：膀胱炎，腎盂腎炎に有効

3. 主な副作用

- 第一世代セファロスポリン系薬に準じます（→254頁）。

4. 使用方法

- 腎機能低下例では用法・用量の調節が必要です（表20-7）。

1 セフェピム塩酸塩水和物（セフェピム塩酸塩）（CFPM）（図20-1-j）
- ❶ **特筆すべき適応菌種や適応症**
  - 発熱性好中球減少症のエンピリック治療の第一選択薬として使用します。
  - 緑膿菌が原因と考えられる院内肺炎や細菌性髄膜炎，骨髄炎に使用します。
- ❷ **特筆すべき副作用**：腎機能障害を有する患者や高齢者への高用量投与において脳症やミオクローヌス，てんかん重積症を起こすことがあります。
- ❸ **特筆すべき薬物動態**：髄液移行性があります。

表 20-7 腎機能低下時におけるセフェピム塩酸塩水和物およびセフォゾプラン塩酸塩の用法・用量

薬剤名	GFR または Ccr (mL/min)				血液透析 腹膜透析
	60<	30～60	10～30	<10	
セフェピム塩酸塩水和物（注射）	①一般感染症：各薬剤の用法・用量を参照 ②発熱性好中球減少症	①1回500 mg～1gを24時間毎 ②1回2gを12～24時間毎	①1回500 mgを24時間毎 ②1回1～2gを24時間毎	①1回250～500 mgを24時間毎* ②1回500 mg～1gを24時間毎* （必要に応じて初回1gの負荷投与を考慮する）	
セフォゾプラン塩酸塩（注射）	各薬剤の用法・用量を参照	1回0.5～1gを12時間毎	1回0.5～1gを24時間毎*		

*血液透析患者の透析日は透析後に投与

2 セフォゾプラン塩酸塩（ファーストシン®）（CZOP）（図20-1-k）
- ❶ **特筆すべき適応菌種や適応症**：緑膿菌が原因と考えられる院内肺炎や細菌性髄膜炎に使用します。
- ❷ **特筆すべき副作用**：該当なし
- ❸ **特筆すべき薬物動態**：髄液移行性があります。

5 セファマイシン系薬，オキサセフェム系薬（表20-2）

- 下部消化管手術の術前投与や腹部の感染症に使用します。また，ESBL産生菌に対する効果も報告されています。

1. 主な適応菌種

- **グラム陽性菌**：第一世代セファロスポリン系薬に準じます（→253頁）。
- **グラム陰性菌**：第二世代セファロスポリン系薬の抗菌スペクトルに加えて，バクテロイデスを含む嫌気性菌および ESBL 産生大腸菌・肺炎桿菌に抗菌活性を示します。

2. 主な適応症

- **胆道感染症**：胆囊炎，胆管炎に有効，**尿路感染症**：膀胱炎，腎盂腎炎に有効

3. 主な副作用

- NMTT 基を有するため，ビタミン K 依存性凝固因子の活性化阻害による出血傾向の原因となります[3]。

4. 使用方法

- 腎機能低下例では用法・用量の調節が必要です（表20-8）。

1 セフメタゾールナトリウム（セフメタゾン®）（CMZ）（図20-1-l）
- ❶ **特筆すべき適応菌種や適応症**
  - 大腸菌やバクテロイデスによる市中発症の腹膜炎に対するエンピリック治療に使用します。
  - ESBL産生大腸菌や肺炎桿菌による尿路感染症やドレナージが良好な胆道感染症に使用します。
  - 下部消化管手術の周術期予防抗菌薬として使用します。

表 20-8 腎機能低下時におけるセフメタゾールナトリウムおよびフロモキセフナトリウムの用法・用量

薬剤名	GFR または Ccr (mL/min)				血液透析 腹膜透析
	50<	30〜50	10〜30	<10	
セフメタゾールナトリウム（注射）	各薬剤の用法・用量を参照	1回1gを8〜12時間毎	1回1gを12〜24時間毎	1回1gを24〜48時間毎*	
フロモキセフナトリウム（注射）	各薬剤の用法・用量を参照	1回0.5〜1gを12時間毎		1回0.5〜1gを24時間毎*	

＊血液透析患者の透析日は透析後に投与

❷ **特筆すべき副作用**：該当なし
❸ **特筆すべき薬物動態**：該当なし

2 フロモキセフナトリウム（フルマリン®）（FMOX）（図20-1-m）
❶ **特筆すべき適応菌種や適応症**
□ ESBL産生大腸菌や肺炎桿菌による尿路感染症やドレナージが良好な胆道感染症に使用します。
□ 下部消化管手術の周術期予防抗菌薬として使用します。
❷ **特筆すべき副作用**：該当なし
❸ **特筆すべき薬物動態**：該当なし

⑥ セフトロザン硫酸塩・タゾバクタムナトリウム（表20-2）

□ ESBL産生菌やAmpC型β-ラクタマーゼ産生菌にも抗菌活性を示すセフェム系とβ-ラクタマーゼ阻害薬との配合剤です。緑膿菌やESBL産生菌に対してカルバペネム系薬の使用を避けたい場合に使用を検討します。腹腔内感染症に対して使用する場合はメトロニダゾールを併用します。

1. 主な適応菌種

□ **グラム陽性菌**：第三世代セファロスポリン系薬のセフタジジム水和物に準じます（→257頁）。
□ **グラム陰性菌**：第三世代セファロスポリン系薬のセフタジジム水和物の抗菌スペクトルに加えて，ESBL産生菌やAmpC型β-ラクタマーゼ産生菌に抗菌活性を示します。

2. 主な適応症

□ **胆道感染症**：胆嚢炎，胆管炎に有効，**尿路感染症**：膀胱炎，腎盂腎炎に有効

3. 主な副作用

□ 第一世代セファロスポリン系薬に準じます（→254頁）。

4. 使用方法

□ 腎機能低下例では用法・用量の調節が必要です（表20-9）。
1 セフトロザン硫酸塩・タゾバクタムナトリウム（ザバクサ®）（CTLZ/TAZ）（図20-1-n）
❶ **特筆すべき適応菌種や適応症**
a. 市中肺炎（入院治療）
□ ESBL産生大腸菌，肺炎桿菌，プロテウスが原因の場合に使用します。

表 20-9 腎機能低下時におけるセフトロザン硫酸塩・タゾバクタムナトリウムの用法・用量

薬剤名		GFR または Ccr (mL/min)			血液透析 腹膜透析
		50<	30～50	15～30	<15	
セフトロザン硫酸塩・タゾバクタムナトリウム（注射）	①膀胱炎，腎盂腎炎，腹膜炎，腹腔内膿瘍，胆嚢炎，肝膿瘍 ②敗血症，肺炎	①1回 750 mg を 8 時間毎 ②1回 1.5 g を 8 時間毎	①1回 375 mg を 8 時間毎 ②1回 750 mg を 8 時間毎	①初回 750 mg，以後 1 回 150 mg を 8 時間毎* ②初回 2.25 g，以後 1 回 450 mg を 8 時間毎*

＊血液透析患者の透析日は透析後に投与

b. 院内肺炎
- 重症度が高い，または耐性菌のリスクが高い場合に，エンピリック治療の第一選択薬として使用します。
- 緑膿菌が原因の場合に使用します（シプロフロキサシンやアミノグリコシド系薬との併用を考慮）。
- ESBL 産生大腸菌・肺炎桿菌・プロテウスが原因の場合に使用します。

c. 医療・介護関連肺炎（入院治療）
- 敗血症または，重症度が高い，または耐性菌のリスク（ESBL 産生菌や AmpC 型 β-ラクタマーゼ産生菌）が高い場合に，エンピリック治療の第一選択薬として使用します。

d. 腹膜炎
- 市中発症の重症および院内発症の二次性腹膜炎に対して，メトロニダゾールと併用し，エンピリック治療の第一選択薬として使用します。

e. 尿路感染症
- 尿路原性敗血症や複雑性腎盂腎炎，カテーテル関連尿路感染症に対して，ESBL 産生菌の関与が疑われる場合，エンピリック治療の第一選択薬として使用します。

❷ 特筆すべき副作用：該当なし
❸ 特筆すべき薬物動態：該当なし

ステップアップのひきだし② ▶ シデロフォアセファロスポリン系抗菌薬のセフィデロコル

- セフィデロコルは，カルバペネム耐性腸内細菌目細菌を含む薬剤耐性グラム陰性菌に幅広い抗菌活性を示します。
- 2019 年に米国，2020 年に欧州，2023 年 11 月に日本で承認された β-ラクタム系新規抗菌薬です[5]。
- 日本やアジアで分離の多い IMP 型や NDM 型メタロ-β-ラクタマーゼを産生する CRE に対しても単剤で抗菌活性を示しますが，すでにセフィデロコル耐性菌の出現が報告されています[6]。
- 薬剤耐性（AMR）対策の観点からも，セフィデロコルの適正使用に加え，カルバペネマーゼ産生菌に対しての薬剤感受性試験と院内感染対策の確実な実施が必要です。

引用文献
1) Craig WA：Clin Infect Dis. 26（1）：1-10, 1998（PMID：9455502）
2) 中井由佳，他：静脈経腸栄養 24（6）：1175-1182, 2009
3) 木村充，他：医学検査 68（4）：781-785, 2019
4) 白幡聡：血栓止血誌 18（6）：584-587, 2007
5) Naseer S, et al.：Clin Infect Dis. 72（12）：e1103-e1111, 2021（PMID：33393598）
6) Wang Q, et al.：Microbiol Spectr. 10（5）：e0099822, 2022（PMID：36190400）

（宮﨑　元康）

21 カルバペネム系薬，モノバクタム系薬

最大のスペクトルで最強の抗菌力．だからこそとっておきの切り札に

はじめのひきだし

- ペニシリン系薬やセフェム系薬と同様にβ-ラクタム系薬に分類されます．細菌の細胞壁合成を阻害することによって殺菌的に作用します．
- カルバペネム系薬は抗菌活性の特徴から，グラム陽性菌に強い抗菌活性を示すイミペネム水和物・シラスタチンナトリウム，パニペネム・ベタミプロンと，グラム陰性菌に強い抗菌活性を示すメロペネム水和物，ビアペネム，ドリペネム水和物に分類されます．
- カルバペネム系薬は抗菌薬の中で最も広いスペクトルを有するため，薬剤耐性（AMR）の観点から最小限の使用にとどめます．
- 作用は時間依存性であり，血中濃度が目標とする細菌の最小発育阻止濃度を上回る時間を確保することが抗菌活性を高めるために重要です．
- モノバクタム系薬のアズトレオナムは，他のβ-ラクタム系薬にアレルギー歴を有するグラム陰性菌感染症の患者に使用されます．

A 総論

① カルバペネム系薬

1. 由来

- 1976年に米国メルク社の研究グループが放線菌ストレプトマイセス・カトレヤ（*Streptomyces cattleya*）の培養液から単離したチエナマイシンを発見しました．チエナマイシンは化学的安定性および動物生体内での安定性が悪く，さらに腎毒性や中枢神経毒性を有していたため，それらの問題をクリアした化合物として1980年代以降にイミペネム水和物・シラスタチンナトリウムやパニペネム・ベタミプロンが発売されました．
- その後，さらなる安全性や緑膿菌に対する抗菌力の強化を目的に研究開発が進み，今日では注射薬としてメロペネム水和物，ビアペネム，ドリペネム水和物を加えた5剤，内服薬としてテビペネム1剤，計6剤のカルバペネム系薬が臨床で使われています．

2. 基本構造式

- β-ラクタム系薬に存在する硫黄（–S–）がメチレン基（–CH$_2$–）に置換されたカルバペネム骨格を有しています（図21-1）．
- β-ラクタム環側の6位のヒドロキシエチル基がβ-ラクタマーゼに対する安定性と関連しています．
- 構造式の特性より，天然型（イミペネム水和物・シラスタチンナトリウム，パニペネム・ベタミプロン），脱天然型（メロペネム水和物，ドリペネム水和物，テビペネム ピボキシル），中間型（ビアペネム）に分類されます．
- **イミペネム水和物**：カルバペネム骨格の2位側鎖にホルムイミドイル基を有し，水溶液中の安

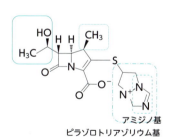

図 21-1 カルバペネム系薬の構造式

定性が改善され，抗菌力が増強されました。イミペネム水和物・シラスタチンナトリウムはイミペネム水和物と，カルバペネムを分解するヒトの腎臓近位尿細管上皮細胞の刷子縁膜上に局在するデヒドロペプチダーゼ-Ⅰ（DHP-Ⅰ）を阻害するシラスタチンナトリウムの配合剤です。

□ **パニペネム**：カルバペネム骨格の2位側鎖にピロリジン構造，そのピロリジニルチオ基の1位にアセトイミドイル基を有し，抗菌力の増強，毒性軽減およびDHP-Ⅰに対する安定性の改善

に寄与しています。パニペネム・ベタミプロンは，パニペネムと腎毒性軽減作用を有するベタミプロンの配合剤です。
- **メロペネム水和物**：カルバペネム骨格の2位側鎖にジメチルカルバモイルピロリジニルチオ基を導入することによって腎毒性および中枢神経毒性の低減化が図られ，抗緑膿菌活性が増強しています。さらに1位にβ-メチル基を導入することによりDHP-Ⅰに対する安定性が改善された薬剤です。
- **ドリペネム水和物**：緑膿菌に対する強い抗菌力を目的に研究開発が進められ，カルバペネム骨格の2位側鎖にスルファモイルアミノメチル置換ピロリジニルチオ基を有しています。
- **ビアペネム**：メロペネム水和物およびドリペネム水和物と同様にカルバペネム骨格の1位にβ-メチル基を有し，2位側鎖にアミジノ基を有する4級含窒素ヘテロ環であるピラゾロトリアゾリウム基を導入することで，中枢神経毒性の軽減，DHP-Ⅰの安定性，抗緑膿菌活性を含む抗菌力の増強に寄与しています。
- **テビペネム**：経口吸収性を高めるためにカルバペネム骨格の3位側鎖のカルボン酸部分にピバロイルオキシメチル基をエステル結合させたプロドラッグです。メロペネムなどと同様に1位にβ-メチル基を有し，2位にチアゾリニルアゼチジン基を有することにより，腎毒性や中枢神経毒性の軽減，DHP-Ⅰの安定性，および抗菌力の増強に寄与しています。

3. 作用機序

- 細菌の細胞膜に存在するペニシリン結合蛋白（PBP：penicillin-binding protein）に結合し，細胞壁合成を阻害することで，主に殺菌的に作用します（→ 図19-2，236頁）。

4. 耐性機序

- 主に，①不活化酵素であるβ-ラクタマーゼ（カルバペネマーゼ）による抗菌薬の失活，②ポーリン孔の減少や変異による透過性の変化，③作用部位であるPBPの変化による抗菌薬親和性低下，④薬剤排出ポンプによる排出促進の4つがあります（→ 図19-3，237頁）。

5. 薬物動態

1 血中濃度
- 半減期は1～2時間です。
- 用量依存性に最高血中濃度（C_{max}）および血中濃度時間曲線下面積（AUC）が増加します。

2 PK/PD
- 作用は時間依存性です。したがって，細菌の発育を阻止する濃度，すなわち最小発育阻止濃度（MIC：minimum inhibitory concentration）を上回る血中薬物濃度を，ある程度の時間保つことが重要です。
- カルバペネム系薬のPK/PDパラメータは，定常状態の24時間中，血中薬物濃度がMICを超えている時間の割合（%T>MIC）を用います。
- 「%T>MIC」を増加させ，抗菌作用を高めるためには，分割投与もしくは投与速度を遅くします。
- 増殖抑制効果を示すためには「%T>MIC」は20～30%以上必要です[1]。
- 最大殺菌作用を示すためには「%T>MIC」は40～50%以上必要です[1]。
- テビペネムは「%T>MIC」よりもAUC/MICの方が，薬効との相関が高いです[2]。
- 重症例や耐性菌をターゲットにする際は，投与時間を3時間以上にする投与法や24時間持続

表21-1 主な副作用に対する注意点とモニタリングポイント

主な副作用	注意点	モニタリングポイント
即時型アレルギー	→表19-1	
腎毒性	→表19-1	
中枢神経毒性	痙攣,意識混濁,意識喪失,呼吸抑制,錯乱,不穏	ボーっとしている,言動がおかしい,パーキンソン症状(動きが遅くなる,表情がなくなる)などの症状出現に注意
消化器症状	下痢,悪心・嘔吐	腸内細菌叢を著しく攪乱するため,クロストリジオイデス・ディフィシル（CD）関連腸炎のリスクとなるため,投与時に腹痛や頻回の下痢が現れた場合は投与の中断を検討し,CDトキシン検査等を行う
出血傾向	皮下出血斑,鼻出血,口腔内出血,血尿,下血,採血後の止血困難	・血小板数,出血時間,血小板機能,プロトロンビン時間（INR）,活性化部分トロンボプラスチン時間（APTT）,フィブリノゲン,FDP（およびD-ダイマー）をチェック ・併用薬に抗血栓作用を有する薬剤がないかどうかを確認

投与が有用です[3]。

3 組織移行性
- 薬剤や炎症の状態により髄液への移行性は異なるが,おおむね3〜16％です[4]。

4 代謝と排泄
- 腎排泄型の薬剤であり,腎機能低下例では用法・用量の調節が必要です。

6. 主な副作用とモニタリングポイント
- 表21-1 を参照。

7. 医師・看護師への情報共有，患者説明時の注意

1 医師・看護師への情報共有
- 抗菌薬によるアレルギー歴がないかどうか必ず問診時に確認します。ペニシリン系薬でアレルギー歴のある患者の約10％でカルバペネム系薬に対するアレルギーを認めます。投与直後から投与終了後までの症状観察に十分注意します（→表19-1，239頁）。
- 腎機能が低下している患者，中枢神経に器質的病変を有する患者，てんかんを有する患者において，痙攣などの中枢毒性の副作用が生じやすいため，腎機能に応じた適切な用法・用量で投与します。痙攣のリスクはイミペネム（1〜2％）よりもメロペネム水和物やドリペネム水和物（0.1〜0.3％）の方が低いです。
- 腸内細菌叢を著しく攪乱するため，内因性ビタミンK減少による出血傾向やクロストリジオイデス・ディフィシル（*Clostridioides difficile*）関連下痢症の原因となりえます。
- バルプロ酸ナトリウムを服用している患者では，バルプロ酸の血中濃度が低下し，てんかん発作が再発することがあるため併用禁忌です。
- カルバペネム系薬は幅広い抗菌スペクトルを有しており，薬剤耐性（AMR）の観点から最小限の使用にとどめます。そのため，院内では抗菌薬使用届出制や事前の使用許可制などの運用の下，抗菌薬適正使用支援チーム（AST）と協力して使用することが望まれます。
- AMR対策の観点から感性菌に対する治療では使用は推奨されません。

2 患者説明時の注意
- アナフィラキシー様症状について説明を行い，投薬注射中のみならず終了後も異常を自覚した

表21-2 カルバペネム系薬の分類

分類	代表的抗菌薬（主な商品名）（略名）	剤形
天然型	イミペネム水和物・シラスタチンナトリウム（チエナム®）（IPM/CS）	注射
	パニペネム・ベタミプロン（カルベニン®）（PAPM/BP）	注射
脱天然型	メロペネム水和物（メロペン®）（MEPM）	注射
	ドリペネム水和物（フィニバックス®）（DRPM）	注射
	テビペネム ピボキシル（オラペネム®）（TBPM-PI）	内服
中間型	ビアペネム（オメガシン®）（BIPM）	注射

ら，ただちに医師・看護師・薬剤師へ報告するように指導します。
- 出血傾向の初期症状である「手足に点状出血」「あおあざができやすい」「鼻血」「歯茎の出血」「便が黒くなる」などの異常を自覚したら，ただちに医師・看護師・薬剤師へ報告するように指導します。
- **下痢や腹痛の症状がある場合**：ただちに医師・看護師・薬剤師へ報告するように指導します。
- **バルプロ酸ナトリウムを服用している患者**：医師・看護師・薬剤師へ報告するように指導します。

ステップアップのひきだし① ▶ カルバペネム系薬が無効な細菌を認識しておこう

- カルバペネム系薬は広域スペクトルを有するがゆえに，効果を示さない細菌を把握しておくことが重要です。
- 無効な菌としてはMRSA（メチシリン耐性黄色ブドウ球菌：methicillin-resistant *Staphylococcus aureus*），CNS（コアグラーゼ陰性ブドウ球菌：coagulase-negative *Staphylococci*），コリネバクテリウム属菌（*Corynebacterium* 属），セレウス菌〔バシラス・セレウス（*Bacillus cereus*）〕，ステノトロフォモナス・マルトフィリア（*Stenotrophomonas maltophilia*），エンテロコッカス・フェシウム（*Enterococcus faecium*），非定型菌〔肺炎マイコプラズマ（マイコプラズマ・ニューモニエ）（*Mycoplasma pneumoniae*），クラミドフィラ属菌（*Chlamydophila* 属），レジオネラ属菌（*Legionella* 属）〕，クロストリディオイデス・ディフィシル，抗酸菌属などです。

---

8. 分類
- カルバペネム系薬を 表21-2 に示します。また，主な抗菌スペクトルを 表21-3 に示します。

B 各論

① カルバペネム系薬
- グラム陽性菌およびグラム陰性菌全般に幅広い抗菌スペクトルを有します。

1. 主な適応菌種
- グラム陽性菌，耐性菌〔基質拡張型β-ラクタマーゼ（extended spectrum β-lactamase：ESBL）産生菌やAmpC型β-ラクタマーゼ産生菌〕を含むグラム陰性菌，偏性嫌気性菌に抗菌活性を示します。

表 21-3 抗菌スペクトル

分類	主な抗菌薬	グラム陽性球菌			グラム陰性桿菌			
		腸球菌*1	黄色ブドウ球菌	レンサ球菌肺炎球菌	腸内細菌科細菌		緑膿菌	偏性嫌気性菌*4
					PEK*2	Non-PEK*3		
カルバペネム系	メロペネム水和物 ドリペネム水和物	○	○	○	○	○	○	○

○：感受性あり，△：インフルエンザ菌〔ヘモフィルス・インフルエンゼ（*Haemophilus influenzae*）〕，モラクセラ・カタラーリス（*Moraxella catarrhalis*）は感受性あり
*1 エンテロコッカス・フェカリス（*Enterococcus faecalis*）
*2 プロテウス・ミラビリス（*Proteus mirabilis*），大腸菌〔エシェリヒア・コリ（*Escherichia coli*）〕，クレブシエラ属菌（*Klebsiella* 属菌）の略
*3 PEK 以外の腸内細菌科細菌〔エンテロバクター属菌（*Enterobacter* 属菌），セラチア属菌（*Serratia* 属菌），シトロバクター属菌（*Citrobacter* 属菌），プロビデンシア属菌（*Providencia* 属菌），モルガネラ属菌（*Morganella* 属菌）など〕
*4 バクテロイデス属菌（*Bacteroides* 属菌）
（日本化学療法学会編：抗菌薬適正使用生涯教育テキスト第3版．p109, 2020 より）

2. 主な適応症

- **呼吸器感染症**：肺炎，肺膿瘍に有効，**腹腔内感染症**：腹膜炎，胆嚢炎，胆管炎に有効，**尿路感染症**：複雑性膀胱炎，腎盂腎炎に有効
- **皮膚軟部組織感染症**：深在性皮膚感染症に有効です．

3. 主な副作用

- **薬物アレルギー**：軽度の発疹から重度のアナフィラキシーと様々です．
- **消化器症状**：下痢，悪心・嘔吐があります．

4. 使用方法

- 腎機能低下例では用法・用量の調節が必要です（表21-4）。テビペネム ピボキシルに関しては添付文書の腎機能低下時の薬物動態を考慮し，患者個々に合わせて用法・用量を決定します．

1 イミペネム水和物・シラスタチンナトリウム（チエナム®）（IPM/CS）（図21-1-a）

❶ 特筆すべき適応菌種や適応症

a．市中肺炎（入院治療）
- 細菌性肺炎か非定型肺炎か明らかでない場合，ICU 入室を要する超重症例に対してエンピリック治療の第一選択薬として使用します．
- ESBL 産生大腸菌，肺炎桿菌，プロテウス属（*Proteus* 属）が原因の場合に使用します．
- ノカルジア属（*Nocardia* 属）菌に対して，スルファメトキサゾール・トリメトプリムもしくはアミカシン硫酸塩との併用で使用します．

b．院内肺炎
- 重症度が高い，または耐性菌のリスクが高い場合に，エンピリック治療の第一選択薬として使用します．
- 緑膿菌が原因の場合に使用します．その際，シプロフロキサシンやアミノグリコシド系薬との併用を考慮します．
- ESBL 産生大腸菌，肺炎桿菌，プロテウス属が原因の場合に使用します．

表21-4 腎機能低下時におけるカルバペネム系薬の用法・用量

薬剤名	GFR または Ccr (mL/min) 50<	30〜50	15〜30	<15	血液透析 腹膜透析
イミペネム水和物・シラスタチンナトリウム（注射）	→各薬剤の用法・用量	1回 0.25〜0.5 g を 12 時間毎	1回 0.125〜0.25 g を 12 時間毎		痙攣などの副作用が起こりやすいため，他剤を選択する。投与する際は，1回 0.25 g を 24 時間毎*

薬剤名	GFR または Ccr (mL/min) 50<	30〜50	10〜30	<10	血液透析 腹膜透析
パニペネム・ベタミプロン（注射）	→各薬剤の用法・用量		1回 0.25〜0.5 g を 12 時間毎	1回 0.5 g を 24 時間毎*	

薬剤名	GFR または Ccr (mL/min) 50<	25〜50	10〜25	<10	血液透析 腹膜透析
メロペネム水和物（注射）	①一般感染症 ②化膿性髄膜炎 ③発熱性好中球減少症 →各薬剤の用法・用量	1回あたりの投与量を減量せず 12 時間毎	1回あたりの投与量を 1/2 に減じで 12 時間毎	1回あたりの投与量を 1/2 に減じで 24 時間毎*	

薬剤名	GFR または Ccr (mL/min) 50<	30〜50	<30	血液透析 腹膜透析
ドリペネム水和物（注射）	→各薬剤の用法・用量	1回 250〜500 mg を 8 時間毎	1回 250 mg を 8〜12 時間毎	一般細菌には 1回 250 mg を 24 時間毎* 緑膿菌には初日 1回 500 mg を 12 時間毎，以後 1回 500 mg を 24 時間毎*

薬剤名	GFR または Ccr (mL/min) 50<	20〜50	<20	血液透析 腹膜透析
ビアペネム（注射）	→各薬剤の用法・用量	1回 0.3〜0.6 g を 12 時間毎	1回 0.3 g を 24 時間毎*	

*血液透析患者の透析日は透析後に投与

c. 医療・介護関連肺炎（入院治療）
☐ 敗血症または，重症度が高い，または耐性菌（ESBL 産生菌や AmpC 型 β-ラクタマーゼ産生菌）のリスクが高い場合に，エンピリック治療の第一選択薬として使用します。

d. 尿路感染症
☐ 尿路原性敗血症，複雑性腎盂腎炎の難治例，カテーテル関連尿路感染症に対して，ESBL 産生菌の関与が疑われる場合，エンピリック治療の第一選択薬として使用します。

e. 発熱性好中球減少症
☐ エンピリック治療の第一選択薬として使用します。

❷ 特筆すべき副作用：該当なし
❸ 特筆すべき薬物動態：該当なし

② パニペネム・ベタミプロン（カルベニン®）（PAPM/BP）（図21-1-b）
❶ 特筆すべき適応菌種や適応症：ペニシリン非感受性肺炎球菌〔PISP（中等度耐性）や PRSP（耐性）〕に対しては，他のカルバペネム系薬に比べて MIC が良好です。
❷ 特筆すべき副作用：該当なし
❸ 特筆すべき薬物動態：髄液移行性が良好であり，肺炎球菌性髄膜炎例に使用されます。

③ メロペネム水和物（メロペン®）（MEPM）（図21-1-c）
❶ 特筆すべき適応菌種や適応症

a. 市中肺炎（入院治療）
☐ 細菌性肺炎か非定型肺炎か明らかでない場合，ICU 入室を要する超重症例に対してエンピリッ

ク治療の第一選択薬として使用します。
- ☐ ESBL産生大腸菌，肺炎桿菌，プロテウス属が原因の場合に使用します。

b. 院内肺炎
- ☐ 重症度が高い，または耐性菌のリスクが高い場合に，エンピリック治療の第一選択薬として使用します。
- ☐ 緑膿菌が原因の場合に使用します。その際，シプロフロキサシンやアミノグリコシド系薬との併用を考慮します。
- ☐ ESBL産生菌（大腸菌，肺炎桿菌，プロテウス属），アシネトバクター・バウマニ（*Acinetobacter baumannii*），シトロバクター属（*Citrobacter*属）菌，エンテロバクター属（*Enterobacter*属）菌，モルガネラ・モルガニー（*Morganella morganii*）が原因の場合に使用します。

c. 医療・介護関連肺炎（入院治療）
- ☐ 敗血症または，重症度が高い，または耐性菌（ESBL産生菌やAmpC型β-ラクタマーゼ産生菌）のリスクが高い場合に，エンピリック治療の第一選択薬として使用します。

d. 腹膜炎
- ☐ 市中発症の重症および院内発症の二次性腹膜炎に対して，エンピリック治療の第一選択薬として使用します。

e. 尿路感染症
- ☐ 尿路原性敗血症，複雑性腎盂腎炎の難治例，カテーテル関連尿路感染症に対して，ESBL産生菌の関与が疑われる場合，エンピリック治療の第一選択薬として使用します。

f. 皮膚軟部組織感染症
- ☐ 丹毒，蜂窩織炎に対して使用します。その際，バンコマイシン塩酸塩との併用を考慮します。
- ☐ 潰瘍などの二次感染の重症例に対して使用します。
- ☐ 壊死性筋膜炎に対して使用します。その際，クリンダマイシンとの併用を考慮します。

g. 発熱性好中球減少症
- ☐ エンピリック治療の第一選択薬として使用します。

h. 細菌性髄膜炎
- ☐ ESBL産生菌，AmpC型β-ラクタマーゼ産生菌，緑膿菌が原因の場合に使用します。

❷ **特筆すべき副作用**：該当なし
❸ **特筆すべき薬物動態**：該当なし

④ **ドリペネム水和物（フィニバックス®）（DRPM）**（図21-1-d）
❶ **特筆すべき適応菌種や適応症**

a. 市中肺炎（入院治療）
- ☐ 細菌性肺炎か非定型肺炎か明らかでない場合，ICU入室を要する超重症例に対してエンピリック治療の第一選択薬として使用します。
- ☐ ESBL産生大腸菌，肺炎桿菌，プロテウス属が原因の場合に使用します。

b. 院内肺炎
- ☐ 重症度が高い，または耐性菌のリスクが高い場合に，エンピリック治療の第一選択薬として使用します。
- ☐ 緑膿菌が原因の場合に使用します。その際，シプロフロキサシンやアミノグリコシド系薬との併用を考慮します。
- ☐ ESBL産生菌（大腸菌，肺炎桿菌，プロテウス），アシネトバクター・バウマニ，シトロバクター属菌，エンテロバクター属菌，モルガネラ・モルガニーが原因の場合に使用します。

c. 医療・介護関連肺炎（入院治療）
- 敗血症または，重症度が高い，または耐性菌（ESBL産生菌やAmpC型β-ラクタマーゼ産生菌）のリスクが高い場合に，エンピリック治療の第一選択薬として使用します。

d. 腹膜炎
- 市中発症の重症および院内発症の二次性腹膜炎に対して，エンピリック治療の第一選択薬として使用します。

e. 尿路感染症
- 尿路原性敗血症や複雑性腎盂腎炎の難治例に対して，ESBL産生菌の関与が疑われる場合，エンピリック治療の第一選択薬として使用します。

f. 細菌性髄膜炎
- 緑膿菌が原因の場合に使用します。

❷ **特筆すべき副作用**：該当なし
❸ **特筆すべき薬物動態**：該当なし

⑤ **ビアペネム（オメガシン®）（BIPM）**（図21-1-e）
❶ **特筆すべき適応菌種や適応症**

a. 市中肺炎（入院治療）
- 細菌性肺炎か非定型肺炎か明らかでない場合，ICU入室を要する超重症例に対してエンピリック治療の第一選択薬として使用します。
- ESBL産生大腸菌，肺炎桿菌，プロテウス属が原因の場合に使用します。

b. 医療・介護関連肺炎（入院治療）
- 敗血症または，重症度が高い，または耐性菌（ESBL産生菌やAmpC型β-ラクタマーゼ産生菌）のリスクが高い場合に，エンピリック治療の第一選択薬として使用します。

❷ **特筆すべき副作用**：該当なし
❸ **特筆すべき薬物動態**：該当なし

⑥ **テビペネム ピボキシル（オラペネム®）（TBPM-PI）**（図21-1-f）
❶ **特筆すべき適応菌種や適応症**
- 小児のみ適応を有します。
- 急性中耳炎もしくは急性鼻副鼻腔炎の二次治療もしくは三次治療にて使用します。

❷ **特筆すべき副作用**：ピボキシル基を有する薬剤の小児への投与は，低カルニチン血症を惹起する可能性があります。
❸ **特筆すべき薬物動態**：該当なし

② モノバクタム系薬

- グラム陽性菌や嫌気性菌には無効ですが，緑膿菌を含むグラム陰性菌に広く抗菌力を示します。

1. 主な適応菌種

- **グラム陽性菌**：該当なし
- **グラム陰性菌**：緑膿菌，モルガネラ・モルガニー，セラチア属（*Serratia*属）菌などに抗菌力を示します。

表 21-5 腎機能低下時におけるアズトレオナムの用法・用量

薬剤名	GFR または Ccr (mL/min)			血液透析 腹膜透析
	30<	10~30	<10	
アズトレオナム（注射）	各薬剤の用法・用量を参照	1回 0.5~1 g を 12 時間毎	1回 0.25~0.5 g を 12 時間毎*	

*血液透析患者の透析日は透析後に投与

2. 主な適応症

- **呼吸器感染症**：肺炎に有効，**腹腔内感染症**：腹膜炎，胆嚢炎，胆管炎に有効，**尿路感染症**：膀胱炎，腎盂腎炎に有効

3. 主な副作用

- 他の β-ラクタム系薬に準じます。

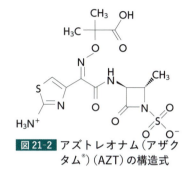

図 21-2 アズトレオナム（アザクタム®）（AZT）の構造式

4. 使用方法

- エンピリック治療として単剤で使用されることはほとんどなく，一般にグラム陽性菌もしくは嫌気性菌に活性を有する他の抗菌薬と併用します。
- 他の β-ラクタム系薬との交差反応性が乏しいため，β-ラクタム系薬にアレルギーを示す患者に対して使用することがあります。
- 腎機能低下例では用法・用量の調節が必要です（表 21-5）

1 アズトレオナム（アザクタム®）（AZT）（図 21-2）

❶ 特筆すべき適応菌種や適応症

- Ambler クラス B のメタロ-β-ラクタマーゼによる分解を受けにくいため，この酵素による耐性がある感染症に対して有用となる可能性があります。しかしクラス B のメタロ-β-ラクタマーゼ産生グラム陰性桿菌は，しばしばアズトレオナムを分解する他の β-ラクタマーゼを産生することで無効となる場合もあるため，その使用は慎重に考慮します。

❷ 特筆すべき副作用：該当なし

❸ 特筆すべき薬物動態：該当なし

ステップアップのひきだし② ▶ **レレバクタム水和物・イミペネム水和物・シラスタチンナトリウム（レカルブリオ®）（REL/IPM/CS）**

- グラム陰性菌は敗血症，肺炎，尿路感染症，腹腔内感染症などのさまざまな領域での感染症の原因菌となり，その薬剤耐性化が問題となっています。特に，カルバペネム耐性腸内細菌目細菌（CRE：Carbapenem-resistant *Enterobacteriaceae*）およびカルバペネム耐性緑膿菌などのカルバペネム耐性グラム陰性菌の動向が注目されています。
- レレバクタムは新規の β-ラクタマーゼ阻害薬であり，クレブシエラ・ニューモニエ（*Klebsiella pneumoniae*）カルバペネマーゼ（KPC）型カルバペネマーゼを含む多くの Ambler クラス A およびクラス C の β-ラクタマーゼを阻害します。
- レレバクタム水和物・イミペネム水和物・シラスタチンナトリウム（レカルブリオ®）（REL/IPM/CS）は，カルバペネム系抗菌薬であるイミペネム水和物・シラスタチンナトリウムに，β-ラクタマーゼ阻害薬レレバクタム水和物を配合した新規の注射用カルバペネム系抗菌薬です。

☐ 大腸菌，シトロバクター属，クレブシエラ属（*Klebsiella* 属），エンテロバクター属，セラチア属，緑膿菌，アシネトバクター属（*Acinetobacter* 属）におけるカルバペネム耐性菌感染症の治療薬として日本でも適応取得されているものの，世界的にも耐性菌感染症における治療経験がまだ少ないため，既存薬と比較した場合の治療成績や治療中の耐性化率等のデータは今後期待されます。

引用文献

1) Craig WA：Clin Infect Dis. 26(1)：1-10, 1998（PMID：9455502）
2) 菅野利恵，他：日化療法学会雑誌 57(1)，38-48，2009
3) Yu Z, et al.：PLoS One. 13(7)：e0201667, 2018（PMID：30059536）
4) 河野茂 編：カルバペネムをどう使うか？ 適正使用のための基礎と臨床，pp 59-63，医薬ジャーナル社，2010

（宮崎　元康）

22 マクロライド系薬

β-ラクタム系抗菌薬が無効な非定型菌に強い抗菌薬

はじめのひきだし

- 抗菌スペクトルは比較的広く，マイコプラズマやクラミジアなどの細胞内寄生菌にも効果を示します。
- 作用機序：リボソーム 50S サブユニットに結合することで細菌の蛋白合成を阻害します。
- 14，15，16，18 員環の特徴的な環状構造を有し，多彩な効果を発揮する薬剤群です。
- 組織移行性が高く分布容積が大きい薬剤群です（18 員環を除く）。

A 総論

1. 由来

- マクロライド系抗菌薬の発端は，1952 年にイーライリリー社によって放線菌ストレプトマイセス・エリスレウス（*Streptomyces erythraeus*）から見出されたエリスロマイシンです。
- 発見当時は類似した 6 種の構造物の混合物でしたが，その中でも EM-A と呼ばれる成分が肺炎球菌，ブドウ球菌，化膿レンサ球菌，ジフテリア菌，リステリア菌などのグラム陽性菌に対して強い抗菌活性を持ち，かつ β-ラクタム系抗菌薬が効かないマイコプラズマ，レジオネラ，クラミジアに対しても強い活性を示したため，主に上気道感染症の治療薬として長らく臨床で使用されています。

2. 基本構造式

- マクロライド（macrolide）とは，12 以上の原子から構成される大環状ラクトン環をアグリコン部分に有する有機化合物の総称であり，1957 年に R. B. Woodward によって命名されました。現在臨床で使われているものは，14，15，16，18 員環の大環状ラクトン環構造を持っています（図 22-1）。

3. 作用機序

- 14〜16 員環のマクロライド系抗菌薬の作用機序は，細菌が有する 70S リボソームのサブユニットの 1 つである 50S サブユニットに結合し，蛋白合成の過程でペプチド鎖が伸長する際のペプチド転移酵素反応を阻害することで効果を発揮します。18 員環のマクロライド系抗菌薬であるフィダキソマイシンは，細菌の RNA ポリメラーゼを阻害することにより RNA 合成を阻害して抗菌活性を示します。作用は静菌的（増殖抑制）ですが，対象微生物によっては殺菌的に作用することもあります。

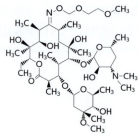

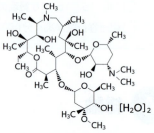

a. エリスロマイシン（エリスロシン®）(EM)（→277頁）

b. クラリスロマイシン（クラリス®，クラリシッド®）(CAM)（→278頁）

c. ロキシスロマイシン（ルリッド®）(RXM)（→278頁）

d. アジスロマイシン水和物（ジスロマック®）(AZM)（→279頁）

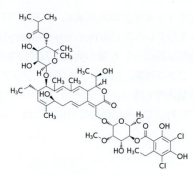

e. スピラマイシン酢酸エステル（アセチルスピラマイシン®）(INN)（→280頁）

f. フィダキソマイシン（ダフクリア®）(FDX)（→280頁）

図22-1 マクロライド系薬の基本構造式

4. 耐性機序

1 細胞膜透過性の低下
☐ 透過性低下によってマクロライド系薬の細胞内濃度が低下します。

2 排出ポンプの出現
☐ 細胞内の抗菌薬を能動的に細胞外に汲み出します。

3 結合部位の変化
☐ リボソーム50Sサブユニットの構造変化によるものと考えられています。この場合，マクロライドだけでなく，リンコマイシン塩酸塩水和物，クリンダマイシンリン酸エステルなどのリンコサミドやストレプトグラミンBにも同様の耐性を獲得すると考えられています（MLSB耐性）。また，非結核性抗酸菌症の一種であるマイコバクテリウム・アブセサス（*Mycobacterium abscessus*）におけるクラリスロマイシンの耐性化も結合部位のメチル化が原因とされています。

4 不活性化
- 酵素によりマクロライドを不活性化します。

5. 薬物動態

1 血中濃度
- 血中濃度半減期(健常人単回投与)は各薬剤によって大きく異なっており,①エリスロマイシンは1.2〜1.6時間,②クラリスロマイシンは4.04〜4.36時間,③ロキシスロマイシンは6.2時間,④アジスロマイシン水和物は61.9〜68.1時間となっています。一方で,T_{max}は①2.8時間,②1.9〜2.7時間,③2.5時間,④2.3〜2.5時間とおおむね2〜3時間となっています。

2 PK/PD
- 各薬剤の特性に応じて異なります。エリスロマイシンはTime above MIC(%T>MIC)型,アジスロマイシン水和物はAUC/MIC型で,クラリスロマイシンおよびロキシスロマイシンはAUC/MIC型でありつつも,%T>MICやC_{max}/MICの特性も併せ持っています。アジスロマイシン水和物は適応疾患によって初期投与量が異なる場合があります。また適応疾患によっては,経口投与よりも曝露量が相対的に高くなる注射剤で治療を開始することを考慮する旨が添付文書に記載されています。

3 組織移行性
- ほとんどの組織に良好に移行し,血中濃度よりも組織内濃度の方が数倍〜数十倍高くなることもあります。しかしながら,中枢神経系(髄液など)への移行は不良です。

4 代謝と排泄
- 主な代謝・排泄経路は肝臓・糞中で,アジスロマイシン水和物,フィダキソマイシン以外はCYP3Aの関与が認められています。クラリスロマイシンは中でもCYP3Aの阻害作用も比較的強く持っているため,相互作用に注意します。薬剤ごとに排泄の割合は若干異なりますが,エリスロマイシンやロキシスロマイシンでは重篤な腎機能障害時に非腎クリアランスが低下し減量が考慮されるため,薬剤ごとの特性を加味して投与量を検討します[1,2]。

6. 主な副作用とモニタリングポイント

- マクロライド系抗菌薬でおおむね共通する重大な副作用は,ショック,アナフィラキシー,中毒性表皮壊死症(TEN:toxic epidermal necrolysis),スティーブンス・ジョンソン症候群(SJS:Stevens-Johnson syndrome)などの皮膚毒性,偽膜性腸炎などの消化管毒性が挙げられます。ショック・アナフィラキシーのモニタリングポイントは→239頁(表19-1)。
- それ以外の副作用としては,発疹や肝機能障害,下痢・腹痛などの消化器症状が共通して認められます。また生後1か月未満児への投与により肥厚性幽門狭窄症の発症リスクを高めるという報告があり,新生児への投与には注意します[3]。

7. 医師・看護師への情報共有,患者説明時の注意

1 医師・看護師への情報共有
- アジスロマイシン水和物の注射剤は,薬剤調製時および投与時の注意点が多いです。例えば,溶解液が注射用水のみ許容,希釈液は5%ブドウ糖液500 mL,点滴時間2時間,注射部位疼痛の確認などです。

表22-1 臨床的分類

分類	代表的抗菌薬（主な商品名®）（略名）	剤形
14員環	エリスロマイシン（エリスロシン®）（EM）	経口，注射
14員環	クラリスロマイシン（クラリス®，クラリシッド®）（CAM）	経口
14員環	ロキシスロマイシン（ルリッド®）（RXM）	経口
15員環	アジスロマイシン水和物（ジスロマック®）（AZM）	経口，注射
16員環	スピラマイシン酢酸エステル（アセチルスピラマイシン®）（INN）	経口
18員環	フィダキソマイシン（ダフクリア®）（FDX）	経口

2 患者説明時の注意

☐ 抗菌作用以外の用途で処方されている場合もあるため，使用用途を確認します。エリスロマイシンやクラリスロマイシンのびまん性汎細気管支炎や，クラリスロマイシンの慢性鼻副鼻腔炎（蓄膿症），ヘリコバクター・ピロリ（*Helicobacter pylori*）除菌に対してアモキシシリン水和物およびプロトンポンプ阻害薬との併用治療，エリスロマイシンのモチリン様作用による術後の消化管蠕動運動亢進目的などが挙げられます。

☐ クラリスロマイシンのドライシロップ製剤については，各社ともに苦味を感じにくくするためにイチゴ風味などのコーティングを施しています。これらは酸性飲料（オレンジジュースなどの果汁やスポーツドリンク）やヨーグルトに混ぜると苦味が強く感じることがあるので，これらには混ぜないように説明します。

ステップアップのひきだし①　どのマクロライド系抗菌薬がよく使用されるのか？

☐ エリスロマイシンは消化器系の副作用が相応の割合で発生するので，経口・注射ともに抗菌薬としての使用頻度は高くありません。

☐ クラリスロマイシンは抗菌薬としては非定型菌が想定される市中肺炎，ヘリコバクター・ピロリ除菌，非結核性抗酸菌などに広く使われますが，相互作用に注意が必要なため，その際の代替として代謝様式の異なるロキシスロマイシンやアジスロマイシン水和物が使用されることがあります。

☐ 16員環のスピラマイシン酢酸エステルは，クラリスロマイシン，アジスロマイシン水和物が使用できない特段の理由がない限り，優先して使用する状況は少なく，結果的に使用頻度はあまり高くありません。

☐ アジスロマイシンは注射薬があること，服用総回数や組織移行性，多くの適応症を有するといったことから使用する頻度は高いため，その特徴をよく理解しておきます。

☐ フィダキソマイシンはクロストリディオイデス・ディフィシル（*Clostridioides difficile*）感染症の治療において国内外のガイドラインで推奨されていることもあり，頻用されています。

---

8. 臨床的分類（表22-1）

☐ 抗菌スペクトルを 表22-2 に示す。

表 22-2 抗菌スペクトル

分類	代表的抗菌薬	グラム陽性球菌			グラム陰性桿菌			その他	
		腸球菌	黄色ブドウ球菌[*1]	レンサ球菌[*1]肺炎球菌[*1]	PEK	Non-PEK[*2]	緑膿菌	偏性嫌気性菌	非定型菌[*3]
14員環	エリスロマイシン		△	△					○
	クラリスロマイシン		△	△		△			○
	ロキシスロマイシン		△	△		△			○
15員環	アジスロマイシン水和物		△	△		△			○
16員環	スピラマイシン酢酸エステル		△	△					○
18員環	フィダキソマイシン							○	

[*1] 腸球菌以外のグラム陽性菌には本来有効とされてきたが，その多くが耐性化している
[*2] インフルエンザ菌には感性
[*3] マイコプラズマ，クラミジア，レジオネラなど

B 各論

① 14員環（第一世代）：エリスロマイシン（エリスロシン®）（EM） 図22-1-a

1. 主な適応菌種

- **グラム陽性菌**：ブドウ球菌，レンサ球菌，肺炎球菌
- **グラム陰性菌**：淋菌，百日咳菌，軟性下疳菌，カンピロバクター*
- **その他**：非定型菌（クラミジア，マイコプラズマ，レジオネラ）
    * 添付文書上の記載はありませんがカバーします。

2. 主な適応症

- 表在性・深在性皮膚感染症，肺炎，性器感染症，中耳炎，鼻副鼻腔炎，手術創の二次感染

3. 主な副作用

- 先述の共通する副作用に加えて，QT 延長，心室頻脈（Torsade de pointes を含む），心室細動などの不整脈が挙げられています。

4. 使用方法

- 腎機能低下例では用法・用量の調節が必要です（表22-3）。
- ❶ **特筆すべき適応菌種や適応症**：上述の適応菌種はあくまで当該薬剤の承認時の情報を基にしていることに注意します。実際，エリスロマイシンの黄色ブドウ球菌，A 群溶連菌，肺炎球菌に対する感受性率はそれぞれ 75.7％，71.3％，16.7％であり，実際の臨床における使用の優先順位は低いです[4]。したがって，現状使用される場合の多くは，非定型菌が疑われる感染症への投与となっています。

表 22-3 腎機能低下例におけるエリスロマイシン（注射）の用法・用量の調節

薬剤名	GFR または Ccr (mL/min) 60＜	15〜60	＜15	血液透析 腹膜透析
エリスロマイシン（注射）	1回 300〜750 mg を 12 時間毎 or 1回 200〜500 mg を 8 時間毎		1回 150〜600 mg を 12 時間毎 or 1回 100〜400 mg を 8 時間毎 or 1回 75〜300 mg を 6 時間毎	
エリスロマイシン（経口）	1回 200 mg を 4 or 6 時間毎		1回 100〜150 mg を 6 時間毎	

＊透析日は透析後に投与

❷ 特筆すべき副作用

- **消化器症状**：胃で分解されて、消化管運動促進ホルモンであるモチリン様物質を産生するため、下痢や胃部不快感の原因となります。悪心・嘔吐、腹部痙攣、下痢などの消化器症状を用量依存的に引き起こすとされています。
- **QT 延長**：心室性頻拍性不整脈を生じやすくしますが、とりわけ女性患者、QT 延長の既往または電解質異常のある患者、および QT 間隔を延長させる可能性のある別の薬剤を投与されている患者では、特にその可能性が高くなります。

❸ 特筆すべき薬物動態

- 経口薬の半減期は 1.2〜1.6 時間と短いこと、%T＞MIC 型であるため、1 日 4 回以上の頻回投与が必要です。
- CYP3A で代謝される（基質）とともに阻害作用も持つため、相互作用には注意します。また、P 糖蛋白質の阻害作用も認められています。

② 14 員環（第二世代）：クラリスロマイシン（クラリス®、クラリシッド®）（CAM）、ロキシスロマイシン（ルリッド®）（RXM） 図 22-1-b, c

1. 主な適応菌種

- エリスロマイシンのカバーしている菌種に加えて、グラム陰性菌であるインフルエンザ菌やモラクセラ・カタラーリス（*Moraxella catarrhalis*）にも抗菌作用が拡大しています。またクラリスロマイシンは、非結核性抗酸菌やヘリコバクター・ピロリにも有効とされています。

2. 主な適応症

- エリスロマイシンに加えて、*Mycobacterium avium* complex（MAC）を含む非結核性抗酸菌症、ヘリコバクター・ピロリ感染症があります。

3. 主な副作用

- 基本的にエリスロマイシンに類似しますが、下痢や胃部不快感などの副作用は大幅に軽減されており、使いやすくなっています。

4. 使用方法

- 腎機能低下例では用法・用量の調節が必要です（表 22-4）。

表 22-4 腎機能低下例におけるクラリスロマイシン（経口）とロキシスロマイシン（経口）の用法・用量の調節

薬剤名	GFR または Ccr (mL/min)				血液透析 腹膜透析
	60<	30〜60	15〜30	<15	
クラリスロマイシン（経口）	①一般感染症：1 回 200 mg を 12 時間毎 ②非結核性抗酸菌症：1 回 400 mg を 12 時間毎 ③*H. pylori* 感染症：1 回 200〜400 mg を 12 時間毎 7 日間	50〜100%に減量		50%に減量	
ロキシスロマイシン（経口）	1 回 150 mg を 12 時間毎		1 回 150 mg を 12 or 24 時間毎	1 回 150 mg を 24 時間毎	

＊透析日は透析後投与

❶ 特筆すべき適応菌種や適応症

- 肺 MAC 症に対してクラリスロマイシンはリファンピシンとエタンブトール塩酸塩と連日もしくは週 3 回の併用投与が国内学会の推奨治療となっています[5]。
- ヘリコバクター・ピロリの除菌を目的に，クラリスロマイシンに加えてアモキシシリン水和物，プロトンポンプ阻害薬との 3 剤併用での 1 週間内服治療が頻用されています。

❷ 特筆すべき副作用
心血管系死亡リスク：冠動脈疾患の患者へのクラリスロマイシン投与によって，心血管系死亡リスクが上昇したという報告があるため，他剤への変更が推奨されています[6]。

❸ 特筆すべき薬物動態
エリスロマイシンと同様 CYP3A で代謝される（基質）とともにクラリスロマイシンは強い阻害作用も持つため，マクロライド系抗菌薬の中でも相互作用に最も注意します（添付文書上の併用禁忌，注意の設定が最も多いです）。一方，ロキシスロマイシンは CYP3A で代謝され，弱い阻害作用も持っていますが，クラリスロマイシンに比べるとその影響は小さいと考えられており，クラリスロマイシンの代替とされることが多いです。

ステップアップのひきだし② ▶ マクロライド系抗菌薬の抗菌作用以外の用途

- **モチリン様作用**：モチリンとは，上部小腸（十二指腸，空腸）に最も多く存在するモチリン細胞で合成される 22 個のアミノ酸からなるペプチドホルモンです。膵液の分泌で十二指腸内がアルカリ化されることにより分泌され，胃・十二指腸・結腸の平滑筋収縮作用を示します。エリスロマイシンはモチリンの分泌を促進し，さらに胃前庭部と上部十二指腸に最も高密度に分布しているモチリン受容体に直接作用し，消化管運動を亢進させます。この作用は，抗菌作用を発揮する量より少ない量で発現するとされているため，通常より少量で術後の胃内容物の停滞時などに用いられることもあります（それ以外のマクロライド系抗菌薬ではそれらは起こりにくくなっています）。
- **慢性炎症への治療**：エリスロマイシン，クラリスロマイシンにおけるびまん性汎細気管支炎，エリスロマイシン，アジスロマイシン水和物における慢性鼻副鼻腔炎（蓄膿症）に対して有効であるとする報告があり，低用量で長期処方されることもしばしばあります。しかし，十分なエビデンスではないとして使用に慎重な意見もあります[7,8]。

---

❸ 15 員環：アジスロマイシン水和物（ジスロマック®）（AZM） 図 22-1-d

1. 主な適応菌種

- クラリスロマイシンのカバーしている菌種とほぼ同一ですが，市中肺炎での重要な起因菌となる

インフルエンザ菌への抗菌活性が上がっています。

2. 主な適応症

- クラリスロマイシンに加えて，カンピロバクターやサルモネラなどの食中毒原因菌にも有効です。

3. 主な副作用

- エリスロマイシン（→277頁），クラリスロマイシン（→278頁）を参照。

4. 使用方法

- 腎機能低下例においても半減期は延長しないとされており，特段の用量調節は不要です。
- ❶ **特筆すべき適応菌種や適応症**：肺MAC症に対してアジスロマイシン水和物はリファンピシンとエタンブトール塩酸塩と連日もしくは週3回の併用投与が国内学会の推奨治療となっています[5]。
- ❷ **特筆すべき副作用**：心血管系死亡リスク：冠動脈疾患の患者へのアジスロマイシン投与によって，心血管系死亡リスクが上昇したという報告があるため，そのような患者には慎重に投与します[9, 10]。
- ❸ **特筆すべき薬物動態**：半減期が50時間以上と長いため，500 mg/回を3日間服用することで7日間程度は血中濃度が治療域に保たれる特性があります。またクラミジア尿道炎，子宮頸管炎に対して1,000 mg/回の単回投与で使用されます。

④ 16員環：スピラマイシン酢酸エステル（アセチルスピラマイシン®）(INN) 図22-1-e

1. 主な適応菌種　2. 主な適応症　3. 主な副作用

- 他のマクロライド系抗菌薬に準じますが，使用例は他のマクロライド系抗菌薬に比べて少なく，詳細な情報にも乏しいです。

4. 使用方法

- 腎機能低下例においても特段の用量調節は不要と考えられています。
- ❶ **特筆すべき適応菌種や適応症**：該当なし
- ❷ **特筆すべき副作用**：該当なし
- ❸ **特筆すべき薬物動態**：該当なし

⑤ 18員環：フィダキソマイシン（ダフクリア®）(FDX) 図22-1-f

1. 主な適応菌種

- クロストリディオイデス・ディフィシル

2. 主な適応症

- クロストリディオイデス・ディフィシルによる感染性腸炎

3. 主な副作用

- 添付文書上はアナフィラキシーおよび便秘，悪心，嘔吐などの消化器症状が記載されていますが，特徴的なものはありません。

4. 使用方法

- 腎機能低下例においても特段の用量調節は不要と考えられています。
- ❶ **特筆すべき適応菌種や適応症**：抗菌スペクトルが狭いため，正常な腸内細菌叢を攪乱しにくく，院内感染や抗菌薬関連腸炎の原因として知られているクロストリディオイデス・ディフィシルに対して抗菌作用を示し，また，芽胞形成およびトキシン産生を阻害するという特性があります。
- ❷ **特筆すべき副作用**：該当なし
- ❸ **特筆すべき薬物動態**：経口投与後の吸収は極めて低く，消化管内で作用すると考えられています。

ステップアップのひきだし ③　クロストリディオイデス・ディフィシル

- これまで長らくクロストリジウム・ディフィシル（*Clostridium difficile*）の呼称で馴染みがありましたが，細菌の分類が見直され，現状はクロストリディオイデス・ディフィシル（*Clostridioides difficile*）と名称が変更されています。なお略称で *C. difficile* と表記するぶんには変わりはありません。
- 国内でも「*Clostridioides difficile* 感染症診療ガイドライン 2022」が発刊されています。治療に関しては，重症度や再発リスクを加味してバンコマイシン塩酸塩，メトロニダゾールおよびフィダキソマイシンを用います。一方でクロストリディオイデス・ディフィシルは，フィダキソマイシン以外のマクロライド系抗菌薬には一般的に耐性であり，用いないことに注意します。

引用文献

1) Sun H, et al.：Clin Pharmacol Ther. 87（4）：465-472, 2010（PMID：20090676）
2) Lam YW, et al.：Clin Pharmacokinet. 32（1）：30-57, 1997（PMID：9012555）
3) Lund M, et al.：BMJ. 11, 348：g1908, 2014（PMID：24618148）
4) JANIS 厚生労働省院内感染対策サーベイランス事業：検査部門 公開情報 2022 年 1 月～12 月年報（全集計対象医療機関），院内感染対策サーベイランス 検査部門【外来検体】，2023
5) 日本結核・非結核性抗酸菌症学会 非結核性抗酸菌症対策委員会，他：結核 98（5）：177-187，2023
6) Winkel P, et al.：Int J Cardiol. 182：459-465, 2015（PMID：25602299）
7) Videler WJ, et al.：Allergy. 66（11）：1457-1468, 2011（PMID：21884529）
8) Haxel BR, et al.：Laryngoscope. 125（5）：1048-1055, 2015（PMID：25425539）
9) Ray WA, et al.：N Engl J Med. 366（20）：1881-1890, 2012（PMID：22591294）
10) Chou HW, et al.：Clin Infect Dis. 60（4）：566-577, 2015（PMID：25409476）

（大橋　養賢）

23 キノロン系薬

頼れる広域抗菌薬。適正使用を推進して未来につなぐべき薬

> **はじめのひきだし**
> - 抗菌スペクトルが広く，殺菌的に働きます。濃度依存性で組織移行性も良好です。
> - 緑膿菌をカバーする唯一の経口抗菌薬です。マイコプラズマ，クラミジア，レジオネラのような微生物もカバーします。
> - レジオネラ肺炎やβ-ラクタムアレルギーなど，第一選択となる状況は限られます。
> - 適正使用が望まれる抗菌薬であり，AMRアクションプランでも大幅な処方減が目標となっています。
> - 特有の副作用や相互作用，抗結核作用（結核の診断を遅らせる可能性）に留意します。

A 総論

1. 由来

- 1960年代にナリジクス酸がマラリアの特効薬であるクロロキンの合成中間体として見出されたことに由来します。その後，ナリジクス酸の欠点であった代謝安定性や組織移行性を改良し，緑膿菌に対する抗菌活性を高めたピペミド酸が開発されました。
- 1984年には，グラム陽性菌ならびに緑膿菌を含むグラム陰性菌に対する抗菌活性と体内動態を飛躍的に改善したノルフロキサシンが開発され，ノルフロキサシン以前のキノロンはオールドキノロン，以降のキノロンはニューキノロンと呼称されています（図23-1）。

2. 基本構造式

- ニューキノロン系抗菌薬は，母核構造としてナフチリジン環，キノリン環およびピリドベンゾオキサジン環を中心に，6位（ピリドベンゾオキサジン環では9位）にフッ素原子を有します（図23-2）。
- 6位のフッ素原子は抗菌活性の増強に関わり7位の側鎖との組み合わせが性質に関与しています。

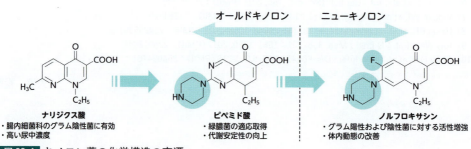

図23-1 キノロン薬の化学構造の変遷

〔満山順一：日薬理誌, 130(4):287-293, 2007より〕

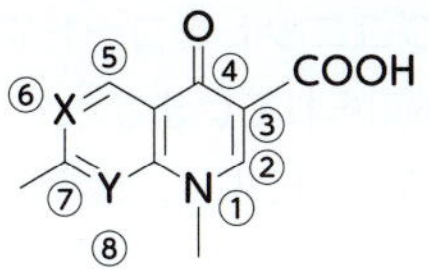

X=CH, Y=N：naphthyridine
X=CH, Y=C：quinoline
X=N, Y=N：pyridopyrimidine

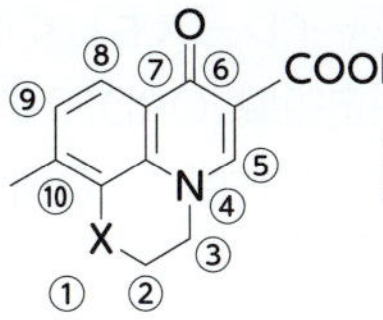

X=CH₂：pyridobenzoquinolizine
X=O：pyridobenzoxadine

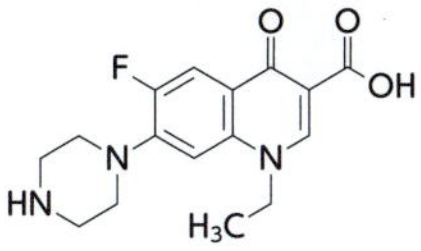

a. ノルフロキサシン（バクシダール®）（NFLX）（→288頁）
b. シプロフロキサシン塩酸塩水和物（シプロキサン®）（CPFX）（→288頁） 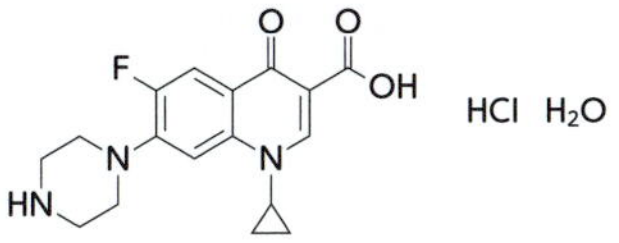
c. レボフロキサシン水和物（クラビット®）（LVFX）（→289頁） 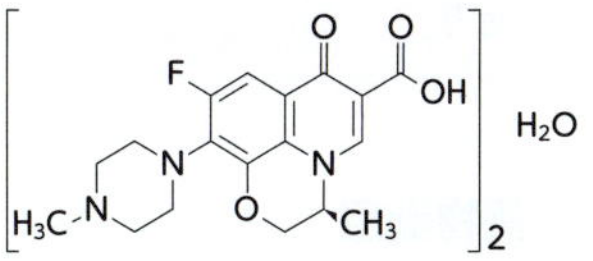
d. トスフロキサシントシル酸塩水和物（オゼックス®，トスキサシン®）（TFLX）（→289頁） 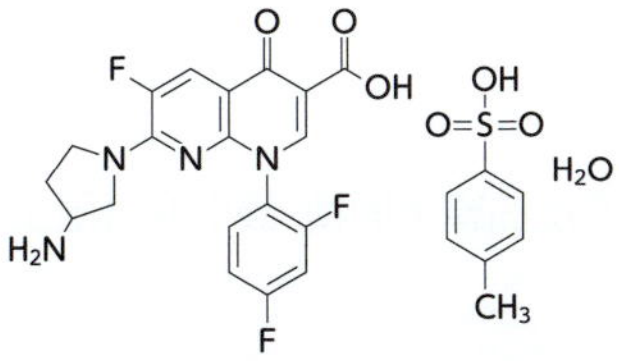
e. パズフロキサシンメシル酸塩（パシル®，パズクロス®）（PZFX）（→289頁） 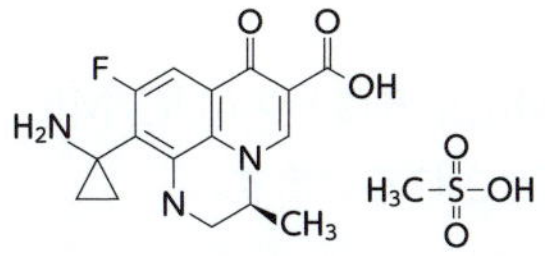
f. 塩酸ロメフロキサシン（バレオン®）（LFLX）（→290頁） 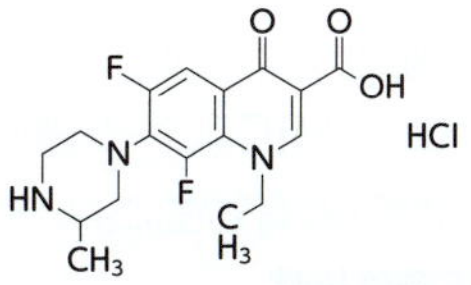
g. プルリフロキサシン（スオード®）（PUFX）（→290頁） 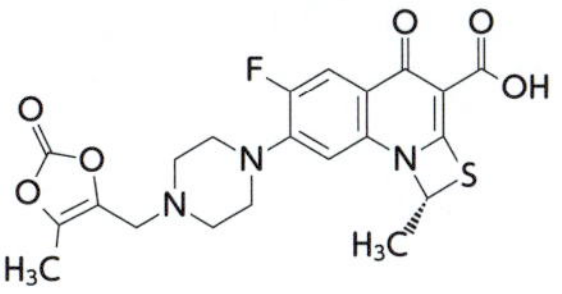
h. モキシフロキサシン塩酸塩（アベロックス®）（MFLX）（→290頁） 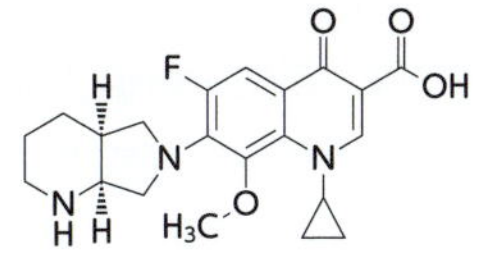
i. メシル酸ガレノキサシン水和物（ジェニナック®）（GRNX）（→290頁） 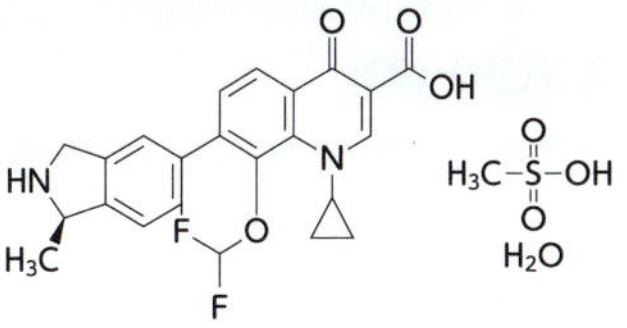
j. シタフロキサシン水和物（グレースビット®）（STFX）（→291頁） 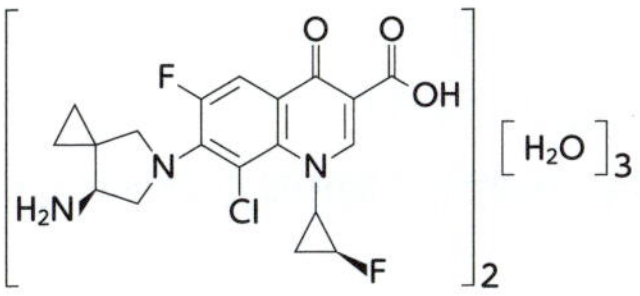
k. ラスクフロキサシン塩酸塩（ラスビック®）（LSFX）（→291頁） 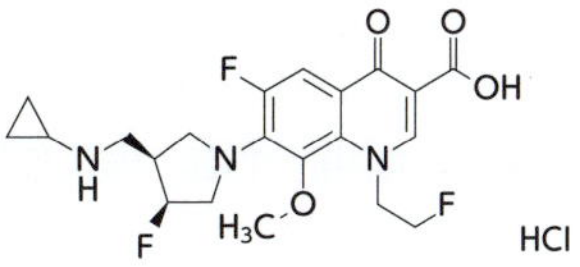

図23-2 キノロン系薬の母核構造と代表的なキノロン系薬の構造式

3. 作用機序

- 細菌のDNA複製に必要なトポイソメラーゼの抑制により，殺菌的に作用します．
- トポイソメラーゼには，グラム陰性桿菌への抗菌活性に重要なトポイソメラーゼⅡ（DNAジャイレース）とグラム陽性球菌に対する活性に重要なトポイソメラーゼⅣがあり，ⅡとⅣに働く割合はキノロン系薬により異なります．

4. 耐性機序

- 耐性機序としてトポイソメラーゼの変異，内膜上に存在する薬物排出ポンプの亢進，グラム陰性菌における外膜ポーリンの欠損があります[1]．

- 標的酵素であるDNAジャイレースもしくはトポイソメラーゼⅣの各サブユニットをコードする遺伝子のキノロン耐性決定領域（QRDR）の変異が耐性化に関わることが知られています[2]。
- キノロン系抗菌薬に対する耐性度は，QRDRに遺伝子変異が蓄積されることにより，段階的に上昇するとされています[2]。
- 最近では標的酵素へのキノロンの結合を阻害するプラスミド性の蛋白の存在が報告されています[1]。

5. 薬物動態

1 血中濃度
- 比較的半減期は長く（多くは10時間以上），1日1〜2回の投与でよいものが多いです。

2 PK/PD
- 濃度依存的です。
- C_{max}/MIC（ピーク濃度/最小発育阻止濃度）やAUC/MIC（血中濃度曲線下面積/最小発育阻止濃度）と有効性によい相関があるとされています。

3 組織移行性
- 経口薬のバイオアベイラビリティは良好です。
- 体内の各組織への移行率も高く，上気道を含む呼吸器や喀痰，耳鼻咽喉科領域の組織，好中球などの貪食細胞への移行が良好です。

4 代謝と排泄
- 多くは腎排泄であり，腎機能低下例では，用法・用量を調節します。
- モキシフロキサシン塩酸塩とラスクフロキサシン塩酸塩は，肝代謝，肝胆道系からの排泄が多いです。

6. 主な副作用とモニタリングポイント

- **消化器系**：悪心・嘔吐，下痢，腹痛，血便などの症状に注意します。
- **中枢神経系**：めまい，頭痛，不眠，稀に痙攣。特に高齢者や腎機能が低下している患者では注意します。
- **光線過敏症**：日光を避け，帽子やサングラスを着用するなど，紫外線対策を徹底します。
- **（特にアキレス腱の）腱炎，腱断裂**：特に高齢者，ステロイド使用患者，腎機能障害患者で注意します。腱の痛みや腫脹の有無を確認します。
- **QT間隔延長**：特に心疾患既往や電解質異常のある患者ではリスクが高くなります。治療の際にはQT間隔の延長の既往や発現に注意します。
- **大動脈解離，大動脈瘤**：腹部，胸部，背部の痛みの症状に注意します。大動脈瘤または大動脈解離を合併している患者，大動脈瘤または大動脈解離の既往，家族歴もしくはリスク因子（マルファン症候群）を有する患者では特に注意します。
- **アナフィラキシー**：発疹，咳嗽，呼吸困難感，血圧低下，不整脈，意識障害の症状に注意します。
- **低血糖**：糖尿病の患者や高齢者は低血糖のリスクが高くなるため，血糖値を定期的に測定し，めまい，ふるえ，失神などの症状に注意します。
- **肝機能障害**：定期的な血液検査を行います。

7. 医師・看護師への情報共有，患者説明時の注意

1 医師・看護師への情報共有
- [ ] 抗菌薬によるアレルギー歴を確認します。
- [ ] **既往歴**：特に腎臓病，てんかん，心臓疾患（QT延長症候群），慢性の呼吸器疾患の有無について共有します。
- [ ] 錠剤の大きさ味（レボフロキサシン塩酸塩水和物内用液の苦み）について情報提供します。
- [ ] 点滴静注製剤は製剤によってナトリウムや水の含有量が異なるため，心不全治療中や血液透析中などのナトリウム負荷が問題となる患者では注意します。
- [ ] 腎機能障害がある患者への投与量調節の要否と目安について確認します。
- [ ] 併用薬との相互作用に関する情報を共有します。
  - ニューキノロンの吸収を低下させる可能性がある市販薬やサプリ
  - QT延長を引き起こす可能性のある薬剤
  - 吸収低下…制酸剤，金属イオン含有製剤（鉄剤など）は，キノロン投与中は中止あるいはタイミングをずらして投与
  - 痙攣誘発…NSAIDs，テオフィリン（シプロフロキサシン塩酸塩水和物の場合），メトロニダゾール（モキシフロキサシン塩酸塩の場合）
  - PT-INR上昇…ワルファリンカリウム
  - 低血糖誘発…経口糖尿病薬

2 患者説明時の注意
- [ ] アナフィラキシー様症状について説明し，異常を感じたらただちに医師・薬剤師・看護師に報告するよう説明します。
- [ ] 腹部，胸部，背部に痛みの症状を感じたらただちに医師・薬剤師・看護師に報告するよう説明します。
- [ ] 光線過敏症のリスクがあるため，服用期間中は長時間の屋外活動を避け，日焼け止めを使用するように指導します。特に塩酸ロメフロキサシンは以下の点に注意します。
  - 頭痛，めまい，不安，不眠，痙攣が現れる可能性があることを伝え，特に運転や機械操作を行う際には注意するよう，また薬剤によってはこれらを控えるよう指導します。
  - 腱の痛みや腫れ，特にアキレス腱の症状が現れた場合にはすぐに運動を中止し，申し出るよう指導します。
  - カルシウム，鉄，マグネシウム含有のサプリメントや制酸剤は，キノロン系抗菌薬の吸収を妨げる可能性があるため，服用時間をずらすように指導します。

8. 臨床的分類

- [ ] ノルフロキサシン以前のキノロンはオールドキノロン，以降のキノロンはニューキノロンと呼称されています。オールドキノロン（第一世代）までは，主に尿路感染や消化管感染症など，グラム陰性菌に対する抗菌薬でしたが，ニューキノロン（第二世代以降）では，緑膿菌を含むグラム陰性菌に加えて黄色ブドウ球菌などのグラム陽性菌にまで広がりました。さらに肺炎球菌をカバーし，呼吸器感染症に使用できるようになった第三世代以降は，レスピラトリーキノロンと呼ばれています（表23-1）。

表23-1 主なニューキノロン系抗菌薬

分類			代表的な薬剤（商品名）（略名）	剤形
第二世代	ニューキノロン		ノルフロキサシン（バクシダール®）（NFLX）	経口
			オフロキサシン（タリビッド®）（OFLX）	経口，点眼，点耳
			シプロフロキサシン塩酸塩水和物（シプロキサン®）（CPFX）	経口，注射
第三世代		レスピラトリーキノロン	トスフロキサシントシル酸塩水和物（オゼックス®，トスキサシン®）（TFLX）	経口
			塩酸ロメフロキサシン（バレオン®）（LFLX）	経口，点眼，点耳
			レボフロキサシン水和物（クラビット®）（LVFX）	経口，注射，点眼
			パズフロキサシンメシル酸塩（パシル®，パズクロス®）（PZFX）	注射
			プルリフロキサシン（スオード®）（PUFX）	経口
第四世代		嫌気性菌活性＋	モキシフロキサシン塩酸塩（アベロックス®）（MFLX）	経口，点眼
			メシル酸ガレノキサシン水和物（ジェニナック®）（GRNX）	経口
			シタフロキサシン水和物（グレースビット®）（STFX）	経口
			ラスクフロキサシン塩酸塩（ラスビック®）（LSFX）	経口，注射

ステップアップのひきだし① ▶ ニューキノロンはリスク/ベネフィットを考慮して適正な投与を

- 米国食品医薬品局（FDA）は，腱断裂，大動脈解離・瘤，重症筋無力症の悪化と末梢神経障害など不可逆的かつ永続的な機能障害が発生するリスクがあるため，ニューキノロンを鼻副鼻腔炎や気管支炎，合併症を伴わない尿路感染症といった重篤性の高くない感染症に使用しないこと（代替薬がない場合を除く）と，警告を発出しています[3]。
- また心血管疾患/動脈瘤，特定の遺伝性血管疾患，高血圧，高齢などのハイリスクの患者にはニューキノロンの投与は避けるべきとしています。ニューキノロンは抗菌スペクトルが広く，薬物動態も優れた抗菌薬ですが，注意すべき特有の副作用が多いことや，耐性菌の増加も問題となっており，医薬品適正使用の観点からも標的を絞って大切に使用するべきです。

B 各論

① オールドキノロン（ピリドンカルボン酸系）

- ナリジクス酸，ピロミジン酸，ピペミド酸，シノキサシンといった初期のキノロンはオールドキノロン（第一世代）と呼ばれています。

1. 主な適応菌種

- グラム陰性桿菌に対して有効であり，グラム陽性菌や嫌気性菌には効果が限定的です。

2. 主な適応症

- 腎盂腎炎，膀胱炎，感染性腸炎，淋菌感染症，前立腺炎。

3. 主な副作用

- 消化器症状や光線過敏症が主な副作用です。QT延長のリスクや中枢神経系への影響が比較的少ないとされています。

4. 使用方法

- 主に尿路感染症の治療に使用されていました。
- 耐性化のしやすさや消化管からの吸収が課題でした。

② ニューキノロン系（フルオロキノロン系）

1. 主な適応菌種

- グラム陰性菌に加えて，グラム陽性菌，嫌気性菌，マイコプラズマ，クラミジア，レジオネラなど幅広い抗菌スペクトルを持ちます。
- 結核菌にも抗菌活性があります（トスフロキサシン塩酸水和物以外）。
- **世代ごとの抗菌スペクトル**
    - 第二世代…好気性グラム陰性桿菌，ブドウ球菌
    - 第三世代…第二世代＋レンサ球菌，マイコプラズマ，クラミジアなどの非定型菌
    - 第四世代…第三世代＋嫌気性菌*

*嫌気性菌に活性があっても第一選択にはなりません。嫌気性菌には，クリンダマイシン，メトロニダゾール，セファマイシン系が優先されます。

2. 主な適応症

- 呼吸器感染症，尿路感染症，性感染症，旅行者下痢症，骨・関節感染症，軟部組織感染症。

3. 主な副作用

- 消化器症状，QT延長，アキレス腱断裂，光線過敏症，肝障害，血糖異常，中枢神経障害，大動脈解離。

4. 使用方法

- ニューキノロンが第一選択となるケースは限られており，適正使用が望まれます。
- エンピリック治療として用いられる場合がありますが，投与後の再評価とデ・エスカレーションを念頭に漫然と使用しないようにします。
- 腎機能低下例では用法・用量を調節します。モキシフロキサシン塩酸塩とラスクフロキサシン塩酸塩については腎機能に応じた調節は不要です。
- 抗結核作用があるため，不適切な短期間投与により結核の診断を遅らせる可能性があるため，特に肺炎での使用の際は結核の有無を確認します。

ステップアップのひきだし ② ▶ 不適切なキノロン系薬投与が結核の診断を遅らせる可能性

- ☐ ニューキノロン系抗菌薬には抗結核作用がありますが，結核患者にニューキノロン系抗菌薬を単独で投与した場合，一時的に症状がよくなる可能性はあるものの治癒には至りません。結核の治療には6か月以上の多剤併用療法が必要です。不適切な短期間のニューキノロン系抗菌薬の投与によって結核診断が遅れる可能性や薬剤耐性菌発生のリスクも上昇します。肺炎の治療でニューキノロン系抗菌薬を投与する際には結核の有無を確認する必要があります。
- ☐ 第三，四世代のキノロンは，結核の二次治療として使用されるケースはあります。
- ☐ 肺結核を疑う状況
  - ・咳が2〜3週間以上，体重減少，寝汗，血痰
  - ・結核のリスクが高い患者…HIV感染，糖尿病，慢性腎不全，ステロイド使用，免疫抑制薬，悪性腫瘍，珪肺，最近の結核曝露
  - ・7日以内に改善しない市中肺炎
  - ・肺結核らしい胸部X線異常
  - ・上葉 or S6（上下葉区）の陰影（±空洞・線維化）

1 ノルフロキサシン（バクシダール®）（NFLX）（図23-2-a）

❶ 特筆すべき適応菌種や適応症
- ☐ 特にグラム陰性菌に対して有効であり，尿路感染症や前立腺炎に特化した使用が推奨されます。
- ☐ グラム陽性菌（特に肺炎球菌）への活性が低いため，呼吸器感染症には適しません。

❷ 特筆すべき副作用：該当なし

❸ 特筆すべき薬物動態
- ☐ バイオアベイラビリティは30〜40%とニューキノロンの中では低いです。
- ☐ 食事の影響を受けやすいです。

a. 腎機能障害患者におけるノルフロキサシンの用法および用量の目安

Ccr (mL/min)	用法および用量の目安
15≦Ccr<60	200〜400 mgを1日1回，あるいは100〜200 mgを1日2回
Ccr<15，透析	50〜100 mgを1日2回

2 シプロフロキサシン塩酸塩水和物（シプロキサン®）（CPFX）（図23-2-b）

❶ 特筆すべき適応菌種や適応症
- ☐ 緑膿菌を含む好気性グラム陰性桿菌，抗酸菌に有効です。特に緑膿菌への活性が高いとされています。
- ☐ 肺炎球菌のようなグラム陽性菌や嫌気性菌に対する活性はやや低いです。よって，市中肺炎へのエンピリック治療には向きません。
- ☐ 炭疽の予防および治療において特に推奨される薬剤です。

❷ 特筆すべき副作用：該当なし

❸ 特筆すべき薬物動態：バイオアベイラビリティは，50〜85%とニューキノロン系では低めとなっています。

a. 腎機能障害患者におけるシプロフロキサシン塩酸塩水和物の用法および用量の目安

Ccr (mL/min)	用法および用量の目安
30≦Ccr<60	400 mg 1日1回
Ccr<30，透析	200 mg 1日1回 （経口薬のみ）

3 レボフロキサシン水和物(クラビット®)(LVFX)(図23-2-c)
❶ **特筆すべき適応菌種や適応症**
□ グラム陽性菌とグラム陰性菌の両方に対して広範な抗菌活性を持ちます。特に肺炎球菌や大腸菌，クレブシエラ，緑膿菌に有効です。
□ 一部の嫌気性菌や非定型病原体(マイコプラズマ，クラミジア，レジオネラ)にも効果があります。
□ 緑膿菌に対する活性は，シプロフロキサシン塩酸塩水和物より低いとされています。
❷ **特筆すべき副作用**：意識障害のリスクがあり，自動車の運転時は注意が必要です。
❸ **特筆すべき薬物動態**：該当なし

a. 腎機能障害患者におけるレボフロキサシン水和物(錠)の用法および用量の目安

Ccr (mL/min)	用法および用量の目安
20≦Ccr	初日：1回500 mg 1日1回，以後1回250 mg 1日1回
Ccr<20，透析	初日：1回500 mg 1日1回，3日目以降：1回250 mg 2日に1回

b. 腎機能障害患者におけるレボフロキサシン水和物(点滴静注)の用法および用量の目安

Ccr (mL/min)	用法および用量の目安
15≦Ccr<60	初日：1回500 mg 1日1回，以後1回250 mg 1日1回
Ccr<15，透析	初日：1回500 mg 1日1回，3日目以降：1回250 mg 2日に1回

4 トスフロキサシントシル酸塩水和物(オゼックス®，トスキサシン®)(TFLX)(図23-2-d)
❶ **特筆すべき適応菌種や適応症**
□ 特に肺炎球菌やインフルエンザ菌に対する高い抗菌活性を持ちます。
□ 一部の非定型病原体(マイコプラズマ，クラミジア)にも効果があります。
□ 結核菌には抗菌活性がありません。
❷ **特筆すべき副作用**：他のニューキノロンと比較して，腱障害や光線過敏症の副作用の頻度が低いとされています。
❸ **特筆すべき薬物動態**：該当なし

a. 腎機能障害患者におけるトスフロキサシントシル酸塩水和物の用法および用量の目安

Ccr (mL/min)	用法および用量の目安
15≦Ccr<60	1回150〜300 mg 日1回あるいは1回75 mg〜150 mgを1日2回
Ccr<15，透析	1回150 mg 1日1回

5 パズフロキサシンメシル酸塩(パシル®，パズクロス®)(PZFX)(図23-2-e)
❶ **特筆すべき適応菌種や適応症**
□ 腹腔内感染症に対しても使用されることがあります。
□ 耐性菌(緑膿菌など)にも優れた抗菌活性を示します。
□ 重症・難治性の感染症〔敗血症，肺炎球菌による肺炎，重症・難治性の呼吸器感染症(肺炎，慢性呼吸器病変の二次感染に限る)〕については高用量(2,000 mg)投与が可能です。
❷ **特筆すべき副作用**：痙攣誘発作用は弱いとされています。
❸ **特筆すべき薬物動態**：該当なし

a. 腎機能障害患者におけるパズフロキサシンメシル酸塩の用法および用量の目安

Ccr (mL/min)	用法および用量の目安
20≦Ccr<30	1回500 mgを1日2回
Ccr<20	1回500 mgを1日1回

6 塩酸ロメフロキサシン（バレオン®）（LFLX）（図23-2-f）

① 特筆すべき適応菌種や適応症：グラム陰性菌に対して優れた活性を持つ一方で，グラム陽性菌に対する活性は限定的です。

② 特筆すべき副作用：光線過敏症のリスクが他のニューキノロンと比較して高いとされています。

③ 特筆すべき薬物動態：該当なし

a. 腎機能障害患者における塩酸ロメフロキサシンの用法および用量の目安

Ccr (mL/min)	用法および用量の目安
15≦Ccr＜60	AUC が 2 倍に上昇し半減期が 1.5 倍に延長するため 1 回 100〜200 mg を 12〜24 時間
Ccr＜15，透析	AUC が 3.5 倍に上昇し半減期が 2.4 倍に延長し，腎外 CL が 63％低下するため，1 回 100〜200 mg を 24 時間毎

7 プルリフロキサシン（スオード®）（PUFX）（図23-2-g）

① 特筆すべき適応菌種や適応症
- 大腸菌，緑膿菌に強い抗菌活性があります。
- 骨や関節への移行性が高く，骨・関節感染症の治療に有効です。
- 胆嚢組織および胆汁への良好な移行性により胆嚢炎，胆管炎に対し高い有効性を示します。

② 特筆すべき副作用：該当なし

③ 特筆すべき薬物動態：骨や関節，腹腔内，胆嚢組織および胆汁への移行性が高いです。

a. 腎機能障害患者におけるプルリフロキサシンの用法および用量の目安

Ccr (mL/min)	用法および用量の目安
15≦Ccr＜60	200 mg を 1 日 1 回
Ccr＜15，透析	1 回 200 mg を 48 時間毎

8 モキシフロキサシン塩酸塩（アベロックス®）（MFLX）（図23-2-h）

① 特筆すべき適応菌種や適応症
- 肺炎球菌への活性がより高いとされています。
- 嫌気性菌に対する活性が高いとされています。
- 非定型病原体（マイコプラズマ，クラミジア，レジオネラ）に対しても効果を示します。
- 皮膚感染症，外傷/熱傷の二次感染にも適応があります。

② 特筆すべき副作用
- 肝障害，QT 延長のリスクが他のニューキノロンと比較して高めであるとされています。
- 意識消失，めまいのリスクがあるため，自動車の運転は控えるよう指導します。

③ 特筆すべき薬物動態
- 肺組織への移行性が非常に高く，肺炎などの呼吸器感染症の治療に適します。
- 尿路への移行性が低いため，尿路感染の治療には適しません。
- 腎機能障害患者における投与量の調節は不要です。

9 メシル酸ガレノキサシン水和物（ジェニナック®）（GRNX）（図23-2-i）

① 特筆すべき適応菌種や適応症
- ペニシリン耐性肺炎球菌（PRSP：penicillin-resistant *Streptococcus pneumoniae*）を含む多剤耐性肺炎球菌，β-ラクタマーゼ非産生アンピシリン耐性（BLNAR：β-lactamase-negative, ampicillin-resistant *Haemophilus influenzae*）インフルエンザ菌，β-ラクタマーゼ産生モラクセラ・カタラーリス（*Moraxella catarrhalis*）を含む呼吸器感染症の主要な原因菌に対して，強い抗菌活性を示します。
- MRSA にも一定の活性を示します。
- ペニシリン耐性肺炎球菌に対する適応があります。

❷ **特筆すべき副作用**：意識障害のリスクがあり，自動車の運転時は注意が必要です。
❸ **特筆すべき薬物動態**：低体重（40 kg 未満）でかつ透析を受けていない高度腎機能障害（40 kg 未満でかつ透析を受けていない Ccr 30 mL/分未満）の患者への投与は，低用量（200 mg）を用いることが望ましいとされています。

10 シタフロキサシン水和物（グレースビット®）（STFX）（図 23-2-j）
❶ **特筆すべき適応菌種や適応症**
- 非定型病原体（マイコプラズマ，クラミジア，レジオネラ）に高い効果を示します。
- 他のキノロン耐性の大腸菌やペニシリン中等度耐性肺炎球菌（PISP：penicillin-intermediate-resistant *Streptococcus pneumoniae*）および PRSP，BLNAR にも良好な抗菌活性を示します。
- 既存のキノロン系抗菌薬の抗菌力が比較的弱い腸球菌やプロテウス・ミラビリス（*Proteus mirabilis*），緑膿菌に対しても優れた抗菌活性を示します。
- 呼吸器感染症に加えて尿路感染症，耳鼻科領域感染症，歯科・口腔外科領域感染症および性感染症の治療に有用です。

❷ **特筆すべき副作用**：肝障害や QT 延長，光線過敏症のリスクが比較的低いとされています。
❸ **特筆すべき薬物動態**：肺，尿路の他，中耳粘膜や口腔粘膜への移行が優れています。

a. 腎機能障害患者におけるシタフロキサシン水和物の用法および用量の目安

Ccr（mL/min）	用法および用量の目安（体重 60 kg の場合）
50≦Ccr	1 回 50 mg 1 日 2 回または 1 回 100 mg 1 日 1 回
30≦Ccr＜50	1 回 50 mg 1 日 1 回
10≦Ccr＜30	1 回 50 mg を 48 時間以上の間隔毎

11 ラスクフロキサシン塩酸塩（ラスビック®）（LSFX）（図 23-2-k）
❶ **特筆すべき適応菌種や適応症**
- 適応は呼吸器感染症および耳鼻咽喉科領域の感染症に限定されています。
- 近年，市中肺炎の新たな原因菌として注目されている口腔レンサ球菌や嫌気性菌に対しても他のニューキノロン系薬に比べて良好な活性を示します。
- PRSP やマクロライド耐性肺炎球菌に対しても高い活性を維持します。

❷ **特筆すべき副作用**：下痢や悪心などの消化器症状や神経障害，QT 延長，光線過敏症発現のリスクは低いとされています。
❸ **特筆すべき薬物動態**
- 他のニューキノロン（レボフロキサシン水和物，メシル酸ガレノキサシン水和物，モキシフロキサシン塩酸塩）と比べて，肺への移行性が高いです。
- 腎機能障害患者における投与量の調節は不要です。

引用文献
1) 満山順一：日薬理誌 130（4）：287-293，2007
2) 平井敬二：日本化学療法学会雑誌 53（6）：349-356，2005
3) FDA：FDA Drug Safety Communication：FDA updates warnings for oral and injectable fluoroquinolone antibiotics due to disabling side effects. 2016

（林　稔展）

24 アミノグリコシド系薬

幅広いスペクトルを有し，併用により様々な感染症治療をサポート

はじめのひきだし

- □ グラム陽性菌・陰性菌の両方に作用し，MRSA や抗酸菌など広く効果を示します。
- □ 作用機序：細菌の蛋白合成を阻害することで殺菌的に作用します。
- □ 重篤な副作用として，腎毒性や耳毒性が問題となります。
- □ 副作用回避のため，血中濃度や投与期間に注意します。
- □ 経口投与では吸収されにくいため，主に注射や外用薬として使用します。

A 総論

1. 由来

- □ 1944 年に初のアミノグリコシド系薬であるストレプトマイシン硫酸塩が放線菌から発見されました。続いてフラジオマイシン，カナマイシン一硫酸塩が発見され，それらを出発点として合成・開発が進みました。その強い抗菌力と，広いスペクトラムから医療現場での需要は拡大しましたが，広範囲の使用による耐性菌の発生や重篤な副作用が問題となりました。

2. 基本構造

- □ アミノ糖またはアミノサイクリトールを含む配糖体によって構成されます（図24-1）。また，アミノグリコシド系薬は高い極性（pKa＝7〜9）を有するため，アルカリ性の環境下で効力を発揮します。膿瘍のような酸性条件下では効力が低下するため，効果が得られにくくなります。

3. 作用機序

- □ リボソームの 30S サブユニットの 16S rRNA に結合して，ポリペプチド鎖合成の開始反応を阻害し，正常な蛋白合成を抑制することで殺菌的な作用を示します[1]（図24-2）。

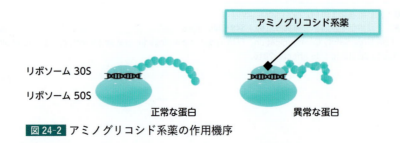

図 24-2 アミノグリコシド系薬の作用機序

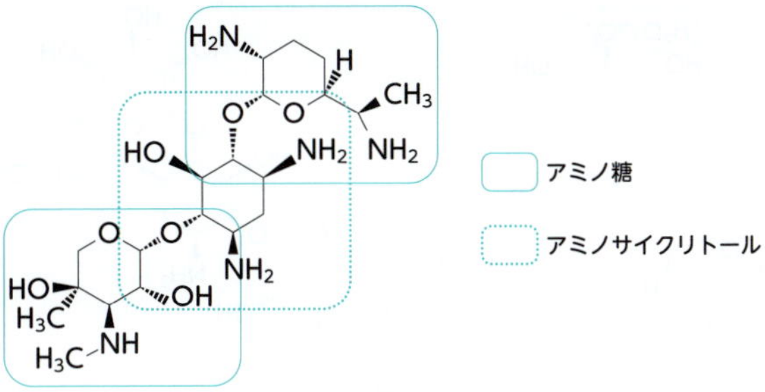

a. アミノグリコシド系薬の基本構造

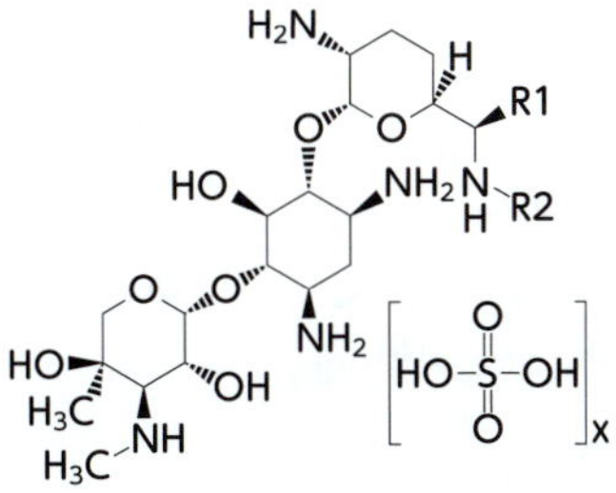

アミノ糖
アミノサイクリトール

C1: R1=CH₃, R2=CH₃
C2: R1=CH₃, R2=H

b. ゲンタマイシン硫酸塩
（ゲンタシン®）（GM）（→296頁）

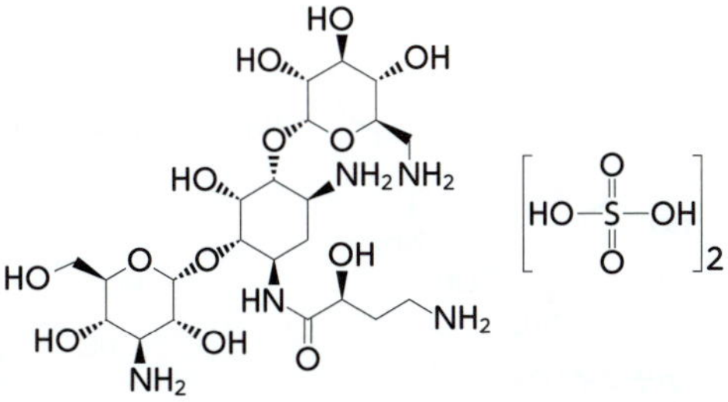

c. アミカシン硫酸塩（AMK）（→298頁）

図24-1 ゲンタマイシンとアミカシンの構造式

4. 耐性機序

□ アミノグリコシド系薬の耐性機序としては①細胞内薬物量の減少，②16S rRNA結合部位の変化，③修飾酵素による不活化が知られています[2-4]。①は，細菌表層の薬剤透過性の低下や薬剤排出システムによって，②は遺伝子変異とメチル化酵素によって生じるとされています。③の不活化酵素としてはリン酸転移酵素，アセチル基転移酵素，ヌクレオチド転移酵素が挙げられます（図24-3のⒶ～Ⓒ）。これらの酵素による不活化は薬剤のリボソームへの結合を減弱し，高度耐性を示します。修飾酵素の遺伝子はプラスミドやトランスポゾン伝達を介するため，同種間の菌のみでなく他の菌種にも伝達されます。

5. 薬物動態

1 血中濃度

□ アミノグリコシド系薬は経口では吸収されないため，通常は注射薬または外用薬として使用します。ただし吸収されない点を利用して，経口薬として腸管内の殺菌を目的に使用する場合もあります。

□ 静注後は速やかに最高血中濃度（C_{max}）に達し，半減期は2～3時間です。

□ アミノグリコシド系薬を点滴静注し組織分布が平衡に達するまでに約1時間かかるため，30分で点滴した場合，組織分布が完了した点滴終了後30分経過した時点での血中濃度（C_{peak}）が有効性の指標となります。

2 PK/PD

□ 作用は濃度依存型です。そのため，C_{peak}が高いほど，あるいは投与量が多いほど殺菌効果が強くなります。よって，C_{peak}に対するMICの比率（C_{peak}/MIC）および血中濃度曲線下面積

Ⓐリン酸転移酵素→
6′位のリン酸化

Ⓑアセチル基転移酵素→
3′位のアセチル化

Ⓒヌクレオチド
転移酵素→4′位の
アデニリル化

カナマイシン

図 24-3 アミノグリコシド系薬の耐性機序

（AUC）に対する MIC の比率（AUC/MIC）が効果指標となります。
- 臨床効果および細菌学的効果は C_{peak}/MIC と相関し，8〜10 以上が必要とされています。
- PAE を有するため，1 日 1 回の投与が推奨されます。

3 組織移行性
- 蛋白結合率が低く，水溶性の高い薬剤であるため細胞外液へ分布します。
- 血液中に多く存在し，血流量の多い肝臓や肺，心臓へ多く移行します。
- 特に尿中濃度は血中濃度をはるかに上回るため，尿路感染症では低用量であっても高い治療効果が期待されます。

4 代謝と排泄
- 体内での代謝はなく，大部分がそのまま未変化体として尿中より排泄されます。
- 腎からの排泄率が高く，腎障害のある患者では体内からの消失に長時間を要することがあるために用法・用量を調節します。

ステップアップのひきだし① ▶ **PAE（post-antibiotic effect）**

- PAE とは抗菌薬が MIC 以上の濃度で細菌に接触した場合，抗菌薬の濃度が MIC 以下になっても細菌増殖抑制効果が持続してみられる現象です。

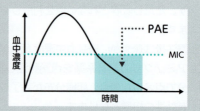

6. 主な副作用とモニタリングポイント

- **注意すべき副作用**：腎障害，第8脳神経障害，筋弛緩作用です。
- **腎障害**：急性尿細管壊死から急性腎不全に至ることがあります。既往や併用薬剤，投与量（トラフ濃度）が腎障害の発現に関連します[5, 6]。腎毒性を予防するためにTDMが推奨されています。
- 第8脳神経障害を原因とした難聴は不可逆的であり，遺伝的要因や併用薬剤，総投与量が関連します[6, 7]。聴力検査による副作用の早期発見や長期投与を回避することが重要です。
- **筋弛緩作用**：神経筋接合部からのアセチルコリンの放出を抑制し，筋弛緩作用を有する薬剤の作用を増強するため，併用時は特に呼吸抑制の発現に注意します。

7. 医師・看護師への情報共有，患者説明時の注意

1 医師・看護師への情報共有

- 治療効果の向上，副作用防止の観点からTDMの実施が推奨されます。
- 聴覚障害は不可逆的となるため，難聴の既往や薬剤性難聴に対する家族歴の確認が必要です。
- 腎毒性や耳毒性を有する他の薬剤との併用によって障害のリスクが上昇します。

2 患者説明時の注意

- アミノグリコシド系薬の聴覚障害は不可逆的であるため，患者QOLの大きな低下につながります。両側対称性で，めまい，耳鳴り（ピーやキーンなどの高周波音を伴う）が先行することが多く，高音域からの障害が特徴的です。早期発見と迅速な対応が重要なため，聞こえづらい，ピーやキーンという耳鳴りがする，耳が詰まった感じがする，ふらつくなどの自覚症状の訴えがある時には速やかに報告するよう指導します。
- 腎障害は非乏尿性であり，自覚症状が少なく早期発見は特に難しいとされているため，腎毒性を有する他の薬剤との併用時には注意します。

ステップアップのひきだし②　併用に注意すべき薬剤

腎毒性を増強	血液代用剤（デキストラン，ヒドロキシエチルデンプン），シクロスポリン，アムホテリシンB
腎・耳毒性を増強	ループ利尿薬（トラセミド，フロセミド，アゾセミド），バンコマイシン塩酸塩，白金含有抗がん薬
呼吸抑制	麻酔薬・筋弛緩薬（ロクロニウム臭化物，A型ボツリヌス毒素）

---

8. 臨床的分類

- アミノグリコシド系薬は，主に好気性，通気性グラム陰性桿菌に抗菌活性を示しますが，各薬剤でスペクトルが異なります。主に標的とする菌種ごとに 表24-1 に示します。
- 本章ではゲンタマイシン硫酸塩，アミカシン硫酸塩について説明します。その他，アルベカシン硫酸塩は27章「抗MRSA薬」（→324頁）で，ストレプトマイシン硫酸塩は28章「抗結核薬」（→334頁）で解説します。

表 24-1 アミノグリコシド系薬の標的による分類

主な標的	一般名（主な商品名）（略名）	剤形
結核菌	ストレプトマイシン硫酸塩（ストレプトマイシン硫酸塩）（SM）	注射
	カナマイシン一硫酸塩（カナマイシン）（KM）	注射，カプセル*1
グラム陰性菌	ゲンタマイシン硫酸塩（ゲンタシン®）（GM）	注射，軟膏，クリーム，点眼
	トブラマイシン（トブラシン®，トービイ®）（TOB）	注射，吸入，点眼
	アミカシン硫酸塩（アミカシン硫酸塩，アリケイス®）（AMK）	注射，吸入*2
	ジベカシン硫酸塩（パニマイシン®）（DKB）	注射，点眼
	イセパマイシン硫酸塩（エクサシン®）（ISP）	注射，貼付
	フラジオマイシン硫酸塩（ソフラチュール®，デンターグル®）（FRM）	貼付，含嗽
淋菌	スペクチノマイシン塩酸塩水和物（トロビシン®）（SPCM）	注射
MRSA	アルベカシン硫酸塩（ハベカシン®）（ABK）	注射
原虫	パロモマイシン硫酸塩（アメパロモ®）（PRM）	カプセル

*1 感染性胃腸炎（大腸菌，赤痢菌，腸炎ビブリオ）の治療に用いられる
*2 肺非結核性抗酸菌症（*Mycobacterium avium* complex）の治療に用いられる

B 各論

① ゲンタマイシン硫酸塩（ゲンタシン®）（GM） 図24-1-b

1. 主な適応菌種

- **グラム陰性桿菌**：大腸菌，クレブシエラ属（*Klebsiella*属），エンテロバクター属（*Enterobacter*属），プロテウス属（*Proteus*属），緑膿菌などに抗菌活性を示します。
- **グラム陽性球菌**：ブドウ球菌属，腸球菌，レンサ球菌（セフェム，ペニシリン，グリコペプチドと併用）に抗菌活性を示します。
- ほとんどの好気性・通気性グラム陰性桿菌に効果を示しますが，嫌気性菌には効果が期待できません。一部のグラム陽性球菌に対しては，併用療法として使用します。

2. 主な適応症

- グラム陽性球菌による心内膜炎の治療としてセフェム，ペニシリン，グリコペプチドと併用します。
- 緑膿菌による発熱性好中球減少症に対して，β-ラクタム系薬と併用します。
- **添付文書**：敗血症，外傷・熱傷および手術創等の二次感染，肺炎，膀胱炎，腎盂腎炎，腹膜炎，中耳炎

3. 主な副作用

- 点滴静注での承認後〜再審査終了時の使用成績調査では，5,403例中145例（2.68%）に臨床検査値の異常を含む副作用が認められました。主な副作用は，肝機能異常29例（0.54%），腎機能異常27例（0.50%），ALT上昇25例（0.46%），AST上昇21例（0.39%）でした。

表 24-2 ゲンタマイシン硫酸塩の投与量調整の目安

eGFR mL/min/1.73 m²		≧80	60〜79	50〜59	40〜49	30〜39	20〜29	10〜19	血液透析
重症	1回量(mg/kg)	7	5	4	4	5	4	3	1.7(初回 2.5)
MIC=2	間隔(時間)	24				48			透析後
軽〜中等	1回量(mg/kg)	5	4	3.5	2.5	2.5	4	3	1.7(初回 2)
MIC≦1	間隔(時間)	24				48			透析後

(日本化学療法学会・日本TDM学会:抗菌薬TDM臨床実践ガイドライン 2022, p101, 2022 より)

表 24-3 ゲンタマイシン硫酸塩の目標血中濃度

	グラム陰性菌			グラム陽性菌
	重症 or MIC=2 μg/mL	軽中等症 or MIC≦1 μg/mL	尿路感染	少量併用
目標ピーク	≧15〜20 μg/mL	≧8〜10 μg/mL	設定なし	3〜5 μg/mL
目標トラフ	<1 μg/mL (高用量分割投与の場合は<2 μg/mL)			

(日本化学療法学会・日本TDM学会:抗菌薬TDM臨床実践ガイドライン 2022, p92, 2022 より)

4. 使用方法

- 重症度や MIC により用量は異なりますが,通常,腎機能正常例では 5〜7 mg/kg を 1 日 1 回で投与します。腎機能低下例では投与間隔の延長や減量を行います。腎機能低下時の投与量の目安を 表24-2 に示します。

❶ 特筆すべき適応菌種や適応症

- グラム陽性球菌(ブドウ球菌,腸球菌)による,感染性心内膜炎に対してシナジー効果を期待して併用されます。この際は,1 mg/kg 1〜3 回と少量で分割投与が行われます。
- ペストや野兎病に対して有効であるため,ストレプトマイシン硫酸塩の代替薬として使用することができ,バイオテロ対策における治療薬となります[8, 9](保険適用なし)。

ステップアップのひきだし③ ▶ シナジー効果(synergy effect)

- シナジー効果とは,2 つの抗菌薬を併用した場合に,相乗効果が得られることを指します。併用によりゲンタマイシンの細胞内への移行が高まり,効果の上昇が期待できます。

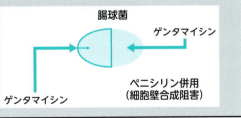

---

❷ 特筆すべき副作用:重篤な副作用として,急性腎障害,第 8 脳神経障害に注意します。

❸ 特筆すべき薬物動態:副作用指標としてトラフ濃度,効果指標としてピーク濃度を用いるため,TDM の実施が推奨されます。重症度や細菌の MIC,併用の有無など用途によって目標血中濃度や用量が異なります。血中濃度の目標値を 表24-3 に示します。

表 24-4 アミカシン硫酸塩の投与量調整の目安

eGFR mL/min/1.73 m²		≥80	70～79	60～69	50～59	40～49	30～39	20～29	10～19	血液透析
重症 MIC＝8	1回量 (mg/kg)	20	15	15	12	12	15	12	10	5～7.5
	間隔 (時間)			24				48		透析後
軽～中等 MIC≦4	1回量 (mg/kg)	15	12	7.5	7.5	4	4	7.5	4	5～7.5
	間隔 (時間)			24				48		透析後

（日本化学療法学会・日本 TDM 学会：抗菌薬 TDM 臨床実践ガイドライン 2022，p101，2022 より）

② アミカシン硫酸塩（AMK）（図24-1-c）

1. 主な適応菌種

- **グラム陰性桿菌**：大腸菌，シトロバクター属（*Citrobacter* 属），クレブシエラ属，エンテロバクター属，セラチア属（*Serratia* 属），プロテウス属，緑膿菌に抗菌活性を示します。
- ほとんどの好気性・通気性グラム陰性桿菌に効果を示しますが，グラム陽性菌や嫌気性菌には効果が期待できません。しかし他のアミノグリコシド系薬との間に交差耐性はほぼ認めないため，ゲンタマイシン硫酸塩やトブラマイシンに耐性を示す病原体にも使用できる可能があります。

2. 主な適応症

- 緑膿菌による敗血症や発熱性好中球減少症に対して，β-ラクタム系薬と併用します。
- **添付文書**：敗血症，外傷・熱傷および手術創等の二次感染，肺炎，肺膿瘍，慢性呼吸器病変の二次感染，膀胱炎，腎盂腎炎，腹膜炎

3. 主な副作用

- 点滴静注での使用成績調査では，14,502 例中 97 例（0.67％）に臨床検査値の異常を含む副作用が認められました。主な副作用は ALT 上昇 20 例（0.14％），AST 上昇 18 例（0.12％），発疹 13 例（0.09％），肝機能異常 12 例（0.08％），腎機能異常 9 例（0.06％）でした。

4. 使用方法

- 重症度や MIC により用量は異なりますが，通常，腎機能正常例では 15～20 mg/kg を 1 日 1 回で投与します。腎機能低下例では投与間隔の延長や減量を行います。腎機能低下時の投与量の目安を 表24-4 に示します。

❶ **特筆すべき適応菌種や適応症**
- 耐性菌（薬剤耐性緑膿菌，ESBL 産生菌）に対しても感受性があることが多く，他の薬剤と併用します。
- アミカシン硫酸塩をリポソーム粒子に封入した吸入用懸濁液剤（アリケイス®）が，2021 年に販売開始となり，MAC（*Mycobacterium avium* complex）による肺非結核性抗酸菌症の適応で使用されています。また，人工呼吸器関連肺炎にも有効であることが報告されています[10]。

❷ **特筆すべき副作用**：重篤な副作用として，急性腎障害，第 8 脳神経障害に注意します。

表 24-5 アミカシン硫酸塩の目標血中濃度

	グラム陰性菌		尿路感染
	重症 or MIC＝8 µg/mL	軽中等症 or MIC≦4 µg/mL	尿路感染
目標ピーク	50〜60 µg/mL	41〜49 µg/mL	設定なし
目標トラフ	＜4 µg/mL（高用量分割投与の場合は＜10 µg/mL）		

（抗菌薬 TDM ガイドライン作成委員会他編：抗菌薬 TDM 臨床実践ガイドライン 2022．p92，2022 より）

❸ **特筆すべき薬物動態**：副作用指標としてトラフ濃度，効果指標としてピーク濃度を用いるため，TDM の実施が推奨されます。重症度や細菌の MIC，併用の有無など用途によって目標血中濃度や用量が異なります。血中濃度の目標値を 表 24-5 に示します。

引用文献

1) Kellermayer R：Eur J Med Genet. 49(6)：445-50, 2006（PMID：16740421）
2) Hocquet D, et al.：Antimicrob Agents Chemother. 47(4)：1371-1375, 2003（PMID：12654672）
3) Bush K, et al.：Curr Opin Microbiol. 1(5)：509-515, 1998（PMID：10066532）
4) Doi Y, et al.：Infect Dis Clin North Am. 30(2)：523-537, 2016（PMID：27208771）
5) Moore RD, et al.：Ann Intern Med. 100(3)：352-357, 1984（PMID：6364908）
6) Dahlgren JG, et al.：Antimicrob Agents Chemother. 8(1)：58-62, 1975（PMID：1164007）
7) Vandebona H, et al.：N Engl J Med. 360(6)：642-644, 2009（PMID：19196685）
8) Mwengee W, et al.：Clin Infect Dis. 42(5)：614-621, 2006（PMID：16447105）
9) Dennis DT, et al.：JAMA. 285(21)：2763-2773, 2001（PMID：11386933）
10) Ehrmann S, et al. N Engl J Med. 389(22)：2052-2062, 2023（PMID：37888914）

（山科　卓也）

25 テトラサイクリン系薬

脇役になることが多いが，稀に主役として扱われる抗菌薬

> **はじめのひきだし**
> - 作用機序：蛋白質合成を阻害し静菌的に作用します。
> - 広いスペクトラムを持ちますが，耐性化や作用が静菌的で抗菌活性が他剤に劣るため，第一選択薬となる場面は限られています。
> - リケッチアやクラミジア，ブルセラ症では第一選択薬として用います。

A 総論

1. 由来

- 1948年にレダリー研究所のDr. Duggarによりオーレオマイシンが発見され，1953年にDr. Bootheがオーレオマイシンよりテトラサイクリンを発見しました。

2. 基本構造式

- 4個(テトラ)の6員環(サイクル)が連なるナフタレンカルボキサミドを基本構造とします(図25-1)。

3. 作用機序

- リボソームの30Sサブユニットに結合することによって細菌の蛋白質合成を阻害し，静菌的に

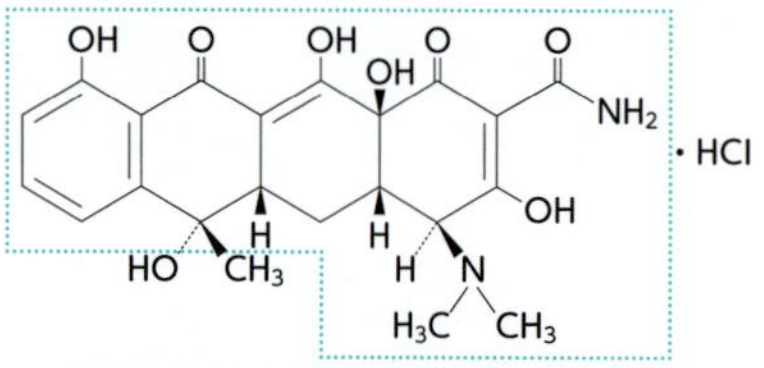

色部分がナフタレンカルボキサミド
a. テトラサイクリン塩酸塩(アクロマイシン®)(TC)(→303頁)

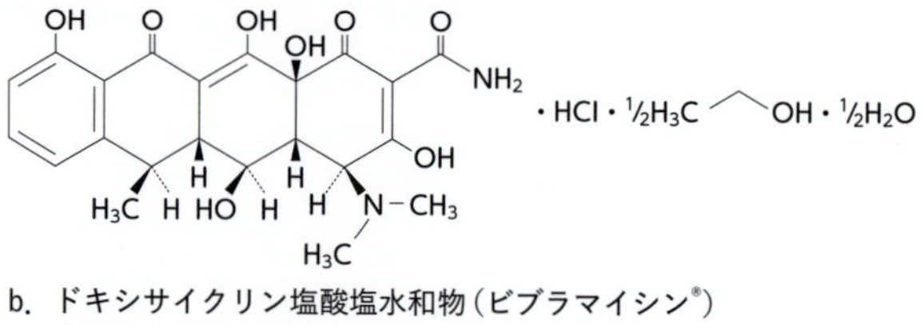

b. ドキシサイクリン塩酸塩水和物(ビブラマイシン®)(DOXY)(→304頁)

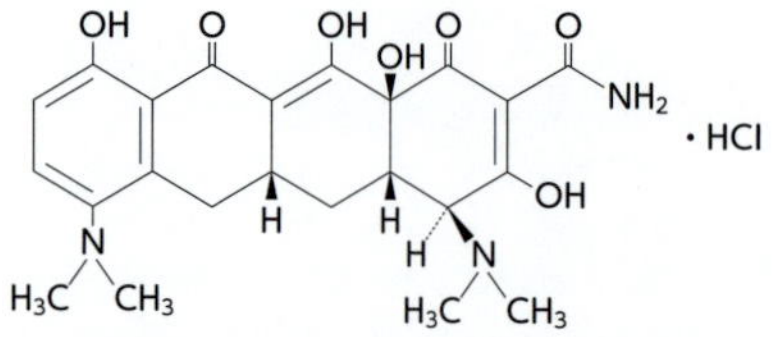

c. ミノサイクリン塩酸塩(ミノマイシン®)(MINO)(→305頁)

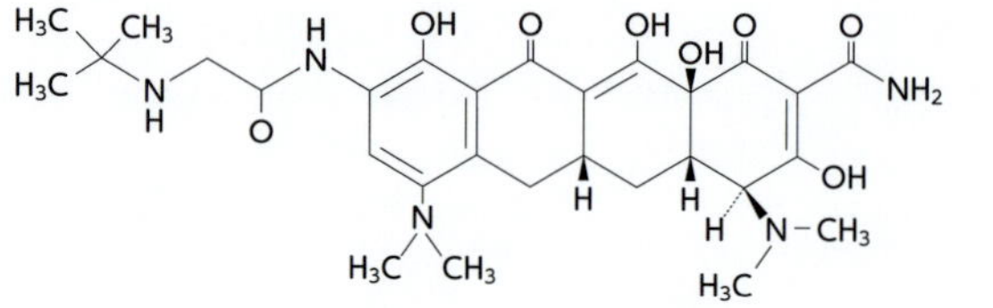

d. チゲサイクリン(タイガシル®)(TGC)(→306頁)

図25-1 テトラサイクリン系薬の構造式

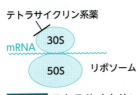

図25-2 テトラサイクリン系薬の作用機序

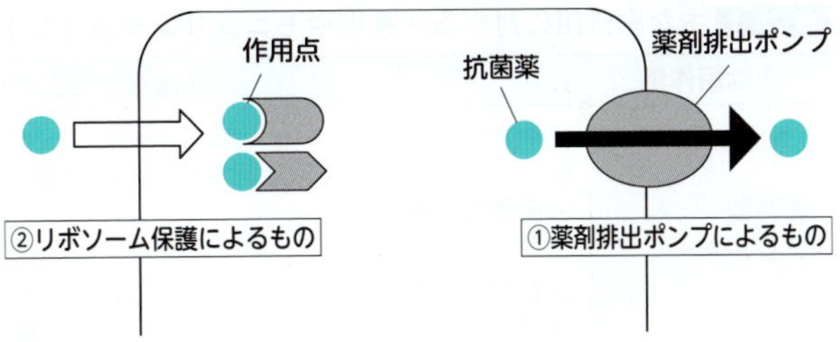

図25-3 テトラサイクリン系薬への耐性機序

作用します（図25-2）。

4. 耐性機序

- **薬剤排出ポンプによるもの**：第一世代のテトラサイクリン塩酸塩は薬剤排出ポンプの産生により抗菌薬が排出されます（図25-3の①）。
- **リボソーム保護によるもの**：リボソーム小サブユニットのrRNAの構造の変異や修飾により抗菌薬の親和性が低下します（図25-3の②）。
- チゲサイクリンはリボソーム30Sサブユニットへの結合様式が他のテトラサイクリン系薬とは異なるため、従来のテトラサイクリン系薬に耐性を持つ細菌にも有効です。
- チゲサイクリンはミノサイクリン塩酸塩から誘導された薬剤ですが、広域なスペクトラムや、従来のテトラサイクリン系薬や他剤に耐性を示した菌にも有効であることから、新規のグリシルサイクリン系に分類されます。

5. 薬物動態

1 血中濃度

- ドキシサイクリン塩酸塩水和物やミノサイクリン塩酸塩は、テトラサイクリン塩酸塩の6～12時間と比べて、半減期がドキシサイクリン塩酸塩水和物で18時間、ミノサイクリン塩酸塩で16時間と長いです[1]。
- ドキシサイクリンやミノサイクリンは内服後、2～3時間で血中濃度がピークに達します。

2 PK/PD

- 作用は時間依存型ですが、PAE（post-antibiotic effect）があり、効果持続時間が長いため、効果予測のパラメータには濃度依存性抗菌薬と同じAUC/MICを用います。
- 1日の総投与量を多くし、AUCを増やすことが治療有効性のために重要となるため、ドキシサイクリン塩酸塩水和物やミノサイクリン塩酸塩、チゲサイクリンでは治療初期の1日量や1回量を維持量よりも増量し、早く定常状態に到達させるローディングドーズ（負荷投与）という方法をとります。
- 免疫が正常な場合はAUC/MIC≧25～30、免疫が低下している場合はAUC/MIC＞100～125が目標値とされています。

3 組織移行性

- 消化管からの吸収がよく、バイオアベイラビリティは70～90%です。
- 脂溶性の程度により決まり、ミノサイクリン塩酸塩がもっとも脂溶性であり、髄液への移行性も良好です。

表25-1 主な副作用に対する注意点やモニタリングポイント

主な副作用	注意点やモニタリングポイント
即時型アレルギー	①事前の既往（アレルギー歴）の確認 ②ショックに対する救急措置のとれる準備・環境 <必要な薬剤等> ・アドレナリン　　　　　　　・アミノフィリン水和物 ・ヒドロコルチゾン　　　　　・ドパミン塩酸塩 ・クロルフェニラミンマレイン酸塩　・輸液製剤（生理食塩水や乳酸リンゲル液）
腎障害	血清クレアチニン (sCr)，尿素窒素 (BUN)，血清 β_2-ミクログロブリン（血清 BMG），クレアチニンクリアランス (Ccr)，糸球体濾過量 (GFR)，血清シスタチン C (Cys-C)
肝障害	①初期症状として発熱（38〜39℃），発疹などのアレルギー症状が早期に現れ，次第に全身倦怠感と悪心，嘔吐などの消化器症状が出現 ②症状が現れた場合は投与を中止し安静を保ち，副腎皮質ホルモン薬の投与など適切な対処を行う

4 代謝と排泄

☐ テトラサイクリン塩酸塩は腎排泄型であるため，腎機能低下患者においては用法・用量を調節します。

☐ ミノサイクリン塩酸塩とドキシサイクリン塩酸塩水和物は肝代謝型であるため，腎機能低下患者において減量の必要はありません。

6. 主な副作用とモニタリングポイント（表25-1）

☐ 胎児の骨形成不全や，エナメル形成の阻害による歯牙着色が起きるため，妊婦や授乳婦，8歳未満の小児への投与は避けます。

☐ 悪心や嘔吐などの消化器症状の頻度が高いため，空腹時の服用は避ける方が望ましいです。食道潰瘍は十分量の水で服用することで予防可能です。

☐ 光線過敏症の頻度はテトラサイクリン塩酸塩が最も高いです。

7. 医師・看護師への情報共有，患者説明時の注意

1 医師・看護師への情報共有

☐ 抗菌薬によるアレルギー歴がないかどうか必ず問診時に確認します。

☐ ミノサイクリンの内服は錠剤，カプセル剤，顆粒剤と剤形の選択肢が多くあります。

☐ アルミニウム，カルシウム，マグネシウム，鉄などの金属カチオン含有製剤と内服するとキレートを作成し吸収が阻害されるため，2〜4時間空けて内服するよう指導します。

☐ チゲサイクリンは海外で行われた臨床試験において，治験薬と因果関係を問わない死亡率が対照群に比較して高かったという報告があります。チゲサイクリンでの治療開始にあたっては，患者または家族に対して，治療法や投与の有益性および危険性を十分に説明します。

2 患者説明時の注意

☐ アナフィラキシー様症状について説明を行い，異常を自覚したら，ただちに医師・看護師・薬剤師へ報告するように指導します。

☐ 日光などが当たる部分に光線過敏症を起こす可能性があるため，直接日光に当たらないように指導します。

☐ ミノサイクリンはめまいが現れることがあるため，服用中は車の運転を避けるよう指導します。

表 25-2 主なテトラサイクリン系薬の分類

分類	代表的抗菌薬（主な商品名）（略名）	剤形
第一世代	テトラサイクリン塩酸塩（アクロマイシン®）（TC）	経口，外用
第二世代	ドキシサイクリン塩酸塩水和物（ビブラマイシン®）（DOXY）	経口
	ミノサイクリン塩酸塩（ミノマイシン®）（MINO）	注射，経口
	デメチルクロルテトラサイクリン塩酸塩（レダマイシン®）（DMCTC）	経口
グリシルサイクリン系	チゲサイクリン（タイガシル®）（TGC）	注射

表 25-3 抗菌スペクトル

抗菌薬	グラム陽性球菌			グラム陰性桿菌			
	腸球菌[*1]	黄色ブドウ球菌	レンサ球菌肺炎球菌	腸内細菌科細菌		緑膿菌	偏性嫌気性菌[*4]
				PEK[*2]	Non-PEK[*3]		
ミノサイクリン塩酸塩		○		○			
ドキシサイクリン塩酸塩水和物		○		○			

○：感受性あり
[*1] エンテロコッカス・フェカリス（*Enterococcus faecalis*）
[*2] プロテウス・ミラビリス（*Proteus mirabilis*），大腸菌〔エシュリヒア・コリ（*Escherichia coli*）〕，クレブシエラ属（*Klebsiella* 属菌）の略
[*3] PEK 以外の腸内細菌科細菌〔エンテロバクター属菌（*Enterobacter* 属菌），セラチア属菌（*Serratia* 属菌），シトロバクター属菌（*Citrobacter* 属菌），プロビデンシア属菌（*Providencia* 属菌），モルガネラ属菌（*Morganella* 属菌）など〕
[*4] バクテロイデス属菌（*Bacteroides* 属菌）

（日本化学療法学会編：抗菌薬適正使用生涯教育テキスト第3版．p162，2020 より）

8. 臨床的分類

- 薬剤ごとの違いは，5，6，7 位の置換基ですが，構造はスペクトラムよりも薬物動態に影響を与えると考えられます。半減期の短いテトラサイクリンは第一世代，半減期の長くなったミノサイクリンやドキシサイクリンなどは第二世代として分類されます（表 25-2）。
- またグラム陽性菌やグラム陰性菌だけでなく，梅毒やレプトスピラなどのらせん菌（スピロヘータ），リケッチアやクラミジア，マイコプラズマなどの細胞内寄生菌，マラリア原虫など広い抗菌スペクトルを持っています（表 25-3）。

B 各論

① 第一世代：テトラサイクリン塩酸塩（アクロマイシン®）（TC）（図 25-1-a）

- グラム陽性菌およびグラム陰性菌，さらにリケッチアやクラミジア，マイコプラズマにわたる広い抗菌域を有します。

1. 主な適応菌種

- **グラム陽性菌**：ブドウ球菌，レンサ球菌，肺炎球菌に抗菌活性を示します。
- **グラム陰性菌**：大腸菌や淋菌に抗菌活性を示します。

表 25-4 腎機能低下時におけるテトラサイクリン塩酸塩の用法・用量

GFR または Ccr (mL/min)			血液透析
50<	10〜50	<10	腹膜透析
1回 250〜500 mg を 8〜12 時間毎	1回 250〜500 mg を 12〜24 時間毎	1回 250〜500 mg を 8〜24 時間毎	1回 250〜500 mg を 24 時間毎

- その他：細胞内寄生菌（リケッチア，クラミジア，マイコプラズマ）にも抗菌活性を示します。

2. 主な適応症

① 経口薬
- 皮膚感染症：表在性皮膚感染症，深在性皮膚感染症に有効です。
- 呼吸器感染症：急性気管支炎，肺炎に有効です。
- 鼻腔・咽喉感染症：咽頭・喉頭炎，扁桃炎，鼻副鼻腔炎に有効です。
- 性感染症：クラミジア感染症に有効です。

② 外用薬
- 皮膚感染症：表在性皮膚感染症，深在性皮膚感染症に有効です。

3. 主な副作用
- 消化器症状：悪心・嘔吐，下痢があります。
- 歯牙着色：成長中の歯や骨などのカルシウムに不可逆的に沈着するために起こります。

4. 使用方法
- 腎機能低下例では用法・用量の調節が必要です（表 25-4）。

❶ 特筆すべき適応菌種や適応症
- 呼吸器感染症：β-ラクタマーゼ系薬が無効のマイコプラズマ肺炎で，治療に使用します。
- 人畜共通感染症：リケッチア症やライム病，ブルセラ症では第一選択薬として使用します。
- 性感染症：クラミジア感染症や梅毒の治療に使用します。

❷ 特筆すべき副作用：光線過敏症（→本章「A-7-2 患者説明時の注意」，302 頁）

❸ 特筆すべき薬物動態：半減期が短いため，経口投与時は1日4回投与が必要です。

② 第二世代：ドキシサイクリン塩酸塩水和物（ビブラマイシン®）（DOXY）（図 25-1-b）

- テトラサイクリンと同様な抗菌スペクトルを有し，半減期の短さが改善された薬剤です。

1. 主な適応菌種
- グラム陽性菌：ブドウ球菌，レンサ球菌，肺炎球菌，炭疽菌に抗菌活性を示します。
- グラム陰性菌：大腸菌，ペスト菌，コレラ菌に抗菌活性を示します。
- その他：細胞内寄生菌（リケッチア，クラミジア，マイコプラズマ），らせん菌（スピロヘータ，梅毒）にも抗菌活性を示します。

2. 主な適応症

- **皮膚感染症**：表在性皮膚感染症，深在性皮膚感染症に有効です。
- **呼吸器感染症**：急性気管支炎，肺炎に有効です。
- **鼻腔・咽頭感染症**：咽頭・喉頭炎，扁桃炎，鼻副鼻腔炎に有効です。

3. 主な副作用

- テトラサイクリン塩酸塩に準じます。

4. 使用方法

- 腎機能低下例でも用量調節は不要です。
- ❶ **特筆すべき適応菌種や適応症**
- 皮膚軟部組織感染症のビブリオ・バルニフィカス（*Vibrio vulnificus*）による場合は，セフタジジム水和物やセフォタキシムナトリウムと併用して使用されます。
- 適応外使用となりますが，マラリアの予防薬として使用されることがあります。
- ❷ **特筆すべき副作用**：歯牙形成期にある 8 歳未満の小児に投与した場合，歯牙形成障害の副作用を起こす可能性がありますが，その頻度はミノサイクリン塩酸塩より低いとされています。
- ❸ **特筆すべき薬物動態**：該当なし

③ 第二世代：ミノサイクリン塩酸塩（ミノマイシン®）（MINO）（図 25-1-c）

- テトラサイクリン系の中でも，臨床で活躍の機会が多い薬剤です。

1. 主な適応菌種

- **グラム陽性菌**：ブドウ球菌，レンサ球菌，肺炎球菌，炭疽菌に抗菌活性を示します。
- **グラム陰性菌**：大腸菌，淋菌に抗菌活性を示します。
- **その他**：細胞内寄生菌（リケッチア，クラミジア，マイコプラズマ），らせん菌（スピロヘータ，梅毒）にも抗菌活性を示します。

2. 主な適応症

- **皮膚感染症**：表在性皮膚感染症，深在性皮膚感染症に有効です。
- **呼吸器感染症**：急性気管支炎，肺炎に有効です。
- **鼻腔・咽頭感染症**：咽頭・喉頭炎，扁桃炎，鼻副鼻腔炎に有効です。

3. 主な副作用

- テトラサイクリン塩酸塩に準じます。

4. 使用方法

- 腎機能低下例でも用量調節は不要です。
- ❶ **特筆すべき適応菌種や適応症**：該当なし
- ❷ **特筆すべき副作用**：中耳内濃度が上昇することによるめまいや耳鳴りの報告があります。
- ❸ **特筆すべき薬物動態**：注射薬と内服薬で組織移行性はほぼ同程度です。

ステップアップのひきだし① ▶ **EGFR抗体薬やEGFR阻害薬による皮膚障害に対する投与**

- 分子標的治療薬である抗上皮成長因子受容体（EGFR）抗体薬やEGFR阻害薬の投与によって生じるざ瘡様皮疹は，細菌感染を伴わない無菌性の炎症性皮疹と考えられています。ミノサイクリンには抗炎症作用があるため，ざ瘡様皮疹の治療や予防に用いることがあります[2-4]。

---

④ グリシルサイクリン系：チゲサイクリン（タイガシル®）（TGC）　図25-1-d

- ミノサイクリンの9位にグリシルアミド基を結合して合成された，グリシルサイクリン系の薬剤です。
- リボソーム30Sサブユニットへの結合様式が他のテトラサイクリン系抗菌薬とは異なるため，従来のテトラサイクリン系薬剤に耐性を持つ細菌にも有効です。

1. 主な適応菌種

- **グラム陰性桿菌**：大腸菌，シトロバクター属（*Citrobacter*属），クレブシエラ属（*Klebsiella*属），エンテロバクター属（*Enterobacter*属），アシネトバクター属（*Acinetobacter*属）に抗菌活性を示します。

2. 主な適応症

- 深在性皮膚感染症，慢性膿皮症，外傷・熱傷および手術創などの二次感染，びらん・潰瘍の二次感染，腹膜炎，腹腔内膿瘍，胆嚢炎に有効です。

3. 主な副作用

- **消化器症状**：悪心・嘔吐の発現頻度が高く，投与中止に至ることもあるため注意します。

4. 使用方法

- 腎機能低下例でも用量調節は不要です。
- 高度の肝機能低下例では維持用量を25 mgに減量し，臨床症状を慎重に観察します。
- ❶ **特筆すべき適応菌種や適応症**
- 多剤耐性アシネトバクター，ESBL産生大腸菌，AmpC型β-ラクタマーゼ産生肺炎桿菌などの多剤耐性グラム陰性菌に対して抗菌活性を示します。
- 使用はβ-ラクタム系（ペニシリン系，セフェム系，カルバペネム系），フルオロキノロン系，ア

ミノ配糖体系のうち2系統以上に耐性を示した菌株であり，有効性の期待できる他剤がない場合に限られます。
❷ **特筆すべき副作用**：機序は不明ですが，急性膵炎を発症する可能性があります。
❸ **特筆すべき薬物動態**：組織移行性は高く，血中半減期は約56時間程度と長いです。

引用文献

1) Gilbert DN, 他 編，菊池賢，他 日本語版監修：日本語版 サンフォード感染症治療ガイド2024（第54版），pp159-160，ライフサイエンス出版，2024
2) Garner SE, et al.：Cochrane Database Syst Rev. 2012(8)：CD002086, 2012（PMID：22895927）
3) Hofheinz RD, et al.：Oncologist. 21(12)：1483-1491, 2016（PMID：27449521）
4) Gorji M, et al.：Asia Pac J Clin Oncol. 18(6)：526-539, 2022（PMID：35352492）

（五十嵐保陽）

26 その他の抗菌薬

使いこなせば便利な名脇役たち

はじめのひきだし

- リンコマイシン系薬は黄色ブドウ球菌やレンサ球菌属に対して，β-ラクタム系薬が使用できない場合の代替薬として使用します．
- ST合剤は黄色ブドウ球菌や腸内細菌目に抗菌活性を有します．また多様な副作用がみられるため，使用経験豊富な医師もしくは薬剤師が経過観察をすることが望ましいです．
- メトロニダゾールはグラム陰性の偏性嫌気性菌に抗菌活性を有します．副作用の脳症は小脳特異的な臨床症状や画像所見が特徴的です．
- ホスホマイシンカルシウム水和物はESBL産生の腸内細菌目細菌による尿路感染症に有効性が期待できますが，国内の内服薬は海外の製剤とは異なることに注意します．
- コリスチンメタンスルホン酸ナトリウムとシデロフォアセファロスポリン系薬は多剤耐性のグラム陰性桿菌専用の治療薬です．

A 総論

1. 由来

- **リンコマイシン系**：ストレプトマイセス・リンコエンシス（*Streptomyces lincolnensis*）が産生する物質から発見されたことに由来します．
- **ST合剤**：スルファメトキサゾールとトリメトプリムの配合剤であることに由来します．
- **コリスチンメタンスルホン酸ナトリウム**：*Bacillus polymyxa* var. *colistinus* が産生する物質から発見されたことに由来します．
- **シデロフォアセファロスポリン系**：細菌が鉄を取り込むための運搬体であるシデロフォアに類似した側鎖を持つセファロスポリン系抗菌薬であることに由来します．

2. 基本構造式

- 図26-1 を参照．

3. 作用機序

- **リンコマイシン系**：リボソームの50Sサブユニットの23S rRNAに結合してペプチド鎖の伸長を阻害することで蛋白質合成を阻害します．
- **ST合剤**：トリメトプリムとスルファメトキサゾールが細菌のDNAやRNAの合成に必要となる葉酸の合成過程の2か所を阻害します．
- **メトロニダゾール**：微生物内に取り込まれた後，還元されてニトロソ化合物に変化することでDNA合成阻害やDNAの不安定化を来し，抗菌効果を示します．また，これらの反応途中で生成されるヒドロキシラジカルも抗菌効果に寄与します．
- **コリスチンメタンスルホン酸ナトリウム**：グラム陰性菌の外膜に結合し，膜に存在するカルシウ

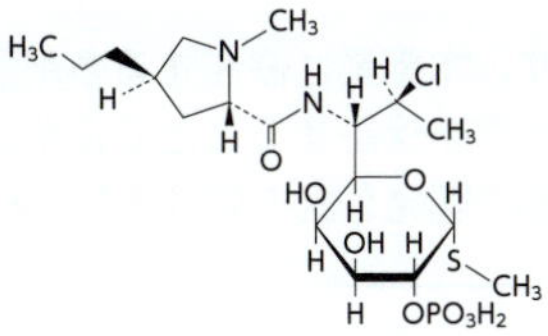

a. リンコマイシン系
クリンダマイシン塩酸塩（ダラシン®）（CLDM）（→312頁）

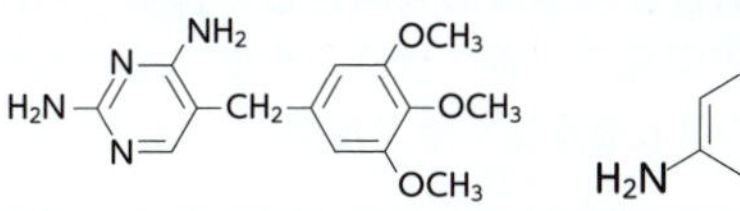

b. ST合剤
スルファメトキサゾール・トリメトプリム
（バクタ®，バクトラミン®）（TMP/SMX）（→312頁）

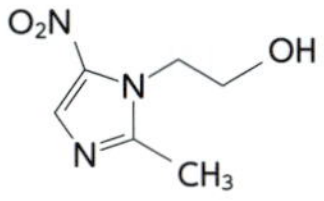

c. メトロニダゾール（フラジール®，アネメトロ®）
（MNZ）（→313頁）

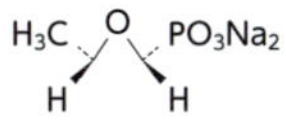

d. ホスホマイシンカルシウム水和物
（ホスミシン®）（FOM）（→315頁）

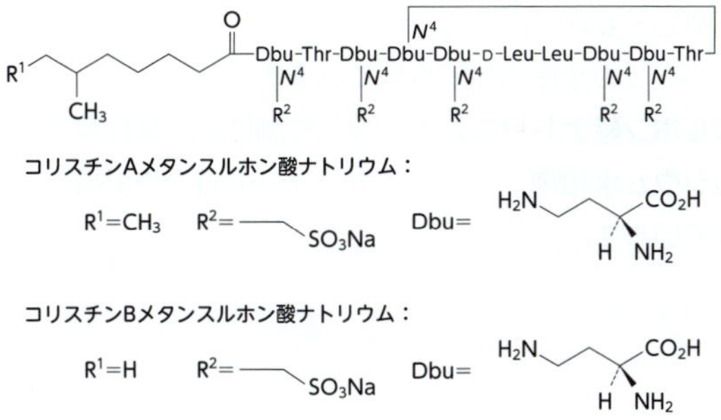

コリスチンAメタンスルホン酸ナトリウム：
$R^1=CH_3$　$R^2=$ —SO₃Na　Dbu=

コリスチンBメタンスルホン酸ナトリウム：
$R^1=H$　$R^2=$ —SO₃Na　Dbu=

e. コリスチンメタンスルホン酸ナトリウム（オルドレブ®）（CL）（→314頁）

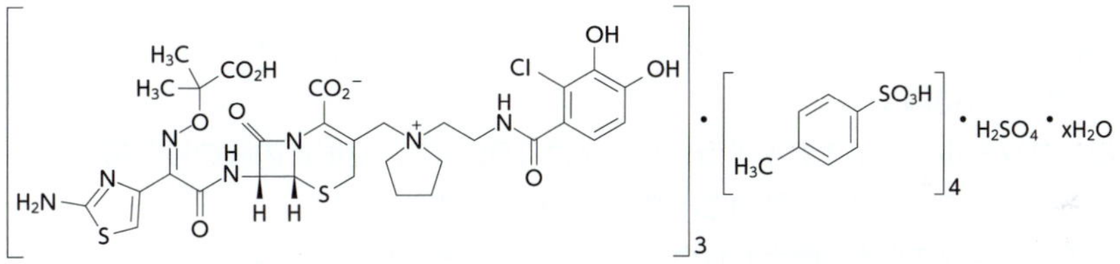

f. シデロフォアセファロスポリン系
セフィデロコルトシル酸塩硫酸塩水和物（フェトロージャ®）（CFDC）（→315頁）

図26-1 その他の抗菌薬の構造式

ムとマグネシウムの架橋構造を崩壊させることで細胞膜の透過性を上昇させ，溶菌に至ります。グラム陽性細菌には抗菌活性はありません。

☐ **ホスホマイシンカルシウム水和物**：細胞壁の主な構成成分であるペプチドグリカンの合成を阻害して抗菌効果を示します。

☐ **シデロフォアセファロスポリン系**：ポーリンを介した受動輸送と鉄トランスポーターによる能動輸送により細菌の細胞内に取り込まれ，その後セファロスポリン系と同様にペニシリン結合蛋白（PBP：penicillin-binding protein）を抑制して細胞壁の合成を阻害します。

――― ステップアップのひきだし① ▶ シデロフォアセファロスポリン系 ―――

☐ シデロフォアセファロスポリン系のセフィデロコルトシル酸塩硫酸塩水和物（→316頁）はカルバペネム系抗菌薬耐性のグラム陰性菌治療薬の切り札として期待されている画期的な抗菌薬です。セフィデロコルトシル酸塩硫酸塩水和物は厚労省が2023年度から導入

> した抗菌薬確保支援事業の対象として採択されたものです。本事業は停滞する多剤耐性菌の治療薬の開発を改善させるために，国が販売量適正水準を保証することで企業の薬剤耐性対策の減収を支援するプル型インセンティブで抗菌薬の開発を促す意図があります。

4. 耐性機序

- □ **リンコマイシン系**：修飾酵素による修飾，薬物排出ポンプの活性化，リボソームの作用部位の変異が知られています。
- □ **ST合剤**：スルファメトキサゾールの作用部位であるジヒドロプロテイン酸合成酵素やトリメトプリムの作用部位であるジヒドロ葉酸還元酵素をコードする遺伝子変異，その他は薬剤の透過性低下も報告されています。
- □ **メトロニダゾール**：遺伝子変異による微生物内での還元機能の低下，還元過程に必要な鉄の取り込み低下，薬物排出ポンプの活性化が知られています。
- □ **コリスチンメタンスルホン酸ナトリウム**：外膜の修飾による陰性荷電の減少が知られています。
- □ **ホスホマイシンカルシウム水和物**：トランスポーターの減少や欠損，作用部位の変異，修飾酵素による修飾が知られています。

5. 薬物動態

1 血中濃度

- □ **リンコマイシン系**：バイオアベイラビリティがおよそ90％と優れています。
- □ **ST合剤**：スルファメトキサゾールとトリメトプリムいずれもバイオアベイラビリティがおよそ90％と優れています。
- □ **メトロニダゾール**：バイオアベイラビリティは100％で，注射と内服の投与量が同一であるため，内服であっても注射と同等の血中濃度が期待できます。
- □ **コリスチンメタンスルホン酸ナトリウム**：バイオアベイラビリティはほとんどありません。
- □ **ホスホマイシンカルシウム水和物**：日本の内服製剤はホスホマイシンカルシウムでバイオアベイラビリティは25.9％と報告されています（海外のホスホマイシントロメタミンは40％）。

2 PK/PD

- □ リンコマイシン系，メトロニダゾール，コリスチンの臨床効果と相関するPK/PDパラメータは血中濃度曲線下面積（AUC）を最小発育阻止濃度（MIC）で割ったAUC/MICです。
- □ ホスホマイシンカルシウム水和物とシデロフォアセファロスポリン系の臨床効果と相関するPK/PDパラメータは定常状態の24時間中，血中薬物濃度がMICを超えている時間の割合である「％Time above MIC（％T＞MIC）」です。

3 組織移行性

- □ **リンコマイシン系**：骨をはじめとする組織への移行性は良好ですが，脳脊髄液中への移行は不良です。
- □ **ST合剤**：あらゆる臓器への移行性は良好で，前立腺や脳脊髄液にも移行します。
- □ **メトロニダゾール**：あらゆる臓器への移行性は良好です。
- □ **コリスチンメタンスルホン酸ナトリウム**：組織移行性は不明です。脳脊髄液への移行は不良といわれています。
- □ **ホスホマイシンカルシウム水和物**：多くの臓器への移行性は良好で，前立腺，肺，骨，脳脊髄液，膿瘍への移行が確認されています。

4 代謝と排泄
- リンコマイシン系：肝・胆汁排泄
- ST合剤：腎排泄
- メトロニダゾール：肝・胆汁排泄
- コリスチンメタンスルホン酸ナトリウム：腎
- ホスホマイシンカルシウム水和物：腎
- シデロフォアセファロスポリン系：腎

6. 主な副作用とモニタリングポイント
- リンコマイシン系：下痢や悪心といった消化器症状が多いですが，クロストリディオイデス・ディフィシル（*Clostridioides difficile*）腸炎を起こすことがあります。抗菌薬の中では薬疹のリスクは低いです。点滴速度によっては心停止することがあります。
- ST合剤：薬疹のリスクが高い抗菌薬です。クレアチニン上昇は尿細管への排出阻害もしくは腎機能障害によるものです。高カリウム血症や低ナトリウム血症といった電解質異常や，好中球減少や血小板減少といった骨髄系の副作用もあります。
- メトロニダゾール：頻度が高いのは消化器症状ですが，腎機能低下者や長期投与では脳症がみられることがあります。飲酒するとジスルフィラム様作用が起こります。
- コリスチンメタンスルホン酸ナトリウム：腎機能障害と神経障害があります。
- ホスホマイシンカルシウム水和物：下痢などの消化器症状が主ですが，重篤な副作用は稀で忍容性が高い抗菌薬です。
- シデロフォアセファロスポリン系：セファロスポリン系抗菌薬と同様の副作用が報告されていますが，執筆時点では発売されて間もないためこれから副作用情報を集積する必要があります。

7. 医師・看護師への情報共有，患者説明時の注意

1 医師・看護師への情報共有
- リンコマイシン系：急速な投与により心停止することがあるため，静脈内投与では1時間以上かけて投与します。クロストリディオイデス・ディフィシル腸炎のリスクが高い抗菌薬であるため，便の性状を注視する必要があります。
- ST合剤：軽症から重症まで多様な副作用があるため，ST合剤の使用経験豊富な医師もしくは薬剤師によるフォローアップが望ましいです。高カリウム血症はACE阻害薬，アンジオテンシンⅡ受容体拮抗薬，スピロノラクトンの併用でリスクが高くなります。
- メトロニダゾール：本剤投与中に構音障害や歩行障害，意識障害といった小脳症状がみられた場合はメトロニダゾールによる薬剤性脳症を考えます。
- コリスチンメタンスルホン酸ナトリウム：腎機能障害の頻度は高いので腎機能を注視する必要があります。

2 患者説明時の注意
- ST合剤：尿中に薬剤の結晶ができるため，多めの水で服薬するように指導します。
- メトロニダゾール：アルコールを摂取するとジスルフィラム様作用を起こすため，外来では服薬中から服薬後3日目までは禁酒します。

B 各論

① リンコマイシン系

1. 主な適応菌種

- アレルギーでペニシリン系が使用できない場合の，レンサ球菌属，肺炎球菌，ブドウ球菌属，フソバクテリウム属（*Fusobacterium* 属），ペプトストレプトコッカス属（*Peptostreptococcus* 属）など，口腔や頭頸部の嫌気性菌。バクテロイデス属（*Bacteroides* 属）をはじめとする消化管の嫌気性菌には耐性が進行しているため不適です。

2. 主な適応症

- 蜂窩織炎など皮膚軟部組織感染症。レンサ球菌属による咽頭炎（いずれもペニシリン系抗菌薬が使用できない場合の代替薬として）。

3. 主な副作用

- 抗菌薬関連下痢症，クロストリディオイデス・ディフィシル腸炎，肝障害

4. 使用方法

1 クリンダマイシン塩酸塩（ダラシン®）（CLDM）（図26-1-a）

- 腎機能低下または肝機能低下があっても減量は不要です。
- ❶ **特筆すべき適応菌種や適応症**：ストレプトコッカス・ピオゲネス（*Streptococcus pyogenes*）による毒素性ショック症候群において，毒素産生阻害を目的に使用します。この場合はクリンダマイシン塩酸塩に耐性でも使用します。ストレプトコッカス・ピオゲネス以外のレンサ球菌に対しては毒素産生阻害を期待して使用するエビデンスはありません。
- ❷ **特筆すべき副作用**：心停止（→前頁）
- ❸ **特筆すべき薬物動態**：バイオアベイラビリティが90％と優れていますが，注射に比べて内服の投与量は少ないため，結果として内服で得られる血中濃度は注射に劣ります。

② ST合剤（スルファメトキサゾール・トリメトプリム）

1. 主な適応菌種

- **グラム陽性菌**：黄色ブドウ球菌（MRSAを含む）
- **グラム陰性菌**：腸内細菌目…大腸菌，クレブシエラ属（*Klebsiella* 属），プロテウス属（*Proteus* 属），エンテロバクター属（*Enterobacter* 属），シトロバクター属（*Citrobacter* 属），セラチア属（*Serratia* 属）

表26-1 腎機能低下時におけるST合剤の用法・用量

薬剤名	Ccr (mL/min) >50	30〜50	10〜30	<10	血液透析 腹膜透析
スルファメトキサゾール・トリメトプリム (内服)	トリメトプリムとして5 mg/kg, 1日3回	25%減量	50%減量	推奨されない。使用する場合は使用経験豊富な感染症の専門家にアドバイスを求めることが望ましい。	

＊Ccr＞50 mL/min において一般細菌に対しては5 mg/kg/日，ニューモシスチス肺炎とノカルジア症に対しては15 mg/kg/日が標準投与量である。

2. 主な適応症

☐ 尿路感染症（前立腺炎を含む），院内肺炎，MRSA感染症（非重症例），ニューモシスチス肺炎，ノカルジア症

3. 主な副作用

☐ 薬疹のリスクが高い抗菌薬です。高カリウム血症や低ナトリウム血症の電解質異常がみられます。クレアチニン上昇は尿細管への排出阻害もしくは腎機能障害によるものです。好中球減少症や血小板減少症といった骨髄系の副作用もあります。

4. 使用方法

☐ 腎機能低下例では用法・用量を調節します（表26-1）。

1 スルファメトキサゾール・トリメトプリム（バクタ®，バクトラミン®）(TMP/SMX)（図26-1-b）

❶ 特筆すべき適応菌種や適応症：ステノトロホモナス・マルトフィリア（*Stenotrophomonas maltophilia*）に対して使用します。ステノトロホモナス・マルトフィリアはミノサイクリンも感性ですが，静菌的効果です。菌血症のような殺菌的効果が望ましい場合ではST合剤が第一選択となります。

❷ 特筆すべき副作用：クレアチニン上昇は尿細管への分泌阻害（偽性上昇）と真の腎機能障害の見分けが重要です。もしクレアチニンと同様にBUNやシスタチンCも上昇しているのであれば腎障害として減量・中止します。偽性上昇であれば，治療を継続できます。

❸ 特筆すべき薬物動態：バイオアベイラビリティが90％と優れているので，積極的に内服薬を使用します。

③ メトロニダゾール

1. 主な適応菌種

☐ バクテロイデス属をはじめとする消化管の嫌気性菌，クロストリディオイデス・ディフィシル

2. 主な適応症

☐ 憩室炎や虫垂炎，腹腔内や骨盤内膿瘍，クロストリディオイデス・ディフィシル腸炎

表26-2 腎機能低下時におけるメトロニダゾールの用法・用量

薬剤名	Ccr (mL/min) >50	10～50	10～30	<10	血液透析 腹膜透析
メトロニダゾール（注射，内服）	7.5 mg/kg 6 時間毎	7.5 mg/kg 6 時間毎	50％減量		7.5 mg/kg 12 時間毎

3. 主な副作用

- 頻度が高いのは悪心や食思不振などの消化器症状ですが，腎機能低下者や長期投与で脳症がみられることがあります。メタリックテイスト（金属味）といった特徴的な副作用もあります。ジスルフィラム症状をきたすことがあるため，外来では本剤服薬中は禁酒を指導します。

4. 使用方法

- 腎機能低下例では用法・用量を調節します（表26-2）。
- Child-Pugh 分類 C の肝障害では 50％減量します。

1 メトロニダゾール（フラジール®，アネメトロ®）（MNZ）（図26-1-c）

❶ **特筆すべき適応菌種や適応症**：アメーバ赤痢の治療に使用します。わが国においては発展途上国から帰国後に発症する輸入感染症もしくは男性同性愛者の性感染症が主な原因です。

❷ **特筆すべき副作用**：メトロニダゾール投与中に構音障害や歩行障害，意識障害といった小脳症状がみられた場合はメトロニダゾールによる薬剤性脳症を考えます。MRI においても小脳に異常所見がみられるのが特徴です。

❸ **特筆すべき薬物動態**：バイオアベイラビリティは 100％で，内服は注射と同等量を投与できるため，内服であっても注射と同等の血中濃度が期待できます。原則は内服薬を優先して投与します。

④ コリスチンメタンスルホン酸ナトリウム

1. 主な適応菌種

- 多剤耐性の緑膿菌，アシネトバクター属（*Acinetobacter* 属），大腸菌，クレブシエラ属，シトロバクター属，エンテロバクター属

2. 主な適応症

- 各種感染症

3. 主な副作用

- 腎機能障害，神経障害（めまい，視覚異常，運動障害，顔面知覚異常）

4. 使用方法

- 腎機能低下例では用法・用量を調節します。減量方法についてはさまざまな報告があるので最新

の文献を確認します。

① コリスチンメタンスルホン酸ナトリウム（オルドレブ®）（CL）（図26-1-e）
- **❶ 特筆すべき適応菌種や適応症**：多剤耐性緑膿菌による感染症。ブレイクポイント・チェッカーボード法などで相乗効果を評価して併用療法を行うことがあります。
- **❷ 特筆すべき副作用**：腎機能障害，神経障害（めまい，視覚異常，運動障害，顔面知覚異常）
- **❸ 特筆すべき薬物動態**：該当なし

⑤ ホスホマイシンカルシウム水和物

1. 主な適応菌種
- ☐ 腸内細菌目細菌

2. 主な適応症
- ☐ 尿路感染症

3. 主な副作用
- ☐ 消化器症状

4. 使用方法

① ホスホマイシンカルシウム水和物（ホスミシン®）（FOM）（図26-1-d）
- **❶ 特筆すべき適応菌種や適応症**：ESBL産生の腸内細菌目細菌による尿路感染症。尿路感染症で有効であったとする論文はありますが[1]，海外の内服製剤であるfosfomycin tromethamineの報告であるため日本の内服製剤では軽症に使用することが望ましいです。
- **❷ 特筆すべき副作用**：消化器症状
- **❸ 特筆すべき薬物動態**：該当なし

⑥ シデロフォアセファロスポリン系

1. 主な適応菌種
- ☐ カルバペネム系抗菌薬に耐性の多剤耐性グラム陰性桿菌

2. 主な適応症
- ☐ 各種感染症

3. 主な副作用
- ☐ セファロスポリン系抗菌薬と同様の副作用が報告されていますが，2023年12月の発売からまだ日が浅いためこれから副作用情報を集積する必要があります。

4. 使用方法

1 セフィデロコルトシル酸塩硫酸塩水和物（フェトロージャ®）（CFDC）（ 図26-1-f ）
❶ **特筆すべき適応菌種や適応症**：カルバペネマーゼ産生の腸内細菌目細菌による感染症
❷ **特筆すべき副作用**：該当なし
❸ **特筆すべき薬物動態**：該当なし

引用文献
1) Neuner EA, et al.：Antimicrob Agents Chemother. 56（11）：57444-5748, 2012（PMID：22926565）

（浦上　宗治）

27 抗MRSA薬

歴史ある耐性菌治療薬，バンコマイシン塩酸塩とその系譜

はじめのひきだし

- □ グリコペプチド系薬のバンコマイシン塩酸塩とテイコプラニン，オキサゾリジノン系薬のリネゾリドとテジゾリドリン酸エステル，アミノグリコシド系薬のアルベカシン硫酸塩，環状リポペプチド系薬のダプトマイシンに分類されます。
- □ オキサゾリジノン系薬は静菌的に作用しますが，その他は殺菌的に作用します。
- □ 腎機能やTDMに基づいて用量や曝露を患者ごとに個別に調節します。

1. 由来

- □ バンコマイシン塩酸塩は，1956年にボルネオ島の密林の土壌より分離されたアミコラトプシス・オリエンタリス（*Amycolatopsis orientalis*）（放線菌，グラム陽性）をもとに開発されました。バンコマイシン塩酸塩の名前の由来は，vanquish（征服する，打ち勝つ）です。
- □ バンコマイシン塩酸塩は，殺菌性はあるもののβ-ラクタム系薬ほどの殺菌力はなかったので，当初は臨床ではあまり使用されませんでした。しかし1960年代から70年代にかけて，臨床でβ-ラクタム系薬に耐性を獲得したMRSA（メチシリン耐性黄色ブドウ球菌）が増えてきました。バンコマイシン塩酸塩はMRSAに効果があったので，臨床での使用頻度が高まりました。

2. 基本構造式

- □ これまでにわが国で抗MRSA薬として承認された抗菌薬は6種類あり，グリコペプチド系骨格が2種類〔バンコマイシン塩酸塩（塩酸バンコマイシン）（VCM），テイコプラニン（タゴシッド®）（TEIC）〕，アミノグリコシド系骨格が1種類〔アルベカシン硫酸塩（ハベカシン®）（ABK）〕，オキサゾリジノン系骨格が2種類〔リネゾリド（ザイボックス®）（LZD）〕，テジゾリド（シベクトロ®）（TZD）〕，環状リポペプチド系骨格が1種類〔ダプトマイシン（キュビシン®）（DAP）〕です（図27-1）。

3. 作用機序

- □ 抗MRSA薬の作用機序は各薬剤によって異なります。
- □ 主に細胞壁合成阻害作用を示すグリコペプチド系薬，蛋白合成阻害作用を示すアミノグリコシド系薬とオキサゾリジノン系薬，そして細胞膜障害作用を示す環状リポペプチド系薬に分類されます。
- □ 作用機序は異なるものの，抗MRSA薬同士の併用による治療成績の向上は示されておらず，原則として単剤で使用されます。

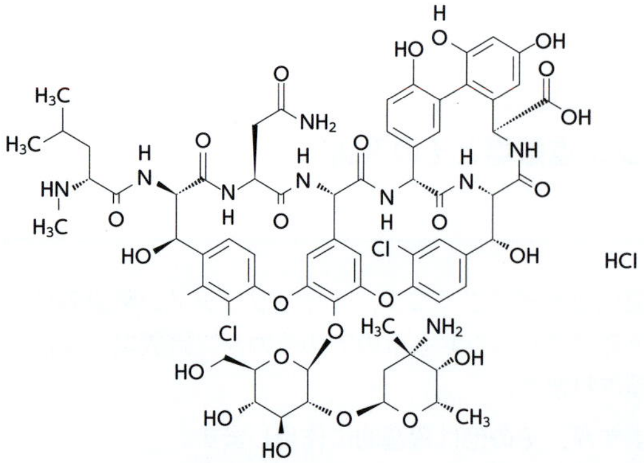

a. バンコマイシン塩酸塩（塩酸バンコマイシン）（VCM）（→322頁）

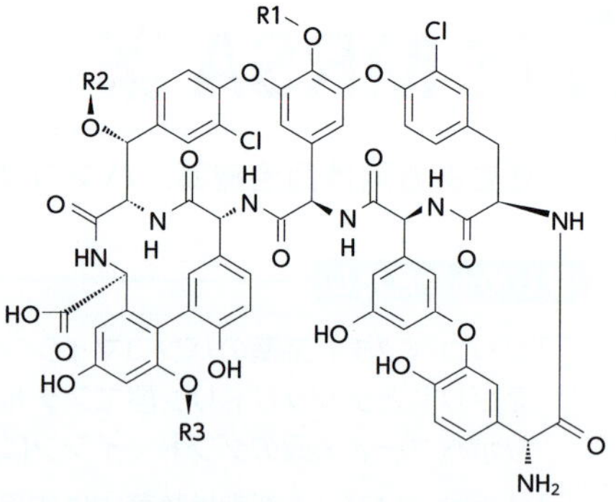

b. テイコプラニン（タゴシッド®）（TEIC）（→323頁）

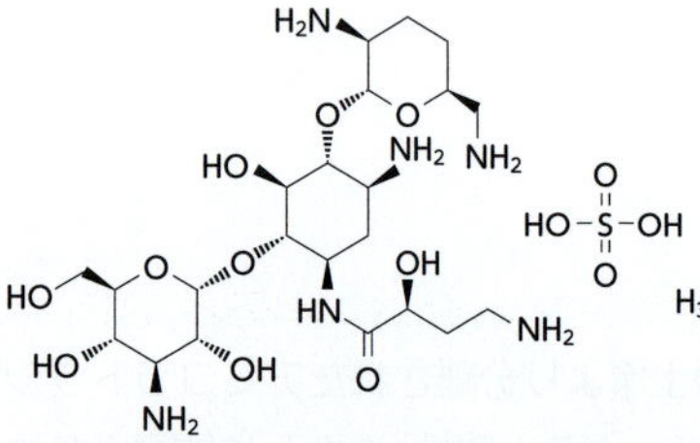

c. アルベカシン硫酸塩（ハベカシン®）（ABK）（→324頁）

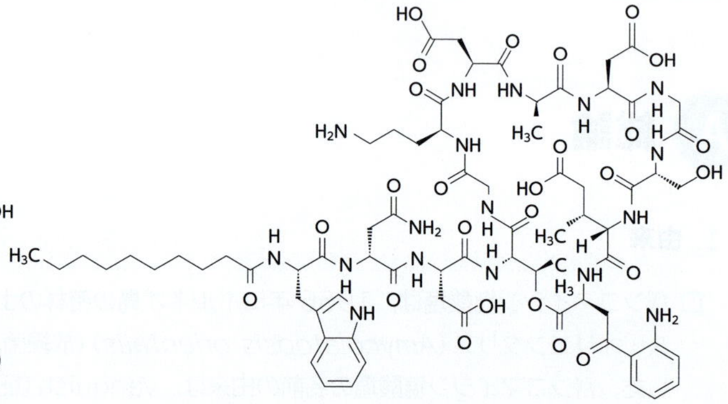

f. ダプトマイシン（キュビシン®）（DAP）（→326頁）

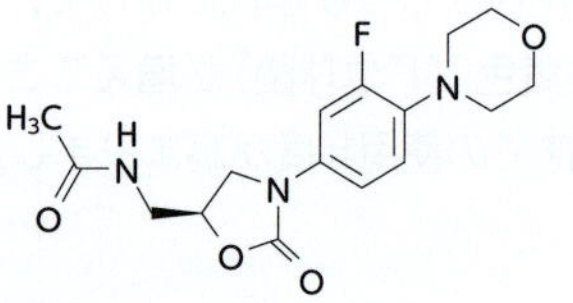

d. リネゾリド（ザイボックス®）（LZD）（→325頁）

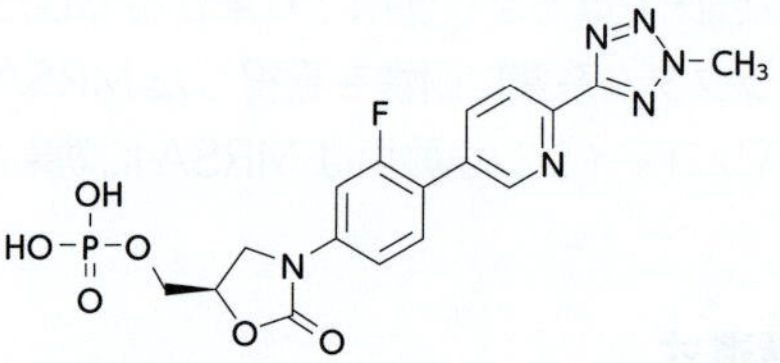

e. テジゾリドリン酸エステル（シベクトロ®）（TZD）（→325頁）

図27-1 抗MRSA薬の構造式

4. 耐性機序

1 作用点の変化により耐性を示すケース
□ グリコペプチド系薬の作用点における構造変化（ムレインモノマー）。
□ オキサゾリジノン系薬のRNAポリメラーゼ変異。

2 失活化酵素による影響を受けるケース
□ アミノグリコシド系薬。

3 細胞壁肥厚による抗菌薬透過性低下を示すケース
□ グリコペプチド系薬、環状リポペプチド系薬。

5. 薬物動態

1 血中濃度
□ グリコペプチド系薬、アミノグリコシド系薬、環状リポペプチド系薬はいずれも腎排泄型です

表27-1 PK/PDパラメータと目標値[2-8]

	抗菌活性のための PK/PD パラメータ 目標値	安全性のためのパラメータ 目標値
バンコマイシン塩酸塩	AUC/MIC 400 以上	AUC 600 μg・h/mL 以下
テイコプラニン	トラフ値 15 μg/mL 以上, あるいは 20 μg/mL 以上（重症感染症時）	トラフ値 30 μg/mL 以下, あるいは 40 μg/mL 以上（重症感染症時）
アルベカシン硫酸塩	ピーク値/MIC 9〜15	トラフ値 2 μg/mL
リネゾリド	AUC/MIC 80〜120	トラフ値 2〜7 or 8 μg/mL
テジゾリドリン酸エステル	AUC/MIC 定まっていない	報告なし 定まっていない
ダプトマイシン	AUC/MIC 666	トラフ値 24.3 μg/mL

AUC/MIC，ピーク値/MIC は単純な比率のために単位はないことに注意

が，オキサゾリジノン系薬は腎排泄ではないとされています。しかしオキサゾリジノン系薬のリネゾリドは，腎機能の指標であるクレアチニンクリアランスに関連してその排泄能が低下することが明らかとなっています[1]。

☐ 菌の MIC がいずれも 0.5〜2 μg/mL であり，血中濃度もその MIC を超え，かつ PK/PD パラメータを意識した推移をさせる投与設計が適切です（表27-1）。

2 PK/PD

☐ 治療効果における PK/PD はそれぞれで異なっています。原則的には AUC/MIC を意識することが肝要ですが，AUC を臨床で推定する手段としてコンセンサスが得られている薬はバンコマイシン塩酸塩のみです。

3 組織移行性

☐ グリコペプチド系薬（バンコマイシン塩酸塩，テイコプラニン），オキサゾリジノン系薬（リネゾリド，テジゾリドリン酸エステル）は，中枢神経系を含めた広い臓器に移行します。ただし中枢神経系感染症に適応を持っている薬はバンコマイシン塩酸塩のみです。

☐ アルベカシン硫酸塩は適応疾患として肺炎と敗血症とあり，肺への移行性は良好です。また極めて高い親水性を有しており，未変化体で腎排泄されることから，泌尿器系への移行は十分に期待できます。

☐ リネゾリドは肺への組織移行性は良好ですが，肺感染症の治療効果はバンコマイシン塩酸塩と比較して必ずしも優れているわけではありません[9,10]。

☐ ダプトマイシンは肺および中枢神経系への移行性は期待できません。

4 代謝と排泄（表27-2）

☐ **バンコマイシン塩酸塩**：9 割以上が腎臓から未変化体で排泄されます。遊離型のみが糸球体濾過によって排泄されます。肝代謝は受けません。

☐ **テイコプラニン**：9 割以上が腎臓から未変化体で排泄されます。遊離型のみが糸球体濾過によって排泄されます。肝代謝は受けません。

☐ **アルベカシン硫酸塩**：9 割以上が腎臓から未変化体で排泄されます。糸球体濾過によって排泄されます。肝代謝は受けません。

☐ **リネゾリド**：生体中にて非酵素的酸化反応により代謝を受けるとされていますが，腎機能低下に

表 27-2 薬物動態（各薬剤の添付文書を参考に作成）

	消失経路	クリアランス	分布容積	血漿蛋白結合率
バンコマイシン塩酸塩	腎臓	4〜6 L/h	1 L/kg	30〜35%
テイコプラニン	腎臓	0.6〜1 L/h	1〜2 L/kg	80〜90%
アルベカシン硫酸塩	腎臓	6 L/h	0.25〜0.4 L/kg	0%
リネゾリド	腎外 65%	6〜7 L/h	0.6〜0.8 L/kg	30%
テジゾリドリン酸エステル	肝臓	6 L/h	0.8 L/kg	80〜90%
ダプトマイシン	腎臓	0.6〜1 L/h	0.25〜0.3 L/kg	>90%

よって血中濃度が上昇することが知られています。さらにメカニズムは不明ですが，CYP 誘導剤のリファンピシンとの併用により，クリアランスが 1.5 倍にまで上昇することが報告されています[11]。その他は代謝を受けず，未変化体として尿中に排泄されます。

- **テジゾリドリン酸エステル**：プロドラッグであるリン酸エステルの形で投与され，ホスファターゼによる脱リン酸化反応を受け活性体になります。CYP の影響は受けないことが知られており，複数のヒト硫酸転移酵素（SULT：sulfotransferase）1A1，1A2，2A1 により硫酸抱合反応を受け，81.5% が糞中に排泄されます。
- **ダプトマイシン**：腎排泄型であり，未変化体が糸球体濾過によって消失を受けます。CYP による代謝は受けません。

6. 主な副作用とモニタリングポイント

- バンコマイシン塩酸塩，テイコプラニン，アルベカシン硫酸塩は濃度依存性の有害事象（腎障害，肝障害）を回避する目的で，TDM（→24 頁）を実施します。
- リネゾリドは TDM による保険診療「特定薬剤治療管理料」の対象薬ではありませんが，濃度依存性の血小板減少が知られているので血小板数の推移に注意が必要で，出血傾向などのモニタリングも有用です。
- ダプトマイシンは骨格筋障害によるミオパチーなどの症状があれば早期に介入する必要があるので，クレアチンキナーゼのモニタリングが有用です。

ステップアップのひきだし① ▶ **特定薬剤治療管理料**

- 特定薬剤治療管理料は 1 と 2 がありますが，抗菌薬に関するものとしては特定薬剤治療管理料 1 が該当します。特定薬剤治療管理料とは，指定された薬物の濃度を測定して適切な投与設計に結び付けた場合に算定可能な診療報酬です。
- 薬物によって報酬額や算定回数は異なり，抗菌薬は通常，月 1 回 470 点を請求します。バンコマイシン塩酸塩は特徴的で，複数回測定していれば月 1 回 530 点が請求可能です。特定薬剤治療管理料 1 を請求するためには，濃度を測定するだけでは不十分で，カルテに測定結果とその評価，介入を適切に記載します。

---

7. 医師・看護師への情報共有，患者説明時の注意

1 医師・看護師への情報共有

- 各薬剤において，TDM の必要性の有無や副作用のプロファイルは異なります。
- TDM を実施する場合は，投与歴や濃度測定時間が正確であればあるほど，投与設計の信頼性が高まるので，記録用紙などを使用することが推奨されます。

表27-3 抗MRSA薬の分類

分類	代表的抗MRSA薬（主な商品名®）（略名）	剤形
グリコペプチド系薬	バンコマイシン塩酸塩（バンコマイシン®）(VCM)	注射剤，散剤
	テイコプラニン（タゴシッド®）(TEIC)	注射剤のみ
アミノグリコシド系薬	アルベカシン硫酸塩（ハベカシン®）(ABK)	注射剤のみ
オキサゾリジノン系薬	リネゾリド（ザイボックス®）(LZD)	注射剤，錠剤
	テジゾリドリン酸エステル（シベクトロ®）(TZD)	注射剤，錠剤
環状リポペプチド系薬	ダプトマイシン（キュビシン®）(DAP)	注射剤のみ

- 主な副作用については，情報提供して未然に有害事象を防ぐことに注意します。

2 患者説明時の注意

- 耐性菌の治療薬なので，血液検査値や血中濃度を細かく測定して効果を確実に引き出しつつ，安全性を確かめながら細心の注意を払って使用することを説明します。ただし，耐性菌感染症に罹患している事実は，患者や施設にとってナイーブな話題なので，主治医に確認をとりながらチームとして対応することが望ましいでしょう。

8. 臨床的分類（表27-3）

- バンコマイシン塩酸塩は1950年代から使用され治療上のエビデンスがあるので，MRSA感染症の標準的治療薬です。また耐性化誘導能が小さいことからも，第一選択薬として位置づけられます。
- テイコプラニンは米国での販売がないことから，実績の点ではバンコマイシン塩酸塩に劣りますが，エビデンスはバンコマイシン塩酸塩に匹敵します。
- リネゾリドやダプトマイシンは比較的新しい抗MRSA薬であり，有害事象のリスクはバンコマイシン塩酸塩より低いとされます。ただし耐性化誘導能はバンコマイシン塩酸塩よりも高いために，使用は制限していく方針が望ましいです。

B 各論

① グリコペプチド系薬

- **作用機序**：細菌の細胞壁前駆体であるムレインモノマーのペプチド末端 D-ala-D-ala 部分に特異的に結合することによる合成阻害。抗菌作用は殺菌的です。

1. 主な適応菌種

- グラム陽性球菌に対してのみ抗菌活性を示します。β-ラクタム系薬と作用機序が異なりますが，β-ラクタム系薬と比較して治療効果が優れているわけではないので，基本的にβ-ラクタム系薬耐性菌が適応菌種です。
- **例**：MRSA，メチシリン耐性コアグラーゼ陰性ブドウ球菌，ペニシリン耐性肺炎球菌，腸球菌，クロストリディオイデス・ディフィシル（*Clostridioides difficile*），バチルス，コリネバクテリウム（*Corynebacterium*）

表 27-4 グリコペプチド系薬の投与設計方法

	初期負荷投与	GFR または Ccr (mL/min)		
		>50	10〜50	<10
バンコマイシン塩酸塩	25-30 mg/kg	10〜20 mg/kg, 1日2〜3回	10〜15 mg, 1日1回	5 mg/kg, 1日回
テイコプラニン	10〜12 mg/kg を12時間ごとに3〜5回	6.7 mg/kg, 1日1回	3〜6 mg/kg, 1日1回	3 mg/kg, 1日1回

(日本化学療法学会・日本TDM学会：抗菌薬TDM臨床実践ガイドライン2022より)

2. 主な適応症

- 様々な臓器における感染症が適応となります。
- 例：髄膜炎，肺炎，皮膚軟部組織感染症，腹腔内感染症，カテーテル関連血流感染症

3. 主な副作用

- 腎障害，肝障害(主にテイコプラニン)，infusion reaction(主にバンコマイシン塩酸塩)，聴覚器障害(主にバンコマイシン塩酸塩)

4. 使用方法 (表 27-4)[2, 12]

1 バンコマイシン塩酸塩(塩酸バンコマイシン)(VCM)(図 27-1-a)

- 分子量が1485.71と，低〜中分子に該当します。
- 塩酸塩であり，水溶液は酸性(pHとして2.5〜4.5 [50 mg(力価)/mL(水)])。
- ❶ **特筆すべき適応菌種や適応症**：MRSA以外の適応菌種として，メチシリン耐性コアグラーゼ陰性ブドウ球菌，ペニシリン耐性肺炎球菌が該当します。
- ❷ **特筆すべき副作用**
- 濃度依存性の腎機能障害が代表的であり，TDMによりリスクを軽減します。血中薬物濃度-時間曲線下面積(AUC：area under the concentration-time curve)を指標としたTDM(AUC-guided TDM)が推奨されています[2]。聴覚障害も従来から指摘されていますが，近年ではそのリスクは極めて低いことが知られています。
- 点滴スピードが速い場合や，濃度を濃く調整していた場合(0.5 gあたり50〜100 mLの希釈が推奨)にinfusion reaction(red man症候群)を招くことがあるので，点滴スピードや濃度は適正に保ちます。なお"red man"は白人に対する差別的な用語でもあるので，近年はあまり使用しなくなりました[13]。
- 血管外漏出した際は，施設ごとの医療安全マニュアルに則った適切な対応も求められます(ex. 皮膚科へコンサルトする，患部を冷やす，ステロイドを局注する)。

表 27-5 アルベカシンの腎機能別の投与設計方法

	GFR または Ccr (mL/min)		
	>50	10～50	<10
アルベカシン硫酸塩	5～6 mg/kg，1 日 1 回	エビデンスなし	エビデンスなし

ステップアップのひきだし②　▶ バンコマイシン塩酸塩の AUC-guided TDM[2]

- バンコマイシン塩酸塩は，*in vitro* では時間依存性の殺菌作用を示すので，従来はトラフ値が MIC を超えるように投与設計されてきました。しかし臨床モデルや臨床では AUC が殺菌効果により相関があることが明らかとなり，さらに有害事象としての AUC の目標値も明らかにされたので，AUC-guided TDM が推奨されるに至りました。AUC を効率的に，1～2 ポイントの血中濃度から推定するためのソフトウェアとして，日本化学療法学会が PAT というソフトウェアを公開しています[14]。

---

❸ **特筆すべき薬物動態**：糸球体濾過によって，大部分が排泄され，そのクリアランスは遊離型分率に依存します。血中ではアルブミンに結合している割合が 30%程度なので，遊離型分率は 70%程度です。分布容積は 1 L/kg 程度です。

② **テイコプラニン（タゴシッド®）（TEIC）（図 27-1-b）**

❶ **特筆すべき適応菌種や適応症**：わが国での適応菌種は MRSA に限られていますが，臨床的な適応菌種はバンコマイシン塩酸塩と同等と捉えて構いません。

❷ **特筆すべき副作用**：バンコマイシン塩酸塩とは異なり，腎障害のリスクは小さいとされています。代わりに濃度依存性に肝障害が出現するとされます。また骨髄抑制として血小板減少や好中球減少が現れることもあります。バンコマイシン塩酸塩の副作用歴がある患者でも，3/4 程度の確率でテイコプラニンを使用できると報告されています[15]。

❸ **特筆すべき薬物動態**：バンコマイシン塩酸塩と同様に，糸球体濾過によって大部分が排泄され，さらにクリアランスは遊離型分率に依存しますが，血中での遊離型分率は 10～20%程度であり，かつバンコマイシン塩酸塩よりも分布容積が大きい（≒1～2 L/kg）ため，半減期が長いことが特徴です（20～40 時間）。

② アミノグリコシド系薬

- アルベカシン硫酸塩の腎機能別の投与設計方法を 表 27-5 に示します[2]。

1. 主な適応菌種

- MRSA 以外には，緑膿菌を含むグラム陰性桿菌にも抗菌活性があることが知られていますが，臨床的な適応およびエビデンスはありません。

2. 主な適応症

- 肺炎と敗血症に対して適応があります。アミノグリコシド系薬は組織への移行性が高いとはいえないので，使用するのは添付文書上の適応疾患だけにとどめます。

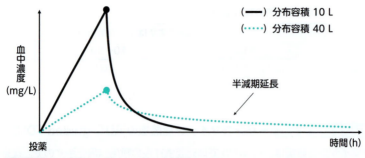

図27-2 分布容積の増大に伴う半減期の延長

表27-6 オキサゾリジノン系薬の腎機能別の投与設計方法（一定）

	GFR または Ccr (mL/min)		
	>50	10～50	<10
リネゾリド（ザイボックス®）	1回600 mg，1日2回（腎機能によらず一定）		
テジゾリドリン酸エステル（シベクトロ®）	1回200 mg，1日1回（腎機能によらず一定）		

3. 主な副作用

- アミノグリコシド系薬は腎障害，聴覚障害が代表的であり，アルベカシンも例外ではありません。これら濃度依存性の副作用は，TDMによって発現リスクを軽減することが重要です。

4. 使用方法

1 アルベカシン硫酸塩（ハベカシン®）（ABK）（図27-1-c）
❶ 特筆すべき適応菌種や適応症：該当なし
❷ 特筆すべき副作用：該当なし
❸ 特筆すべき薬物動態

- 血漿蛋白結合率は0％（遊離型分率100％）であり，完全に腎臓より糸球体濾過のみによって消失します。そして水溶性が極めて高く脂質を含む組織への移行性は乏しく，さらに分子量が小さいために，完全に細胞外液と同等の分布容積（0.25 L/kg）を示します。
- しかしこの小さい分布容積は，炎症などによる水分貯留によって大きく影響を受けるので，浮腫などの症状による変化を察知することが重要です。投与設計のポイントは「分布容積が大きくなれば，ピーク濃度は減少し半減期は長くなることから，トラフ濃度は上昇する」ことを理解することです（図27-2）。

③ オキサゾリジノン系薬

- オキサゾリジノン系薬の腎機能別の投与設計方法（一定）を表27-6に示します。

1. 主な適応菌種

- グラム陽性菌全般に対して静菌的に作用します。
- 発売当初はバンコマイシン耐性腸球菌（VRE）への適応でした。その後MRSAに対する適応が追加されたという経緯があります。さらには，非結核性抗酸菌あるいは結核に対する効果も知ら

れており，多剤耐性結核に対する適応も追加されました。

2. 主な適応症

- MRSAに関しては，皮膚軟部組織感染，肺炎による感染症が中心的です。適応はないため第一選択薬にはなりませんが，カテーテル関連血流感染症や感染性心内膜炎への治療効果も報告されつつあります。中枢神経系への移行性もよいために，脳膿瘍などで使用されることもあります。

3. 主な副作用

- 特にリネゾリドに関して，濃度依存性および長い治療期間の場合に発現するとされている低ナトリウム血症，血小板減少，赤血球減少が知られています。特に血小板減少の低下に関しては，腎障害の患者において高頻度に認められるので，定期的なモニタリングが必要ですし，TDMの有用性も報告されつつあります[16]。
- またSSRIとの併用によるセロトニン症候群のリスクも知られていますが，近年の報告ではそのリスクは極めて小さいことが知られています[17]。

4. 使用方法

1 リネゾリド（ザイボックス®）（LZD）（図27-1-d）
- ❶ **特筆すべき適応菌種や適応症**：MRSA，VRE，そして多剤耐性結核を適応菌種としています。耐性ではない結核には適応がないことに注意します。適応疾患は，皮膚軟部組織感染，肺炎，手術創の二次感染などです。
- ❷ **特筆すべき副作用**：特に血小板減少に注意が必要なので，血小板数をモニタリングします。
- ❸ **特筆すべき薬物動態**：腎排泄の寄与が少ないとはいえ，腎障害患者では蓄積が報告されている点が大きな特徴です。ただし腎機能のみでの盲目的な減量も難しいところです。

2 テジゾリドリン酸エステル（シベクトロ®）（TZD）（図27-1-e）
- ❶ **特筆すべき適応菌種や適応症**：MRSAだけに適応があります。感染症としては皮膚軟部組織感染，手術創の二次感染に適応があります。リネゾリドは肺炎に対して使用しますが，テジゾリドリン酸エステルは肺炎に対する十分な効果は期待できないという基礎研究成果が示されています[18]。
- ❷ **特筆すべき副作用**：あまり有害事象がないことがポイントですが，臨床での使用経験や報告がそこまで多くはないという認識が重要です。濃度依存性に血小板減少症のリスクが上昇するともいわれていますが，確かなエビデンスはありません。
- ❸ **特筆すべき薬物動態**：リネゾリドよりも半減期が長いために（リネゾリドは4〜5時間，テジゾリドリン酸エステルは11時間），1日1回投与の製剤です。CYPでは代謝を受けませんが，複数のヒト硫酸転移酵素（SULT1A1，1A2，2A1）により硫酸抱合反応を受けることはリネゾリドと同様です。

④ 環状リポペプチド系薬

1. 主な適応菌種

- 適応はMRSAだけですが，適応外で腸球菌などの他のグラム陽性菌に使用することもあります。

2. 主な適応症

- 特に感染性心内膜炎〔特に右心系（三尖弁，肺動脈弁）〕への適応がありますが，右心系感染性心内膜炎は頻回の注射（麻薬中毒者）がリスクであり，わが国には多くはありません。
- わが国では大動脈弁閉鎖不全などの弁膜症による左心系感染性心内膜炎が多いのですが，キュビシン®の添付文書には「成人の右心系感染性心内膜炎にのみ使用すること。左心系感染性心内膜炎に対して，国内での使用経験はなく，海外でも有効性は認められていない」と記載されています。その後の臨床研究においてダプトマイシンの左心系感染性心内膜炎への効果が報告されています[6, 18, 19]。

3. 主な副作用

- 濃度依存性にクレアチンキナーゼが上昇するリスクが知られています。有名なカットオフ値としては，トラフ値の 24.3 μg/mL が知られています[3]。

4. 使用方法

1 ダプトマイシン（キュビシン®）（DAP）（図27-1-f）

- 1日1回点滴静注，あるいは緩徐に静注できます。

❶ **特筆すべき適応菌種や適応症**：該当なし
❷ **特筆すべき副作用**：該当なし
❸ **特筆すべき薬物動態**：該当なし

引用文献

1) Matsumoto K, et al.：Int J Antimicrob Agents. 44(3)：242-247, 2014（PMID：25108880）
2) 抗菌薬 TDM ガイドライン作成委員会/TDM ガイドライン策定委員会抗菌薬小委員会 編：抗菌薬 TDM 臨床実践ガイドライン 2022，日本化学療法学会，2022
3) Bhavnani SM, et al.：Clin Infect Dis. 50(12)：1568-1574, 2010（PMID：20462352）
4) Falcone M, et al.：J Infect Chemother. 19(4)：732-739, 2013（PMID：23361566）
5) Bandín-Vilar E, et al.：Clin Pharmacokinet. 61(6)：789-817, 2022（PMID：35699914）
6) Matsumoto K, et al.：Biol Pharm Bull. 45(7)：824-833, 2022（PMID：35786589）
7) Oda K, et al.：Pharmacol Ther. 246：108433, 2023（PMID：37149156）
8) Rayner CR, et al.：Clin Pharmacokinet. 42(15)：1411-1423, 2003（PMID：14674791）
9) Kato H, et al.：J Glob Antimicrob Resist. 24：98-105, 2021（PMID：33401013）
10) Jiang H, et al.：Eur J Clin Microbiol Infect Dis. 32(9)：1121-1128, 2013（PMID：23568605）
11) Bock M, et al.：J Antimicrob Chemother. 78(12)：2840-2848, 2023（PMID：37823408）
12) 近藤昭志，他：TDM 研究 39(1)：9-16, 2022
13) Alvarez-Arango S, et al.：N Engl J Med. 384(14)：1283-1286, 2021（PMID：33830710）
14) 日本化学療法学会：バンコマイシン TDM ソフトウェア PAT Practical AUC-guided TDM for vancomycin AUC-guided dosing & monitoring，2022
15) Kim BK, et al.：Korean J Intern Med. 35(3)：714-722, 2020（PMID：31722513）
16) Shi L, et al.：Int J Antimicrob Agents. 62(2)：106881, 2023（PMID：37301313）
17) Kufel WD, et al.：Int J Antimicrob Agents. 62(1)：106843, 2023（PMID：37160238）
18) Cunha BA, et al.：Int J Antimicrob Agents. 46(2)：225-226, 2015（PMID：26058777）
19) Tascini C, et al.：Antimicrob Agents Chemother. 57(1)：601-602, 2013（PMID：23089753）

（尾田　一貴）

28 抗結核薬

世界3大感染症の1つ「結核」を撃退。多剤併用で耐性化・蔓延化を防ぐ

はじめのひきだし

- 治療開始期はイソニアジド，リファンピシン，ピラジナミドの3剤に，ストレプトマイシン硫酸塩もしくはエタンブトール塩酸塩を加えた4剤併用で2か月投与します。
- 維持期はイソニアジド＋リファンピシンの2剤を4か月（全治療期間6か月）投与します。
- 服薬遵守のため，患者に医療専門職の目の前で服用することを基本としたDOTS（直接監視下短期化学療法：directly observed treatment short-course）が推奨されています。

A 総論

1. 由来

- 初めての抗結核薬は1944年，S. A. Waksmanらによって分離された放線菌〔ストレプトマイセス・グリセウス（*Streptomyces griseus*）〕の培養液中に発見されたストレプトマイシンです。その後，1950年代にイソニアジド，ピラジナミド，60年代にリファンピシン，エタンブトール塩酸塩などの抗結核薬が開発され，これらを組み合わせることでより効果的な治療法が確立されました。

2. 基本構造式

- 抗結核薬は各薬剤が様々な骨格を有する薬剤です（図28-1）。

3. 作用機序（図28-2）

- **リファンピシン**：DNA依存性RNAポリメラーゼに作用し，RNA合成を阻害することにより結核菌に対し殺菌的に作用します。
- **イソニアジド**：抗酸菌に特異な細胞壁成分であるミコール酸の合成を阻害し，細胞壁合成を阻害します。
- **ピラジナミド**：結核菌が有するpyrazinamidase（PZase）によりピロリン酸となり，細胞障害を呈して抗菌活性を示すと考えられています。
- **ストレプトマイシン**：リボソーム30Sサブユニットに直接作用し蛋白質合成を阻害します。
- **エタンブトール**：作用機序は不明ですが，細胞壁の構成成分であるアラビノガラクタンの生合成を阻害することで細胞壁合成を阻害すると考えられています。

4. 耐性機序

- 結核菌の耐性機序として，薬剤耐性に関係する遺伝子とその変異が知られています（表28-1）。少なくてもリファンピシンとイソニアジドに耐性を持つMDR-TB（多剤耐性結核菌：Multi-

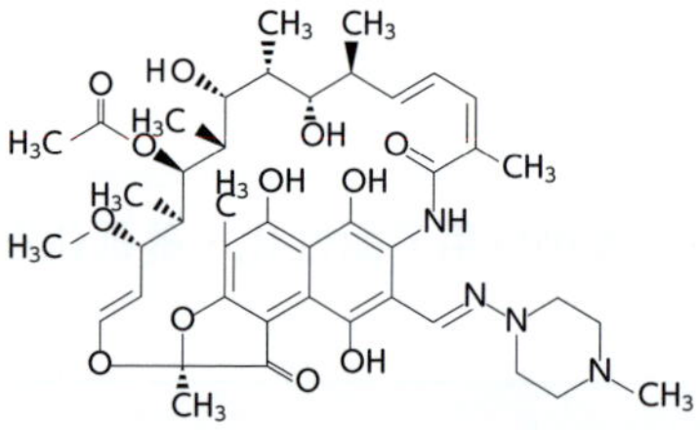

a. リファンピシン（リファジン®）（RFP）（→330頁）

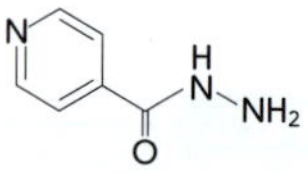

b. イソニアジド（イスコチン®）（INH）（→332頁）

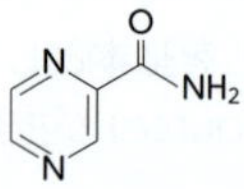

c. ピラジナミド（ピラマイド®）（PZA）（→333頁）

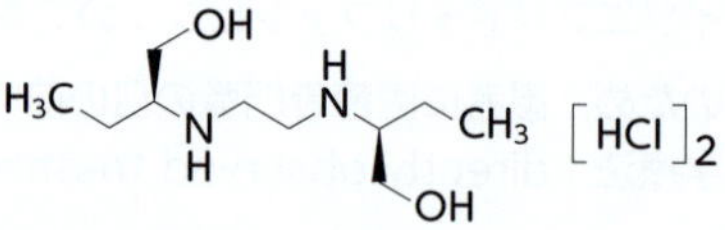

d. エタンブトール塩酸塩（エサンブトール®）（EB）（→333頁）

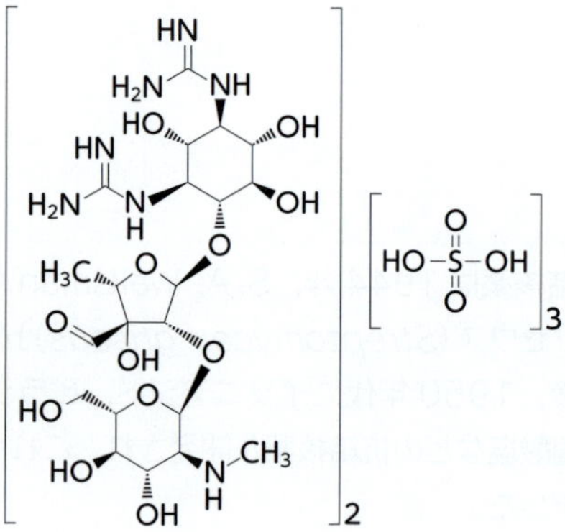

e. ストレプトマイシン硫酸塩（SM）（→334頁）

図28-1 抗結核薬の構造式

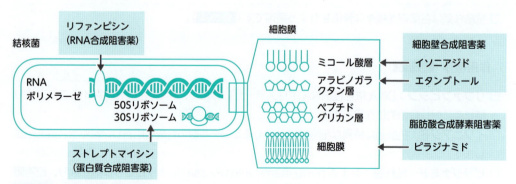

図28-2 抗結核薬の作用機序

表28-1 抗結核薬に対する結核菌の耐性遺伝子，抗結核薬の半減期，髄液移行性[1-3]

薬剤	リファンピシン	イソニアジド	ピラジナミド	ストレプトマイシン硫酸塩	エタンブトール塩酸塩
耐性遺伝子	rpoB	・ahpC ・inhA ・fabG1 ・katG	・pncA ・rpsA	・rpsL ・rrs ・gidB ・tlyA	embB
半減期（hr）	1.9	1～6	2～5	2.6	2.8
髄液移行性（%）	10～20	80～90	90～100	10～20	20～30

drug-resistant *Mycobacterium tuberculosis*）が近年問題となっています。

5. 薬物動態

1 血中濃度
- 抗結核薬のほとんどが半減期1～6時間程度です（表28-1）。

2 PK/PD
- リファンピシンの有効性と関連するPK/PDパラメータはAUC/MICです。その他の薬剤については確立していません。

3 組織移行性
- イソニアジド，ピラジナミドの髄液移行性は高いですが，その他の抗結核薬は髄液移行性が劣ります（表28-1）。

4 代謝と排泄
- リファンピシン，イソニアジド，ピラジナミドは肝代謝型，エタンブトール塩酸塩，ストレプトマイシン硫酸塩は腎排泄型薬剤です。

6. 主な副作用とモニタリングポイント

- 複数の抗結核薬に共通する副作用として肝機能障害があります。そのためAST/ALTなどの検査値をモニタリングします。
- エタンブトールによる視力障害は一般的に可逆的ですが，不可逆的となる場合があります。またストレプトマイシン硫酸塩による聴力障害は不可逆的に起こるため，これらの副作用は早期発見が重要です。
- リファンピシンは考慮すべき多くの薬物間相互作用があるため，投与開始時や新規薬剤の追加時には薬物相互作用について評価する必要があります。

7. 医師・看護師への情報共有，患者説明時の注意

1 医師・看護師への情報共有
- 服薬アドヒアランスを維持し，不規則な服用や中断を防ぐために患者に医療専門職の目の前で服用することを基本としたDOTSを行うことが必要です。
- 抗結核薬の内服中に肝機能障害，視力障害，聴力障害，末梢神経障害，皮疹など，さまざまな副作用発現の可能性があります。特に視力障害や聴力障害は不可逆的なので，自覚症状の有無について定期的に患者に問診し，早期発見することが最も重要です。
- 抗結核薬を内服中は他の薬との相互作用が起こる可能性があるので，新たに薬剤を内服する場合は薬物相互作用について注意します。
- 特にリファンピシンはチトクロームP450 3A4（CYP3A4）をはじめとする肝薬物代謝酵素，UDP-グルクロン酸転移酵素（UGT），P糖蛋白を誘導する作用があります。またトランスポーター（OATP1B1，OATP1B3）を阻害する作用があるため，相互作用に注意します。

2 患者説明時の注意
- 結核は耐性菌を防ぐために3剤以上の併用療法が基本で，少なくとも6か月以上の治療期間を要します（図28-3）。
- 治療を達成するには抗結核薬を定められた期間，指示通り服用することが重要です。
- 不規則な服用や服薬中断は，治療失敗や薬剤耐性化のリスクが高まります。

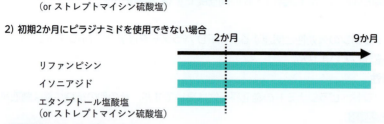

図28-3 結核の初回標準治療
（日本結核病学会治療委員会：結核 89：683-690, 2014 より）

表28-2 抗結核薬の臨床的分類

分類	代表的な抗結核薬（主な商品名）（略号）	特性
一次抗結核薬	リファンピシン（リファジン®）（RFP） イソニアジド（イスコチン®）（INH） ピラジナミド（ピラマイド®）（PZA）	PZA は個々の症例に合わせて投与の可否を検討します
一次抗結核薬 （上記との併用で効果が期待）	ストレプトマイシン硫酸塩（ストレプトマイシン硫酸塩）（SM） エタンブトール（エサンブトール®）（EB）	RFP, INH, PZA との併用で効果が期待できます
二次抗結核薬	レボフロキサシン水和物（クラビット®）（LVFX）	一次結核薬より効果は劣りますが，多剤併用で効果が期待できる薬剤
多剤耐性結核用	デラマニド（デルティバ®）（DLM） ベダキリンフマル酸塩（サチュロ®）（BDQ）	使用対象は多剤耐性結核のみ

（日本結核病学会治療委員会：結核 89：693-690, 2014 より）

- リファンピシン内服後は尿や涙がオレンジ色〜褐色に変色します。ソフトコンタクトレンズは着色した涙で変色するため使用しない方がよいです。

8. 臨床的分類

- 抗結核薬は一次抗結核薬と二次抗結核薬に分類されます。特に一次抗結核薬のうち，イソニアジドとリファンピシン，ピラジナミドの3剤については一次必須薬に分類されます（表28-2）。

B 各論

① リファンピシン（リファジン®）（RFP）（図28-1-a）

1. 主な適応菌種

- マイコバクテリウム属（*Mycobacterium* 属）

2. 主な適応症

- 肺結核およびその他の結核症

3. 主な副作用

- 肝障害：AST（アスパラギン酸アミノトランスフェラーゼ：aspartate aminotransferase）/ALT（アラニンアミノトランスフェラーゼ：alanine aminotransferase）上昇，総ビリルビン（TB：total bilirubin）上昇
- 消化器症状：食欲不振，悪心，嘔吐，胃痛，下痢
- その他：尿，汗，涙などがオレンジ色〜褐色に変色することがあります。

4. 使用方法

- 肝代謝型ですが，肝機能低下例でも減量は推奨されません。
- 適宜モニタリングを行い，ASTやALTが正常上限の5倍以上（有症状時は3倍以上）で休薬し，肝機能が正常化するまで待ちます。

> リファンピシン（リファジン®）　10 mg/kg　1日1回（最大600 mg/日）

ステップアップのひきだし① ▶ リファンピシンの服用タイミング

- 添付文書の用法には朝食前空腹時と記載されていますが，アドヒアランス向上のため，また消化器症状の改善のために食後投与にしても問題はないと考えられています。[4,5]

1 具体的な抗菌薬

❶ **特筆すべき適応菌種や適応症**：リファンピシンは非結核性抗酸菌症，ハンセン病にも適応があります。

ステップアップのひきだし② ▶ リファンピシンの適応

- 重症・難治性のブドウ球菌感染症，特に人工弁感染性心内膜炎（PVE：prosthetic valve endocarditis）や人工関節周囲感染（PJI：prosthetic joint infection）といった人工物に伴う感染症に対してβ-ラクタム系と併用します。
- 髄膜炎菌〔ナイセリア・メニンギティディス（*Neisseria meningitidis*）〕に曝露した医療専門職や家族の発症予防に用いることがあります。成人の場合，リファンピシンを1回600 mg　1日2回（2日間）予防内服します[6]。

❷ **特筆すべき副作用**
- インフルエンザ様症状（頻度不明）：発熱，筋肉痛，倦怠感など[7]
- 自己免疫性血小板減少症（頻度不明）：血小板減少，点状出血など[8]

❸ **特筆すべき薬物動態**
- チトクロームP450 3A4（CYP3A4）をはじめとする肝薬物代謝酵素，UDP-グルクロン酸転移酵素（UGT），P糖蛋白を誘導する作用があります。また，トランスポーター（OATP1B1,

OATP1B3）を阻害する作用があります。そのため，リファンピシン内服中は他の薬剤との薬物相互作用に注意します。

> **ステップアップのひきだし③ ▶ リファンピシンの薬物相互作用**
>
> ☐ リファンピシンは薬物相互作用が多いため，投与開始時や新規薬剤開始時には薬物相互作用の評価を行います。リファンピシンが使用できない場合，CYP 誘導の少ないリファブチンが選択肢になることがあります。

② イソニアジド（イスコチン®）（INH） 図28-1-b

1. 主な適応菌種

☐ 結核菌

2. 主な適応症

☐ 肺結核およびその他の結核症

3. 主な副作用

☐ 肝障害：AST/ALT 上昇
☐ 末梢神経障害：末梢のしびれ

> **ステップアップのひきだし④ ▶ イソニアジドによる末梢神経障害の予防**
>
> ☐ イソニアジドによる神経障害を予防する上で，リスクのある患者にはビタミン B_6（ピリドキシン）25〜50 mg/日の予防投与が推奨されています。特に高齢者，栄養失調，慢性肝疾患，妊娠中や授乳中の女性，アルコール嗜飲者，小児，糖尿病患者，HIV 患者，腎不全の患者では予防投与が強く推奨されています[9,10]。

4. 使用方法

☐ 肝代謝型ですが肝機能低下例でも減量は推奨されません。
☐ 添付文書では 1 日 1〜3 回の投与となっていますが，服薬アドヒアランス向上のため 1 日 1 回投与を原則とします。

> イソニアジド（イスコチン®） 5 mg/kg 1日1回（最大 300 mg/日）

❶ 特筆すべき適応菌種や適応症：該当なし
❷ 特筆すべき副作用：該当なし
❸ 特筆すべき薬物動態：モノアミン酸化酵素（MAO）阻害作用があります。このため薬物相互作用だけではなく，MAO で代謝されるヒスチジンを多く含む魚の摂取でヒスタミン中毒（顔面紅潮，頭痛，悪心），チラミンを多く含むチーズの摂取でチラミン中毒（顔面紅潮，頭痛，急激な血圧上昇）が起こる可能性があるので注意します。

表 28-3 腎機能低下時におけるピラジナミドの用法用量（1日投与量，投与間隔）

薬剤	Ccr (mL/min)		
	>50	30〜50	<30
ピラジナミド	25 mg/kg	25 mg/kg より減量して連日投与	隔日または週 3 回 25 mg/kg

③ ピラジナミド（ピラマイド®）（PZA） 図 28-1-c

1. 主な適応菌種
- [ ] 結核菌

2. 主な適応症
- [ ] 肺結核およびその他の結核症

3. 主な副作用
- [ ] 肝障害：AST/ALT 上昇
- [ ] 高尿酸血症：尿酸上昇，関節痛

4. 使用方法
- [ ] ピラジナミドは腎排泄型薬剤であり，腎機能に応じた減量が必要です（表 28-3）。

> ピラジナミド（ピラマイド®） 25 mg/kg 1日1回（最大 1,500 mg/日）

❶ **特筆すべき適応菌種や適応症**：該当なし
❷ **特筆すべき副作用**：該当なし
❸ **特筆すべき薬物動態**：該当なし

④ エタンブトール塩酸塩（エサンブトール®）（EB） 図 28-1-d

1. 主な適応菌種
- [ ] マイコバクテリウム属

2. 主な適応症
- [ ] 肺結核およびその他の結核症

3. 主な副作用
- [ ] 視神経炎：視覚異常，中心暗点，視野狭窄
- [ ] 一般的には可逆性ですが稀に非可逆性となる場合もあります。発症時は早期の投与中止が必要

表28-4 腎機能低下時におけるエタンブトール塩酸塩の用法用量（1日投与量，投与間隔）

薬剤	Ccr (mL/min)		
	>50	30〜50	<30
エタンブトール塩酸塩	20 mg/kg	20 mg/kgより減量して連日投与	隔日または週3回 20 mg/kg

で，定期的は眼科受診が望ましいです。

4. 使用方法

□ エタンブトール塩酸塩は腎排泄型薬剤であり，腎機能に応じた減量が必要です（表28-4）。

> エタンブトール塩酸塩（エサンブトール®）(EB)
> 最初の2か月間：20 mg/kg　1日1回（最大 1,000 mg/日）
> 3か月以降：15 mg/kg　1日1回（最大 750 mg/日）

❶ 特筆すべき適応菌種や適応症：該当なし
❷ 特筆すべき副作用：該当なし
❸ 特筆すべき薬物動態：該当なし

⑤ ストレプトマイシン硫酸塩（SM）（図28-1-e）

1. 主な適応菌種

□ マイコバクテリウム属，ペスト菌，野兎病菌，ワイル病（レプトスピラ）

2. 主な適応症

□ 肺結核およびその他の結核症，*Mycobacterium avium* complex (MAC) 症を含む非結核性抗酸菌症

3. 主な副作用

□ 腎機能障害：血中クレアチニン上昇
□ 第8脳神経障害：聴力低下，めまい

4. 使用方法

□ ストレプトマイシン硫酸塩は腎排泄型薬剤であり，腎機能に応じた減量が必要です（表28-5）。

> ストレプトマイシン硫酸塩　15 mg/kg　1日1回（最大 750 mg/日）　ただし，週3回投与の場合は最大 1,000 mg/日

❶ 特筆すべき適応菌種や適応症：ペスト菌，野兎病菌，ワイル病（レプトスピラ）にも適応を有します。
❷ 特筆すべき副作用：該当なし

表 28-5 腎機能低下時におけるストレプトマイシンの用法用量（1日投与量，投与間隔）

薬剤	Ccr (mL/min)		
	>50	30〜50	<30
ストレプトマイシン硫酸塩	15 mg/kg，毎日または週3回	使用は勧めない	使用は勧めない

❸ **特筆すべき薬物動態**：該当なし

引用文献

1) Walker TM, et al.：Lancet Infect Dis. 15(10)：1193-1202, 2015（PMID：26116186）
2) Telenti A, et al.：Lancet. 341(8846)：647-650, 1993（PMID：8095569）
3) Donald P：Tuberculosis(Edinb). 90(5)：279-292, 2010（PMID：20709598）
4) 日本結核・非結核性抗酸菌症学会 編：結核診療ガイドライン2024，pp42-54，南江堂，2024
5) 日本結核・非結核性抗酸菌症学会教育・用語委員会：結核症の基礎知識（改訂第5版），結核 96(3)：93-123, 2021
6) Cohn AC, et al.：MMWR Recomm Rep. 62(RR-2)：1-28, 2013（PMID：23515099）
7) Muñoz ME, et al.：Ann Pharmacother. 42(5)：727-728, 2008（PMID：18413686）
8) Arnold DM, et al.：J Thromb Haemost. 11(1)：169-176, 2013（PMID：23121994）
9) Snider DE Jr.：Tubercle. 61(4)：191-196, 1980（PMID：6269259）
10) Kaplan JE, et al.：MMWR Recomm Rep. 58(RR-4)：1-207, 2009（PMID：19357635）

（東恩納　司）

29 抗真菌薬

真菌の細胞膜や細胞壁の合成を阻害する

> **はじめのひきだし**
> - 深在性真菌症に対し，代表的な薬剤としてポリエン系薬であるアムホテリシンBリポソーム製剤，アゾール系薬であるフルコナゾールやボリコナゾール，キャンディン系薬であるミカファンギンナトリウム，ピリミジン系薬であるフルシトシンの4系統の薬剤を用います．
> - 真菌は人と同じ真核生物であることから，その治療として用いる抗真菌薬は抗細菌薬に比べて副作用が出現しやすいです．
> - アゾール系薬は禁忌や相互作用が多くあるので注意します．
> - 免疫抑制時のような日和見感染を起こすハイリスク患者では，予防投与，エンピリック治療・先行（早期）治療，確定診断となった際の標的治療といった概念があります．

A 総論

I ポリエン系薬（→各論は344頁）

1. 由来

- アムホテリシンBはポリエンマクロライド系の抗真菌作用のある抗生物質です．南米ベネズエラ，オリノコ川河岸のテンブラドルの土壌から分離した放線菌ストレプトマイセス・ノドザス（*Streptomyces nodosus*）M4575の培養菌体中に産生されました．この菌体中にはアムホテリシンA（tetraen）とアムホテリシンB（heptaen）が得られ，アムホテリシンBが抗菌力で勝るため，抗真菌薬として開発されました．

2. 基本構造

- ラクトン環に糖がついた構造式を持ち，ラクトン環の中に共役二重結合の疎水性部分と8個の水酸基の親水性の部分が向かい合った構造です（図29-1）．

3. 作用機序

- 真菌の細胞膜合成成分であるエルゴステロールと結合し，ポリエン・ステロール複合体を形成する結果，膜透過性を亢進させて細胞内カリウムイオンを放出し，水素イオンが流入することで細胞質成分を漏出させます．これによって殺真菌作用が生じます（図29-2）．

4. 耐性機序

- メカニズムが酵素阻害でないことから，エルゴステロールの減少あるいは変化によって低感受性になったり耐性化したりすると考えられますが，他の抗真菌薬に比べて耐性誘導されにくい特徴

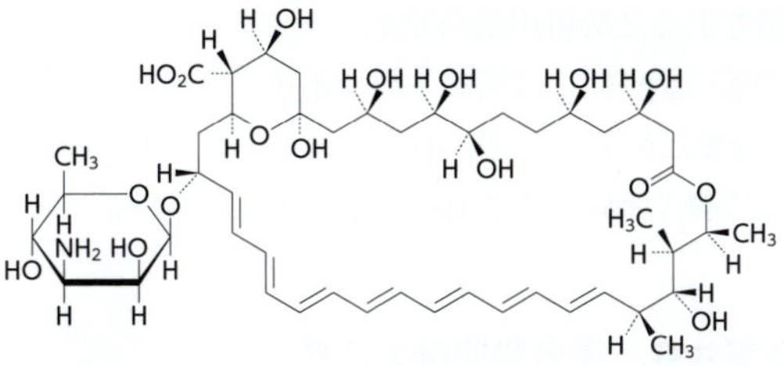

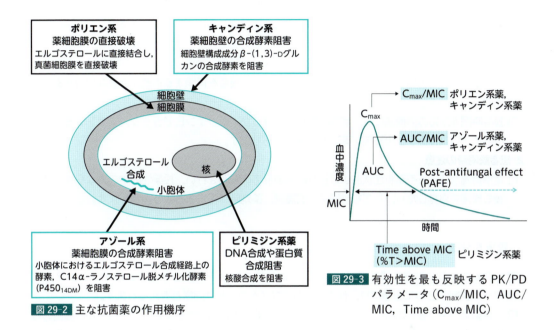

図 29-1 アムホテリシン B（AMPH-B）の構造式

図 29-2 主な抗菌薬の作用機序

図 29-3 有効性を最も反映する PK/PD パラメータ（C_{max}/MIC，AUC/MIC，Time above MIC）

があります。

5. 薬物動態

1 血中濃度
- 半減期は 10 時間以上と比較的長いです。
- 消化管からはほとんど吸収されません。

2 PK/PD
- 作用は濃度依存的に抗真菌作用を発揮するため，C_{max} をある一定水準以上に高め，1 回に高用量を投与して MIC との比（C_{max}/MIC）を大きくします（図 29-3）。

3 組織移行性
- 静脈内投与後は速やかに全身に分布し，肺，肝臓，腎臓，脾臓に移行します。

4 代謝と排泄
- 主に糞尿ですが，臓器障害に伴う用法・用量の調整は不要です。

6. 主な副作用とモニタリングポイント

- 機序は不明ですが，白血球輸注中および直後にアムホテリシン B を投与した患者に急性肺障害

- が認められたとの報告があるため併用禁忌です。
- 腎障害や低カリウム血症の副作用には特に注意します。
- 点滴投与中および投与後に発熱，悪寒，戦慄，悪心，嘔吐が出現し，副腎皮質ステロイドやNSAIDs，抗ヒスタミン薬や制吐薬を併用することもあります。

7. 医師・看護師への情報共有，患者説明時の注意

1 医師・看護師への情報共有
- 溶解液または希釈液として，生理食塩液などの電解質溶液を使用すると沈殿が生じます。
- 電解質異常，特に低カリウムや低マグネシウム血症が現れることがあり，血清カリウム値の異常変動に伴う心室頻拍などの不整脈，全身倦怠感，脱力感の発現に注意します。
- 投与時関連反応（発熱，悪寒，悪心，嘔吐，頭痛，背部痛，骨痛）が発現した場合は，点滴を一時中断し，患者の様子をみながら点滴速度を遅らせて投与を再開する措置が必要な場合があります。
- 投与時関連反応の治療法には，点滴速度を遅らせるか，ジフェンヒドラミン，アセトアミノフェン，ヒドロコルチゾンの投与が有効との報告があります。

2 患者説明時の注意
- 電解質異常による不整脈症状および投与時関連反応の説明を行い，投薬注射中のみならず，終了後も異常を自覚したら，ただちに医師，看護師，薬剤師へ報告するよう指導します。

8. 臨床的分類

- ①アムホテリシンB，②リポソームにアムホテリシンBを封入させたアムホテリシンBリポソーム製剤の2つに分類され，作用機序およびスペクトルは同様と考えられます。
- 抗真菌薬の中で最も幅広いスペクトラムを持ち，直接的に結合するエルゴステロールは真菌の細胞膜に普遍的に存在するため，アムホテリシンBはほとんどの真菌に対して殺真菌的に作用すると考えられますが，すべての真菌に対して有効性を示すのではなく，カンジダ・ルシタニエ（*Candida lusitaniae*）やカンジダ・アウリス（*Candida auris*），アスペルギルス・テレウス（*Aspergillus terreus*）に対しては活性が劣り，スケドスポリウムには無効とされます。

II アゾール系薬（→各論は345頁）

1. 由来
- アゾール系薬の名前の由来は，窒素を含む複素5員環化合物の語幹が「-azole」となることに由来します。

2. 基本構造
- アゾール系薬は2つの窒素を含むイミダゾールと，3つの窒素を含むトリアゾールに大別されます（図29-4）。

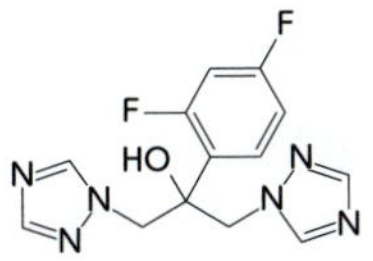

a. フルコナゾール（ジフルカン®）
　（FLCZ）（→345頁）

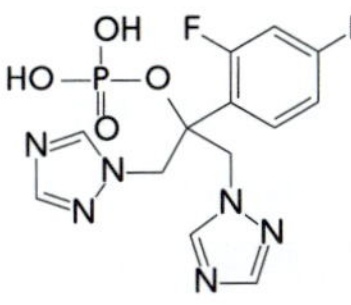

b. ホスフルコナゾール（プロジフ®）
　（F-FLCZ）（→345頁）

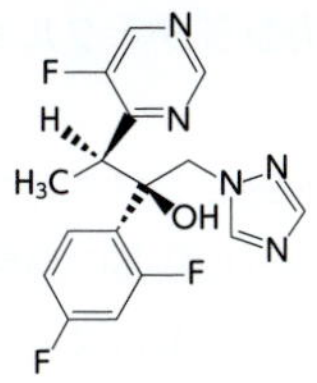

c. ボリコナゾール（ブイフェンド®）
　（VRCZ）（→347頁）

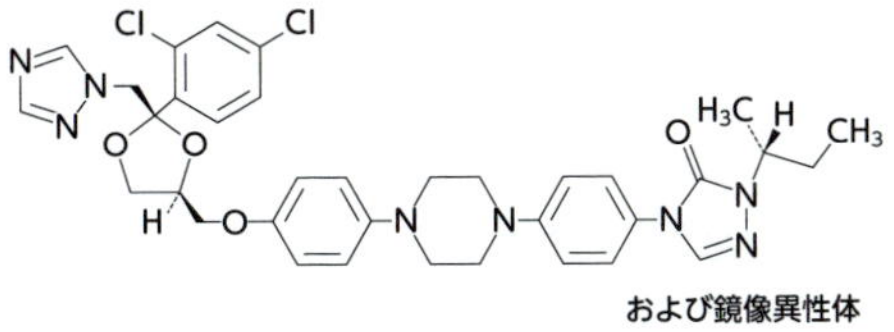

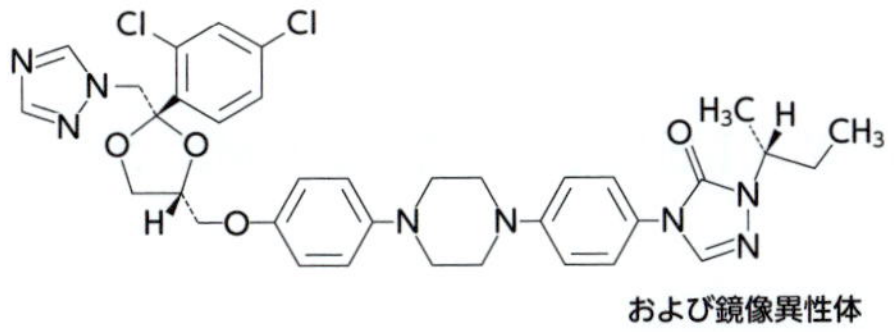

およびC*位鏡像異性体

d. イトラコナゾール（イトリゾール®）（ITCZ）（→346頁）

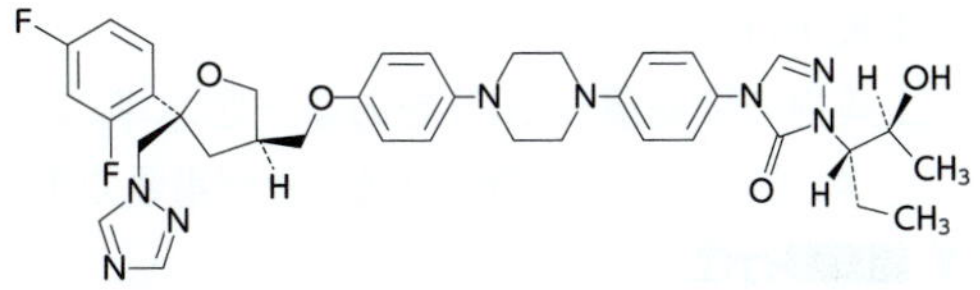

e. ポサコナゾール（ノクサフィル®）（PSCZ）（→348頁）

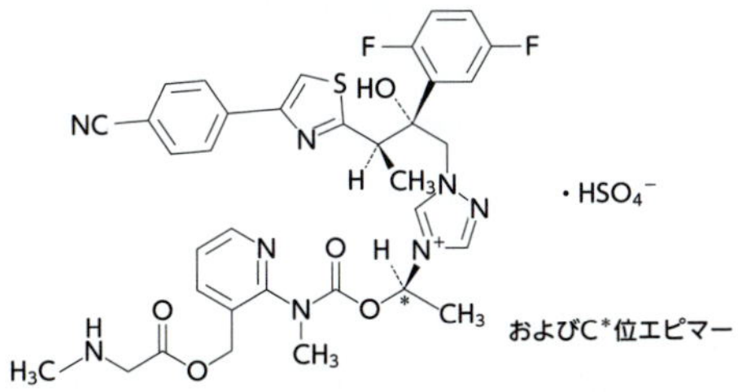

f. イサブコナゾニウム硫酸塩（クレセンバ®）（ISCZ）
　（→349頁）

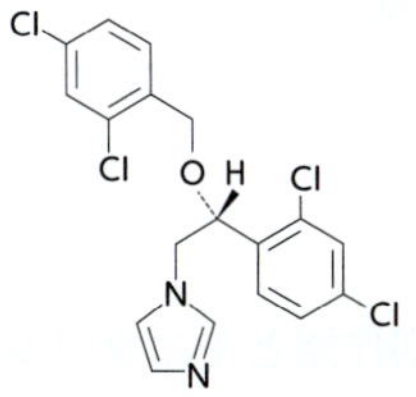

g. ミコナゾール（フロリード®）（MCZ）（→350頁）

図29-4 アゾール系薬の構造式

3. 作用機序

□ 真菌細胞膜の構成成分であるエルゴステロールが前駆体のラノステロールから変換される際の脱メチル化反応を阻害します。この反応を触媒する真菌シトクロム P-450 14-α-ステロールデメチラーゼ（CYP51）に結合し，脱メチル化を阻害することでエルゴステロールの整合性を阻害し，抗真菌作用を示し，哺乳類のシトクロム P-450 にも結合することで，種々の相互作用があります。

4. 耐性機序

□ 共通する耐性機序から同系統のアゾール系薬との交差耐性が存在します。耐性リスクとして長期期間の曝露や，トリアゾール系薬では，主として Erg11 発現の亢進，結合部位の合成酵素遺伝子変異，薬物排泄トランスポーターの発現亢進があります。カンジダ・アルビカンス（*Candida albicans*）をはじめとするカンジダ属（*Candida* 属）に対するアゾール系薬の抗真菌活性は菌種により違いがみられ，特にフルコナゾールはカンジダ・グラブラータ（*Candida glabrata*）

やカンジダ・クルセイ（*Candida krusei*）などの non-*albicans* 属には低感受性または耐性です。
- 一般的にアスペルギルス・フミガーツス（*Aspergillus fumigatus*）はフルコナゾール以外のアゾール系薬に感受性を示しますが，長期間アゾール系薬に曝露された患者由来のアゾール耐性アスペルギルス・フミガーツスでは標的酵素である Egr11 の遺伝子 Cyp51A に変異がみられ耐性を示します。

5. 薬物動態

1 血中濃度
- アゾール系薬は比較的バイオアベイラビリティが高いため経口薬で使用できる利点があります。
- 薬物動態の個体内・個体間変動に注意します。
- アゾール系薬の種類，菌種によって，静菌的または殺菌的に作用します。

2 PK/PD
- 薬物の曝露量（AUC）をある一定水準以上にするため，1 日投与量を増やして MIC との比（AUC/MIC）を大きくすることが重要です。

3 組織移行性
- 抗真菌薬の中でアゾール系薬は組織移行がよく，髄液や眼内移行性が良好であることから，髄膜炎や眼内炎の治療に有効です。

4 代謝と排泄
- フルコナゾールは腎排泄に分類されるため，腎機能に応じた用量調整が必要です。その他のアゾール系薬では主に糞尿であり，臓器障害に伴う用法・用量の調整は不要です。

6. 主な副作用とモニタリングポイント
- アゾール系薬は抗真菌薬の中で比較的安全性が高く忍容性が良好な薬剤です。
- ただしアゾール系薬の注意すべき有害事象として，頻度は高くないものの，心機能障害があります。代表的なものとしては，不整脈〔QT 延長・心室頻拍（Torsades de Pointes）〕があり，これらの症状は動悸，失神や心室細動により突然死につながる可能性もあります。
- その他，消化器系（悪心，嘔吐，肝障害），循環器系，中枢神経系（頭痛，痙攣），皮膚（光線過敏症）の報告があります。

7. 医師・看護師への情報共有，患者説明時の注意

1 医師・看護師への情報共有
- 共通する有害事象として心機能障害があるので，不整脈や心不全による動悸や息切れのような症状があれば医療機関を受診して下さい。
- ボリコナゾールやポサコナゾールの注射薬では添加剤にシクロデキストリンが入っています。これは腎機能障害時には蓄積する可能性があることから，腎機能障害には注意します。
- 経口のアゾール系薬では食事の影響を受けるものもあるので，用法に注意します。

2 患者説明時の注意
- 相互作用が非常に多く，飲食物ではグレープフルーツジュースは避ける方がよいです。

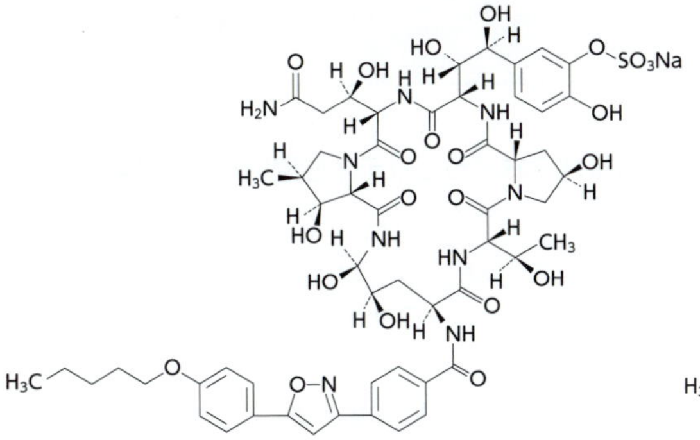

a. ミカファンギンナトリウム（ファンガード®）（MCFG）
（→350頁）

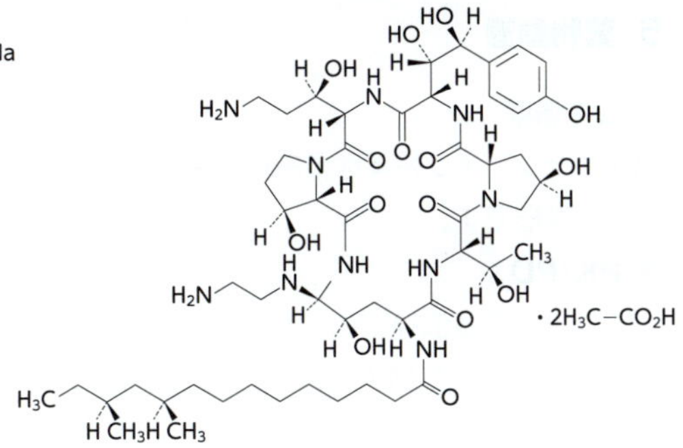

b. カスポファンギン酢酸塩（カンサイダス®）（CPFG）
（→351頁）

図 29-5 キャンディン系薬の構造式

8. 臨床的分類

- 3つの窒素を含むトリアゾールとイミダゾールに分類され，深在性真菌症では前者のトリアゾール系薬が用いられます。

III キャンディン系薬（→各論は350頁）

1. 由来

- 天然物質であるエキノキャンディンやニューモキャンディンなどの誘導体から開発されたことに由来します。

2. 基本構造

- 環状ヘキサペプチドに長鎖脂肪酸が結合したリポペプチド構造です（図29-5）。

3. 作用機序

- キャンディン系薬は，多くの真菌の細胞壁の構成成分である(1→3)β-D-グルカン（BDG）の合成酵素阻害作用を持ち，BDG産生の低下が細胞壁の脆弱を招くことで菌体の破裂を生じさせます。
- 哺乳類の細胞には細胞壁もBDGも存在しないため，この作用は真菌特異的です。
- アゾール系薬に耐性あるいは低感受性のカンジダ属にも有効である一方で，クリプトコックスやトリコスポロン属（*Trichosporon* 属），ムーコルには抗真菌活性を示しません。

4. 耐性機序

- β-D-グルカン合成酵素のFKSサブユニットをコードする遺伝子の*FKS1*の突然変異によって真菌のβ-D-グルカン合成活性が低下し，キャンディン系薬に対する耐性を獲得することが知られています。

5. 薬物動態

1 血中濃度
- キャンディン系薬は蛋白結合率が非常に高く，バイオアベイラビリティも悪いため，注射薬のみの剤形です。

2 PK/PD
- 作用は濃度依存的に抗真菌作用を発揮するため，C_{max}をある一定水準以上に高め，1回に高用量を投与してMICとの比（C_{max}/MIC）を大きくします。
- 薬物の曝露量（AUC）をある一定水準以上にするため，1日投与量を増やしてMICとの比（AUC/MIC）を大きくすることも重要です。

3 組織移行性
- 肺や肝臓など主要臓器への移行性は比較的良好ですが，脳，前立腺，眼への移行は不良です。

4 代謝と排泄
- 主として肝臓で代謝され便中に排泄されます。

6. 主な副作用とモニタリングポイント
- キャンディン系薬の忍容性は良好で，高い安全性が示されています。肝障害がみられる場合があり，添付文書の重要な基本的注意事項には定期的な肝機能検査を実施するよう記載されています。

7. 医師・看護師への情報共有，患者説明時の注意

1 医師・看護師への情報共有
- カンジダ血症の合併症の1つである眼内炎の治療には，移行性が不良のため推奨されません。
- アゾール系薬に比べ薬物間相互作用は少なく，併用禁忌薬はありません。

2 患者説明時の注意
- 肝機能障害が現れることがあるので，定期的に肝機能検査を行うなど，医師，看護師，薬剤師へ報告するよう指導します。

8. 臨床的分類
- 侵襲性カンジダ症に対して，アゾール系薬より治療成功率が高く，安全性の面でポリエン系薬より優れているため，侵襲性カンジダ症にはよい適応と考えられています[1]。

Ⅳ ピリミジン系薬（→各論は352頁）

1. 由来
- anti myco-（抗真菌）に由来し，シトシン透過酵素およびシトシン脱アミノ酵素はヒトの細胞内には存在せず，5-FUに分解されることはないため選択毒性が高いです。

2. 基本構造
- フルシトシンはフッ化ピリミジンアナログに属します（図29-6）。

3. 作用機序

- フルシトシンは真菌細胞膜のシトシン透過酵素により真菌細胞内に取り込まれた後、シトシン脱アミノ酵素により脱アミノ化されてフルオロウラシル（5-FU）に変換され、真菌内で生成したフルオロウラシスが真菌の核酸合成を阻害することで抗真菌作用を発揮します。

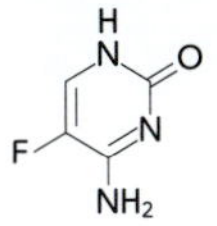

フルシトシン（アンコチル®）（5-FC）（→352頁）
図29-6 フルシトシンの構造式

4. 耐性機序

- 単剤では耐性化が起こりやすいです。耐性獲得の問題からポリエン系薬やフルコナゾールとの併用で使用されます。

5. 薬物動態

1 血中濃度
- 単回投与の半減期は4.6時間で、主に腎臓から排泄されます。

2 PK/PD
- 作用は時間依存的に抗真菌作用を発揮します。

3 組織移行性
- 髄液、喀痰、眼など、組織移行性は良好です。

4 代謝と排泄
- 主として腎臓で排泄されます。

6. 主な副作用とモニタリングポイント

- **主な副作用**：消化器症状（食欲不振、悪心）、血液障害
- 汎血球減少や無顆粒球などの骨髄抑制が問題となります。
- その他、悪心・嘔吐、下痢、肝障害、皮疹が報告されています。
- テガフール・ギメラシル・オテラシルカリウム配合剤投与中および投与中止後7日以内の患者への併用は禁忌です。重篤な血液障害を発症するおそれがあります。

7. 医師・看護師への情報共有、患者説明時の注意

1 医師・看護師への情報共有
- 副作用の観点から、血液検査、腎機能検査（BUN、Ccr、尿検査）、肝機能検査を定期的に行います。
- 腎排泄型薬剤のため、腎機能に合わせた用法・用量に注意します。

2 患者説明時の注意
- 外箱開封後は遮光して保存して下さい。吸湿性が強く湿気を避けて保存してください。

B 各論

I ポリエン系薬（→総論は 336 頁）

① アムホテリシン B およびアムホテリシン B リポソーム製剤

1 アムホテリシン B（ファンギゾン®）（AMPH-B）（図 29-1）
- **内服薬**：腸管からの吸収が悪く，消化管のカンジダ真菌症のみ適応があります。
- **注射薬**：用法は点滴静注以外にも気管内注入，胸膜内注入，髄腔内注入，膀胱内注入，皮内注入，吸入があり，適応症や用量も様々です。
- 臨床における使用頻度は高くありません。

2 アムホテリシン B リポソーム製剤（アムビゾーム®）（L-AMB）
- アムホテリシン B の副作用を軽減する目的でドラッグデリバリーシステム化された製剤として開発されたのがアムホテリシン B リポソーム製剤です。
- L-AMB はリン脂質とコレステロールからなる脂質二分子膜です。平均粒子径が 60〜70 μm 程度の比較的巨大な分子構造体であることから，正常の毛細血管壁を透過できず，結果として組織への漏出は少なく，主な副作用発現臓器である腎臓への分布量が低減し，腎障害の発現頻度も低下すると考えられています。

1. 主な適応菌種

- カンジダ・ルシタニエには低感受性を示しますが，それ以外の菌種に対しては良好な感受性を示します[2]。
- キャンディン系薬やアゾール系薬で効果不十分なカンジダ・クルセイ，カンジダ・ギリエルモンディ（*Candida guilliermondii*）による感染症にはよい適応です[1]。

2. 主な適応症

- 真菌血症，呼吸器真菌症，真菌髄膜炎，播種性真菌症

3. 主な副作用

- →ポリエン系薬の総論（337 頁）を参照。

4. 使用方法

- →ポリエン系薬の総論（336 頁）を参照。

1 アムホテリシン B（ファンギゾン®）（AMPH-B）

❶ スペクトル

カンジダ	アスペルギルス	クリプトコックス	ムーコル
○	○	○	○

薬物動態（PK/PD）：線形（C_{max}/MIC）
排泄：尿＜便
通常の用法・用量：1回 0.25～1.0 mg/kg　1日1回
負荷投与：なし

❷ 剤形

内服	注射
○	○

❸ 適応

予防	FN
×	×

腎機能障害時：減量や腎毒性があるため他剤を選択
肝機能障害時：－
注射薬溶解方法：1Ｖにつき注射用水または5％ブドウ糖 10 mL で溶解
注意点：腎障害，低カリウム血症（5～6 mEq/kg/日の補充）

2 アムホテリシン B リポソーム製剤（アムビゾーム®）（L-AMB）

❶ スペクトル

カンジダ	アスペルギルス	クリプトコックス	ムーコル
○	○	○	○

薬物動態（PK/PD）：線形（C_{max}/MIC）
排泄：尿≒便
通常の用法・用量：1回 2.5～5.0 mg/kg・1日1回
　クリプトコックス髄膜炎は 6.0 mg/kg
負荷投与：なし

❷ 剤形：

内服	注射
○	×

❸ 適応

小児	新生児	予防	FN
○	○	×	○

腎機能障害時：用量調整なし
肝機能障害時：－
注射薬溶解方法：1Ｖにつき注射用水 12 mL で溶解
注意点：低カリウム（マグネシウム）血症

II アゾール系薬（→総論は 338 頁）

2 フルコナゾール，ホスフルコナゾール

- フルコナゾールは経口薬と注射薬があり，経口薬のバイオアベイラビリティは 90％以上で，剤形による体内動態の変動は少ないです。
- 胃内 pH や食事の影響も少ないです。
- ホスフルコナゾールは注射薬のみです。
- ホスフルコナゾールはフルコナゾールをリン酸エステル化して，水溶性を向上させたプロドラッグであり，静脈内投与後速やかに活性本体のフルコナゾールに変換されます。
- フルコナゾールに比べ，ホスフルコナゾールは投与液量が 1/40 程度と少なく，液量負担が軽減されています。

1. 主な適応菌種

- カンジダ属の酵母様真菌に抗真菌活性を有します。
- カンジダ・パラプシローシス（*Candida parapsilosis*）にはよい適応です。

2. 主な適応症

- カンジダ症とクリプトコックス症，トリコスポロンにも一部活性を示します。
- 用量依存性に感性から耐性を示すカンジダ種（カンジダ・グラブラータ，カンジダ・クルセイ，カンジダ・アウリス）が存在します。

3. 主な副作用

- →アゾール系薬の総論（340頁）を参照。

4. 使用方法

- ホスフルコナゾールでは負荷投与が必要です。

1 フルコナゾール（ジフルカン®）（FLCZ）（図29-4-a）

❶ スペクトル

カンジダ	アスペルギルス	クリプトコックス	ムーコル
○	×	○	×

❷ 剤形

内服	注射
○	○

❸ 適応

小児	新生児	予防	FN
○	○	○	×

薬物動態（PK/PD）：線形（AUC/MIC）
排泄：尿＞便
通常の用法・用量：1回50〜400 mg・1日1回
負荷投与：なし
腎機能障害時：Ccr≦50は半量。血液透析では透析後に推奨量100％。CAPDではCcr＜10での推奨量と同じ。CCRTでは24時間ごとに200〜400 mg
肝機能障害時：−
注射薬溶解方法：−
相互作用：本剤はCYP450の2C9，2C19，3A4を阻害
注意点：禁忌項目としてCYP3A4の薬剤に注意

2 ホスフルコナゾール（プロジフ®）（F-FLCZ）（図29-4-b）

❶ スペクトル

カンジダ	アスペルギルス	クリプトコックス	ムーコル
○	×	○	×

❷ 剤形

内服	注射
×	○

❸ 適応

小児	新生児	予防	FN
×	×	×	×

薬物動態（PK/PD）：線形（AUC/MIC）
排泄：尿
通常の用法・用量：初回維持量の倍量を2日間投与し，3日目から維持として1回50〜400 mg 1日1回
負荷投与：あり（2日間）
腎機能障害時：Ccr≦50は半量。血液透析では透析後に推奨量100％。CAPDではCcr＜10での推奨量と同じ。CCRTでは24時間ごとに200〜400 mg
肝機能障害時：−
注射薬溶解方法：−
相互作用：本剤はCYP450の2C9，2C19，3A4を阻害
注意点：禁忌項目としてCYP3A4の薬剤に注意

3 イトラコナゾール（イトリゾール®）（ITCZ）（→総論は338頁）（図29-4-d）

- 経口薬は固形製剤としてカプセル剤と錠剤がある他，内用液剤があります。

1. 主な適応菌種

- 幅広いスペクトルを持ち，カンジダ，アスペルギルスの他に皮膚糸状菌，輸入真菌症，黒色真菌にも活性を示します。
- 一部のムーコルにも活性を有しますが，治療としては用いられません。

2. 主な適応症

- 内臓真菌症，深在性皮膚真菌症，表在性皮膚真菌症，爪白癬，輸入真菌症，真菌感染が疑われる発熱性好中球減少症（FN：febrile neutropenia）や深在性真菌感染症の予防

3. 主な副作用

- →アゾール系薬の総論（340頁）を参照。
- 消化器症状（悪心，嘔吐，腹痛，下痢）に注意します。

4. 使用方法

- 服用タイミングは固形製剤が「食直後」であるのに対し，内用液剤は「空腹時」となっており，剤形によって用法が異なることに注意します。
- その理由としてカプセル剤や錠剤は低pH領域で溶解性が高まるため，胃内pHが低くなる食直後が吸収率を高めるために重要ですが，溶液状態で投与される内用液剤の場合は胃内pHの影響を受けず，むしろ食事による吸収遅延が危惧されることから空腹時に投与します。

❶ スペクトル

カンジダ	アスペルギルス	クリプトコックス	ムーコル
○	○	○	×

薬物動態（PK/PD）：線形（AUC/MIC）
排泄：尿＜便
通常の用法・用量：1回50～400 mg 1日1回（カプセル）。食直後では1回200～400 mg 1日1回（内用液）。空腹時では2日間は1回200 mg 1日2回，3日目以降1回200 mg 1日1回（注射）

❷ 剤形

内服	注射
○	×

❸ 適応

小児	新生児	予防	FN
×	×	○	○

負荷投与：－
腎機能障害時：なし
肝機能障害時：－
注射薬溶解方法：
相互作用：本剤はCYP450の2C9，2C19，3A4を阻害
注意点：禁忌項目としてCYP3A4の薬剤に注意

④ ボリコナゾール（ブイフェンド®）（VRCZ）（→総論は338頁）（図29-4-c）

- 経口薬（錠剤，ドライシロップ）と注射薬があり，両剤とも血中濃度を早期に高める目的で，負荷投与が必要です。
- 経口薬ではイトラコナゾールの固形製剤の場合とは異なり胃酸の影響は受けないものの，食事によって吸収低下が起こるため，空腹時に服用します。
- 非線形の薬物動態を示し，アジア人の約2割は主な代謝酵素のCYP2C19のpoor metabolizerが存在します。

1. 主な適応菌種

- カンジダ，アスペルギルスの他に希少真菌であるトリコスポロン，フサリウム，スケドスポリウム，黒色真菌にも活性を示します。
- ムーコルには無効です。
- フルコナゾールに低感受性を示すカンジダ・グラブラータやカンジダ・クルセイなどのnon-albicans Candidaに対しても抗真菌活性を認めることがあります。

2. 主な適応症

- アスペルギルス症，クリプトコックス症，トリコスポロン症

3. 主な副作用

- →アゾール系薬の総論（340頁）を参照。
- 肝機能障害，視覚症状（羞明，霧視）

4. 使用方法

- 抗真菌薬の中で国内で唯一，TDM（therapeutic drug monitoring）対象薬剤です。
- 目標トラフ濃度を1～4 mg/Lとし，血中濃度測定結果により用量調整をします。
- ボリコナゾールは侵襲性アスペルギルス症における第一選択薬です。

❶ スペクトル

カンジダ	アスペル ギルス	クリプト コックス	ムーコル
○	○	○	×

薬物動態（PK/PD）：非線形（TDM対象）（AUC/MIC）
排泄：尿＜便
通常の用法・用量：初回は6 mg/kg 1日2回。2日目以降は3～4 mg/kg 1日2回（注射）
負荷投与：あり（初日）
腎機能障害時：なし

❷ 剤形

内服	注射
○	○

❸ 適応

小児	新生児	予防	FN
○	×	○	×

肝機能障害時：軽度～中等度の肝機能障害（Child-Pugh分類クラスA, B）では初日は通常量で2日目以降半量。重度の肝障害（クラスC）では慎重投与
注射薬溶解方法：1 Vにつき注射用水19 mLで溶解
相互作用：本剤はCYP450の2C9, 2C19, 3A4を阻害
注意点：視覚障害，日本人ではPoor Metabolizerが約2割

❺ ポサコナゾール（ノクサフィル®）（PSCZ） （→総論は338頁） 図29-4-e

- イトラコナゾールに類似した構造骨格を持ち，フルコナゾール，イトラコナゾール，ボリコナゾールのスペクトルに加え，ムーコルに対しても抗真菌活性を有します。

1. 主な適応菌種

- アスペルギルス属（*Aspergillus*属），ムーコルに活性を示します。

2. 主な適応症

- 侵襲性アスペルギルス症，ムーコル症，造血幹細胞移植患者または好中球減少が予測される血液悪性腫瘍患者における深在性真菌症の予防

3. 主な副作用

- 悪心，下痢，肝機能異常

4. 使用方法

- 経口薬，注射薬ともに負荷投与が必要です。

❶ スペクトル

カンジダ	アスペル ギルス	クリプト コックス	ムーコル
×	〇	×	〇

❷ 剤形

内服	注射
〇	〇

❸ 適応

小児	新生児	予防	FN
×	×	×	〇

薬物動態（PK/PD）：線形（AUC/MIC）
排泄：尿＜便
通常の用法・用量：（錠剤）初日は1回300 mg 1日2回，2日目以降は300 mg 1日1回経口投与．（注射）初日は1回300 mg 1日2回，2日目以降は300 mg 1日1回，中心静脈ラインから約90分間かけて緩徐
負荷投与：あり（初日）

腎機能障害時：なし
肝機能障害時：−
注射薬溶解方法：バイアルを室温に戻した後，バイアルから16.7 mL抜き取り，150～283 mLの生理食塩液または5%ブドウ糖注射液が入った点滴バッグまたはボトルに添加し，最終濃度を1～2 mg/mLとする
相互作用：本剤はCYP450の3A4を阻害
注意点：禁忌項目としてCYP3A4の薬剤に注意

⑥ イサブコナゾニウム硫酸塩（クレセンバ®）（ISCZ）（→総論は338頁）
（図29-4-f）

□ 幅広いスペクトルを持ち，アスペルギルス，ムーコル，クリプトコックスに活性を示します．

1. 主な適応菌種

□ アスペルギルス属，ムーコル，クリプトコックス

2. 主な適応症

□ アスペルギルス症，ムーコル症，クリプトコックス症

3. 主な副作用

□ 悪心，ほてり

4. 使用方法

□ 経口薬，注射薬ともに負荷投与が必要です．

❶ スペクトル

カンジダ	アスペル ギルス	クリプト コックス	ムーコル
×	〇	〇	〇

❷ 剤形

内服	注射
〇	〇

❸ 適応

小児	新生児	予防	FN
×	×	×	×

薬物動態（PK/PD）：線形（AUC/MIC）
排泄：尿＜便
通常の用法・用量：1回200 mgを約8時間おきに6回，6回目投与の12～24時間経過後，1回200 mg 1日1回
負荷投与：あり（6回）
腎機能障害時：なし
肝機能障害時：Child-Pugh分類Cで治療上の有益性が危険性を上回る場合にのみ投与

注射薬溶解方法：1バイアルに5 mLの日局注射用水を加え溶解
相互作用：CYP3Aを阻害，CYP2B6を誘導，P糖蛋白，有機カチオントランスポーター（OCT）2，多剤・毒性化合物排出蛋白（MATE）1，UDP-グルクロン酸転移酵素（UGT：UDP-glucuronosyltransferase）を阻害
注意点：禁忌項目としてCYP3Aの薬剤に注意

⑦ ミコナゾール（フロリード®）（MCZ）（→総論は338頁）（図29-4-g）

- 酵母様真菌に加えアスペルギルスに対する抗真菌活性を示します。

1. 主な適応菌種

- クリプトコックス，カンジダ，アスペルギルス，コクシジオイデス

2. 主な適応症

- 真菌血症，肺真菌症，消化管真菌症，尿路真菌症，真菌髄膜炎
- 外用薬を除くと，経口ゲル薬と注射薬があります。
- ゲル剤は口腔カンジダ症および食道カンジダ症に適応があり，注射薬は適応症により用量設定が異なることに注意します。

3. 主な副作用

- 特徴的な有害事象として低ナトリウム血症が起こることがあるので，電解質補正を行いながら投与します。

4. 使用方法

- 経口ゲル薬は，口腔カンジダの場合，口腔内にまんべんなく塗布します。病巣が広範囲に存在する場合には，口腔内にできるだけ長く含んだ後，嚥下します。食道カンジダの場合には，口腔内に含んだ後，少量ずつ嚥下します。

III キャンディン系薬（→総論は341頁）

⑧ ミカファンギンナトリウム（ファンガード®）（MCFG）（図29-5-a）

- カンジダ属，アスペルギルス属に活性を示します。
- 国内で初めて上市されたキャンディン系薬です。

1. 主な適応菌種

- カンジダ属，アスペルギルス属

2. 主な適応症

- カンジダ属およびアスペルギルス属による真菌血症，呼吸器真菌症，消化器真菌症
- 造血幹細胞移植患者におけるカンジダ症，アスペルギルス症の予防
- クリプトコックス属（*Cryptococcus* 属）やトリコスポロン属のような担子菌類やフサリウム属（*Fusarium* 属）やムーコルには自然耐性です。

3. 主な副作用

- 血液障害，肝機能障害

4. 使用方法

- 適応症により用量が異なります。

❶ スペクトル

カンジダ	アスペルギルス	クリプトコックス	ムーコル
○	○	×	×

❷ 剤形

内服	注射
×	○

❸ 適応

小児	新生児	予防	FN
○	○	○	×

薬物動態（PK/PD）：線形（C_{max}/MIC）
排泄：尿＜便
通常の用法・用量：1回 50～300 mg・1日 1回
負荷投与：なし

腎機能障害時：用量調整なし
肝機能障害時：－
注射薬溶解方法：－
注意点：なし

⑨ カスポファンギン酢酸塩（カンサイダス®）（CPFG）（→総論は 341 頁）
（図 29-5-b）

- カンジダ属，アスペルギルス属に活性を示します。
- 国内で 2 番目に上市されたキャンディン系薬です。

1. 主な適応菌種

- カンジダ属，アスペルギルス属

2. 主な適応症

- カンジダ属およびアスペルギルス属による真菌血症，呼吸器真菌症，消化器真菌症
- 造血幹細胞移植患者におけるカンジダ症，アスペルギルス症の予防
- クリプトコックス属やトリコスポロン属のような担子菌類やフサリウム属やムーコルには自然耐性です。

3. 主な副作用

- 血液障害，肝機能障害

4. 使用方法

- 負荷投与が必要です。
- 肝機能低下時には Child-Pugh 分類に応じた用量調整が必要です。

❶ スペクトル

カンジダ	アスペルギルス	クリプトコックス	ムーコル
○	○	×	×

薬物動態（PK/PD）：線形（C_{max}/MIC）
排泄：尿＜便
通常の用法・用量：初回 70 mg・1 日 1 回　2 日目以降 50 mg・1 日 1 回
負荷投与：あり

❷ 剤形 / ❸ 適応

内服	注射	小児	新生児	予防	FN
×	○	○	○	×	○

腎機能障害時：用量調整なし
肝機能障害時：中等度の肝機能障害（Child-Pugh スコア 7〜9）は初日は通常量で 2 日目以降 35 mg
注射薬溶解方法：希釈液は生理食塩液か乳酸リンゲル液
注意点：ミカファンギンナトリウムと異なり相互作用あり

Ⅳ ピリミジン系薬（→総論は 342 頁）

⑩ フルシトシン（アンコチル®）（5-FC）〔図 29-6〕

- 経口薬のみであり，腎機能低下時には減量が必要です．
- 耐性獲得の問題から単剤では投与せず，ポリエン系薬やフルコナゾールとの併用が基本です．

1. 主な適応菌種

- カンジダ，アスペルギルス，クリプトコックス

2. 主な適応症

- カンジダまたはアスペルギルスまたはクリプトコックスによる真菌血症，真菌性髄膜炎，真菌性呼吸器感染症，黒色真菌症，尿路真菌症，消化管真菌症

3. 主な副作用

- アゾール系薬に準じます（→ピリミジン系薬の総論，343 頁）．

4. 使用方法

- 腎機能低下時には減量が必要です．

❶ スペクトル

カンジダ	アスペルギルス	クリプトコックス	ムーコル
○	○	○	×

薬物動態（PK/PD）：線形（%T＞TAM）
排泄：尿
通常の用法・用量：1 回 25〜50 mg/kg 1 日 4 回
負荷投与：なし
腎機能障害時：Ccr 20〜40 では 1 回 25〜50 mg/kg 1 日 2 回，Ccr 10〜20 では 1 回 25〜50 mg/kg 1 日 1 回，Ccr＜10 では 50 mg/kg 24 h 以上あけて

❷ 剤形 / ❸ 適応

内服	注射	小児	新生児	予防	FN
○	×	×	×	×	×

肝機能障害時：−
注射薬溶解方法：−
注意点：ギメラシルとの併用でフルオロウラシル濃度が上昇

引用文献

1) Tashiro S, et al.：J Infect Chemother. 26（11）：1164-1176, 2020（PMID：32620421）
2) Arendrup MC：Curr Opin Crit Care. 16（5）：445-452, 2010（PMID：20711075）

（浜田　幸宏）

354 3段目｜感染症の治療薬

30 抗ウイルス薬

ウイルスの増殖過程の様々な段階を阻害する

> **はじめのひきだし**
>
> ☐ 抗ウイルス薬は，宿主細胞への障害が少ない薬剤を開発するのが難しいため，抗ウイルス薬の種類は限られています。
> ☐ 抗ウイルス薬はウイルスの増殖過程に作用して，増殖サイクルを中断させることで抗ウイルス効果を発揮します。
> ☐ ウイルスの増殖阻止作用は，①細胞への吸着・侵入阻止，②核酸合成阻害，③ウイルスの特異的な酵素および蛋白質の阻害などがあります。

A 総論

1. 由来

☐ ウイルスの大部分は，自己の複製に必要な最小限の遺伝子情報しか持たず，複製の大部分を宿主細胞の生存および増殖機構に依存しています。
☐ 1950年代後半から1970年代前半に発見されたイドクスウリジンやトリフルウリジン，ビダラビン，アマンタジン塩酸塩は，いずれもウイルス非特異的な抗ウイルス薬でした。
☐ 1977年にアシクロビルが発見され，ウイルスのみを標的とした抗ウイルス薬の歴史が始まりました。

2. 基本構造

☐ アシクロビルやエンテカビル水和物，レムデシビルなどの一部の抗ウイルス薬は，ヌクレオシドなどの生理活性物質に類似した構造を持っています（図30-1）。

3. 作用機序

☐ 抗ウイルス薬は，ウイルスの増殖過程における様々な段階（吸着・侵入，脱殻，核酸合成，複製，蛋白合成，組み立て，放出）を阻害します（図30-2，表30-1）。

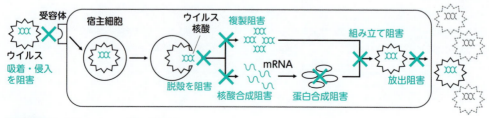

図30-2 主な抗ウイルス薬の作用点

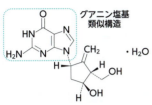

図 30-1 主な抗ウイルス薬の構造式

表 30-1 臨床使用されている主な抗ウイルス薬の作用機序と対象ウイルス

分類	作用機序	対象ウイルス
抗インフルエンザウイルス薬	・ノイラミニダーゼ阻害 ・キャップ依存性エンドヌクレアーゼ阻害	A 型インフルエンザ/B 型インフルエンザ
	RNA ポリメラーゼ阻害	新型インフルエンザ/再興型インフルエンザ
	M2 蛋白阻害	A 型インフルエンザ
抗ヘルペスウイルス薬	・DNA ポリメラーゼ阻害 ・ヘリカーゼ・プライマーゼ阻害	・単純ヘルペスウイルス ・帯状疱疹ウイルス
抗サイトメガロウイルス薬	・DNA ポリメラーゼ阻害 ・DNA ターミナーゼ阻害	サイトメガロウイルス
抗 HIV 薬	・核酸系逆転写酵素阻害 ・非核酸系逆転写酵素阻害 ・プロテアーゼ阻害 ・インテグラーゼ阻害 ・CCR5 阻害	ヒト免疫不全ウイルス
	カプシド阻害	多剤耐性ヒト免疫不全ウイルス
抗 B 型肝炎ウイルス薬	逆転写酵素阻害	B 型肝炎ウイルス
抗 C 型肝炎ウイルス薬	・RNA 依存性 RNA ポリメラーゼ阻害 ・NS3/4 A プロテアーゼ阻害 ・NS5A 複製複合体阻害 ・NS5B ポリメラーゼ阻害	C 型肝炎ウイルス
抗新型コロナウイルス薬	・RNA 依存性 RNA ポリメラーゼ阻害 ・3CL プロテアーゼ阻害 ・抗 SARS-CoV-2 モノクローナル抗体	SARS-CoV-2
抗 RS ウイルス薬	・抗 RS ウイルスモノクローナル抗体	RS ウイルス

□ 抗ウイルス薬は感染したウイルスを障害するわけではありません。

4. 耐性機序

□ **酵素の変化**：ウイルスが抗ウイルス薬を活性化させるための酵素を変化させることで，薬剤が効

表30-2 抗ウイルス薬の主な副作用とモニタリングポイント

主な副作用	注意点やモニタリングポイント	
消化器症状 (悪心, 嘔吐, 下痢)	①発症時期や食事摂取の有無を確認 ②問診や薬歴から薬剤の可能性を評価	③有害事象共通用語規準による客観的評価
発疹	①どのような発疹が「どこに」「どんな時に」「瘙痒感や痛みを伴うか」 さらに「発熱や粘膜症状などを伴うか」を確認	②どのような発疹か可能な限り目視で確認 ③問診や薬歴から薬疹の可能性を評価
頭痛	①発症様式, 重症度, 性状, 緊急性を評価	②問診や薬歴から薬剤性の可能性を評価

かなくなることがあります。例えばアシクロビルはウイルスのチミジンキナーゼという酵素によって抗ウイルス作用が活性化されますが、この酵素が変異することでヘルペスウイルスに耐性が生じる可能性があります。
- ☐ **蛋白質の変異**：ウイルスの表面蛋白質や，ウイルスのDNAを複製する際に関与するDNAポリメラーゼなどの蛋白質が変異することで，抗ウイルス薬が結合しにくくなり，効果が低下します。
- ☐ **遺伝子の変異**：ウイルスの遺伝子に変異が生じることで，抗ウイルス薬の標的となる部位が変化し，薬剤が効かなくなることがあります。

5. 薬物動態
- ☐ 各論を参照。

6. 主な副作用とモニタリングポイント（表30-2）

7. 医師・看護師への情報共有，患者説明時の注意

1 医師・看護師への情報共有
❶ 抗HIV薬
- ☐ 効果的な抗HIV治療を受けて血液中のHIV量が検出限界値未満（Undetectable）のレベルに持続的に抑制することで，性的パートナーへのHIVの感染を防止できます（Untransmittable）。"U=U"（Undetectable=Untransmittable）を，医療専門職はHIV陽性者に伝える必要があります。
- ☐ B型慢性肝炎を合併している患者では，抗B型肝炎ウイルス薬がすでに投与されていないか確認します。

❷ 抗B型肝炎ウイルス薬
- ☐ 治療終了後にB型肝炎の重症急性増悪が報告されているため，投与終了後少なくとも数か月間は臨床症状と臨床検査値の観察を十分に行います。

❸ 抗C型肝炎ウイルス薬
- ☐ 直接型抗ウイルス薬を投与開始後，B型肝炎ウイルスの再活性化が報告されているため，投与開始前にB型肝炎ウイルス感染の有無を確認します。

2 患者説明時の注意
❶ 抗HIV薬
- ☐ HIVの増殖を効果的に抑制し，感染者の後天性免疫不全症候群（AIDS：acquired immune deficiency syndrome）進行を防止することができますが，体内からウイルスを駆逐するに

- 良好な服薬アドヒアランスを維持し，血中 HIV-RNA 量を持続的に抑制することによって性的パートナーへの HIV 感染リスクはゼロであるというメッセージを伝えます．
- 服薬アドヒアランスの低下している期間や治療中断の間は，性感染がありうることを伝えます．
- 被災時など抗 HIV 薬がどうしても手に入らない場合は，通常通りの内服後，一定期間休薬した方が 1 日おきなど飛び飛びに内服して長持ちさせるよりも薬剤耐性ウイルスを誘導しにくいことをあらかじめ伝えておきます．

❷ 抗 B 型肝炎ウイルス薬
- 投与中止により肝機能の悪化または肝炎の重症化を起こすことがあるため，自己の判断で投与を中止しないように指導します．

❸ 抗 C 型肝炎ウイルス薬
- リバビリン（レベトール®）は催奇形性および遺伝毒性が報告されているので，妊娠する可能性のある女性やパートナーが妊婦であったり妊娠している（する）可能性のある男性に投与する場合には，避妊について指導します．

8. 臨床的分類

- 抗ウイルス薬はその標的とするウイルスの種類や作用機序に基づいて，いくつかのカテゴリーに分類されます（表30-1）．

B 各論

① 抗インフルエンザウイルス薬

- ノイラミニダーゼ阻害薬が代表的薬剤です．

1. 主な適応ウイルス
- A 型インフルエンザウイルス，B 型インフルエンザウイルス

2. 主な適応症
- A 型インフルエンザ，B 型インフルエンザ，新型インフルエンザまたは再興型インフルエンザ（ファビピラビルのみ）

3. 主な副作用
- 悪心，嘔吐，下痢，発疹

4. 使用方法
- 第一選択はノイラミニダーゼ阻害薬であり，症状の出現から 48 時間以内に投与を開始します（表30-3）．

表30-3 主な抗インフルエンザウイルス薬

作用機序	一般名（商品名）	投与経路/代謝排泄	特筆すべき副作用 / 特筆すべき薬物動態など
ノイラミニダーゼ阻害	オセルタミビルリン酸塩（タミフル®）	経口/腎	皮疹，肝機能障害，中枢神経症状 ・5日間使用 ・腎機能低下時の用量調整が必要
	ザナミビル水和物（リレンザ®）	吸入/腎	気管支攣縮，呼吸困難 5日間使用
	ラニナミビルオクタン酸エステル水和物（イナビル®）	吸入/腎	気管支攣縮，呼吸困難 ・単回投与 ・吸入懸濁用製剤はネブライザーで投与 ・気道や肺にあるエステラーゼで活性体へ変換 ・長時間滞留
	ペラミビル水和物（ラピアクタ®）	点滴/腎	ショック，アナフィラキシー，好中球減少 ・単回投与 ・腎機能低下時の用量調整が必要 ・予防投与の適応なし
キャップ依存性エンドヌクレアーゼ阻害	バロキサビル マルボキシル（ゾフルーザ®）	経口/胆汁	虚血性大腸炎，出血 ・低感受性株が出現しやすい ・低年齢になるほど，低感受性株の出現頻度が高い
RNA依存性RNAポリメラーゼ阻害	ファビピラビル（アビガン®）	経口/肝	血中尿酸値増加，肝障害 ・国が許可した場合のみ使用可能 ・精液中へ移行するため，有効な避妊法を実施する ・妊婦または妊娠している可能性のある女性は禁忌

② 抗新型コロナウイルス薬

☐ RNA合成阻害薬とプロテアーゼ阻害薬が主要な薬剤です[1]。

1. 主な適応ウイルス

☐ SARS-CoV-2

2. 主な適応症

☐ 新型コロナウイルス感染症（COVID-19）

3. 主な副作用

☐ 薬剤ごとで異なり，共通する副作用はありません。

4. 使用方法

☐ 発症早期には抗ウイルス薬または中和抗体薬，そして徐々に悪化のみられる発症7日前後以降の中等症・重症の病態では抗炎症薬の投与が重要となります（表30-4）。

表30-4 主な抗新型コロナウイルス薬

作用機序	一般名(商品名)	投与経路	特筆すべき副作用 / 特筆すべき薬物動態など
ウイルスの吸着・侵入を阻害	ソトロビマブ(遺伝子組換え)(ゼビュディ®)	点滴	infusion reaction / オミクロン株には有効性が低い
	カシリビマブ(遺伝子組換え)・イムデビマブ(遺伝子組換え)(ロナプリーブ®)	点滴, 皮下	infusion reaction / オミクロン株には有効性が低い
	チキサゲビマブ(遺伝子組換え)・シルガビマブ(遺伝子組換え)(エバシェルド®)	筋注	過敏症, 注射部位反応 / オミクロン株には有効性が低い
RNA依存性RNAポリメラーゼ阻害	レムデシビル(ベクルリー®)	点滴	infusion reaction, 腎障害, 肝障害, 徐脈 / ・原則として5日間の投与が推奨 ・添加剤のスルホブチルエーテルβ-シクロデキストリンナトリウムにて腎障害を認めることがある ・重度の腎機能障害での投与は推奨されない
	モルヌピラビル(ラゲブリオ®)	内服	下痢, 悪心, 頭痛 / ・服用中・服用後4日間の避妊を推奨 ・妊婦または妊娠の可能性のある女性は投与禁忌
3CLプロテアーゼ阻害	ニルマトレルビル・リトナビル(パキロビッド®)	内服	味覚障害, 下痢, 高血圧, 筋肉痛 / ・リトナビルがニルマトレルビルの代謝を抑制し, 血中濃度を維持する ・薬物間相互作用に注意 ・腎機能に応じて用量調整 ・重度の腎機能障害での投与は推奨されない
	エンシトレルビルフマル酸(ゾコーバ®)	内服	HDLコレステロール低下 / ・薬物間相互作用に注意 ・腎機能または肝機能障害のある患者で, コルヒチンを投与中は禁忌 ・妊婦または妊娠している可能性のある女性は禁忌

③ 抗ヘルペスウイルス薬

□ アシクロビルが代表的な薬剤であり, 主に単純疱疹と帯状疱疹の治療薬です。

1. 主な適応ウイルス

□ 単純ヘルペスウイルス1型(HSV-1), 単純ヘルペスウイルス2型(HSV-2), 水痘・帯状疱疹ウイルス(VZV)

2. 主な適応症

□ 単純疱疹, 帯状疱疹, 水痘

3. 主な副作用

□ 悪心, 嘔吐, 下痢, 腹痛

表30-5 主な抗ヘルペスウイルス薬

作用機序	一般名（商品名）	代謝排泄	特筆すべき副作用 / 特筆すべき薬物動態など
リン酸化により活性体となり、ウイルスのDNAポリメラーゼを阻害	アシクロビル（ゾビラックス®）	腎	悪心、嘔吐、下痢、腹痛、肝障害、皮疹、アナフィラキシー、精神神経症状（眠気、頭痛、めまい） ・内服・点滴：腎機能に応じて用量調整 ・溶液がアルカリ性のため血管外漏出時により血管炎や局所の炎症を起こす ・生体利用率はあまりよくないが、血中移行後の組織移行性は良好 ・血液透析では除去されるが、腹膜透析では除去されない
	バラシクロビル塩酸塩（バルトレックス®）	腎	上記アシクロビルと同様 ・腎機能に応じて用量調整 ・プロドラッグ（活性体：アシクロビル）
	ファムシクロビル（ファムビル®）	腎	上記アシクロビルと同様 ・腎機能に応じて用量調整 ・プロドラッグ（活性体：ペンシクロビル）
ヘリカーゼ・プライマーゼを阻害	アメナメビル（アメナリーフ®）	肝	悪心、嘔吐、下痢、腹痛、多形紅斑 ・リファンピシンは併用禁忌 ・1日1回食後に服用（空腹時は吸収低下） ・帯状疱疹は原則7日間使用
リン酸化により活性体となり、ウイルスのDNAポリメラーゼを阻害	ビダラビン（アラセナ®-A）	腎	（注射のみ）悪心、嘔吐、下痢、肝障害、頭痛 外用：発病初期に効果が期待され、原則発症から5日以内に使用開始

4. 使用方法

□ アシクロビルは、リン酸化にウイルスチミジンキナーゼが必要なため、ウイルス感染細胞に選択毒性を示します。一方、ビダラビンはリン酸化にウイルスチミジンキナーゼが不要です（表30-5）。

ステップアップのひきだし①　▶ ソリブジン事件

- □ 1993年に発売された抗ウイルス薬であるソリブジンが、フルオロウラシル系抗がん薬の代謝を阻害し、重篤な骨髄抑制により多数の患者が死亡した事件です。
- □ 発売後約1年間に15名の死者を出し、その後、自主的に販売を中止しました。
- □ 添付文書には「ソリブジンの代謝物がフルオロウラシル系抗がん剤の代謝を阻害し、フルオロウラシル系薬剤の血中濃度を高め、作用を増強するおそれがあるので、併用投与を避けること」と記載されていました。
- □ 治験段階で同様の相互作用により3名の死亡が確認されていましたが、十分な情報提供や注意喚起がされていませんでした。
- □ ソリブジン事件が直接的・間接的に後世に与えた影響として、医薬分業の推進、医薬品添付文書記載要領の変更、医薬品承認審査体制の見直し、薬剤師法改正に伴う6年制薬学教育の導入、薬物相互作用の積極的な情報提供の推進が挙げられ、これらは現在の薬事行政や制度の基盤となっています。

④ 抗HIV薬

☐ 多剤併用療法が原則であり，服薬アドヒアランスの維持が重要です[2]。

1. 主な適応ウイルス

☐ HIV

2. 主な適応症

☐ HIV感染症

3. 主な副作用

☐ 悪心，下痢，頭痛，皮疹，めまい

4. 使用方法

☐ 抗HIV薬では，HIVを体内から排除できるわけではありません。
☐ 治療の目標は長期にわたってHIV-RNA量を検出限界以下に抑え，CD4陽性細胞数を維持し，免疫能を保つことです（表30-6）。
☐ 抗HIV療法（抗レトロウイルス療法：ART）では，キードラッグ（INSTI，PI，NNRTI）とバックボーン（NRTI）を組み合わせた多剤併用療法で初回治療を開始することが原則です（表30-7）。

ステップアップのひきだし②　▶ 免疫再構築症候群

☐ 免疫再構築症候群は，抗HIV療法を開始するとともに既存の日和見感染症が悪化したり，新たに疾患が出現する症候群をいいます。
☐ CD4陽性Tリンパ球数が50個/μL以下，血中HIV-RNA量が10万コピー/mL以上の症例では抗HIV治療時に免疫再構築症候群の発症に注意します。
☐ 施設によって異なりますが，わが国における免疫再構築症候群の発症頻度は，抗HIV治療例全体で8.0％前後です。
☐ 頻度の高い疾患は，帯状疱疹，非結核性抗酸菌症，サイトメガロウイルス感染症，ニューモシスチス肺炎，結核症，カポジ肉腫などであり，最近はB型肝炎，進行性多巣性白質脳症が増加傾向です。
☐ 免疫再構築症候群には，抗微生物薬やNSAIDs，副腎皮質ステロイド薬の投与で対処します。生命を脅かす場合や副腎皮質ステロイド薬が無効な場合には，抗HIV治療の中止も考慮します。

表 30-6 主な抗 HIV 薬

分類	一般名（商品名）（略名）	代謝排泄	特筆すべき副作用 / 使用方法など
NRTI	アバカビル硫酸塩（ザイアジェン®）（ABC）	腎	脂質異常，過敏症，乳酸アシドーシス —
	エムトリシタビン（エムトリバ®）（TAF）		乳酸アシドーシス エムトリバ® は 2023 年 8 月に販売中止となり，現在は合剤に含まれるのみ
	エムトリシタビン・テノホビル アラフェナミドフマル酸塩（デシコビ®）（TAF/FTC）		乳酸アシドーシス —
	ラミブジン（エピビル®）（3TC）		脂質異常，肝機能障害，乳酸アシドーシス 腎機能に応じて用量調整
NNRTI	ドラビリン（ピフェルトロ®）（DOR）	肝	薬物間相互作用に注意
	リルピビリン塩酸塩（エジュラント®）（RPV）		不眠，肝障害，QT 延長 ・食事中または食直後に経口投与 ・薬物間相互作用に注意
PI	ダルナビル エタノール付加物・コビシスタット（プレジコビックス®）（DRV/COBI）	肝	アミラーゼ上昇，脂質異常 ・食事中または食直後に経口投与 ・薬物間相互作用に注意 ・腎機能または肝機能障害患者でコルヒチンを投与中は禁忌
INSTI	ドルテグラビルナトリウム（テビケイ®）（DTG）	肝	過敏症 —
	ラルテグラビルカリウム（アイセントレス®）（RAL）		CK 上昇 —
CCR5阻害薬	マラビロク（シーエルセントリ®）（MVC）	肝	— ・CYP3A 阻害薬または誘導薬と併用する場合は用量調整 ・Ccr<80 mL/min で，強力な CYP3A4 阻害剤を投与している場合，腎機能に応じて調整
CAI	レナカパビルナトリウム（シュンレンカ®）（LEN）	—	・経口薬は注射薬の導入として使用 ・薬物間相互作用に注意 ・適応症は多剤耐性 HIV-1 感染症のみ

表 30-7 抗 HIV 薬の主な組み合わせ（2024 年 3 月現在）

		キードラッグ	バックボーン	商品名
大部分の HIV 感染者に推奨される組み合わせ	INSTI	BIC	TAF+FTC	ビクタルビ®
		DTG	ABC+3TC	トリーメク®
		DTG	TAF+FTC (HT)	テビケイ®＋デシコビ® (HT)
		DTG	3TC	ドウベイト®
状況によって推奨される組み合わせ	INSTI	RAL	TAF+FTC (HT)	アイセントレス®＋デシコビ® (HT)
	PI	DRV/COBI	TAF+FTC (HT)	シムツーザ®
	NNRTI	DOR	TAF+FTC (HT)	ピフェルトロ®＋デシコビ® (HT)
		RPV	TAF+FTC	オデフシィ®

略語は 表 30-6 を参照。

表30-8 主な抗B型肝炎ウイルス薬

作用機序	一般名（商品名）	代謝排泄	特筆すべき副作用 / 特筆すべき薬物動態など
逆転写酵素阻害 DNA鎖の伸長停止	ラミブジン（ゼフィックス®）	腎	血球減少 / 腎機能に応じて用量調整
	エンテカビル水和物（バラクルード®）	腎	肝機能障害 / ・腎機能に応じて用量調整 ・空腹時投与（食事の前後2時間空ける）
	テノホビル アラフェナミドフマル酸塩（ベムリディ®）	腎	腎機能障害，骨密度低下 / ・Ccrが15 mL/min未満では投与中止を考慮 ・薬物間相互作用に注意
	テノホビル ジソプロキシルフマル酸塩（テノゼット®）	腎	腎機能障害，骨密度低下 / 腎機能に応じて用量調整

⑤ 抗B型肝炎ウイルス薬

- 核酸アナログ製剤であるエンテカビルとテノホビルが代表的な薬剤です[3]。

1. 主な適応ウイルス

- B型肝炎ウイルス

2. 主な適応症

- B型肝炎ウイルスの増殖を伴い肝機能の異常が確認されたB型慢性肝疾患

3. 主な副作用

- 腹痛，悪心，乳酸アシドーシス，脂肪肝，肝機能障害

4. 使用方法

- B型肝炎治療の第一選択薬は，エンテカビル水和物，テノホビル アラフェナミドフマル酸塩，テノホビル ジソプロキシルフマル酸塩です．
- 治療終了後にB型肝炎の重度の急性増悪が報告されているため，投与終了後少なくとも数か月間は患者の臨床症状と臨床検査値の観察を十分に行います（表30-8）．

⑥ 抗C型肝炎ウイルス薬

- 直接型抗ウイルス薬がC型肝炎の第一選択薬です[4]．

1. 主な適応ウイルス

- C型肝炎ウイルス

表 30-9 主な抗 C 型肝炎ウイルス薬

作用機序	一般名 (商品名)	特筆すべき副作用 特筆すべき薬物動態など
・NS5A 複製複合体阻害 ・NS5B RNA 依存性 RNA ポリメラーゼ阻害	レジパスビル　アセトン付加物・ソホスブビル（ハーボニー®）	悪心，口内炎，高血圧，脳血管障害，貧血 ・重度の腎機能障害または透析を必要とする腎不全の患者は禁忌 ・薬物間相互作用に注意
・NS3/4 A プロテアーゼ阻害 ・NS5A 複製複合体阻害	グレカプレビル水和物・ピブレンタスビル（マヴィレット®）	肝機能障害，黄疸 ・重度（Child-Pugh 分類 C）の肝機能障害のある患者は禁忌 ・薬物間相互作用に注意 ・小児（3 歳以上 12 歳未満）用の顆粒製剤あり
・NS5B RNA 依存性 RNA ポリメラーゼ阻害 ・NS5A 複製複合体阻害	ソホスブビル・ベルパタスビル（エプクルーサ®）	悪心，口内炎，高血圧，脳血管障害，貧血 ・重度の腎機能障害または透析を必要とする腎不全の患者は禁忌 ・薬物間相互作用に注意 ・C 型非代償性肝硬変でも投与可

2. 主な適応症

☐ C 型慢性肝炎，C 型代償性肝硬変

3. 主な副作用

☐ 瘙痒，皮疹，頭痛，溶血性貧血（リバビリン）

4. 使用方法

☐ 表 30-9 を参照。

引用文献

1) 一般社団法人日本感染症学会：COVID-19 に対する薬物治療の考え方第 15.1 版，2023 年 2 月 14 日
2) 令和 5 年度厚生労働行政推進調査事業費補助金エイズ対策政策研究事業　HIV 感染症および血友病におけるチーム医療の構築と医療水準の向上を目指した研究班：抗 HIV 治療ガイドライン，2024
3) 日本肝臓学会　編：B 型肝炎治療ガイドライン（第 4 版），日本肝臓学会，2022
4) 日本肝臓学会　編：C 型肝炎治療ガイドライン（第 8.3 版），日本肝臓学会，2024

参考文献

1) 青木眞：レジデントのための感染症診療マニュアル第 4 版，pp312-360，医学書院，2020
2) 日本病院薬剤師会監：薬剤師のための感染制御マニュアル第 5 版，pp131-143，薬事日報社，2023

（内山　将伸）

31 消毒薬

微生物を除去し，環境や表面を清潔に保つ特殊アイテム

はじめのひきだし

- ☐ 消毒薬にはアルコール，次亜塩素酸ナトリウム，過酢酸，ヨードなどさまざまな種類があり，それぞれ用途や効果が異なります。
- ☐ 各消毒薬の有効性は細菌，ウイルス，真菌などの対象微生物によって異なります。目的とする対象の微生物に対して効果が高い消毒薬を選ぶことが重要です。
- ☐ 消毒薬の効果を最大限に発揮するには，適切な濃度や接触時間，温度を守ることが必要です。不適切な使用は効果が減少するだけでなく，健康被害を引き起こす可能性があります。
- ☐ 消毒薬は取り扱いに注意が必要であり，皮膚や粘膜への刺激，吸入時の有害性を防ぐために，使用時には手袋や換気などの安全対策を行います。
- ☐ 消毒薬の成分が環境に与える影響も考慮します。廃棄する際，一部の消毒薬は環境中への残留や生態系への影響を及ぼす可能性があるため，適切な廃棄方法を守ることが重要です。

① 滅菌と消毒

- ☐ 滅菌と消毒は病原体を制御する重要なプロセスですが，目的と方法に違いがあります。
- ☐ **滅菌**：被滅菌物の中のすべての微生物（細菌，ウイルス，真菌，芽胞）を殺滅または完全に除去することを目指し，無菌性保証水準を満たすように行われます[1]。滅菌の対象は主に，手術器具，注射器，培養培地，医療用消耗品であり，主な方法は高圧蒸気滅菌，乾熱滅菌，エチレンオキシドガス滅菌です。
- ☐ **消毒**：微生物の数を減らし，感染症を引き起こさないレベルにすることが目的ですが，その評価は困難で明確な基準がありません。消毒薬の使用や熱水消毒は日常生活や医療環境で広く行われています。

② 消毒薬を効果的に使うために

- ☐ 消毒薬を効果的に使うためには，「濃度」「温度」「時間」を意識します[2]。
- ☐ 各消毒薬には安全かつ十分な効果を発揮する適正濃度が存在するため，常に適正濃度が維持されているかを意識します。温度は一般的に高温になるほど殺菌力が高くなりますが，通常は20℃以上で使用する方が望ましいです。
- ☐ 消毒薬が効果を発揮するためには，一定の接触時間（作用時間）が必要です。

③ 消毒薬の分類

- ☐ 消毒薬の分類は種々ありますが，一般なものは，①化学的分類，②用途別分類，③抗微生物スペクトルによる分類です。

1. 化学的分類[3]

- ☐ 消毒薬の化学構造や作用機序に基づく分類です（表31-1）。

表 31-1 消毒薬の化学的分類

分類	消毒薬（代表的商品名）
アルコール系	・エタノール　　　　　　　　　　　・エタノール・イソプロパノール配合製剤 ・イソプロパノール
アルデヒド系	・グルタラール（ステリハイド®L，ステリスコープ®）　　・フタラール（ディスオーパ®） ・ホルマリン
塩素系	・次亜塩素酸ナトリウム（テキサント®，次亜塩，ヤクラックスD，ハイポライト®）
ヨウ素系	・ポビドンヨード（イソジン®）　　　・ヨードチンキ
フェノール系	・フェノール　　　　　　　　　　　・クレゾール石ケン液
第四級アンモニウム塩系	・ベンザルコニウム塩化物（オスバン®，ウエルパス®） ・ベンゼトニウム塩化物（エンゼトニン®）
両性界面活性剤系	・アルキルジアミノエチルグリシン塩酸塩（サテニジン®）
ビグアナイド系	・クロルヘキシジングルコン酸塩（ヒビテン®，ヘキザック®AL） ・オラネキシジングルコン酸塩（オラネジン®）
酸化剤系	・過酢酸（アセサイド®）　　　　　　・オキシドール
色素系	・アクリノール水和物

2. 用途別分類[3]

- 用途に応じて消毒薬を選択することは，効果的な感染予防と安全な消毒を実現するために重要です（表31-2）。

3. 抗微生物スペクトルによる分類[3]

- 抗微生物スペクトルの広さから高度，中等度，低度の3つに分けられます（表31-3）。

④ 消毒薬の種類と使い分け

- 微生物に対する消毒薬の種類と使い分けについて，図31-1（→369頁）に示します[4]。

1. 高水準消毒薬

- 高水準消毒薬にはグルタラール，フタラール，過酢酸があります。それぞれの特徴は以下の通りです。
- **グルタラール**：材質を劣化させにくく，有機物による効力低下も少ないです。ただし，強い刺激臭があり，環境濃度の基準が定められているため，適切な換気が必要です。
- **フタラール**：材質を劣化させにくいです。緩衝化剤の添加が不要という利点があります。しかし，蛋白質と結合しやすく，すすぎが難しいです。またフタラールで消毒した超音波白内障手術器具や膀胱鏡の繰り返し使用による有害事象が報告されているため[5,6]，これらの器具には使用しないことが推奨されています。
- **過酢酸**：最も殺菌力が強いです。目や皮膚を刺激し，金属を劣化や変色させることがあるため，注意します。
- 高水準消毒薬を使用する際は蒸気が粘膜を刺激するため換気装置を設置し，手袋，ガウン，マスク，ゴーグルなどの個人防護具を必ず着用します。
- これらの消毒薬には使用期限があるので，使用前に有効濃度を確認します。

表31-2 消毒薬の用途別分類

消毒薬（代表的商品名）	手指皮膚	手術部位 皮膚	手術部位 粘膜	創傷部位 皮膚	創傷部位 粘膜	排泄物	金属器具	非金属器具	環境
グルタラール（ステリハイド®L, ステリスコープ®）	×	×	×	×	×	×	○	○	×
過酢酸（アセサイド®）	×	×	×	×	×	×	○ *1	○ *3	×
フタラール（ディスオーパ®）	×	×	×	×	×	×	○	○	×
ホルマリン	×	×	×	×	×	×	△	△	△
次亜塩素酸ナトリウム（テキサント®, 次亜塩, ヤクラックスD, ハイポライト®）	△	△	△	×	×	○	×	○	○
ポビドンヨード（イソジン®）	○	○	○	○	○	×	×	×	×
ポビドンヨード・スクラブ	○	○	×	×	×	×	×	×	×
ヨードチンキ	○	○	×	○	×	×	×	×	×
エタノール	○	○	×	○	×	×	○ *2	○ *3	×
エタノール・ラビング	○	×	×	×	×	×	×	×	×
イソプロパノール	○	○	×	○	×	×	○ *2	○ *3	×
エタノール・イソプロパノール配合製剤	○	○	×	○	×	×	○ *2	○ *3	×
ベンザルコニウム塩化物・エタノール・ラビング（ラビネット®, オスバンラビング®）	○	×	×	×	×	×	×	×	×
クロルヘキシジングルコン酸塩・エタノール・ラビング（ステリクロン® ハンドローション）	○	×	×	×	×	×	×	×	×
クロルヘキシジングルコン酸塩・エタノール（クロルヘキシジングルコン酸塩エタノール消毒液）	×	○	×	×	×	×	○ *2	○ *3	×
フェノール	△	△	△	×	×	○	△	△	△
クレゾール石ケン液	△	△	△	×	×	○	△	△	△
オキシドール	×	×	×	○	○	×	×	×	×
ベンザルコニウム塩化物（ベンザルコニウム塩化物）	○	○	○	○	○	△	○ *2	○ *3	○
着色剤添加ベンザルコニウム塩化物	○	○	×	×	×	△	○ *2	○ *3	○
8％エタノール添加ベンザルコニウム塩化物	○	○	×	×	×	×	○ *2	○ *3	○
防錆剤添加ベンザルコニウム塩化物	×	×	×	×	×	×	○	○ *3	○
ベンゼトニウム塩化物	○	○	○	○	○	△	○ *2	○ *3	○
アルキルジアミノエチルグリシン塩酸塩（サテニジン®）	○	○	×	○	×	△	○ *2	○ *3	○
クロルヘキシジングルコン酸塩（ヒビテン®, ヘキザック®AL）	○	○	×	○	×	×	○ *2	○ *4	○
クロルヘキシジングルコン酸塩・スクラブ	○	×	×	×	×	×	×	×	×
アクリノール水和物			○ *5			×	×	×	×

○：使用可能　△：注意して使用　×：使用不可

*1：腐蝕のため、鉄、銅、真ちゅう、亜鉛鋼鈑、炭素鋼の材質には使用できない。
*2：長時間浸漬時には防錆剤添加。
*3：ゴム、樹脂製品などが変質・変色することがある。
*4：着色製剤の場合、接着剤を使用したガラス器具などを長期保存しないこと。
*5：化膿局所の消毒に0.05〜0.2％溶液使用。

表31-3 消毒薬の抗微生物スペクトルによる分類

区分	消毒薬（代表的商品名）	一般細菌	緑膿菌	MRSA	結核菌	芽胞	真菌	ウイルスにエンベロープあり	ウイルスにエンベロープなし
高度	グルタラール（ステリハイド®L，ステリスコープ®）	○	○	○	○	○	○	○	○
高度	過酢酸（アセサイド®）	○	○	○	○	○	○	○	○
高度	フタラール（ディスオーパ®）	○	○	○	○	○*	○	○	○
中等度	ホルマリン	○	○	○	○	△	○	○	○
中等度	次亜塩素酸ナトリウム（テキサント®，次亜塩，ヤクラックスD，ハイポライト®）	○	○	○	○	△	○	○	○
中等度	ポビドンヨード（イソジン®）	○	○	○	○	×	○	○	○
中等度	ポビドンヨード・スクラブ	○	○	○	○	×	○	○	○
中等度	ヨードチンキ	○	○	○	○	×	○	○	○
中等度	エタノール	○	○	○	○	×	○	○	△
中等度	エタノール・ラビング	○	○	○	○	×	○	○	△
中等度	イソプロパノール	○	○	○	○	×	○	○	△
中等度	エタノール・イソプロパノール配合製剤	○	○	○	○	×	○	○	△
中等度	ベンザルコニウム塩化物（オスバン®，ウエルパス®）・エタノール・ラビング	○	○	○	○	×	○	○	△
中等度	クロルヘキシジングルコン酸塩・エタノール・ラビング	○	○	○	○	×	○	○	△
中等度	クロルヘキシジングルコン酸塩・エタノール	○	○	○	○	×	○	○	△
中等度	フェノール	○	○	○	○	×	○	△	×
中等度	クレゾール石ケン液	○	○	○	○	×	○	△	×
中等度	オキシドール	○	—	—	×	△	—	—	—
低度	ベンザルコニウム塩化物	○	○	○	×	×	△	△	×
低度	着色剤添加ベンザルコニウム塩化物	○	○	○	×	×	△	△	×
低度	8％エタノール添加ベンザルコニウム塩化物	○	○	○	×	×	△	△	×
低度	防錆剤添加ベンザルコニウム塩化物	○	○	○	×	×	△	△	×
低度	ベンゼトニウム塩化物（エンゼトニン®）	○	○	○	×	×	△	△	×
低度	アルキルジアミノエチルグリシン塩酸塩（サテニジン®）	○	○	○	△	×	△	△	×
低度	クロルヘキシジングルコン酸塩（ヒビテン®，ヘキザック®AL）	○	○	○	×	×	△	△	×
低度	クロルヘキシジングルコン酸塩・スクラブ	○	○	○	×	×	△	△	×
低度	アクリノール水和物	○	—	—	×	×	—	—	—

＊：芽胞に対する効果は弱い
○：有効　△：効果が得られにくいが，高濃度の場合や時間をかければ有効となる場合がある　×：無効　—：不明

- 消毒後の器材のすすぎが不十分な場合，残留した消毒薬によって副作用が発生するおそれがあります。例えばグルタラールで消毒した結腸ファイバースコープのすすぎが不十分だったケースでは，チャンネル内に残った消毒薬が腸粘膜に触れて，出血性の直腸結腸炎が生じました[7]。

2. 中水準消毒薬

- 代表的なものとして次亜塩素酸ナトリウム，アルコール，ポビドンヨードがあり，それぞれの特徴は以下の通りです。
- **次亜塩素酸ナトリウム**：遊離有効塩素が殺菌作用を持ち，大量の芽胞を除くすべての微生物に有効です。抗菌スペクトルはほぼ高水準消毒薬に匹敵しますが，有機物が存在する場合に効果が低

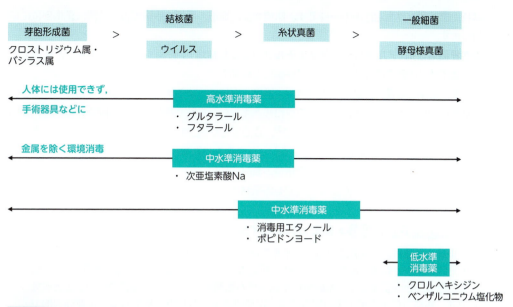

図 31-1 消毒薬のスペクトル

（日本病院薬剤師会 監：薬剤師のための感染制御マニュアル第 5 版，p146，薬事日報社，2023 より）

下しやすいため，中水準消毒薬に分類されています。ノロウイルスやクロストリディオイデス・ディフィシル（*Clostridioides difficile*）の芽胞に汚染された環境の消毒も可能で，比較的短時間で揮発し残留性がほとんどないため，食品関連の消毒に適しています。注意点は有機物の存在下での効力低下，金属腐食，脱色，塩素ガスの発生です。

- **アルコール**：蛋白質の変性作用により殺菌作用を示します。76.9〜81.4％の濃度で最も効果が強く，芽胞を除く広範囲の微生物を殺滅できます。即効性があり，速やかに乾燥し残留性がないため，手指消毒，注射部位，カテーテル刺入部，手術野に使用します。注意点は引火性，粘膜への使用，プラスチック劣化です。特にアルコールが十分乾燥していない状態で電気メスを使用すると引火することが報告されており，医薬品医療機器総合機構（PMDA）から医療安全情報が出ています[8]。市販のアルコール製剤には十分な濃度を確保していない製品もあるため，使用時は必ず濃度を確認します。
- **ポビドンヨード**：遊離ヨウ素が殺菌作用を持ち，芽胞を除く広範囲の微生物を殺滅できます。手指消毒や術野の皮膚消毒カテーテル刺入部の消毒，熱傷皮膚面，口腔や腟，外陰部などの粘膜面に使用します。注意点は乾燥時間の確保，接触性皮膚炎，甲状腺機能異常です。特にポビドンヨードは遊離するヨウ素の酸化作用で消毒効果を発揮するため，ヨウ素が遊離するまで時間がかかることに留意し，十分な消毒効果を得るために乾燥時間を確保します。しかし，湿潤状態で皮膚に長時間接触することによる化学熱傷が報告されているため，30 分以上の接触は避けます。

3. 低水準消毒薬

- 代表的な低水準消毒薬はクロルヘキシジングルコン酸塩，第四級アンモニウム塩，両性界面活性剤です。これらの薬剤は酵母様真菌，一部のウイルス，一般細菌に対して効果があります。
- **クロルヘキシジングルコン酸塩**：残留性があり，消毒効果が持続する特徴があります。手指消毒や術野の消毒に適しています。
- **第四級アンモニウム塩（ベンザルコニウム塩化物，ベンゼトニウム塩化物）**：逆性石けんとも呼

ばれ，陽イオン界面活性剤の一種です。医療物品，環境，手指，手術部位，粘膜，創傷部位に使用します。
- **両性界面活性剤（アルキルジアミノエチルグリシン塩酸塩）**：殺菌力を持つ陽イオンと洗浄力を持つ陰イオンの両方の性質があり，結核菌にも有効です。
- 低水準消毒薬の共通の注意点は適用部位，濃度，有機物による汚染です。またクロルヘキシジンは粘膜への使用が禁忌です。高濃度のクロルヘキシジンを腟や膀胱などの粘膜や創傷部位に使用してショック状態を引き起こした報告や[9]，0.05％のクロルヘキシジンを創傷部位の消毒に使うところ，誤って0.5％濃度を使用してショックを生じた事例があります[10]。濃度の誤りは希釈調製時に生じることが多いため，希釈済み製品の使用が勧められます。可能な限り個包装タイプの製剤を使用し，調製が必要な場合でも汚染時または24時間毎に作ります。

ステップアップのひきだし①　▶ 新型コロナウイルス感染症に対する消毒

- 中東呼吸器症候群（MERS）コロナウイルスは65℃で15秒間，コロナウイルスは80℃で1分間の熱水で死滅します。そのため，新型コロナウイルスの熱水消毒は80℃で1分間以上行うことが望ましく，家庭用食器洗浄機も除菌モードや80℃設定で使用すると有効です。新型コロナウイルスの消毒には，次亜塩素酸ナトリウムやアルコールが効果的です。新型コロナウイルスはエンベロープを持つウイルスであり，消毒薬に対してそれほど抵抗力は高くありません[11]。

①環境消毒

- 新型コロナウイルスは環境表面で一定期間生存することが知られています。このため，環境表面を介した間接接触感染を予防するため，医療専門職が頻繁に触れる場所（高頻度接触面）の清掃・消毒は有効な感染対策です。具体的にはドアの取手やノブ，手すり，スイッチ，蛇口などの高頻度接触面を1日1回程度（利用頻度や感染状況に応じて回数を増やすことも考慮），洗浄剤または消毒薬で拭き取ることが推奨されます[12]。
- 環境表面を消毒する場合，アルコール（70～90％）または次亜塩素酸ナトリウム（0.05％，市販の家庭用塩素系漂白剤ならその濃度まで希釈）の使用が勧められます。消毒薬の噴霧は消毒が不均一になりやすく作業者が吸入するリスクもあるため，一般的には推奨されません。また床や壁などの大規模な消毒も不要です。拭き残しを補完する目的で紫外線照射を行う場合は，必ず作業員の安全を確保して実施することが推奨されます。

②COVID-19患者が使用した食器やリネン

- 一般的な家庭用洗剤に含まれる界面活性剤が，新型コロナウイルスを不活化できることが報告されています。患者が使用した食器は，食器用洗剤でこすり洗いし，水道水で洗い流して乾燥させれば再利用できます。また熱水洗浄（80℃で10分間）を行っている医療施設ではその方法を続けても問題ありません。さらに感染者と非感染者の食器を一緒に洗浄しても問題ありません。
- 隔離期間中の感染者が使用したリネンも，家庭用洗剤と洗濯機を使った通常の洗濯方法でウイルスを不活化できます。リネンの標準的な洗浄方法として熱水洗濯（80℃で10分間）を行っている医療施設ではその方法で問題ありません。患者が使用したリネンについては，特別な消毒をしたり廃棄したりする必要はありません。

ステップアップのひきだし②　▶ アルコール過敏患者の代替薬

- 代替薬として，アルコールにアレルギーを持つ患者には以下の消毒薬が推奨されます。
  - **ポビドンヨード**：血管の視認性が低下する可能性や血清カリウム値への影響が問題になる場合に使用します。
  - **クロルヘキシジングルコン酸塩**：0.05～0.5％濃度が推奨されます。皮膚によく吸着し，皮膚消毒に優れた効果を示します。血液培養時の採血にも適しており，アルコールやポビドンヨードにアレルギーがある場合にも使用可能です。

表 31-4 消毒薬と pH

消毒剤（代表的商品名）	至適 pH	pH の影響
グルタラール（ステリハイド®L，ステリスコープ®）	弱アルカリ性	アルカリ性で殺菌力強く，酸性で殺菌力減弱
過酢酸（アセサイド®）	酸性	酸性で殺菌力強く，アルカリ性で殺菌力減弱
フタラール（ディスオーパ®）	中性	アルカリ性で殺菌力減弱
次亜塩素酸ナトリウム（テキサント®，次亜塩，ヤクラックス D®，ハイポライト）	中性〜弱アルカリ性	酸性で殺菌力強く，アルカリ性で殺菌力減弱
ポビドンヨード（イソジン®）	弱酸性	酸性で殺菌力強く，アルカリ性で殺菌力減弱
ヨードチンキ	弱酸性	酸性で殺菌力強く，アルカリ性で殺菌力減弱
フェノール	酸性	酸性で殺菌力強く，アルカリ性で殺菌力減弱
ベンザルコニウム塩化物（オスバン®，ウエルパス®）	中性〜弱アルカリ性	アルカリ性で殺菌力強く，酸性で殺菌力減弱
ベンゼトニウム塩化物（エンゼトニン®）		
アルキルジアミノエチルグリシン塩酸塩	弱アルカリ性	弱アルカリ性で殺菌力強く，酸性，アルカリ性で殺菌力減弱
クロルヘキシジングルコン酸塩（ヒビテン®，ヘキザック®AL）	弱酸性	アルカリ性で殺菌力減弱

- ベンザルコニウム塩化物：通常の採血などで使用できます。0.025〜0.1％濃度が推奨されます。
  *特に血液培養時の採血では，アルコールやポビドンヨードにアレルギーがある場合には 0.5％クロルヘキシジンが好ましいとされています。

ステップアップのひきだし ③ ▶ 消毒薬と pH

☐ 消毒剤の中には pH によって殺菌力に影響を受けるものがあります（表 31-4）。グルタラールは消毒効果がアルカリ性条件下で最も強力ですが，長期間酸性状態に置かれると安定性が低下し，消毒力が失われます（約 3 年）。そのため，グルタラール製剤は酸性の状態で保存し，使用時に緩衝剤を加えてアルカリ性に調製します。一方，クロルヘキシジングルコン酸塩はアルカリ性になると沈殿が生じ，消毒効果が低下することがあります。

引用文献

1) 室井正志，他：最終滅菌法による無菌医薬品の製造に関する指針，2012
2) 大久保憲他 編：2020 年版消毒と滅菌のガイドライン改訂第 4 版，p18，へるす出版，2020
3) 健栄製薬 編：消毒薬の選び方．
   https://www.kenei-pharm.com/medical/countermeasure/choose/base05/（2024 年 6 月 9 日アクセス）
4) 日本病院薬剤師会 監：薬剤師のための感染制御マニュアル第 5 版，pp144-153，薬事日報社，2023
5) 幸野敬子，他：臨床眼科 59(10)，1705-1709，2005
6) Sokol WN：J Allergy Clin Immunol. 114(2)：392-397, 2004（PMID：15316522）
7) Durante L, et al.：Am J Med. 92(5)：476-80, 1992（PMID：1580294）
8) 医薬品医療機器総合機構：PMDA 医療安全情報 No. 15 改訂版 電気メスの取り扱い時の注意点について（その 2），2015 年 4 月
9) Ohtoshi T, et al.：Clinical allergy. 16(2)：155-161, 1986（PMID：2423271）
10) Okano M, et al.：Arch Dermatol. 125(1)：50-52, 1989（PMID：2910207）
11) 尾家重治：日病薬誌 57(8)：846-849，2021
12) 日本環境感染学会 編：医療機関における新型コロナウイルス感染症への対応ガイド（第 5 版），2023，日本環境感染学会

（川田　敬）

32 ワクチン

個人を，社会を，そして次世代の健康を守るもの

> **はじめのひきだし**
> - 抗原物質によって生ワクチンと不活化ワクチンに分類されます。
> - 接種部位，接種間隔，禁忌に決まりがあるので，接種前に確認します。
> - 副反応は局所反応が多く，重篤な副反応は非常に稀です。
> - 予防接種法に基づき，定期接種と任意接種に分けられています。詳細な情報は付録C（→466頁）を参照。

A 総論[1-3)]

① ワクチン

1. 分類

- 免疫を誘導する抗原物質によって，生ワクチンと不活化ワクチンに分類されます。生ワクチンの抗原物質は弱毒化した生きた微生物に対し，不活化ワクチンの抗原物質は病原体やその一部を処理し不活化したものです。病原体が産生する毒素を無毒化したものがトキソイドであり，広義の不活化ワクチンに含まれます。新型コロナウイルスワクチンはmRNAワクチンに分類されます（表32-1）。
- 生ワクチンの接種は自然の感染に近く，免疫を獲得する上で有利とされています。ワクチン株は抗原提示細胞内で増殖し，多種の抗原が他の細胞に提示されるため，細胞性免疫・液性免疫ともに効率よく得られます。一方，不活化ワクチンは主に液性免疫を得られますが，抗原の量および多様性に限りがあるため，一般的に細胞性免疫は得られにくいです（図32-1）。mRNAワクチンは微生物の一部や全体ではなく合成した遺伝情報のみを用いて，細胞性免疫・液性免疫を得る

表32-1 ワクチンの分類一覧

不活化ワクチン	ウイルス	A型肝炎，B型肝炎，日本脳炎，ポリオ（IPV），狂犬病，インフルエンザ（季節性，新型），ヒトパピローマウイルス（2価，4価，9価），帯状疱疹，新型コロナウイルス（SARS-CoV-2），RSウイルス
	細菌	インフルエンザ菌b型（Hib），髄膜炎菌（4価結合体），肺炎球菌（15価・20価・23価多糖体），DPT（ジフテリア・百日咳・破傷風3種混合）
	細菌・毒素・ウイルス	DPT-IPV，DPT-IPV-Hib
mRNAワクチン	ウイルス	新型コロナウイルス（SARS-CoV-2）
トキソイド	毒素	DT（ジフテリア・破傷風2種混合），ジフテリア，破傷風
生ワクチン	ウイルス	麻疹，風疹，MR（麻疹・風疹混合），ロタ，おたふくかぜ，水痘・帯状疱疹，黄熱，ロタウイルス（1価，5価），経鼻インフルエンザ
	細菌	BCG

〔菅沼明彦：medicina 46(4)：644-647，2009より〕

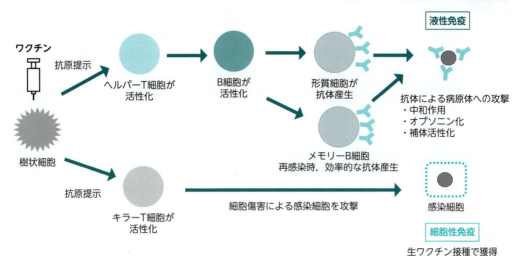

図 32-1 ワクチン接種による液性免疫と細胞性免疫獲得までの流れ

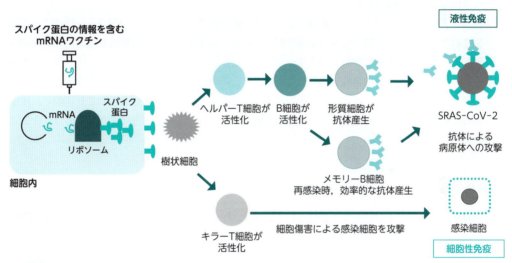

図 32-2 mRNA ワクチン接種による液性免疫と細胞性免疫獲得までの流れ

ようにします（図 32-2）。
- 接種回数は，生ワクチンでは 1〜2 回で比較的長期の免疫を得ることが可能ですが，不活化ワクチンでは 3 回あるいはそれ以上の接種回数を要するものが多いです。

2. 成分

- ワクチンに含まれる成分には，抗原成分，アジュバンド，安定化剤，保存剤があります。アジュバンドには主にアルミニウム塩が用いられ，局所の免疫反応を強化させます。安定化剤は製造過程での凍結乾燥からワクチンを保護する目的に投与され，糖，アミノ酸，ゼラチンが用いられます。保存剤はワクチン液内で微生物の増殖を阻害するために添加され，チメロサールが用いられます。

3. 保存

- ワクチンは一般に4℃前後で保存されますが，生ワクチンは高温で著しく効果を失います．特に水痘やポリオ生ワクチンは，−15～−20℃に冷凍して保管する必要があります．一方，不活化ワクチンは冷凍すると失活してしまいます．また新型コロナウイルスワクチンは2～8℃，−20℃±5℃や−60～−90℃といった冷凍保存を要するなど様々です．ワクチンの保存には温度管理が重要なため，温度記録をとるようにします．

② 予防接種の間隔，部位，禁忌

- 予防接種を行う上で，接種間隔，接種部位，接種不適当者の確認を行います．

1. 接種間隔

- 注射の生ワクチンは接種後27日間の間隔をあけるように定められていますが，それ以外の経口生ワクチンや不活化ワクチンの組み合わせでは，前のワクチン接種からの間隔をあけることなく次のワクチンの接種を受けることができます．
- 生ワクチンは体内でウイルスが増殖することで効果を発揮するため，他のワクチン接種による産生されたインターフェロンにより増殖が抑えられると効果が減弱する可能性があるため，接種間隔をあける必要があるとされています．
- 複数のワクチンを同時に接種することは可能です．同時接種は生ワクチンと生ワクチン，生ワクチンと不活化ワクチン，不活化ワクチンと不活化ワクチンのいずれの組み合わせも可能で，接種本数に制限もありません．複数回の接種が必要なワクチンではその接種時期が個々のワクチンに定められています．

2. 接種部位

- 接種部位は各ワクチンによって決められています．一般的に皮下注のみ，あるいは皮下注または筋注となっています．経口ワクチンはポリオ生ワクチン，ロタウイルス生ワクチンがあります．BCGは管注法であり日本独特の接種法です．成人では筋肉注射部位として上腕三角筋が選択されます．小児では上腕三角筋に加えて大腿前外側部も選択され，皮下注射部位として前腕伸側が選択されます．殿部への接種はワクチン不十分な効果をもたらす可能性が示唆されているため，接種部位には不適です．

3. 接種禁忌

- 接種の際の禁忌としては，発熱している者，重篤な急性疾患に罹患している者，ワクチンに含まれる成分による重篤なアレルギー反応の既往がある者です．
- 妊婦に対する生ワクチン接種は体内でウイルスが増殖し，胎児への影響が懸念されるため，接種は禁忌です．
- 授乳中は母乳中にワクチン成分が分泌されてもごく微量であり，乳児に与える影響は少ないと考えられており，禁忌ではありません．

③ 副反応

- ワクチンの副反応では，接種部位の発赤，疼痛，圧痛などの局所反応が多く起こります。破傷風トキソイドなどのアジュバンドを含むワクチンでは，数か月にわたって硬結が残る場合もあります。重篤なものとしてアナフィラキシー反応や脳炎などの中枢神経系の副反応が挙げられますが，頻度は非常に低いとされています。ワクチンの安定化剤であるゼラチンによるアナフィラキシーショックが以前には報告されていましたが，現在では定期接種に含まれるワクチンにはゼラチンが除かれています。
- ワクチンの多くは共通した副反応が報告されています。重大な副反応としてリンパ節腫大，ショック，アナフィラキシー，ギラン・バレー症候群(Guillain–Burré syndrome)，血小板減少性紫斑病，無菌性髄膜炎，急性散在性脳脊髄炎，脳炎・脳症，痙攣があります。その他の副反応として，発疹，蕁麻疹，紅斑，瘙痒，発熱，耳下腺腫脹，咳，鼻汁，頭痛，筋肉痛，関節痛，嘔吐，下痢，注射部位の発赤・腫脹があります。

④ 定期接種と任意接種

- 定期接種は予防接種法に基づいて国・地方自治体が主体となって行う接種で，任意接種は希望者が任意で行う接種です。定期接種にはA類疾病とB類疾病があります。A類疾病は主に集団予防・重篤疾患の予防に重点を置き，本人(保護者)に努力義務があります。B類疾病は主に個人予防に重点を置き，努力義務はありません(→付録C，470頁)。

B 各論

- 各ワクチンの接種対象者，接種量，接種間隔については，巻末の付録C(→466頁，2024年12月時点の情報なので最新の情報を確認してください)。

① 生ワクチン

1. BCGワクチン[4-6]

1 概要
- BCG(bacille calmette–guérin)ワクチンはヒト型結核菌〔マイコバクテリウム・ツベルクローシス(*Mycobacterium tuberculosis*)〕と近縁のウシ型結核菌〔マイコバクテリウム・ボヴィス(*Mycobacterium bovis*)〕を13年間にわたって継代培養することで弱毒化して開発された製品です。

2 作用機序(図32-1)

3 副反応
- 皮膚結核様病変，BCG骨髄炎，全身播種性BCG感染症があります。

4 医師・看護師への情報共有，患者説明時の注意
- すでに結核菌に対する特異的な免疫を有する個体に菌が侵入した際にみられる局所の防御過程の表現(遅延型過敏反応)として，コッホ現象があります。

2. 麻疹風疹ワクチン（MR ワクチン）[7, 8]

1 概要
- 弱毒生麻疹ウイルスはニワトリ胚培養細胞で増殖させ，弱毒生風疹ウイルスはウズラ胚培養細胞またはウサギ腎培養細胞で増殖させ，得られたウイルス液に安定化剤を加え，混合し凍結乾燥させた製品です。

2 作用機序（図32-1）
3 副反応（→本章「A-3」，前頁）
4 医師・看護師への情報共有，患者説明時の注意
- 感染予防を目的に，妊娠希望の女性は妊娠前に「1：32」以上の HI 抗体価を保有していることが望ましいとされています。
- 医療専門職の場合，HI 抗体価が「1：8」未満の場合に追加で2回，「1：8〜1：16」の場合に追加で1回の接種が必要とされています。

3. おたふくかぜワクチン[9, 10]

1 概要
- 遺伝子型 B1 である弱毒ムンプスウイルス（鳥居株あるいは星野株）を特定の伝染性の疾患に感染していないニワトリ胚初代培養細胞で増殖させ，得たウイルス液を精製し，安定化剤を加え，凍結乾燥した製品です。

2 作用機序（図32-1）
3 副反応
- 重大な副反応として，無菌性髄膜炎，耳下腺炎，顎下腺炎，精巣炎，卵巣炎，難聴，急性膵炎があります。その他の副反応として，発疹，蕁麻疹，紅斑，瘙痒，発熱，耳下腺腫脹，嘔吐，咳，鼻汁，注射部位の発赤・腫脹があります。

4. 水痘・帯状疱疹ワクチン[11-13]

1 概要
- 水痘患児の水疱液から分離された水痘・帯状疱疹ウイルス（VZV：varicella-zoster virus）を弱毒化したものです。発疹の出現が少なく，末梢血単核球中からウイルスが検出されず二次ウイルス血症が起こらないという特徴があります。

2 作用機序（図32-1）
3 副反応（→本章「A-3」，前頁）
4 医師・看護師への情報共有，患者説明時の注意
- 感染曝露した場合，皮下注射で投与されたワクチン株によって免疫が早く誘導され，感染した野生株の増殖が抑制されるという考えから，曝露後72時間以内の水痘ワクチン緊急接種によって，発症を阻止することも可能とされています。

5. 黄熱ワクチン[14-16]

1 概要
- 17D-204 株は強毒黄熱ウイルス Asibi 株をニワトリ胚初代培養細胞で継代を重ねて弱毒化したもので，これを用いた製品です。

2 作用機序（図32-1）
3 副反応（→本章「A-3」，375頁）

6. ロタウイルスワクチン[17-19]

1 概要
- 1価ロタウイルスワクチンは，ヒトで高頻度に存在するG1P[8]の血清型を有するヒトロタウイルス89-12株を親株とし，細胞の継代培養により弱毒化した製品です。
- 5価ロタウイルスワクチンは，ウシロタウイルスをベースとして，G1，G2，G3，G4ヒトロタウイルスのVP7遺伝子のみを組み込んだ単一遺伝子リアソータント4種，およびヒトロタウイルスに最も多いP[8]のVP遺伝子を含む単一遺伝子リアソータント1種，計5種の混合した製品です。

2 作用機序（図32-1）
3 副反応
- 重大な副反応として，腸重積症があります。その他は「A-3」（→375頁）を参照。

4 医師・看護師への情報共有，患者説明時の注意
- 接種直後の嘔吐に対する再接種を考慮する際は，胃の内容物を吐き出すほどの嘔吐があってワクチン接種ができていないと医師が判断する場合（接種後10分程度）に限られ，全例の再接種は不要であるとされています。
- ロタウイルスワクチン接種後1週間程度に被接種者の排便にウイルスが排泄されます。そのため，二次感染が発生する可能性を考慮し，おむつ交換時の手洗いなどの感染対策は，家庭内に免疫機能が低下している人がいる場合，重要となります。
- 接種後1週間以内に不機嫌，嘔吐，血便などの腸重積症を疑う症状を認めた場合，すぐに医療機関を受診することを必ず被接種者の保護者に伝えることが必要です。

7. 経鼻弱毒生インフルエンザワクチン[19, 20]

1 概要
- 細胞培養（Vero細胞）で増殖された4種のウイルスを混合した4価ワクチンで，①低温（鼻腔）で増殖しやすい低温馴化，②37度以上の高温（下気道）では増殖しにくい高温感受性，③動物モデルでインフルエンザ症状を呈さない弱毒化の特徴を持つ株と，WHOから選定された候補株を遺伝子再集合させて精製されます。
- 経鼻噴霧タイプであり，針穿刺の必要がなく注射部位反応もないことから，被接種者の心理的・身体的な負担も軽減されます。

2 作用機序（図32-1）
3 副反応
- **重大な副反応**：安定化剤に精製ゼラチンを含有しているため，ショック・アナフィラキシー（蕁麻疹，呼吸困難，血管性浮腫）があります。その他は本章「A-3」，（→375頁）を参照。

4 医師・看護師への情報共有，患者説明時の注意
- わが国のインフルエンザHAワクチン株の決定方法は国外と異なり，企業により製造株が決定されるため，製造株が異なることがあります。
- 経鼻弱毒生インフルエンザワクチンは，接種から2週間程度経過した後に効果を示すといわれています。
- 接種後の注意として，のどに垂れたり，くしゃみをしたり，飲み込んだりすることがあります

② 不活化ワクチン

1. DPT-IPV ワクチン，DPT ワクチン，DT トキソイド[21-23]

① 概要
- ジフテリア菌および破傷風の産生する毒素を精製無毒化したトキソイドと，百日咳菌から分離・精製した感染防御抗原を含む液にアルミニウム塩を加え不溶化したDPTワクチンと，経口生ポリオワクチンをホルマリンで不活化した不活化ポリオワクチン（IPV）を混合した四種混合ワクチンがあります。
- 不活化ポリオワクチン（IPV，ソークワクチン）は，3種類の血清型のポリオワクチンを型別に増殖培養させ，得られたウイルス浮遊液を濃色，精製した後に不活化し，各型の不活化単抗原ワクチンを混合させたワクチンです。経口ポリオワクチンとの違いは，①ワクチン接種後に糞便・咽頭等に弱毒ウイルスが排泄されないため，周囲の人間が感染することがなく，集団免疫効果はない，②ワクチン関連麻痺（VAPP）の発生が，現時点でない——ことです。
- DTトキソイドは，ジフテリア菌および破傷風の産生する毒素を精製無毒化したトキソイドで二種混合ワクチンです。

② 作用機序（図32-1）
③ 副反応（→本章「A-3」，375頁）
④ 医師・看護師への情報共有，患者説明時の注意
- 11歳以上13歳未満に対してジフテリア，破傷風の免疫を与えるために使用します。接種量が0.1 mLと異なる理由は，10歳以上にジフテリアトキソイドを接種するとモロニー反応（激しい局所反応や全身反応）を起こすことがあるためです。
- 破傷風菌に感染するリスクのある人（例：外傷を受ける危険性や災害医療に従事する可能性が高い医療専門職）は任意でDTトキソイドの接種を受けておくことが勧められています。
- Hibワクチンを混合した5種混合ワクチンが，2024年4月から定期接種で使用可能となりました。

2. 日本脳炎ワクチン[24, 25]

① 概要
- Vero細胞で増殖された日本脳炎ウイルスを用いて作成した細胞培養由来ウイルスであるBeijing-1株を用いたアジュバンドを含まない製品で，Beijing-1株はわが国のみで用いられています。

② 作用機序（図32-1）
③ 副反応（→本章「A-3」，375頁）

3. インフルエンザ菌 b 型（Hib）ワクチン[26-29]

① 概要
- 18か月未満の小児に対して十分な抗体を誘導することができなかった背景の下，破傷風トキソイドをキャリア蛋白として多糖体を結合させた製品です。

表 32-2 曝露の程度に応じた曝露後ワクチン接種

カテゴリー	接触の状況	対策
Ⅰ	動物に触れる，餌をやる，無傷の皮膚をなめられる	ワクチン接種必要なし
Ⅱ	出血のない小さな傷や擦り傷，むき出しの皮膚をかじられる（曝露）	・創部洗浄 ・迅速なワクチン接種
Ⅲ	皮膚を貫通するかみ傷やひっかき傷，粘膜や傷のある皮膚をなめられることによる動物の唾液との接触，コウモリとの直接的な接触による曝露（深刻な曝露）	・創部洗浄 ・迅速なワクチン接種 ・必要に応じて免疫グロブリンを推奨*

*免疫グロブリンの投与は，特に頭部に近い部位の咬傷を受けたカテゴリーⅢの場合に推奨されている。わが国では入手できないこと，曝露後すぐに投与を行う必要があるため，現実的には現地での投与となる。WHOによると免疫グロブリンの投与ができない場合であっても，曝露後すぐに傷口を徹底洗浄し，ワクチン接種を完了することで95％以上の防御効果が得られるとされている。狂犬病発症国において実際に免疫グロブリンの治療を受けているのは1〜10％と推定されている。

〔岡田賢司：小児科診療 86(10)：1269-1274, 2023 より〕

2 作用機序
- T細胞が関与してB細胞が活性化し，抗体を産生する形質細胞のみならず，再感染の際に抗体を素早く産生することができるメモリーB細胞も誘導されます。

3 副反応（→本章「A-3」，375頁）

4 医師・看護師への情報共有，患者説明時の注意
- Hibワクチンは侵襲感染症を予防する直接効果だけでなく，保菌者を減少させることによる間接効果（集団免疫）も示すとされています。
- わが国では造血幹細胞移植患者に対して3回の接種が推奨されており，免疫抑制療法を受けている5歳以上の高リスク患者に対する接種も可能となっています。
- DPT-IPVとHibワクチンを混合した5種混合ワクチンが，2024年4月から定期接種で使用可能となりました。

4. 狂犬病ワクチン[15,30,31)]

1 概要
- 狂犬病ウイルス（Flury LEP株）をニワトリ胚初代培養細胞で増殖させ，得られたウイルスをβ-プロピオラクトンで不活化した後，ショ糖密度勾配遠心法で濃縮・精製し，安定化剤を加え凍結乾燥させた製品です。

2 作用機序（図32-1）

3 副反応（→本章「A-3」，375頁）

4 医師・看護師への情報共有，患者説明時の注意
- 海外渡航中は動物に咬まれないように注意が必要で，WHOから狂犬病ウイルスへのリスクや曝露後予防の考え方が公開されています（表32-2）。カテゴリーⅡとカテゴリーⅢの曝露はすべて，狂犬病を発症するリスクがあると評価され，曝露後予防接種が必要とされています。

5. A型肝炎ワクチン[15,32,33)]

1 概要
- アフリカミドリザル腎臓由来細胞でHAVを培養し，精製後安定化剤を加えた製品です。

2 作用機序（図32-1）
3 副反応（→本章「A-3」, 375頁）
4 医師・看護師への情報共有, 患者説明時の注意
- 流行国への出張, 旅行, 留学などの前に, トラベラーズワクチンとして接種が勧められています。
- 魚介類を扱う生産者や調理従事者, 患者との接触機会が多い医療専門職や介護専門職, HAV抗体陰性の慢性肝疾患患者, 男性同性間性的接触者に対する感染予防にも有効と考えられています。

6. B型肝炎ワクチン[34-36]

1 概要
- HBV DNAのHBs抗原に相当する部分を酵母菌遺伝子に挿入し, 培養することで, ワクチンの有効成分であるHBs抗原を作り, アジュバンドとしてアルミニウムゲルを加えた製品です。

2 作用機序（図32-1）
3 副反応（→本章「A-3」, 375頁）
4 医師・看護師への情報共有, 患者説明時の注意
- 医療系学部の学生が臨床実習を行う場合や, 医療専門職として就業する際は, HBs抗体価を確認し, 低値の場合は追加接種を行うことがあります。
- 添加物にチメロサール（水銀化合物：保存剤として）が含まれているものがあり, 接種によって過敏症（発熱, 発疹, 蕁麻疹, 紅斑, 瘙痒）が現れることがあるので, 接種後十分に観察します。

ステップアップのひきだし①　母子感染・汚染事故時の感染予防スケジュール

- 母子感染予防スケジュール（HBs抗原陽性の母親から出生児に対する接種）：通常, 生後12時間以内を目安に0.25 mLを皮下に接種し, さらに初回接種の1か月後および6か月後に2回同様に接種します。なお, HBs抗体が獲得されていない（HBs抗体が10 mIU/mL未満）には, さらに1シリーズ（3回）追加接種します。HBsヒト免疫グロブリン（HBIG）も併用し, 初回投与時期は生後5日以内で, 生後12時間以内が望ましいとされています。
- 汚染事故時の感染予防スケジュール：10歳以上では0.5 mLを1回, 事故発生後7日以内に接種しHBIGも併用します。さらに初回接種の1か月後および3～6か月後の2回0.5 mLを皮下または筋肉内に接種します。10歳未満は1回あたりの接種量が0.25 mLとなります。3回目のワクチン接種終了後, 1～2か月後を目途に抗体検査を実施し, HBs抗体が獲得されていない（HBs抗体が10 mIU/mL未満）には, さらに1シリーズ（3回）追加接種します。

---

7. ヒトパピローマウイルスワクチン[37]

1 概要
- HPVワクチンは現在3種類（2価, 4価, 9価）が認可されています（表32-3）。いずれのワクチンもHPVのL1蛋白質ウイルス様粒子（VLP：virus-like particles）を有効成分とする非感染性のワクチンです。VLPは野生型ウイルス粒子に類似した蛋白質ですが, ウイルス由来のDNAを含まないために細胞への感染能や増殖能はなく, HPVに関連した疾病の原因になることはありません。

2 作用機序（図32-1）
3 副反応（→本章「A-3」, 375頁）

表32-3 各ワクチンに含有されているHPV型一覧

	6	11	16	18	31	33	45	52	58
2価	—	—	○	○	—	—	—	—	—
4価	○	○	○	○	—	—	—	—	—
9価	○	○	○	○	○	○	○	○	○

表32-4 肺炎球菌ワクチン別含有血清型一覧

	1	2	3	4	5	6A	6B	7F	8	9N	9V	10A	11A	12F	14	15B	17F	18C	19A	19F	20	22F	23F	33F
PCV15	○	—	○	○	○	○	○	○	—	—	○	—	—	—	○	—	—	○	○	○	—	○	○	○
PCV20	○	—	○	○	○	○	○	○	○	—	○	○	○	○	○	—	—	○	○	○	—	○	○	○
PPSV23	○	○	○	○	○	—	○	○	○	○	○	○	○	○	○	○	○	○	○	○	○	○	○	—

〔三村一行：medicina 61（3）：535-539, 2024，宮入烈：小児科診療 86（10）：1195-1199, 2023 より〕

4 医師・看護師への情報共有，患者説明時の注意
□ 体内で中和抗体を産生して性器の粘膜や皮膚に中和抗体を出すために最も有効な接種経路は，筋肉注射投与となっています。

8. 肺炎球菌ワクチン[38-41]

1 概要
□ 莢膜多糖体ワクチンとワクチン莢膜多糖体を結合させた結合型ワクチンの2種類があります（表32-4）。
□ PPSV23は，肺炎球菌感染症で高頻度に認められる23種類の莢膜型の肺炎球菌を型別に培養し，殺菌後に抽出，精製した莢膜ポリサッカライド（多糖体）を混合した製品です。
□ PCV15およびPCV20は，それぞれ，15種類，20種類の血清型の肺炎球菌を型別に培養し，各型の肺炎球菌莢膜ポリサッカライドを抽出・精製し，キャリア蛋白質 CRM_{197} と結合させることで，免疫原性を高めた製品です。

2 作用機序
❶ **PPSV23**：T細胞が関与せずにB細胞が活性化し，抗体を産生する形質細胞だけが誘導されます。そのため追加接種の必要があります。
❷ **PCV15・PCV20**：T細胞が関与してB細胞が活性化し，抗体を産生する形質細胞のみならず再感染の際に抗体を素早く産生できるメモリーB細胞も誘導されます。

3 副反応（→本章「A-3」，375頁）

4 医師・看護師への情報共有，患者説明時の注意
□ PCV15で接種を開始した場合は，途中でPCV20に切替することなく原則として同一のワクチンで接種を完遂します。

--- **ステップアップのひきだし②** ▶ **65歳以上の肺炎球菌ワクチン接種の考え方** ---

□ 65歳以上の成人に対する肺炎球菌ワクチン接種について，2024年度から変更となりました。さらに，2024年10月よりPCV20が薬事承認されました。図32-3 は2024年度以降の接種に関する考え方です。

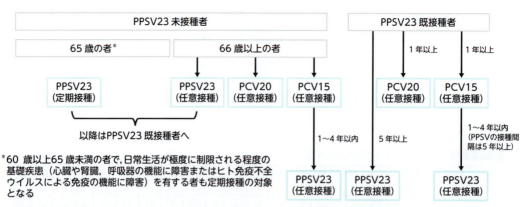

図32-3 65歳以上の成人に対する肺炎球菌ワクチン接種の考え方（2024年9月以降）
〔日本感染症学会，他：65歳以上の成人に対する肺炎球菌ワクチン接種に関する考え方（第6版　2024年9月6日）より〕

表32-5 髄膜炎菌ワクチン接種推奨対象者

- 補体欠損症・無脾症もしくは脾臓機能不全，HIV感染症等ハイリスク患者
- エクリズマブ（遺伝子組換え）・ラブリズマブ（遺伝子組換え）・スチムリマブ（遺伝子組換え）投与患者
- 学校の寮等で集団生活を送る者
- 髄膜炎菌ワクチン定期接種実施国へ留学する者
- 髄膜炎菌感染症流行地域へ渡航する者
- 医療関連施設従事者
- 検査室や研究室で髄膜炎菌を扱う可能性がある臨床検査技師や微生物研究者
- 大規模イベントの大会関係者で髄膜炎菌の流行国からの参加者と接触する可能性が高い者

〔永井英明：公衆衛生 87（4）：351-355, 2023 より〕

9. 髄膜炎菌ワクチン[15, 42, 43)]

1 概要
- 破傷風トキソイドを結合体とした4価結合体ワクチンです。**表32-5**はワクチン接種が推奨されている対象者を示しています。

2 作用機序（図32-1）

3 副反応（→本章「A-3」，375頁）

10. インフルエンザワクチン[44, 45)]

1 概要
- インフルエンザウイルスのA型及びB型株をそれぞれ個別に発育鶏卵で培養し，増殖したウイルスを含む尿膜腔液をショ糖密度勾配遠心法によって濃縮精製後，エーテル処理によりウイルス粒子の形態を壊して不活化したスプリットワクチンで，HAワクチンと呼ばれています。
- わが国では製造するワクチン株の選定を毎年実施しています。原則として世界保健機関（WHO）が推奨する株の中から，期待される有効性とワクチンの供給可能量を踏まえた上で，双方を考慮した有益性が最大となるよう検討を踏まえて選定しています。

2 **作用機序**（ 図32-1 ）
3 **副反応**（→本章「A-3」，375頁）

11. 水痘・帯状疱疹ワクチン[46, 47]

1 **概要**
- 水痘・帯状疱疹ウイルス（VZV：varicella zoster virus）の表面に存在する糖蛋白質E（gE）抗原を精製し，安定化剤を加え，凍結乾燥させた製品です。接種の際に使用する専用溶解用液にはアジュバンドが含まれています。

2 **作用機序**（ 図32-1 ）
3 **副反応**（→本章「A-3」，375頁）

12. RSウイルスワクチン[48-50]

1 **概要**
- アジュバントを含むアミノ酸置換により安定化した融合前F蛋白質（PreF3）を抗原としているワクチンと，アジュバントを含まない2つのRSウイルスサブタイプAおよびB由来のPreF3を抗原としている2つのワクチンがあります。

2 **作用機序**
- アジュバントを含むワクチンは，PreF3による液性免疫応答の誘導と，アジュバントによる液性および細胞性免疫応答の持続的な誘導によって感染を予防します。
- アジュバントを含まないワクチンは，融合前F蛋白質に対する免疫応答の誘導により，RSウイルス感染阻害能を有する中和抗体を産生します。妊婦に接種することで産生された中和抗体が移行抗体として，新生児および乳児の下気道疾患の予防をします。

3 **副反応**（→本章「A-3」，375頁）

③ mRNAワクチン

1. 新型コロナウイルスワクチン（SARS-CoV-2）[51-55]

1 **概要**
- 2024年10月現在，接種可能なワクチンは，SARS-CoV-2のスパイク蛋白質をコードするmRNAを含んだワクチン，次世代mRNAワクチン（既存のmRNAワクチンに比べてウイルスの蛋白質が作られる時間が長いため，より強く免疫誘導が起こり，抗体の持続期間が長くなった製品），SARS-CoV-2の組換えスパイク蛋白質（rS）と，免疫の活性化を促進するアジュバント（Metrix-M）で構成された組換え蛋白ワクチンがあります。
- mRNAは非常に壊れやすい物質で，様々なところに分解酵素が存在するため，脂質のナノ粒子に封入して，壊れないように工夫されています。mRNAを壊す酵素が働かない温度にしておくために，保存温度が−90℃〜−60℃と設定されていましたが，開発技術の進歩により2024年10月現在では，−25℃〜−15℃や2〜8℃と設定されています。

2 **作用機序**（ 図32-2 ）
3 **副反応**
- 特徴的な副反応として，心筋炎，心膜炎があります。その他は，他のワクチンと同様の副反応が報告されています（→本章「A-3」，375頁）。

4 医師・看護師への情報共有，患者説明時の注意

□ 全額公費による接種は 2024 年 3 月 31 日で終了し，2024 年秋冬からは「65 歳以上および日常生活がほとんど不可能，HIV による免疫機能障害，心臓・腎臓・呼吸器の機能障害があり身の回りの生活が極度に制限されるなどの 60～64 歳」は定期接種，その他は任意接種です。

□ 副反応で母体や胎児に懸念される事象は報告されていないことから，妊娠週数にかかわらず妊婦の接種を推奨されており，生ワクチンではない点から授乳中でも乳児に対しての影響もないと考えられています。

引用文献

1) 菅沼明彦：medicina 46(4)：644-647，2009
2) 木村三生男，他 編著：予防接種の手引き(第 12 版)，pp559-575，近代出版，2009
3) 岡部信彦，他：予防接種に関する Q & A 集，pp11-78，日本ワクチン産業協会，2024
4) 徳永修：小児科診療 86(10)：1213-1219，2023
5) 徳永修，他：小児結核診療のてびき(改訂版)，pp131-154，2021
6) Takemasa T, et al.：BCG 2nd edition—TB vaccine-Application against tuberculosis and other diseases, pp86-95, Japan Anti-Tuberculosis Association, 2022
7) 原木真名：公衆衛生 88(6)：628-631，2024
8) 西村光司：小児科診療 86(10)：1221-1226，2023
9) 木所稔，他：IASR 34(8)：224-225，2013
10) 多屋馨子：小児科診療 86(10)：1233-1237，2023
11) Takahashi M, et al.：Lancet. 2(7892)：1288-1290, 1974 (PMID：4139526)
12) 服部文彦，他：公衆衛生 88(7)：728-731，2024
13) Takahashi M, et al.：Vaccine. 21(25-26)：3845-3853, 2003 (PMID：12922118)
14) 岡部信彦，他：予防接種に関する Q & A 集，pp311-316，日本ワクチン産業協会，2024
15) 岡田賢司：小児科診療 86(10)：1269-1274，2023
16) 添付文書：黄熱ワクチン 1 人用
17) 津川毅，他：小児内科 45(増刊)：647，2013
18) 神谷元：小児科診療 86(10)：1207-1211，2023
19) 岡部信彦，他：予防接種に関する Q & A 集，258-285，一般社団法人日本ワクチン産業協会，2024
20) 添付文書：フルミスト点鼻液
21) 岡田賢司：臨牀と研究 99(4)：423-428，2022
22) 小野貴志：公衆衛生 88(3)：334-337，2024
23) 岡部信彦，他：予防接種に関する Q & A 集，pp124-154，日本ワクチン産業協会，2024
24) 新井智：小児科診療 86(10)：1239-1244，2023
25) 添付文書：ジェービック V
26) 菅秀：公衆衛生 87(12)：1262-1265，2023
27) 菱木はるか：小児科診療 86(10)：1191-1193，2023
28) Takara AK, et al.：J Infect Dis. 164(5)：982-986, 1991 (PMID：1940479)
29) 令和 4 学会年度日本造血・免疫細胞療法学会ガイドライン委員会編：造血細胞移植ガイドライン 予防接種(第 4 版)，pp36-37，日本造血・免疫細胞療法学会，2023
30) 岡部信彦，他：予防接種に関する Q & A 集，pp317-324，日本ワクチン産業協会，2024
31) 添付文書：ラビピュール筋注用
32) 岡部信彦，他：予防接種に関する Q & A 集，pp299-304，日本ワクチン産業協会，2024
33) 添付文書：エイムゲン
34) 岡部信彦，他：予防接種に関する Q & A 集，pp99-110，日本ワクチン産業協会，2024
35) 乾あやの，他：公衆衛生 88(2)：221-225，2024
36) 添付文書：ビームゲン
37) 岡部信彦，他：予防接種に関する Q & A 集，pp231-247，日本ワクチン産業協会，2024
38) 三村一行：medicina 61(3)：535-539，2024
39) 宮入烈：小児科診療 86(10)：1195-1199，2023
40) 永井英明：公衆衛生 87(4)：351-355，2023
41) 厚生労働省 子どもの肺炎球菌ワクチン
42) 岡部信彦，他：予防接種に関する Q & A 集，pp305-310，日本ワクチン産業協会，2024
43) 神谷元：公衆衛生 87(10)：1038-1041，2023
44) 春日悠岐：小児科診療 86(10)：1245-1249，2023

45) 谷口清州：公衆衛生 88(5)：510-513，2024
46) 浅田秀夫：公衆衛生 87(6)：587-590，2023
47) Didierlaurent AM, et al. : Expert Rev Vaccines. 16(1)：55-63, 2017 (PMID：27448771)
48) 橋本浩一：up-to-date 子どもの感染症 11(1)：10-12，2023
49) 大林浩幸：新薬と臨牀 73(10)：1017-1028，2024.
50) 岡部信彦，他：予防接種に関する Q & A 集，248-257，一般社団法人日本ワクチン産業協会，2024
51) Oster ME, et al. : JAMA. 327(4)：331-40, 2022 (PMID：35076665)
52) Shimabukuro TT, et al. : N Engl J Med. 384(24)：2273–2282, 2021 (PMID：33882218)
53) 長谷川秀樹：治療 104(7)：802-805，2022
54) 堀越裕歩：INFECTION CONTROL 31(5)：527-530，2022
55) 国立感染症研究所：国内で接種可能な新型コロナワクチン一覧（https://www.niid.go.jp/niid/images/vaccine/corona_vaccine/covid19vac_list_20241001.pdf,2024.12.14 アクセス）

（笹野　央）

4段目 感染制御学

33 感染制御に関する法律，診療報酬，ガイドライン

薬剤師の感染制御活動を理解するために感染制御の法的根拠や診療報酬を知る

はじめのひきだし

- ☐ 医療機関の感染制御は様々な法律で規定されており，感染制御を進めるためには各種法律の内容を理解する必要があります。
- ☐ 一方，医療機関で行う感染制御は人的リソースや感染対策のための様々な費用がかかります。そのため，感染制御の取り組みに対して診療報酬で評価されています。
- ☐ 薬剤耐性菌の広がりなど感染制御に関する諸問題を解決するために，それぞれの医療機関に求められる感染制御の役割が細分化されています。
- ☐ 感染制御に関わる薬剤師は，医療機関内での感染制御や抗菌薬適正使用に関するコンサルテーションを受ける立場にあります。そのため，日々アップデートされるエビデンスの収集が重要であり，各種ガイドラインは適切な医療を提供する上で有用です。

① 感染制御に対する法律

1. 医療法

- ☐ 医療法は医療機関の体制確保や国民の健康保持を目的に，医療機関の整備や人的構成，管理体制などを規定する法律であり，2007年に改正された第五次改正医療法から，院内感染対策体制の確保を行うために，以下の項目が義務づけられました。
  - ・院内感染対策のための指針の策定
  - ・院内感染対策のための委員会の開催
  - ・従業者に対する院内感染対策のための研修の実施
  - ・感染症の発生状況の報告と，院内感染対策の推進を目的とした改善のための方策の実施
- ☐ 院内感染対策のための指針の策定は，各医療機関内で効率よく感染制御対策を実施することを目的としています。この指針は各施設の特徴を考慮した対策を盛り込み，各医療機関の院内感染対策における基本的体制の明示が求められています。また本指針の内容は定期的に見直し，更新する必要があります。
- ☐ 各医療機関は月1回程度，定期的に感染対策委員会を開催することが義務付けられます。感染対策委員会では，院内感染発生時の原因分析および改善策の立案や実行，院内感染状況の報告が行われます。この委員会は病院長などの医療機関の管理者を委員長とした職種横断的な組織であることが求められます。
- ☐ 各医療機関は医療専門職の院内感染に対する知識を高めるために，院内感染対策のための基本的考え方や具体的方策に関する研修会を行うことが求められています。この研修会は年2回程度定期的に開催し，開催結果や院内関係者の参加状況を記録する必要があります。
- ☐ 医療機関内で院内感染の発生状況のサーベイランスを実施し，感染症の発症状況を把握することは，異常を早期に検知するために有用です。各医療機関は，サーベイランスを実施し異常が見つかった場合は早期に感染対策委員会と情報共有し，適切な対応ができる体制を整えることが求められます。また，感染対策の基本である手指衛生の遵守や，標準予防策や感染経路別の感染対策

表 33-1 感染症法における感染症分類

類型	感染症名
一類感染症	エボラ出血熱, クリミア・コンゴ出血熱, 痘そう, 南米出血熱, ペスト, マールブルグ病, ラッサ熱
二類感染症	急性灰白髄炎, 結核, ジフテリア, 重症急性呼吸器症候群, 中東呼吸器症候群, 鳥インフルエンザ（H5N1, H7N9）
三類感染症	コレラ, 細菌性赤痢, 腸管出血性大腸菌感染症, 腸チフス, パラチフス
四類感染症	E 型肝炎, ウエストナイル熱, A 型肝炎, エキノコックス症, エムポックス, 黄熱, オウム病, オムスク出血熱, 回帰熱, キャサヌル森林病, Q 熱, 狂犬病, コクシジオイデス症, ジカウイルス感染症, 重症熱性血小板減少症候群, 腎症候性出血熱, 西部ウマ脳炎, ダニ媒介脳炎, 炭疽, チクングニア熱, つつが虫病, デング熱, 東部ウマ脳炎, 鳥インフルエンザ（H5N1, H7N9 を除く）, ニパウイルス感染症, 日本紅斑熱, 日本脳炎, ハンタウイルス肺症候群, B ウイルス病, 鼻疽, ブルセラ症, ベネズエラウマ脳炎, ヘンドラウイルス感染症, 発しんチフス, ボツリヌス症, マラリア, 野兎病, ライム病, リッサウイルス感染症, リフトバレー熱, 類鼻疽, レジオネラ症, レプトスピラ症, ロッキー山紅斑熱
五類感染症	**(全数把握疾患)** ※侵襲性髄膜炎菌感染症, 風疹および麻疹はただちに届出 アメーバ赤痢, ウイルス性肝炎（E 型肝炎及び A 型肝炎を除く）, カルバペネム耐性腸内細菌目細菌感染症, 急性弛緩性麻痺（急性灰白髄炎を除く）, 急性脳炎（ウエストナイル脳炎等を除く）, クリプトスポリジウム症, クロイツフェルト・ヤコブ病, 劇症型溶血性レンサ球菌感染症, 後天性免疫不全症候群, ジアルジア症, 侵襲性インフルエンザ菌感染症, 侵襲性髄膜炎菌感染症, 侵襲性肺炎球菌感染症, 水痘（入院例に限る）, 先天性風しん症候群, 梅毒, 播種性クリプトコックス, 破傷風, バンコマイシン耐性黄色ブドウ球菌感染症, バンコマイシン耐性腸球菌感染症, 百日咳, 風疹, 麻疹, 薬剤耐性アシネトバクター感染症
新型インフルエンザ等感染症	新型インフルエンザ, 再興型インフルエンザ, 新型コロナウイルス感染症, 再興型コロナウイルス感染症

についても施設内で適切に行うよう，指導する必要があります。

2. 感染症法

- 感染症法（正式名称：感染症の予防及び感染症の患者に対する医療に関する法律）は，伝染病予防法，性病予防法，後天性免疫不全症候群の予防に関する法律を統合して，1999 年に施行されました。その後 2007 年には結核予防法が統合されました。また，2003 年には重症急性呼吸器症候群（SARS）の拡大に伴う緊急期の対応を強化するために，2008 年には新型インフルエンザの蔓延に備えて，2021 年には新型コロナウイルス感染症の対策強化のために，それぞれ改正されています。

- 感染症法の第 1 条には「感染症の予防及び感染症の患者に対する医療に関し必要な措置を定めることにより，感染症の発生を予防し，及びそのまん延の防止を図り，もって公衆衛生の向上及び増進を図ることを目的とする」と記載されています。このように，この法律はわが国における感染症の発生および蔓延防止策を講じるためのものです。

- 感染症法の対象疾患として定める感染症は，病原体の感染力や罹患した場合の重症度に基づき，第一類感染症から第五類感染症に分類されています（表33-1）。各分類によって，検疫法に基づく隔離から感染症発生動向調査など，必要な対応が異なっています（表33-2）。

- また危機管理のための類型として，①既知の感染症の疾病であって，法的措置を講じないと蔓延により国民の生命及び健康に重大な影響を与えるおそれがある感染症として政令で定められる「指定感染症」，②未知の感染症の疾病であって，病状の程度が重篤であり，蔓延により国民の生命及び健康に重大な影響を与えるおそれがあると認められる感染症を「新感染症」，③新型イン

表33-2 各感染症分類における措置

措置内容	保健所への届出等による発生動向調査	動物・物件の消毒等の措置	特定業務への就業制限，健康診断受診の勧告・実施	入院の勧告・措置	検疫法に基づく隔離，建物の立ち入り制限や封鎖	外出の自粛要請
一類感染症	○	○	○	○	○	
二類感染症	○	○	○	○		
三類感染症	○	○	○			
四類感染症	○	○				
五類感染症	○					
新型インフルエンザ等感染症	○	○	○	○	○	○

フルエンザ，再興型インフルエンザ，新型コロナウイルス感染症，再興型コロナウイルス感染症を「新型インフルエンザ等感染症」に分類しています。新型インフルエンザ等感染症に対する感染症法上の措置として，当該感染症にかかっていると疑うに足りる正当な理由のある者に対して外出自粛を要請することが可能です。

☐ 対象感染症患者に対して，感染症法に基づいて様々な感染拡大防止措置を講じることが求められます。一方で，過度の感染拡大防止措置は患者の人権を侵害する場合があります。そのため，感染症患者の人権の尊重の観点から，感染症の拡大の防止と人権の尊重との調和を図る必要があります。

☐ 感染症法に定められた疾患を診断した医療機関は，都道府県知事に届け出なければなりません。この届出により，感染症の発生や流行を探知することができ，蔓延を防ぐための対策や，医療専門職や国民への情報提供に役立てられます。届け出が必要な感染症は，すべての患者の発生について届出を行い全数把握が必要な感染症と，指定した医療機関が患者の発生について届出を行い定点把握が必要な感染症に分けられます。全数把握対象の感染症として，一類から四類感染症，五類感染症の一部，新型インフルエンザ等感染症，指定感染症が定められており，これら感染症を診断後はただちに報告が必要です。定点把握対象の感染症として，新型コロナウイルス感染症（COVID-19），RSウイルスなどの小児感染症，流行性角結膜炎などの眼科感染症，性感染症が定められています。

☐ 感染症法に定められた感染症の一部は特定の医療機関でのみ受け入れることが可能です。国が指定し全国に数か所存在する特定感染症指定医療機関は，新感染症，一類および二類感染症患者，新型インフルエンザ等感染症の患者を受け入れます。都道府県知事が指定し各都道府県に1か所存在する第一種感染症指定医療機関は，一類および二類感染症，新型インフルエンザ等感染症の患者を受け入れます。二次医療圏に1か所存在する第二種感染症医療機関は二類感染症，新型インフルエンザ等感染症患者を受け入れます。三類から五類感染症の患者は一般医療機関で受け入れます。

3. 予防接種法

☐ 予防接種には，予防接種法に基づいて市区町村が主体となって実施する定期予防接種と臨時予防接種に分けられます。その他に，予防接種法に規定されておらず希望者が任意で各自で受ける任意予防接種があります。

☐ 予防接種法では，定期予防接種を行う必要のある疾病をA類疾病とB類疾病に分類しており，接種推奨時期を定めています（ QRコード ）。A類疾病は人から人

への蔓延の予防または罹患時の病状が重篤であるために，その発生を予防するため特に予防接種を行う必要があると認められる疾病です。A類疾病の予防接種対象者には接種を受けるための努力義務が課せられており，接種勧奨がなされます。一方，B類疾病は個人の発病またはその重症化を防止するため特に予防接種を行う必要があると認められる疾病ですが，個人の努力義務はなく，接種勧奨もありません。2024（令和6）年4月以降は，新型コロナウイルス感染症ワクチン接種はB類疾病に位置づけられています。
- 臨時予防接種は蔓延予防上緊急の必要性があると認める時に，厚生労働大臣または都道府県知事の指示に基づいて都道府県または市町村が行う予防接種のことです。
- 予防接種の副反応による健康被害は，極めて稀ながら一定の割合で発生します。定期もしくは臨時予防接種を受けた者が一定の有害事象に関する症状を呈していることを医師らが認知した場合，厚生労働省に報告しなければいけません。この制度は予防接種後に生じる種々の身体的反応や副反応について情報を収集し，ワクチンの安全性について管理・検討を行うために実施されています。
- 接種に関わる過失の有無にかかわらず，予防接種と健康被害との因果関係が認定された場合は公的な救済制度が設けられています。予防接種法が定める定期接種および臨時接種の場合は予防接種健康被害救済制度が，予防接種法に定められていない任意予防接種の場合は，医薬品副作用被害救済制度および生物由来製品感染等被害救済制度が適用されます。

4. 医療廃棄物の処理および清掃に関する法律

- 感染性廃棄物とは「医療関係機関等から生じ，人が感染し，若しくは感染するおそれのある病原体が含まれ，若しくは付着している廃棄物又はこれらのおそれのある廃棄物」と定義されています。感染性廃棄物かどうかの判断は，①血液や体液，病理廃棄物，病原微生物に関連した検査に用いたものといった形状での判断，②感染症病棟や手術室での使用といった排出場所での判断，③感染症の種類の3ステップで判断されます。
- 医療関係機関は，医療行為によって生じた廃棄物を自らの責任において適正に処理しなければなりません。また，一般家庭で用いたインスリン用の針を薬局などの医療機関に持ち込んだ場合は，感染性産業廃棄物と判断され，医療機関に処理責任や費用負担が生じます。
- 感染性廃棄物の収集運搬の場合は，必ず容器に収納して密閉した状態で収集運搬する必要があります。また感染性廃棄物を収納した容器には，感染性廃棄物であることを識別できるよう，容器にはマーク（バイオハザードマーク）を付ける必要があります。
- 感染性廃棄物は原則として医療関係機関の施設内の焼却設備で焼却，溶融，滅菌，または消毒する必要があります。もし施設内での処理が困難な場合は，特別管理産業廃棄物処分業者に委託することができます。その際は，産業廃棄物管理表（マニフェスト）を交付し，適正に管理しなくていけません。

② 感染制御に関する診療報酬

- 診療報酬改定は2年に1回行われます。薬剤耐性菌の広がりなど感染制御に関する諸問題を解決するために，感染制御領域における診療報酬の算定要件が今後変更になる可能性があります。最新の診療報酬の情報については，厚生労働省の情報を参考にしてください（以下の情報は2024年度の診療報酬改定までの情報を記載しています）。

表33-3 感染対策向上加算

	感染対策向上加算1	感染対策向上加算2	感染対策向上加算3
点数	710点	175点	75点
算定要件	入院初日	入院初日	入院初日＋入院期間が90日を超える毎に1回
届出基準	外来感染対策向上加算を算定していないこと	・保健医療機関の一般病床が300床未満を標準とする ・外来感染対策向上加算を算定していないこと	
感染対策チームのメンバー構成	・専任の常勤医師（感染症対策の経験3年以上） ・専任の看護師（感染管理の経験5年以上かつ研修修了） ・専任の薬剤師（病院勤務3年以上） ・専任の臨床検査技師（病院勤務3年以上） ※医師または看護師のうち1名は専従であること	・専任の常勤医師（感染症対策の経験3年以上） ・専任の看護師（感染管理の経験5年以上） ・専任の薬剤師（病院勤務3年以上または適切な研修を修了） ・専任の臨床検査技師（病院勤務3年以上または適切な研修を修了）	・専任の常勤医師（適切な研修の修了が望ましい） ・専任の看護師（適切な研修の修了が望ましい）

※「適切な研修」とは厚生労働省が実施する院内感染対策講習会のことを指す。
※当該医療機関における当該診療従事者が，「専従」については8割以上，「専任」については5割以上当該業務に従事している者を指す。
（「厚生労働省：院内感染対策について」より）

1. 感染対策向上加算

- 医療機関での感染対策の実施は上述の法律にも規定されており，医療機関で必須の対策となります。しかしながら，これらを実施するためには人的資源や様々な費用が発生します。そのため，医療機関で感染対策を行うことに関して，診療報酬で評価されています。
- 医療機関の感染対策に対する診療報酬は1996年度の診療報酬改定から始まりました。2006年度には医療安全対策の枠組みの中に組み込まれる形での評価体系になりましたが，2012年度で感染防止対策加算が新設され，医療安全対策とは独立した評価体系となりました。2018年度は薬剤耐性対策推進の観点から，院内に抗菌薬適正使用支援チーム（AST）の設置による抗菌薬適正使用支援加算が追加で新設されました（その後，本加算は後述の感染対策向上加算1に含まれました）。2022年度から，感染対策に関する診療報酬は入院料の加算である「感染対策向上加算」と診療所を対象にした「外来感染対策向上加算」に名前を変え現在に至っています。
- 感染対策向上加算は1〜3の3つに細分化されています（表33-3）。感染対策向上加算1を算定する施設は地域の拠点となる施設を想定しており，感染対策向上加算2もしくは3を算定する施設は加算1算定施設と共同して感染対策を実施する施設になります。感染対策向上加算1もしくは2を算定する場合は都道府県知事の指定を受けている第一種協定指定医療機関であることが条件であり，感染対策向上加算3を算定する場合は都道府県知事の指定を受けている第一種協定指定医療機関または発熱外来に関わる措置を講じる第二種協定指定医療機関であることが条件です。さらに感染対策向上加算の算定には大きく5つの施設基準があります。
- **1つ目の施設基準**：感染制御チームの設置です。これは医療法で定める感染対策委員会と同じように，職種横断的なチームであることが求められます。感染対策向上加算1もしくは2の場合は，構成員に薬剤師を含める必要があります。
- **2つ目の施設基準**：医療機関間や行政の連携です。感染対策向上加算1を算定する施設は，保健所や地域の医師会と連携して，加算2または3の算定医療機関と合同で年4回以上のカンファレンスを行う必要があります。さらに加算1算定施設は，加算2または3の算定医療機関に対し，必要時に院内対策に関する助言を行う体制を有する必要があります。一方，加算2また

- は3の算定施設は新興感染症の発生時の患者受け入れの体制を有し，有事の際の対応を想定した地域連携に関わる体制について，連携医療機関とあらかじめ協議していることが求められます。
- **3つ目の施設基準**：サーベイランスへの参加です。感染対策向上加算1を算定する施設は，院内感染対策サーベイランス（JANIS）や感染対策連携共通プラットフォーム（J-SIPHE）など，地域や全国のサーベイランスに参加していることが求められます。加算2または3の算定施設は上述のサーベイランスに参加することで，サーベイランス強化加算を追加で算定できます。
- **4つ目の施設基準**：抗菌薬の適正使用の監視体制です。感染対策向上加算1を算定する施設は，ASTを組織し，感染症治療の早期モニタリングと主治医へのフィードバッグを行うなど，抗菌薬の適正使用を推進する体制を整えている必要があります。加算2の算定施設は抗菌薬の適正使用を監視する体制を有することが求められます。加算3の算定施設は，抗菌薬の適正使用について，加算1を算定する医療機関等から助言を受けることが求められます。
- **5つ目の施設基準**：施設間のピアレビューです。感染対策向上加算1を算定する施設は他の加算1算定施設同士で感染対策に関わるピアレビューを年1回程度実施することが求められます。加算1算定施設が加算2または3の算定施設に赴き，各施設で院内感染対策に関して助言を行った場合は，指導強化加算を追加で算定できます。また，加算2または3の算定施設は，加算1の算定施設に対して感染症の発生状況，抗菌薬の使用状況について年に4回以上報告した場合，連携強化加算を追加で算定できます。
- 2024年度の診療報酬改定では，抗菌薬の適正使用をさらに推進するために，抗菌薬適正使用体制加算が新設されました。WHOが示すAWaRe分類[1]に基づき，Access抗菌薬（一般的な感染症の第一選択薬，または第二選択薬として用いられる耐性化の懸念の少ない抗菌薬で，すべての国が高品質かつ手頃な価格で広く利用できるようにすべき抗菌薬）の外来での使用比率を一定以上にすることで，本加算を追加で算定できるようになりました。

2. 外来感染対策向上加算

- 感染対策向上加算を算定する医療機関は入院施設を設けた病院になります。一方，外来患者の診察を行う診療所やクリニックでの感染対策に関わる診療報酬は外来感染対策向上加算にあたります。外来感染対策向上加算を算定する施設は，都道府県知事の指定を受けている発熱外来に関わる措置を講じる第二種協定指定医療機関であることが条件です。これは，新興感染症発生・蔓延時に当道府県との連携を構築した体制に対して評価をするためとなっています。
- 2024年度の診療報酬改定では，受診歴の有無にかかわらず発熱患者を受け入れる体制を有した上で，実際に発熱患者に対応した場合に算定可能な，発熱患者等対応加算が新設されました。
- 外来感染対策向上加算を算定する診療所は感染対策向上加算1を算定する施設と連携して，カンファレンスに参加したり，抗菌薬の適正使用推進のために助言を受けたりすることが求められます。

③ 感染制御に関するガイドライン

1. 抗微生物薬適正使用の手引き

- 薬剤耐性（AMR）は世界的な問題であり，2015年5月の世界保健総会では，AMRに関するグローバル・アクションプランが採択されました。それを受けて，日本ではAMR対策推進のために「薬剤耐性（AMR）対策アクションプラン」を策定しました。AMR対策アクションプランでは6分野（①普及啓発・教育，②動向調査・監視，③感染予防・管理，④抗微生物薬の適正使

用，⑤研究開発・創薬，⑥国際協力）の目標を定めています。その中でも，抗微生物薬の適正使用は患者を含む医療に関わるすべての者が対応すべき最重要の分野の1つに挙げられます。
- 日本における抗微生物薬使用の約90%が経口抗菌薬であると報告されています[2]。特に経口第三世代セファロスポリン系抗菌薬，フルオロキノロン系抗菌薬，マクロライド系抗菌薬の使用量が多いことが報告されています。これら経口抗菌薬は外来での使用が想定されることから，厚生労働省が主体となって外来診療を行う医療専門職も対象にした「抗微生物薬適正使用の手引き」（以下，本手引き）が作成されました。
- 患者数の多い外来感染症疾患は急性気道感染症と急性下痢症ですが，これら疾患の多くがウイルス性であるため，これらの疾患に対して抗菌薬を必要とする状況は限定されます。本手引きでは，急性気道感染症と急性下痢症に焦点を当てて，抗菌薬が必要なセッティングについて解説しています。
- 2023年11月に発行された本手引きの第三版では，外来患者と比較してより複雑な病態を示す入院患者に対して適切に抗菌薬を使用するための基本的な考え方についても解説しています。さらに実際に入院患者の感染症治療にあたる医療専門職を対象に，より詳細な治療法についても解説しており，ASTのメンバーとなる薬剤師にとっても重要なガイドラインです。
- このように，本手引きは抗菌薬の適正使用を推進する上で非常に参考になります。またわが国の抗菌薬の使用状況に合わせて内容が見直され，改訂されています。

2. 抗菌薬TDM臨床実践ガイドライン

- 抗菌薬は薬物動態学/薬力学（PK/PD）理論に準じた投与設計が一般化しています。PK/PD理論に準じた投与法を実践するためには，薬物の血中濃度モニタリング（TDM）を行うことが必要です。そこで日本化学療法学会および日本TDM学会が主体となり，「抗菌薬TDM臨床実践ガイドライン」が作成されました。
- バンコマイシン塩酸塩の治療効果および副作用は血中濃度曲線下面積（AUC）と相関することが知られていました。しかし実際の血中濃度からAUCを求めることは難しく，AUCの代替指標としてトラフ値がこれまで用いられていました。その後，バンコマイシン塩酸塩のAUCを推定するソフトウェアが開発され，「抗菌薬TDM臨床実践ガイドライン2022」では，バンコマイシン塩酸塩のAUCを指標とした投与設計を推奨しています（→4章：抗菌薬のTDM）。
- 本ガイドラインではバンコマイシン塩酸塩の他に，TDMが有効な抗菌薬としてテイコプラニン，アミノグリコシド系薬，ボリコナゾールを取り上げ，TDMにおけるそれぞれの目標パラメータが設定されています。

3. MRSA感染症の治療ガイドライン

- 日本において，日常診療で最も遭遇頻度が高い薬剤耐性菌はMRSA（メチシリン耐性黄色ブドウ球菌）です。MRSAに対して有効な抗菌薬である抗MRSA薬は利用可能な種類が少なく，耐性化を防ぐためにも抗MRSA薬の適正使用を推進する必要があります。
- MRSAはグラム陽性球菌であり，基本的に皮膚表面に存在しています。そのため，MRSAは医療専門職を媒介にした院内感染を引き起こす原因菌にもなりえます。特に近年は市中感染型のMRSAが増加しており，医療機関以外での感染拡大も懸念されています[3]。
- このような背景の下，日本感染症学会と日本化学療法学会が合同で「MRSA感染症の治療ガイドライン」を作成しました。本ガイドラインではMRSAの院内感染対策の他に，疾患別の抗MRSA薬の選択と使用方法や各抗MRSA薬の特徴について記載しています。

4. *Clostridioides difficile* 感染対策ガイド，*Clostridioides difficile* 感染症診療ガイドライン

- クロストリディオイデス・ディフィシル（*Clostridioides difficile*）は芽胞を形成する嫌気性菌であり，アルコールによる消毒に強い抵抗性を示します。そのため，クロストリディオイデス・ディフィシルの感染対策は流水による手指衛生が必要であり，その性質から容易に施設内伝播することが知られています。

- さらに，クロストリディオイデス・ディフィシルは医療関連感染の原因菌として最も多くみられる菌の1つです。これは，クロストリディオイデス・ディフィシルが多くの抗菌薬に耐性を示すために，抗菌薬の投与により腸管内で選択的に増殖し，偽膜性腸炎を引き起こすことに由来します。

- このように，クロストリディオイデス・ディフィシル感染をマネジメントするためには，院内の感染制御および抗菌薬適正使用の両面からのアプローチが必要になります。日本環境感染学会は「*Clostridioides difficile* 感染対策ガイド」を発表しており，本ガイドではクロストリディオイデス・ディフィシルの感染制御法に対する詳細な対応を記載しています。また日本化学療法学会および日本感染症学会は「*Clostridioides difficile* 感染症診療ガイドライン」を発表しており，本ガイドラインではクロストリディオイデス・ディフィシルの治療方法について詳細に記載しています。

ステップアップのひきだし① ▶ **抗菌薬適正使用支援チーム（AST）**

- AST による抗菌薬適正使用支援の介入方法の1つとして，感染症治療の早期モニタリングとフィードバック（PAF：prospective audit and feedback）があります。PAF では，AST が入院患者や抗菌薬使用を随時モニタリングし，特定の抗菌薬使用や血液培養陽性などを介入のトリガーとすることで，早期から治療へ介入します。PAF による AST の早期治療介入は，抗菌薬適正使用の推進に有効であることが報告されています[4]。

- AST を組織することは，感染対策向上加算1の必須要件になっています。そのため，AST は自施設だけでなく，地域内の他施設における抗菌薬適正使用のための課題を抽出し，施設特性に応じた抗菌薬適正使用の取り組みを指導することが求められます。

- 抗菌薬適正使用の推進は世界的な課題であるため，AST 活動の推進は今後も重要な取り組みとなります。

参考文献

1) Moja L, et al.：Clin Microbiol Infect. 30 Suppl 2：S1-S51, 2024（PMID：38342438）
2) 厚生労働省 健康・生活衛生局 感染症対策部 感染対策課：抗微生物薬適正使用の手引き 第三版，2023
3) Kishita M, et al.：J Infect Chemother. 29(5)：458-463, 2023（PMID：36702205）
4) Okada N, et al.：Antibiotics. 11(9)：1144, 2022（PMID：36139925）

（岡田　直人，北原　隆志）

34 感染制御の院内体制と取り組み

メディカルスタッフ全員が実践できる体制整備が不可欠

> **はじめのひきだし**
> - 近年，医療機関以外でも感染症の発生が増加しているため，「院内感染」や「病院感染」という表現から「医療関連感染」という表現を使うようになっています。
> - 「平時から感染対策を遵守して予防する」という以前からの考え方に加え，最近では多職種医療スタッフによる院内連携，薬剤耐性（AMR：antimicrobial resistance）対策アクションプラン，診療部門と検査室の連携を促進推進する「diagnostic stewardship（DS：診断支援）」といった取り組みが広がってきました[1, 2]。
> - 薬剤耐性菌の院内伝播による患者の死亡・重症化あるいはアウトブレイクの発生は医療機関の責任問題にも発展しかねません。これまでにも増して，医療機関のガバナンスが十分機能する組織を構築し，実行性を伴う組織運営をすることが求められます。

① 院内感染の関わる医療法施行規則と診療報酬上の評価

- 医療法施行規則では，病院等の管理者は次に掲げる措置を講じるよう定められています。
  1) 院内感染対策のための指針の策定
  2) 院内感染対策のための委員会の開催
  3) 従業者に対する院内感染対策のための研修の実施
  4) 当該病院等における感染症の発生状況の報告その他の院内感染対策の推進を目的とした改善のための方策の実施
- 入院基本料通則における院内感染防止対策として，以下の事項が通知されています
  1) 院内感染防止委員会を月1回程度開催
  2) 院内感染防止対策委員会は，病院長，看護部長，各部門責任者，感染症の経験を有する医師等で構成されている
  3) 入院患者からの各種細菌検出状況や薬剤感受性成績パターンを記した「感染情報レポート」が週1回程度作成されている
  4) 職員に流水による手洗いの励行を徹底させること。各病室の水道または速乾式手洗い液等の消毒薬の設置

② 感染対策のための組織（感染制御部門）

- 医療機関における感染制御部門は次のような業務が求められます[3]。
  1) 施設内における感染制御プログラムの実行
  2) 感染制御に関する指針の作成と周知
  3) 感染制御に関する継続的な職員への訓練と教育
  4) 医療感染の発生のサーベイランス（アウトブレイクの検出とその対応も含む）
  5) 感染制御の実施状況を監視・監査
  6) 感染制御に必須の物品や施設のインフラの整備
  7) 関連するプログラムを効率よく連携させ，複数の戦路を促進する
- これらの業務を主に担うのが感染制御チーム（ICT：infection control team）です。この

ICTの取り組みは1950年代にイギリスで始まり，その後各国に広がりました[3, 4]。

③ 感染制御の組織化

- 医療機関の感染対策の体制を整備していく際に指針となるのは，2011年6月17日付，2014年12月19日付の厚生労働省通知です[5, 6]。

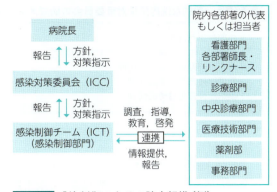

図34-1 感染制御のための院内組織（例）

- 病院長等の医療機関の管理者が積極的に感染制御に関わるとともに，診療部門，看護部門，薬剤部門，臨床検査部門，サプライ管理部門，栄養部門，事務部門等の責任者あるいは担当者により構成される院内感染対策委員会（ICC：infection control committee）を設けます。ICCでは院内感染に関する技術的事項を検討するとともに，施設内のすべての職員に対する組織的な感染対策方針の指示，教育を行います。
- 院内の感染対策に関する情報がICCに報告され，ICCから状況に応じた対策が各部署に迅速に指示されるように組織を整備します。
- 院内全体で活用できる総合的な院内感染対策マニュアルの整備，各部署で必要な感染対策を含むマニュアルを整備します。マニュアルは最新の科学的根拠を各施設の実態に基づいて，定期的に見直します。
- 例えば検体からの薬剤耐性菌の検出や薬剤感受性についてなど，院内感染対策に重要な情報が臨床検査部門から感染制御部門および診療部門へ迅速に提供されるように（外注検査の結果も含めて），院内での感染情報の共有体制を確立する必要があります。
- ICTを設置する場合には，感染管理者はICTが円滑に活動できるよう，その院内での位置づけと役割を明確化し，医療機関内のすべての職員の理解と協力が得られる環境を整えなければなりません。
- 院内における組織構成の例を 図34-1 に示しますが，各医療機関の診療・運営組織の構成にしたがって，院内感染対策の組織を構築することがポイントです。

④ 感染制御担当者の専門性[7]

- 病院感染対策に対応する人材育成を目的に，院内感染対策講習会が1993年から医師，看護師を対象に，1999年からは薬剤師，臨床検査技師にも対象を拡大して実施されています。
- 感染症専門医が不在の医療機関でも様々な対応が要求されることが多いため，感染症専門医制度とは別に1999年よりICD制度協議会によるインフェクションコントロールドクター（ICD）の認定制度が誕生しました。薬剤師がICD取得を目指す場合，ICD制度協議会に加盟する学会に所属し，かつ博士号（PhD）を取得する必要があります。
- 看護師教育では2000年から日本看護協会が感染管理認定看護師（CICN：certified infection control nurse）制度を開始し，2001年から毎年，感染管理認定看護師が誕生しています。
- 薬剤師では日本病院薬剤師会による感染制御専門薬剤師（ICPS：board certified infection control pharmacy specialist）/感染制御認定薬剤師（PIC：board certified pharmacist in infection control）の制度が，臨床検査技師では日本臨床微生物学会による感染制御

表34-1 一般的な院内感染対策委員会の構成メンバー

・病院長または病院長代理	・事務担当者代表
・診療科・中央診療部門からの代表（医師等）	・材料部部門代表
・検査部部長またはその代理	・栄養部部門代表
・看護部長またはその代理	・医療安全部門の代表
・薬剤部長またはその代理	・その他：病院長が必要と指定した者

認定臨床微生物検査技師（ICMT：infection control microbiological technologist）の制度が始まり、それぞれの分野職種での専門性の技術習得が行われています。現在では多くの認定者が感染制御の専門家として、臨床での感染制御業務に取り組んでいます。

⑤ 感染制御チーム（ICT）

- 病床規模の大きい医療機関（目安として 300 床以上）においては、医師、看護師、薬剤師および臨床検査技師からなる ICT を設置し、定期的に病棟ラウンド（感染制御チームによって医療機関内全体をくまなく、または必要な部署を巡回し、必要に応じてそれぞれの部署に対して指導・介入すること）を行います。
- 病棟ラウンドは可能な限り 1 週間に 1 回以上の頻度で、感染制御チームのうち少なくとも 2 名以上が参加することが望ましいとされます。病棟ラウンドでは、微生物検査室からの検出菌情報を活用して感染症患者の発生状況を点検します。また、各病棟の感染制御担当者の協力も得て各種の予防策の実施状況やその効果を定期的に評価し、臨床現場に適切な支援を行うものです。
- 複数の職種で構成されたチームで病棟ラウンドを行うことが困難な中小規模の医療機関（目安として病床が 300 床未満）の場合は、必要に応じて感染制御向上加算、外来感染対策向上加算における連携施設などの専門家に相談できる体制を整備することが求められています。
- ICT の役割は医療機関内の抗菌薬の使用状況を把握し、必要に応じて指導・介入を行うことが重要です。ICT のメンバーになった薬剤師は、院内各部署における感染管理を実践するため、薬剤部による無菌製剤の準備・保管・管理、消毒薬・抗菌薬の安全性や有効性などに関する最新の情報提供、消毒薬の現場での適正管理とその教育・指導を行います[8,9]。

⑥ 感染対策委員会（ICC）

- 前述の厚生労働省通知によれば、ICC は諮問機関に位置付けられます。一般的な構成メンバーを 表34-1 に示します。
- 院内の連携では ICC から現場へ様々な情報や方針が周知徹底される仕組みが重要で、そのために ICT を中心とした、院内部署の各部門との共有・連携を行う場が必要です。
- 病棟や外来においては ICT と各病棟の連携を図るため、感染対策を担当する看護師として、リンクナース*を配置することが非常に有効です。定期的にリンクナースとミーティングを行い、情報共有を行う施設が多いです。施設の規模や施設の担当者の組織構成により、リンクナースの業務内容が異なることもあります。

  *リンクナースは専門チームと病棟の看護師の間に立ち、最新知識や技術の伝達を行います。各部署との連携が必要となるチーム医療の現場において要となる重要な存在です。

⑦ Diagnostic stewardship（診断支援）

1. Diagnostic stewardship とは

- Diagnostic stewardship（DS：診断支援）は臨床転帰を最適化し，抗菌薬耐性の蔓延を抑制するために，治療を含む患者管理の指針として臨床検査を適切に使用することを指します。「診断支援」として，抗菌薬適正使用支援プログラム（ASP：antimiobial stewardship program，詳細は後述）と合わせて実践すべき重要な取り組みです[10]。
- 臨床検査は「検査前」「検査」「検査後」の3つのプロセスに大別できます。DS はこの3つのプロセスが適切に行われているか評価し介入することであるともいえます。
- 重要なのは前述の定義にある「適切に」という点です。検査オーダー，検体採取，検査方法，検査結果報告のいずれも，「適切に」行わなければ誤った診断・不適切な治療につながります。

2. AS（抗菌薬適正使用支援）と DS の関係

- 近年，カルバペネマーゼ産生腸内細菌目細菌をはじめとする種々の薬剤耐性菌による難治性感染症治療が問題となっています。その対策として AS（抗菌薬適正使用支援：antimicrobial stewardship）の実践が重要視されています。
- AS を実践する際のポイントとして微生物検査診断の利用が挙げられていますが，「適切に」実施された微生物検査であることは言うまでもありません。
- 検査室と ICT や AST（antimicrobial stewardship team：抗菌薬適正使用支援チーム）が連携し，院内のルールを見直し，それぞれの施設に合った DS の実践に取り組むことが重要です。
- 外部委託で微生物検査を行う際にも，検査前後のプロセス，すなわち検査オーダー，検体提出の手順，検体の保存・運搬，検査，そして報告手順が適切であるのかなど，院内での検査と同等に注意します。これらを自施設における DS 実践の取り組みの中に含まれなければなりません。
- DS を実践するために職員教育を継続していくことで，AS と連携した運用が構築できます。

⑧ 抗菌薬適正使用支援プログラム（ASP）

1. 抗菌薬適正使用支援（AS）とは

- AS とは，主治医が抗菌薬を使用する際，個々の患者に対して最大限の治療効果を導くと同時に，有害事象をできるだけ最小限にとどめ，いち早く感染症治療が完了できる（最適化する）ように，感染症専門医や薬剤師，臨床検査技師，看護師が主治医の支援を行うことです。
- AS の推進によって，薬剤耐性菌の出現を防ぐこと，あるいは遅らせることができ，医療コストの削減にもつながることが報告されています。すなわち，AS は感染症診療における薬剤耐性菌の抑制と予後向上を両立させるための中心的役割を担っているといえます。さらに，感染症治療における診断技術の進歩，新薬やワクチンの開発，感染症診療ガイドラインの整備，感染防止対策の向上などと有機的につながることで，さらに効果を高めることができます。

2. 抗菌薬適正使用支援チーム（AST）の構成

- AS の中心となるのは，感染症に関する教育を受けた医師と薬剤師です。AST（抗菌薬適正使用

支援チーム：antimicrobial stewardship team）メンバーの医師が抗菌薬を処方した医師と対面する際，医師としての診断，治療，管理能力が役に立ちます。AST薬剤師は抗菌薬，PK/PD（pharmacokinetics/pharmacodynamics）に関する知識を有していることから，抗菌薬治療の最適化を支援することが期待されています。

- AST活動のために十分な人材と時間を確保することは重要であり，そのためにはASTが独立した院内組織として設立されることが望ましいのですが，日本ではすでにICTの整備が進んでいることから，ICT構成メンバーが一部兼任する形でASTを組織する医療機関が大多数です。ICTとASTを両立させるために，医師，薬剤師はAST活動に，看護師はICT活動により多くの活動時間をかけるなど，職種によりそれぞれの活動内容および活動時間の重点を調整する必要があり，施設ごとに院内の状況に応じてASTの活動を行っています。

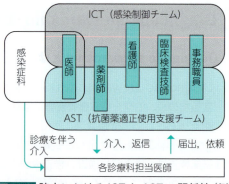

図34-2 院内におけるICTとASTの関係性（例）

- 日本におけるICTおよびASTの組織の典型例を 図34-2 に示しますが，兼務による活動が主体となっているため，十分な人材と時間を確保し専任化することが望まれています。

3. 抗菌薬適正使用支援（AS）における介入プロセスと薬剤師の役割

- ASの具体的手法については，関連8学会から，ASに関する提言やガイダンス[11]が発表されています。
- 抗菌薬適正使用支援を行うために，まずは感染症患者の把握が必要であり，監視対象と把握のための方法を決めておきます。さらに患者のモニタリングを実施するためには何をモニタリングするのか，その手段を取り決めることが求められます。さらにはフィードバックも必須です。
- 特に薬剤師が関わるべきASプロセスを 表34-2 に示します。その中でもPK/PD理論に基づいた抗菌薬の投与設計およびTDMに基づいた抗菌薬の個々の患者における最適化投与を実施することが薬剤師の重要な役割であり，抗菌薬の適正使用に貢献できる部分でもあります。

4. 抗菌薬適正使用支援（AS）の戦略

- 近年，ASTの取り組みの中で，「早期モニタリングとフィードバック」が臨床における成果として報告されています[12]。処方医が抗菌薬の使用を開始した後，ASTがそれを検知し，処方に関するレビューを行い，推奨やコメントを行う介入が実践されています。その際に，介入対象，介入タイミング，間隔，フィードバック方法など，施設の事情に応じて様々な組み合わせがありえます（図34-3 ）。この手法は各施設で実行可能なバリエーションをとることができる上に，処方医（主治医）の自立性を侵害することがないため，介入される側にとっても受け入れやすい手法です。そのため，多くの施設でAS戦略として採用され，成果が出ています。
- もう1つの戦略として「抗菌薬の事前承認」が挙げられます。抗菌薬処方前にASTによる承認を得ることを必須とする方法です。この戦略の利点として，ASTが抗菌薬の初回投与開始前から介入できる点にあります。多くの感染症の初期治療は原因微生物をエンピリックに推定して抗菌薬を選択しますが，必要以上に広い範囲の微生物まで想定してカバーする事例も散見されます。

表34-2 抗菌薬適正使用支援プロセス

監視対象	患者把握 把握方法	モニタリングとフィードバック 検討項目	検討手段・内容
特定抗菌薬の使用動向	・使用届出制 ・使用許可制	抗菌薬選択（エンピリック治療から標的治療へ）	
感染徴候	・微生物検査陽性 ・感染症バイオマーカー陽性	抗菌薬の用法・用量	・TDM ・PK/PD理論の活用
特殊患者集団	・妊婦・新生児・高齢者　・集中治療 ・発熱性好中球減少症　　・臓器移植 ・免疫抑制薬使用	抗菌薬の中止・変更	・長期投与（2週間超） ・投与経路（静脈内/経口）

各種ガイドラインの活用，電子カルテシステムや感染管理システムの導入，職員への教育・啓発

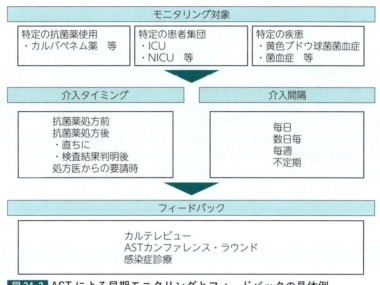

図34-3 AST による早期モニタリングとフィードバックの具体例

〔千酌浩：日内会誌 110（3）：526-533，2021 より〕

□ 抗菌薬の事前承認制によって，初期段階から抗菌薬を適正に選択することができ，その成果も報告されています。しかし申請および許可に時間を要すると，処方開始が遅れる場合があり，また常に許可を出す医師または薬剤師を院内に配置する必要があります。多くの施設では人材確保が困難なため，日本では実施施設は少ないです。

⑨ 今後の課題

□ AS を推進するには，すべての医療機関に AST を配置し，AS に関わる人的・物的資源を整える必要があり，人材育成を行う体制を整備しなければなりません。また，AS を実施するためには，ASP を効率よく実行するために必要な電子カルテと連動した感染管理システムの導入や，薬剤感受性試験，治療薬物モニタリング（TDM：therapeutic drug monitoring，→24頁）などの実施体制の充実が不可欠です。さらにこうした人材確保や環境整備・維持には膨大な費用がかかるため，病院経営者はそのための資金を確保し，国は AS の実践に対する対価を設定するといった様々な環境整備を行うことが求められます。

□ AMR 対策アクションプランの目標を達成するために，現状に即した抗菌薬適正使用支援プログ

ラムを実践することが急務であり，効率よく実践するためには，抗菌薬使用や薬剤耐性菌の動向や監視体制を整備・強化しなければなりません。さらに，AS を実践する専門スタッフがこうした取り組みのプロセスやアウトカムを評価し，よりよいものに発展させていく必要があります。

> **ステップアップのひきだし①** ▶ **薬剤耐性（AMR）対策アクションプラン**
>
> ☐ 「薬剤耐性（AMR）対策アクションプラン（2016-2020）」の強化で，2018 年度診療報酬改定では「抗菌薬適正支援加算」が新設され，AST 活動に多くの病院が取り組み始めました。
> ☐ その成果として，2020 年の薬剤耐性率を見ると，大腸菌や肺炎桿菌のカルバペネム耐性率は，世界各国では近年増加が問題となっている一方で，日本では 2013 年の水準を維持または下回っています。また緑膿菌のカルバペネム耐性率は減少傾向にあり，数値目標は達成していないものの進捗が認められます。一方で大腸菌のフルオロキノロン耐性率や黄色ブドウ球菌のメチシリン耐性率は増加傾向が続いており，2021 年はわずかに減少しています。また，髄液検体の肺炎球菌のペニシリン非感受性率は高い水準にあります。
> ☐ 厚生労働省は 2023（令和 5）年 11 月に「抗微生物薬適正使用の手引き 第三版」を公表しました（ QR コード ）[13]。第一版，第二版においては，主に外来診療を行う医療専門職を対象として作成されていましたが，第三版では，入院患者における抗微生物薬適正使用に関する項が追加され，より幅広い感染症患者を対象としたものとなり，内容がさらに充実しました。
> ☐ 本手引き策定の目的は，適正な感染症診療を広げることで，患者に有害事象をもたらすことなく，抗微生物薬の不適正使用を減少させることにあります。さらに，新たな「薬剤耐性（AMR）アクションプラン（2023-2027）」[13]の成果指標を達成するための一助となることが期待されています。

⑩ おわりに

☐ 医療機関における AMR の対策は，①「薬剤耐性菌を保菌・感染した患者から，保菌していない患者へ広げない」，②「患者への抗菌薬の使用を適切に管理する」の 2 点が必要です。

☐ ①に関しては，薬剤耐性菌を広げない対策を実践するチーム（ICT）がわが国でも整備され，施設内の感染防止対策や施設間での情報共有が盛んに行われています。また，そうした取り組みに対して保険診療上，感染防止対策加算で評価される仕組みも整い始めました。

☐ 一方，②に関しては，前述の AS が必要です。そのため，医療機関には AS を実践するチーム（AST）やその指針（ASP）を整備する必要がありますが，わが国での対応は欧米各国と比べても遅れています。わが国で行われつつある AS の多くは断片的であり，系統的に実施するためには感染症専門の薬剤師や医師を中心として，臨床検査技師や看護師，事務職員から構成される AST を早急に整備する必要があります。

引用文献

1) 大久保憲：日本環境感染学会誌 31（4）：213-223，2016
2) 笠原敬：日内会誌 107（11）：2240-2245，2018
3) Thandar MM, et al.：BMJ Open. 11（3）：e044971, 2021（PMID：33674376）
4) 小林寛伊：日医雑誌 127（3），337-339，2002
5) 厚生労働省医政局指導課：医療機関における院内感染対策について，医政発 0617 第 1 号，平成 23 年 6 月 17 日，2011
6) 厚生労働省医政局指導課：医療機関における院内感染対策について，医政地発 1219 第 1 号，平成 26 年 12 月 19

日，2014
7）日本病院薬剤師会 監：薬剤師のための感染制御マニュアル第5版，薬事日報社，2023
8）木村匡男：日化療会誌66（3）：359-365，2018
9）宇賀神論，他：医療関連感染1（1）：18-21，2008
10）Patel R, et al.：Clin Infect Dis. 67（5）：799-801, 2018（PMID：29547995）
11）日本化学療法学会，他：日化療会誌65（5）：650-687，2017
12）千酌浩：日内会誌110（3）：526-533，2021
13）厚生労働省ホームページ：薬剤耐性（AMR）対策について．
https://www.mhlw.go.jp/content/10900000/1169116.pdf

（西村　信弘）

35 感染予防対策

微生物から身を守るための基本

> **はじめのひきだし**
> ☐ 感染経路を正しく理解しましょう。
> ☐ 感染経路に応じて，適切な個人防護具を選択します。
> ☐ きちんとした手順で手指衛生をすることが大切です。
> ☐ 感染を予防するためには，適切な清掃や消毒など環境の整備も重要です。
> ☐ 感染を「しない」「させない」「広げない」という意識を持って対策に取り組みましょう。

① 標準予防策

☐ 標準予防策は感染症の病態にかかわらず，すべての患者のケアに適用されます。感染経路別対策に先立って，基本的に遵守すべき手順です。あらゆる人の血液，体液，汗以外の排泄物，あるいは創のある皮膚や粘膜に触れる時の感染予防策です。その主な内容は手洗い（手指衛生），手袋やマスクなど個人防護具の使用，咳エチケット，鋭利器材の取り扱いです[1]。

② 感染経路と経路別感染対策

☐ 感染経路は大きく分けて接触感染，飛沫感染，空気感染の3つに分類されます。エアロゾルによる感染も存在するとされていますが，エアロゾルに特化した感染予防対策はない（空気予防策に準じた対応を行う）ため，本書では省略します。

1. 接触予防策

☐ 接触感染とは患者との直接接触あるいは患者に使用した物品や環境表面との間接接触によって成立します。患者の排出した病原微生物に触れ，眼，鼻，口の粘膜を介して感染します。接触予防策はこのような経路で伝播しうる疫学的に重要な病原体に感染あるいは保菌している患者に対して適用されます。

☐ 接触予防策として十分な手洗いが欠かせませんが，人は意識しないうちに自分の粘膜に触れてしまいがちです。特にリスクの高い場面では接触予防策を講じることはもちろんのこと，自分の粘膜に触れないように意識しましょう[2]（図35-1）。

☐ 接触感染する病原微生物として，ブドウ球菌やクロストリディオイデス・ディフィシル（Clostridioides difficile）菌，ノロウイルスが挙げられます。

2. 飛沫予防策

☐ 感染性微生物を含む飛沫が鼻や口から飛び，発生源の近くにいる人の眼，鼻，口の粘膜に付着して感染する経路を飛沫感染といいます。直径5μm以上の飛沫粒子により感染を起こすもので，咳，くしゃみ，会話で飛沫が飛散し，約3mの距離内で感染を受ける可能性があるとされています。

大学の医学生を対象に，学生が講義を聞いている様子をビデオで記録し，無意識のうちにどのくらい顔に触れるかを調査した。その結果，観察された 26 人の学生は 1 時間に平均 23 回顔に触れ，すべての接触のうち 44％（1024/2346）が粘膜との接触だった。1,024 回の顔の粘膜部位接触では，口が 36％と多く，鼻が 31％，目が 27％，複数の粘膜部位が 6％だった[2]。人は意識しないうちに頻繁に粘膜に触れていることがわかる。

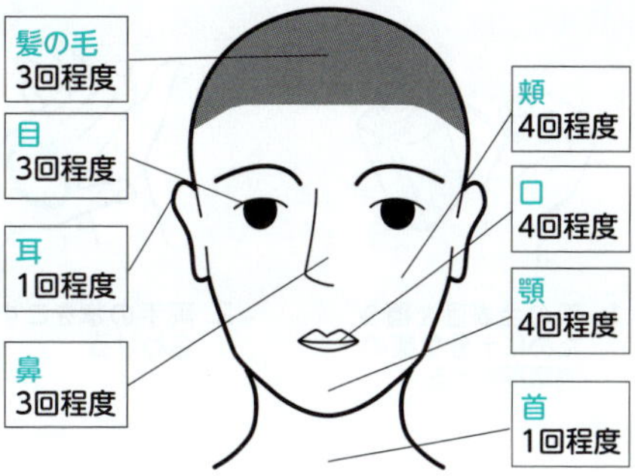

図 35-1　1 時間あたりの粘膜への接触頻度
〔Kwok YLA, et al.: Am J Infect Control. 43（2）：112-114, 2015（PMID：25637115）より〕

髪の毛 3 回程度
目 3 回程度
耳 1 回程度
鼻 3 回程度
頬 4 回程度
口 4 回程度
顎 4 回程度
首 1 回程度

- 飛沫予防策としてサージカルマスクを着用します。
- 換気の悪い混雑した屋内環境では感染性微粒子が長時間にわたり浮遊するため，換気を十分に行うことも感染対策に有効です[3]。
- 飛沫感染する病原微生物として，インフルエンザウイルス，風疹ウイルス，ムンプスウイルスが挙げられます。

3. 空気予防策

- 空気感染とは，微生物を含む直径 5 μm 以下の微小飛沫核が長時間空中を浮遊し，空気の流れによって広範囲に伝播する感染様式をいいます。
- 空気予防策として，排菌のある患者を陰圧空調の個室に収容し，接触する医療専門職は N95 マスクを着用します。
- 空気感染する病原微生物に，結核菌，麻疹（はしか）ウイルス，水痘ウイルスがあります。

③ 手指衛生

- 手洗いは日常的手洗い（social handwashing），衛生学的手洗い（hygienic handwashing），手術時手洗い（surgical handwashing）の 3 つに分類され，医療機関での感染予防策として行われる手洗いは衛生学的手洗いです。衛生学的手洗いは主に医療において病院感染の予防策として行う手洗いであり，皮膚通過菌のほとんどを除去し，手指を介した接触感染を防止することが目的です。
- 目に見える汚染がない場合は速乾性手指消毒薬による手指衛生を行い，目に見える汚染がある場合には流水と石けんによる手洗いを行います。
- 目に見える汚染がない場合は簡便で殺菌効果の高い速乾性手指消毒薬による手指衛生が第一選択になりますが，アルコールに抵抗性のあるウイルスや芽胞菌による汚染が疑われる場合には流水と石けんによる手洗いを行いましょう。

1. アルコール（手指消毒薬）による手指衛生

- アルコール含有速乾性手指消毒薬による手指衛生は，簡便で短時間に手指の消毒をすることができる方法です。
- 十分量のアルコール（3 mL 程度）を手に取り，汚染されやすい指先から順番に手指衛生を行います（図 35-2）。世界保健機関（WHO）の手指衛生ガイドラインでは，20 秒から 30 秒かけて実施することが推奨されています[4]。消毒薬が揮発して接触時間が短くなると，十分な消毒効果

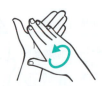 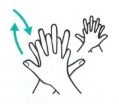 

1. 手の全表面を覆うために十分な量の消毒薬をとる
2. 両手の掌をこすり合わせる
3. 右手の掌を左手の甲に重ね，指を交互に組み合わせて上下にこすり合わせる．反対の手も同様に行う
4. 両手の掌を合わせ，指を組んでこすり合わせる

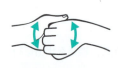 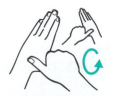 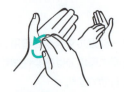 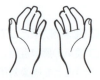

5. 指を組み合わせ，指の裏側を反対の掌とこすり合わせる
6. 親指を反対側の掌で握り，回転させる．反対の手も同様に行う
7. 指先をそろえて掌に当て，前後に動かす
8. 終了

図 35-2 速乾性手指消毒薬による手指衛生の手順
（WHO：WHO Guidelines on Hand Hygiene in Health Care より）

が得られない可能性があるため，十分量のアルコールを手に取ることが重要です。

2. 流水と石けんによる手指衛生

- □ 石けん液や消毒液を手に取り揉み洗いをすることで，機械的に病原体を取り除くことができます（図 35-3）。
- □ 米国疾病予防管理センター（CDC）のガイドラインでは，少なくとも 15 秒間は石けんで手をすり合わせること，WHO のガイドラインでは，手を濡らしてから拭き取るまで 40〜60 秒かけることが推奨されています[4, 5]。

3. 手指衛生をすべき場面

- □ WHO が提唱する「手指衛生の 5 つの場面」があり，「患者に触れる前」「清潔・無菌操作をする前」「体液に曝露した可能性がある場合」「患者に触れた後」「患者が利用したものや周辺の物品に触れた後」とされています[4]。
- □ 薬剤師が遭遇する場面では，インスリン注射の指導や吸入薬の指導を行う前後にも手指衛生をすることが望ましいです。
- □ TPN，抗がん薬調製を行う前後にも手指衛生は必要で，特に抗がん薬調製を行った後は曝露から身を守るためにも，流水と石けんによる手洗いをすることが望ましいです。

④ 個人防護具（PPE）の着用

- □ 適切な場面で適切な防護具を選択します。
- □ 過剰な防護具の装着は，費用や労力の面からも推奨されません（例：飛沫感染する感染症に対する N95 マスクの装着）。

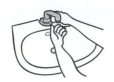

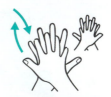

1. 水道水で手を濡らす
2. 手の全表面を覆うために十分な量の石けんをとる
3. 両手の掌をこすり合わせる
4. 右手の掌を左手の甲に重ね，指を交互に組み合わせて上下にこすり合わせる．反対の手も同様に行う

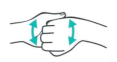
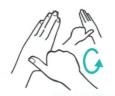
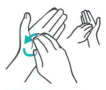

5. 両手の掌を合わせ，指を組んでこすり合わせる
6. 指を組み合わせ，指の裏側を反対の掌とこすり合わせる
7. 親指を反対側の掌で握り，回転させる．反対の手も同様に行う
8. 指先をそろえて掌に当て，前後に動かす

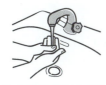
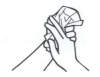
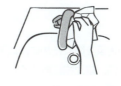
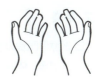

9. 水道水で石けんを洗い流す
10. ペーパータオルなど使い捨ての紙か布で手を乾燥させる
11. 手の乾燥に使った紙やタオルで蛇口を閉める
12. 終了

図 35-3 流水と石けんによる手洗いの手順
（WHO：WHO Guidelines on Hand Hygiene in Health Care より）

1. マスク

- 患者の呼吸器分泌物および体液や血液の飛沫から身を守る場合や，医療専門職が感染性微生物を保菌している際に患者を感染のリスクから守る場合に，マスクを装着します．
- 空気感染により伝播する 5 μm 未満の小さな感染性微生物（結核，麻疹，水痘）に対しては，N95 マスクを装着します．
- サージカルマスク，N95 マスクともに自分の顔の形や大きさに合ったものを選び，可能な限り隙間なく装着することが重要です．
- サージカルマスクは表裏を確認し，ノーズワイヤーを鼻の形に合わせ，プリーツを伸ばして顎の下までカバーするように装着します．
- N95 マスクは，顔にフィットしているかどうかを確認するために，装着するたびにユーザーシールチェックを行います[6]．呼気弁のない N95 マスクではマスクを装着して上から手で覆い，息を吐き出したときに空気の漏れがないことを確かめ，陽圧確認を行います．呼気弁のある N95 マスクではマスクを装着してから息を吸い，軽くマスクがへこむことを確かめ，陰圧確認を行います．

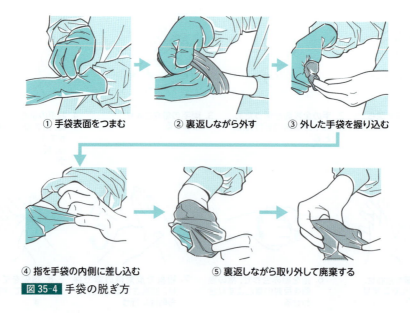

① 手袋表面をつまむ　② 裏返しながら外す　③ 外した手袋を握り込む
④ 指を手袋の内側に差し込む　⑤ 裏返しながら取り外して廃棄する

図35-4　手袋の脱ぎ方

2. 手袋

- 医療専門職の手指の汚染を防ぐために，以下のような場面で手袋を装着します。
    - 血液，体液，分泌物，排泄物に触れるとき
    - 粘膜や創のある皮膚に触れるとき
    - 医療専門職の手指を介して病原微生物が患者に伝播するのを防ぐとき
- 手袋には滅菌と未滅菌のものがあり，用途に応じて使い分けます。
- 無菌操作をしたり，無菌製剤を作製したりする際は滅菌手袋を装着します。
- 手袋はつけっぱなしにせず，着用の必要がなくなればすぐに取り外して所定の廃棄容器に捨てましょう。手指が汚染されないように，表面に触れないように裏返して取り外します（図35-4）。手袋を外した後は手指衛生を行います。
- 手袋は材質によって特性が異なります。用途によって適切な素材の手袋を選びましょう。

ステップアップのひきだし① ▶ 手袋の素材と特徴

素材	特徴	
ポリ塩化ビニル（PVC）	・安価である ・破れやすい	・薬剤透過性が高いため，抗がん薬調製には適さない
ラテックス	・伸縮性とフィット性に優れる ・天然ゴムラテックスを含むため，アレルギーのリスクがある	・穴あきへの抵抗性や化学薬品に対する防御性はニトリルに劣る
ポリウレタン	・使用感がラテックスに近い ・穴あきへの抵抗性が強い	・価格が高い
ニトリル	・化学薬品に対する防御性が高く，抗がん薬の調製に適している	・穴あきへの抵抗性が強い ・伸縮性はあるが，やや圧迫感がある

3. ガウン

- エプロンやガウンは，医療専門職の皮膚や着衣が汚染されるのを防ぐために着用します。

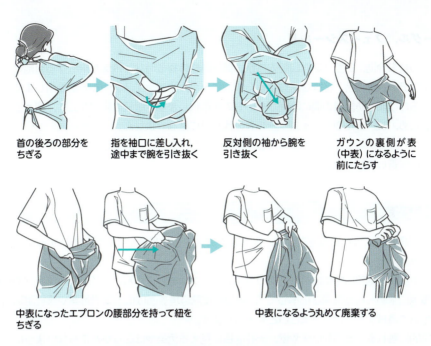

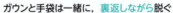
ガウンと手袋は一緒に，裏返しながら脱ぐ

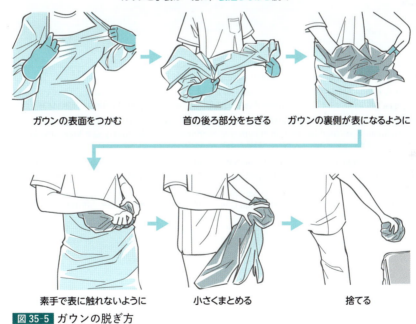

図 35-5 ガウンの脱ぎ方

- 以下のような場面でエプロンやガウンを装着します。
  - 血液，体液，排泄物が着衣や皮膚に接触する可能性があるとき
  - 大量の廃液を扱うとき
  - 嘔吐や下痢の処理を行うとき
  - 医療専門職から易感染性患者へ病原体が伝播するのを防ぐとき
- 腕が汚染される可能性のある時は，エプロンではなくガウンを装着します。
- エプロンやガウンはつけっぱなしにせずに，必要がなくなり次第すぐに取り外して所定の廃棄物容器に廃棄します。
- 脱ぐ際は表面に触れないように気を付けながら取り外します（図 35-5）。

4. ゴーグル，フェイスシールド

- 患者の食事介助，口腔ケア，口腔内診察，鼻咽頭検体採取時など飛沫が飛散する可能性のある処置やケアを行う場合，粘膜を保護するため，ゴーグルやフェイスシールドを着用します。
- できるだけ顔と防護具の間に隙間がないものを選択します。眼鏡は隙間が広く，覆える範囲も少ないため，ゴーグルやフェイスシールドの代わりにはなりません。
- アルコールで消毒して再利用することも可能ですが，きちんと消毒して汚染を受けることがないように保管しましょう。

⑤ 環境整備

- 患者が高頻度に触れる環境表面は，日常的に清拭するなど清潔な状態を維持するように努めましょう。
- 薬局や病院薬剤部に特化された清掃のガイドラインはありませんが，インフルエンザや医療機関の環境に求められる清潔さに準じて[7]，高頻度接触環境表面は低水準消毒薬や環境用除菌クロスを用いて清拭することが望ましいと考えられます。
- 日常的に触れることのない床や壁，天井は目に見える汚染やほこりがたまらないように心がけましょう。

引用文献

1) CDC：Standard Precautions for All Patient Care. 2024
2) Kwok YLA, et al.：Am J Infect Control. 43(2)：112-114, 2015（PMID：25637115）
3) Jendrossek SN, et al.：Int J Environ Res Public Health. 20(4)：3746, 2023（PMID：36834438）
4) World Health Organization：WHO guidelines on hand hygiene in health care. 2009
5) CDC：Guideline for Hand Hygiene in Healthcare Settings (2002), Morbidity and Mortality Weekly Report 51 (RR-16), 2002
6) CDC The National Institute for Occupational Safety and Health (NIOSH)：Filtering out Confusion：Frequently Asked Questions about Respiratory Protection, User Seal Check. DHHS (NIOSH) Publication Number 2018-130, 2018
7) CDC：Guidelines for Environmental Infection Control in Health-Care Facilities. MMWR. 52 (RR-10), 2003

（渡邉　真一）

36 院内感染対策

医療関連感染を抑制するために基本を身につける

はじめのひきだし

- ☐ 医療機関では医療行為に関連した医療関連感染の発生が問題になります。
- ☐ 医療関連感染の原因微生物として，薬剤耐性菌は大きな問題です。
- ☐ 医療関連感染を抑制するための最も基本的な対策は，標準予防策の徹底です。
- ☐ 標準予防策の中でも手指衛生は最も簡便で効果が高いので，患者と接触する場面では積極的に手指衛生を実施することが推奨されます。
- ☐ 標準予防策は10項目から構成されており，患者と医療専門職を感染から守るための感染対策となっています。

1 医療関連感染によるリスク

1. 感染が成立する要因

- ☐ 一般的に感染が成立するためには宿主側の要因と病原体側の要因，そしてそれらをつなぐ感染経路の存在が必要です[1]。
- ☐ 宿主側の要因としては病原体の侵入門戸が存在する，感受性のある宿主の存在が挙げられます。病原体側の要因としては病原体が有する病原性，病原体の量，宿主環境で生存・増殖が可能であることが挙げられます。それらをつなぐ感染経路には接触感染や飛沫感染，空気感染があります。
- ☐ 病原体が宿主に侵入したとしても，感染が成立するためには必要な病原体の量を満たしていなければ宿主の生体防御機構によって排除され，感染症の発症には至りません。しかしながら病原体量が必要量を満たすと宿主の整体防御機構では対応できず，病原体は増殖に有利な環境を得ることで感染症が引き起こされます。

2. 医療関連感染とは

1 医療関連感染の定義

- ☐ 医療関連感染（HAI：healthcare-associated infection）とは医療を受ける，または提供する際に生じる感染であり，発生場所を問わないと定義されています。近年では病院に限らず，高齢者の介護施設や在宅をはじめ，様々な場所で医療が提供されていることから，医療関連感染も院内だけでなく，在宅などの状況でも発生する可能性があります[2]。

2 代表的な医療関連感染

- ☐ 主な医療関連感染としてはカテーテル関連血流感染（CRBSI：catheter-related blood stream infection），カテーテル関連尿路感染（CAUTI：catheter-associated urinary tract infection），人工呼吸器関連肺炎（VAP：ventilator-associated pneumoniae），手術部位感染（SSI：surgical site infection）があります。いずれの感染症も医療器具などのデバイスが挿入されていたり，濃厚な医療介入があったりする患者で生じる可能性が高いです。

表 36-1 医療関連感染の主な原因微生物

細菌	・黄色ブドウ球菌（スタフィロコッカス・アウレウス） ・腸球菌属（エンテロコッカス属） ・クロストリディオイデス・ディフィシル ・大腸菌（エシェリヒア・コリ） ・クレブシエラ属	・セラチア属 ・緑膿菌（シュードモナス・エルギノーサ） ・アシネトバクター属 ・結核菌（マイコバクテリウム・ツベルクローシス）
真菌	・カンジダ属 ・アスペルギルス属	・ニューモシスチス・イロベチイ
ウイルス	・インフルエンザウイルス ・ノロウイルス ・ロタウイルス ・アデノウイルス ・サイトメガロウイルス ・肝炎ウイルス	・ヒト免疫不全ウイルス（HIV） ・麻疹ウイルス ・風疹ウイルス ・水痘・帯状疱疹ウイルス ・ムンプスウイルス

3. 医療関連感染の原因

1 手指を介した伝播

□ 医療関連感染の主な原因は医療専門職の手指を介して病原微生物が伝播することによって発生します[3]。医療専門職が患者と接する際にその手指に様々な微生物が付着する可能性があり，他の患者と接する際にそれらの微生物が伝播する可能性があります。また，直接接触による伝播以外にも，汚染された手指で触った医療器具や注射薬が微生物で汚染され，それらを患者に使用することで伝播することもあります。薬剤が関連するデバイスとしては，末梢点滴ラインや中心静脈ラインなどの注射薬剤を投与するルートが挙げられます。

2 医療関連感染のハイリスク患者

□ 濃厚な医療介入のある患者ほど医療専門職との接触機会が増加するため，病原微生物が伝播する可能性が高くなります。特に医療関連デバイスである人工呼吸器，体外式膜型人工肺（ECMO：extracorporeal membrane oxygenation），大動脈バルーンパンピング（IABP：intra-aortic ballon pumping），持続血液濾過透析（CHDF：continuous hemodialysis and filtration）などの医療機器を使用している患者や，血管留置カテーテルや膀胱留置カテーテルが挿入されている患者では，伝播リスクが高くなります。また抗がん薬治療中の患者，血液悪性疾患の患者やシクロスポリン，タクロリムス水和物，副腎皮質ステロイドなどの免疫抑制薬を使用中の患者など，免疫機能が低下している患者でも伝播リスクは高くなります。

3 医療関連感染の原因微生物

□ 医療関連感染の原因となる病原微生物の主なものとしては，細菌，真菌，ウイルスなど様々なものが挙げられます（表36-1）。

□ これらのうち，細菌では黄色ブドウ球菌やクロストリディオイデス・ディフィシル（Clostridioides difficile），クレブシエラ属（Klebsiella属），セラチア属（Serratia属）などの微生物は，接触で伝播する頻度も高く，臨床の場でみる機会も多いです。また，黄色ブドウ球菌や緑膿菌，アシネトバクター属（Acinetobacter属）などの微生物では，その薬剤耐性による治療抵抗性が臨床的に大きな問題となることもあります。

□ 日本においては結核菌による伝播事例がいまだに散見されます。結核菌は空気感染により伝播するので，空気感染予防策を行ったり，発症した患者を陰圧個室に隔離したりする必要があります。通常の感染症の発症時とは対策が異なるので注意します。

□ 真菌ではカンジダ属（Candida属）で血流感染が，アスペルギルス属（Aspergillus属）やニューモシスチス属（Pneumocystis属）で呼吸器感染が，臨床的に問題となることが多いです。

表36-2 医療関連感染の主な伝播経路

	伝播経路	主な微生物
接触感染	感染者に直接接触することで感染する	黄色ブドウ球菌,大腸菌,緑膿菌,クロストリディオイデス・ディフィシル,ノロウイルス,アデノウイルス
飛沫感染	咳で飛び散った飛沫を吸引することにより感染する	百日咳菌,髄膜炎菌,肺炎マイコプラズマ,インフルエンザウイルス,風疹ウイルス
空気感染	空気中に漂う飛沫核(微細な粒子)を吸引することにより感染する	結核菌,麻疹ウイルス,水痘ウイルス

- □ ウイルスに関してはインフルエンザウイルス,ノロウイルスが院内で発生する頻度が高く,時にはアウトブレイク事例も報告されています。

4 医療関連感染の主な伝播経路

- □ 感染の伝播経路は主に接触感染,飛沫感染,空気感染などの伝播経路があります(表36-2)。
- □ 感染者に直接接触することで感染する接触感染としては,黄色ブドウ球菌や緑膿菌,クロストリディオイデス・ディフィシル,ノロウイルスがあります。咳の飛沫により感染する飛沫感染としては,インフルエンザがよく知られています。他に百日咳菌や髄膜炎菌も飛沫感染の経路で伝播します。空気中に漂う飛沫核により感染する空気感染には結核菌,麻疹ウイルス,水痘ウイルスがあり,これらの伝播を抑制するための対策には特別な対策が必要です。

5 耐性菌による医療関連感染のリスク

- □ 医療が実施される医療環境には,抗菌薬に耐性を示す薬剤耐性菌が問題となることがあります。薬剤耐性菌の多くは,その治療薬である抗菌薬の使用に伴って発生します。もしこれらの薬剤耐性菌が院内で伝播して感染症を起こしてしまうと,一般的に使用できる抗菌薬が無効となるため,原因菌が判明する前のエンピリック治療による抗菌薬の効果が期待できない可能性が生じてきます。そのため,治療薬の選択,投与量,治療期間を考慮する必要があります。
- □ もし初期治療に失敗すると,感染症が重症化して患者の予後を悪化させる可能性があるため,薬剤耐性菌による医療関連感染は医療機関にとって大きな問題となります。
- □ 医療機関で問題となる薬剤耐性菌としては,メチシリン耐性黄色ブドウ球菌(MRSA:methicillin-resistant *Staphylococcus aureus*),基質特異性拡張型β-ラクタマーゼ(ESBL:extended-spectrum β-lactamase)産生菌,カルバペネム耐性腸内細菌目細菌(CRE:carbapenem-resistant *Enterobacterales*),多剤耐性緑膿菌(MDRP:multi-drug-resistant *Pseudomonas aeruginosa*)が知られています(表36-3)。いずれの耐性菌も複数の抗菌薬に対して耐性を示すため,治療対象となった場合には抗菌薬の選択を十分に考慮します。

4. 医療関連感染による影響

- □ 医療関連感染に関する国内のデータは明らかではありませんが,諸外国を見ると米国においては年間で約200万人が医療関連感染を発症して約9万人が死亡しています[4]。また,医療関連感染にかかる医療費は年間で280億〜330億ドル程度という膨大なものです。
- □ 国内の医療機関において医療関連感染が生じた場合には,医療機関への財政的な負担だけではなく,様々な影響が考えられます。
  - ・医療関連感染に伴う入院期間の延長により,ベッドの回転率が低下し,他の患者の入院ができなくなる可能性があります。
  - ・医療関連感染がアウトブレイクした場合には,外科手術等が中止となる可能性があります。

表 36-3 医療機関で問題となる薬剤耐性菌

	主な耐性菌	特徴
グラム陽性菌	メチシリン耐性黄色ブドウ球菌(MRSA)	β-ラクタム薬に耐性を示すため，治療の際にはバンコマイシン塩酸塩などの抗MRSA薬が必要となる
	バンコマイシン耐性腸球菌(VRE)	バンコマイシン塩酸塩に耐性を示すため，治療の際にはリネゾリドなどの抗菌薬が必要となる
グラム陰性桿菌	基質特異性拡張型β-ラクタマーゼ(ESBL)産生菌	ペニシリンに加えて第四世代セファロスポリンにまで耐性を示すため，治療にはカルバペネムやセファマイシンが必要となることがある
	カルバペネム耐性腸内細菌目細菌(CRE)	カルバペネムや広域β-ラクタム薬に耐性を示すため，治療の際には，薬剤感受性パターンに基づいて抗菌薬を選択する
	多剤耐性緑膿菌(MDRP)	カルバペネム，キノロン，アミノグリコシドに耐性を示すため，治療にはコリスチンを用いるか，感受性パターンに基づいて抗菌薬の併用を考慮する
	多剤耐性アシネトバクター(MDRA)	カルバペネム，キノロン，アミノグリコシドに耐性を示すため，治療にはコリスチン，チゲサイクリンを用いるか，感受性パターンに基づいて抗菌薬の併用を考慮する

- 医療関連感染対策のための隔離対策，環境清掃，サーベイランスに追加コストが生じます。
- 医療関連感染の診断のための検体検査，画像検査に追加コストが生じます。
- 耐性菌への治療薬にかかる抗菌薬のコストが生じます。
- 医療機関に対する評価や信頼が失墜します。

② 院内感染対策

1. 院内での感染対策の基本

☐ 医療関連感染を抑えるためには，医療環境における感染対策が必要です。現在の医療環境における感染対策の基本となっているのは，米国疾病予防センター(CDC：centers for disease control and prevention)が提唱した「標準予防策」です。この「標準予防策」は，はじめからこの考え方が確立していたわけではありません。

☐ CDCは1985年に感染の有無にかかわらずすべての患者に適用するべき対策として，「普遍的予防策(universal precaution)」を提唱しました。また，1987年には血液，体液，粘膜，創傷皮膚などの湿性生体物質はすべて感染性を有するものとして取り扱うべきであるという「生体物資隔離(body substance isolation)」が提唱されました。その後の1996年にこれらの2つの考え方を融合して「標準予防策」の概念が提唱されました[5]。さらにその後，3つの対策が追加され現在の「標準予防策」に至っています[2]。

2. 標準予防策とは

☐ 標準予防策とは，すべての患者の血液，体液，分泌物(汗を除く)，排泄物，傷のある皮膚，粘膜といった湿性生体物資は感染性を有する病原体を含んでいることを前提に，医療環境におけるすべての患者を対象として日常的に実施する感染対策の手段や行動をまとめたものです。

表36-4 標準予防策を構成する要素

1. 手指衛生の実施
2. 個人防護具の使用
3. 呼吸器衛生・咳エチケットの実施
4. 適切な患者配置
5. 患者ケア器具類の衛生管理
6. 環境整備
7. リネン類と洗濯物の取り扱い
8. 安全な注射手技
9. 腰椎穿刺時の感染予防策
10. 医療専門職の安全確保(鋭利物の適切な取り扱い)

表36-5 手指衛生を実施するタイミング

CDCの提唱するタイミング	WHOが提唱する5つのタイミング
・患者に直接接触する前と後 ・侵襲的器具の挿入時に滅菌手袋を着用する前 ・患者の体液,排泄物,粘膜,損傷皮膚,創傷の触れた後 ・同一患者の汚染部位から清潔部位に処置が移るとき ・患者周辺環境に接触した後 ・手袋を外した後	・患者に直接接触する前 ・清潔/無菌操作の前 ・血液・体液曝露の後 ・患者に接触した後 ・患者周辺環境に接触した後

3. 標準予防策を構成する要素

☐ 標準予防策の目的は,湿性生体物質を介して伝播する可能性がある病原体から患者と医療専門職を守ることです。標準予防策はすべての患者に対して実施される感染対策であり,その構成要素には10の項目が含まれます(表36-4)。

1 手指衛生

☐ 手指衛生は医療環境での感染性の病原体の伝播を抑制する最も効果的な感染防止対策です。手指衛生を実施することが,すべての感染対策の基本であることを念頭に置いておくことが大切です。

☐ 薬剤師が病棟で患者と接する際に必ず実施する感染対策となるため,手指衛生が日常的に実施できるよう習慣化しておくことが望ましいです。手指衛生の実施についてのポイントを下記に示します。

- 患者由来の血液や体液,その他の蛋白性物質による手指の汚染を肉眼的に確認できる場合,あるいはそれらの物質に接触した可能性がある場合は,石けんと流水で手洗いを行います。
- 肉眼的に確認できる汚染が手指に付着していない場合は,速乾性擦式アルコール手指消毒薬にて手指消毒を実施します。
- 速乾性擦式アルコール手指消毒薬を実施するタイミングは,患者に接触する前後など,いくつかの場面があります(表36-5)。WHOからも手指衛生を実施する5つの場面が提唱されています[6]。
- 芽胞形成菌〔クロストリディオイデス・ディフィシルやバシラス属(*Bacillus*属)〕の感染患者に接触した後は,石けんと流水にて手洗いを行います。アルコールやクロルヘキシジングルコン酸塩などの消毒薬は芽胞に対する活性が期待できないため推奨されません。

2 個人防護具

☐ 個人防護具(PPE:personal protective equipment)は,医療専門職が患者のケアをする際に,病原体が伝播するリスクを回避するために必要な防護ツールです。PPEを使用することにより,眼・口・鼻の粘膜や気道,皮膚および衣服に病原体が付着することを防ぐために使用します。

☐ PPEには手袋(滅菌手袋,未滅菌手袋),マスク(サージカルマスク,N95マスク),アイソレー

表36-6 曝露リスクに応じたPPEの選択

PPE		着用する場面
手袋	滅菌手袋	手術，侵襲的手技や検査で粘膜や創部に接触する場合 →中心静脈カテーテルの留置，手術
	未滅菌手袋	日常的なケアで患者に接触したり汚染物の処理を行ったりする場合 →口腔ケア，排泄物の処理，環境清掃，注射薬剤の準備，血糖測定
マスク	サージカルマスク	飛沫の曝露を防止する必要がある場合，医療専門職による飛沫の拡散を抑制する場合 →気管吸引，口腔ケア，清潔操作または無菌操作が必要な手技を実施するとき
	N95マスク	空気感染により伝播する病原体に感染した患者の病室に入室する場合 →結核，麻疹ウイルス，水痘・帯状疱疹ウイルスに感染した患者と接触するとき
ガウン		患者の湿性生体物質に曝露することが予測される場合，無菌操作を行う場合 →手術，吐物の処理，中心静脈カテーテルの留置，創洗浄
エプロン		日常的なケアで患者の湿性生体物質に曝露することが予測される場合 →排泄物の処理，環境清掃，リネン交換，気管吸引，創処置
ゴーグル，フェイスシールド		日常的なケアで患者の湿性生体物質が飛散するリスクが想定される場合 →口腔ケア，排泄物の処理，吐物処理，気管吸引，創処置

ションガウン，プラスチックエプロン，ゴーグル，フェイスシールド，キャップがあります。これらの複数のPPEをこれから接触する患者に行う医療行為によってどのような感染曝露が想定されるかによって選択して着用します。

- 薬剤師がガウンなどのPPEを着用して患者と接する機会は少ないかもしれませんが，もしその場面が生じた場合は，適切なPPEを選択して着用できるように，どのような曝露リスクがある時にどのPPEを着用するかは把握しておくとよいでしょう（表36-6）。

3 咳エチケット

- 咳エチケットは隔離予防策が改定された2007年に，標準予防策に追加された対策です[2]。咳エチケットの基本的な考え方は，飛沫感染経路により伝播する呼吸器関連の病原体の感染者や感染の疑いがある人が，周囲に感染を拡大させないことを目的としています。

- 咳エチケットが標準予防策に追加されるきっかけとなったのは，2002年に発生した重症急性呼吸器症候群（SARS：severe acute respiratory syndrome）の世界的伝播です。この時の教訓から，市中から医療環境への感染伝播を抑制するための対策として考案されました[7]。

- 咳エチケットは，咳やくしゃみによって生じる飛沫に含まれる病原体の伝播リスクを低下させる感染対策です。季節性インフルエンザの時期に，咳やくしゃみの症状がみられた場合には，発熱の有無にかかわらず咳エチケットの対象とすることが望ましいです。これは，軽症であった場合には発熱はみられませんが，感染性を有している場合があることを考慮してのことです。また，咳エチケットでは，マスクの着用以外にも，咳やくしゃみによって発生した唾や痰が手指に付着しており，それらを介して眼・鼻・口の粘膜へ伝播する可能性を考慮した手指衛生の実施が重要です。

4 適切な患者配置

- 標準予防策の範疇では患者を個室に隔離する必要はありませんが，感染性のある疾患や耐性菌の関与が疑われる患者に対しては，伝播様式に応じた追加の予防策として，原則として個室隔離を行います。

- 個室隔離する対象患者は，湿性生体物質の拡散を抑え込めない患者や季節性インフルエンザなどの呼吸器関連ウイルス感染症の患者，ノロウイルスやクロストリディオイデス・ディフィシルなどの消化器感染症を疑う患者が挙げられます。

5 患者ケア器具類の衛生管理

- 患者に使用する医療機器や医療器具，医療器材は，病原体の伝播を防ぐために適切な衛生管理が

実施されていなければなりません。使用する器具や器材は使用する部位や使用方法に応じてSpaulding分類により，クリティカル，セミクリティカル，ノンクリティカルの3つに分類されています。
- 使用した医療器具や器材はこのSpaulding分類に応じた処理工程に従って，滅菌や消毒を実施します。基本的にはクリティカルに分類されている器具類は無菌組織や血管に挿入するものなので，使用後は滅菌が推奨されています。セミクリティカルに分類されている器具類は粘膜や正常ではない皮膚に接触するものなので，使用後には高水準消毒薬または中水準消毒薬による消毒が推奨されています。最もリスクが低いノンクリティカル器具類は正常な皮膚に接触するものなので，使用後には洗浄または低水準消毒薬による消毒を行います。

6 環境整備

- 病原体の伝播にはヒト-ヒトの直接的な接触による伝播の他にも，環境を介した間接的な伝播も想定されるため，環境を介した伝播を防止するための対策も検討されています。患者ケアエリアの環境表面の清掃や消毒は，標準予防策に組み込まれており，重要な対策の1つです。
- 患者ケアエリアで最も汚染されているのは，手指で高頻度に触れる環境の表面です（高頻度接触面）。この高頻度接触面には，ベッドのサイドテーブルやベッド柵，ドアノブ，床頭台があり，定期的な清掃を実施して汚染を除去しておきます。一般的な病室では，1日1回程度の清掃が求められています。
- 一部の病原体は消毒薬に抵抗性を示します。ノロウイルスやロタウイルスは非塩素系消毒薬に抵抗性を示し，芽胞を形成するクロストリディオイデス・ディフィシルはアルコールに対して抵抗性を示します。そのため，これらの病原体の感染者の病室の清掃の際には，0.1%次亜塩素酸ナトリウムで消毒をします。

7 リネン類と洗濯物の取り扱い

- 患者が入院中に使用したリネン類は，病原体による汚染の可能性があるものとして取り扱います。これは，患者由来の湿性生体物質は感染性を有していることに基づく対策です。
- 使用済みのリネン類が医療専門職の体や衣服に接触しないように取り扱います。また，リネン類に付着した感染性病原体が周辺に拡散しないように取り扱います。

8 安全な注射手技

- 注射関連の手技が不適切だった場合，B型肝炎ウイルス（HBV）やC型肝炎ウイルス（HCV）などの血液媒介病原体による感染症を発症するリスクが高まります。
- 過去の不適切な注射手技に伴う感染事例には，薬剤調製時の注射針の使い回しや，複数患者への静脈投与時に同一の注射針や注射器を使用があったことから，次のような安全な注射手技が推奨されています。
  - 注射器具を使用する際には無菌操作による汚染防止に努めます
  - 同一の注射器を複数の患者の薬剤投与に使用してはなりません
  - 輸液セット（点滴バッグ，チューブ，コネクタ）は患者ごとに使用します。使用後は適切に廃棄します
  - 注射に使用する薬剤は，可能な限り単回使用バイアル製剤を使用します
  - 単回使用バイアルまたはアンプルから複数の患者に薬剤を投与しない
  - やむをえず複数回使用バイアルを使用する場合には，注射針，カニューレ，注射器は滅菌されたものを使用します
  - 複数回使用バイアルは，無菌状態が損なわれていたり，それが疑われたりする場合には廃棄します
  - 同一の薬液のバッグや点滴のボトルなどを複数の患者に使用しません

9 腰椎穿刺時の感染予防策

□ 脊椎麻酔を実施した際に，術者由来の飛沫による細菌性髄膜炎が発症した事例が報告されていることから[8]，脊髄に穿刺を行う場合（脊髄造影，腰椎穿刺，脊椎麻酔，硬膜外麻酔）には，術者はサージカルマスクを着用し，術者の飛沫を患者に曝露させないようにします。

10 医療専門職の安全確保（鋭利物の適切な取り扱い）

□ 注射針による針刺しや鋭利物による切創は，血液媒介病原体であるHBV，HCV，ヒト免疫不全ウイルス（HIV）の感染リスクです。医療専門職は針刺しや切創による血液曝露から自らを防護することが必要です。そのため，血液曝露からの保護を目的として，安全設計された鋭利器材の使用が求められています。CDCは鋭利物による損傷防止に関するプログラムとして「鋭利器材損傷防止プログラム」[9]を公開しています。

□ 鋭利物による損傷に伴う血液媒介感染以外でも，眼・鼻・口の粘膜への血液や体液の曝露により感染が伝播する可能性があるため，粘膜への曝露を防止するために患者と接触する前には，適切なPPEを装着しておくことで感染曝露を回避できます。リスクの高い処置を行う際には，手袋，マスク，ガウンを着用することで，眼・鼻・口からの感染伝播を抑えることができます。

引用文献

1) Kohn WG, et al：Guidelines for Infection Control in Dental Health-Care Settings—2003. MMWR. 52（RR17）：1-61, 2003.
2) Siegel JD, et al：2007 Guidelines for isolation precautions：Preventing transmission of infectious agents in healthcare settings. CDC, 2007, Last update：September 2024
3) Boyce JM, et al：Guideline for Hand Hygiene in Health-Care Settings. MMWR. 51（RR16）：1-44, 2002
4) Scott RD Ⅱ.：The Direct medical costs of healthcare-associated infections in U.S. hospitals and the benefits of prevention. Center for Disease Control and Prevention. CDC, 2009
5) Graner JS：Infect Control Hosp Epidemiol. 17（1）：53-80, 1996（PMID：8789689）
6) World Health Organization：WHO guidelines on hand hygiene in health care. 2009
7) Srinivasan A, et al.：Infect Control Hosp Epidemiol. 25（12）：1020-1025, 2004（PMID：15636287）
8) CDC：Bacterial meningitis after intrapartum spinal anesthesia---New York and Ohio, 2008-2009. MMWR. 59（3）：65-69, 2010
9) CDC：Workbook for Designing, Implementing & Evaluating a Sharps Injury Prevention Program. 2024

（添田　博）

37 洗浄と滅菌

基本を極めて一歩先行く感染症の知識人になろう

はじめのひきだし

- ☐ 洗浄は消毒や滅菌に先立って行う工程です。
- ☐ 洗浄には用手洗浄と機械洗浄に分けられますが，医療施設においては機械洗浄がメインとなっています。
- ☐ 洗浄を行う際は個人防護具（PPE：personal protective equipment）を適切に着用して実施します。
- ☐ 滅菌はすべての微生物が存在しない絶対的な概念です。
- ☐ 滅菌を行う際には対象物に合わせて滅菌方法を選択します。
- ☐ 滅菌のプロセスを確認するため，化学的インジケーターと生物学的インジケーターを併用します。

① 洗浄

1. 概要

- ☐ 洗浄（cleaning）とは滅菌または消毒を効果的に遂行できる程度まで，あるいは，意図する使用に適するまで，対象物から汚染物を除去することです[1]。洗浄は物理的に汚染の除去を行うプロセスとなるため，目に見える血液や体液を取り除くことはもちろんですが，付着している微生物を可能な限り減少させることでその後の消毒・滅菌がより確実で精度の高いものになります[2]。
- ☐ 使用済みのRMD（再使用可能医療機器：reusable medical device）は洗浄を十分に行う必要がありますが，洗浄の工程は作業者にとって感染リスクを伴うため，可能な限り洗浄物との接触を避ける必要があります。そのため病院内の各部署における一次洗浄は極力行わず，中央（中央滅菌室など院内の滅菌を担う部署）において実施することが望ましいです[2]。
- ☐ 洗浄・消毒・滅菌の関係を 図37-1 に示します。洗浄は消毒や滅菌に先立って行う工程です。洗浄を含めた滅菌や消毒は医療器具を介した感染を防止するために実施しなければならない手段です。

2. 種類

- ☐ 洗浄は用手洗浄と機械洗浄に分けられます。用手洗浄の中には手洗い洗浄，浸漬洗浄が含まれ，機械洗浄には超音波洗浄，噴射式洗浄があります。洗浄の種類と特徴・注意点を 表37-1 に示します。これらの洗浄効果は洗浄時の水温や洗浄時間によって影響され，洗浄時に使用する洗浄剤によっても洗浄効果が不十分となる場合もあるため注意します[2]。

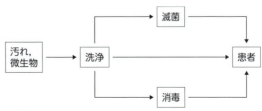

図37-1 洗浄・消毒・滅菌の関係

表 37-1 洗浄の種類と特徴・注意点について

種類		特徴・注意点
用手洗浄	手洗い洗浄	・手洗い洗浄は最も基本的な洗浄方法 ・蛋白質凝固変性作用を持たない洗浄剤や酵素洗浄剤などの洗浄剤を用いて行う	・スタッフの感染を防御することが重要 ・環境汚染も最小限にする
	浸漬洗浄	・予備洗浄として行うことが多い ・被洗浄器材を強アルカリ洗浄剤に浸漬し，血液などの蛋白質の汚れや油分を分解・除去する方法	・洗浄剤の取り扱い説明に従って，濃度・温度・浸漬時間を厳守して浸漬洗浄する
機械洗浄	超音波洗浄	・超音波による物理的作用（主に真空状態の泡：キャビテーション）によって，被洗浄器材の表面の汚れを剥離，分散させることで洗浄効果を示す ・超音波洗浄は超音波洗浄機の洗浄槽に被洗浄器材を浸漬し実施する ・被洗浄器材の一部が洗浄液から出ている場合や浮いた状態では完全な洗浄は行えない	・超音波洗浄は目に見えない部分，狭い部分，細かい部分に付着した汚れを除去することも可能 ・複雑な形状の器材の洗浄にも適し，金属製・ガラス製器材の洗浄にも適する ・ゴムや樹脂製品など超音波を吸収する軟らかい材質には適さない
	噴射式洗浄	・ウォッシャーディスインフェクターと呼ばれている洗浄装置 ・回転するプロペラから勢いよく吐出した洗浄水のシャワーリング効果を用いて，高圧水流と洗浄剤を被洗浄器材に吹き付けて器具に付着した汚染物を分解・除去する	・洗浄，すすぎ，熱水処理，乾燥の一連の工程を洗浄装置内で行うため，作業スタッフの安全性が確保できる ・洗浄の RMD のバスケットへのセッティングに注意する

1 手洗い洗浄

□ 手洗い洗浄は最も基本的な洗浄方法です。一次洗浄として，蛋白質凝固変性作用を持たない洗浄剤や酵素洗浄剤を用います。

□ 用手洗浄で最も注意すべき点は作業するスタッフの感染を防御することであり，個人用防護具（PPE：personal protective equipment）の着用が必須です。PPE を適切に着用し，適切に廃棄するスキルを習得するには，教育が必要です。

□ また環境汚染を最小限にするため，病棟や外来などの部署での実施を廃止し，中央（中央滅菌室など院内の滅菌を担う部署）で実施します[2]。

2 浸漬洗浄

□ 浸漬洗浄は予備洗浄として行うことが多く，被洗浄器材を強アルカリ洗浄剤に浸漬し，血液などの蛋白質の汚れや油分を分解・除去する方法です。洗浄剤の取り扱い説明にしたがって，濃度・温度・浸漬時間を厳守して浸漬洗浄することが大切です[2]。

3 超音波洗浄

□ 超音波洗浄は超音波による物理的作用（主に真空状態の泡：キャビテーション）によって，被洗浄器材の表面の汚れを剥離，分散させることで洗浄効果を示します。

□ 超音波洗浄は超音波洗浄機の洗浄槽に被洗浄器材を浸漬し実施します。被洗浄器材の一部が洗浄液から出ている場合や浮いた状態では完全な洗浄が行えないため，被洗浄器材の浸漬状況を確認します。

□ 超音波洗浄は目に見えない部分，狭い部分，細かい部分に付着した汚れを除去することも可能であり，複雑な形状の器材の洗浄にも適します。金属製・ガラス製器材の洗浄に適しますが，ゴムや樹脂製品など超音波を吸収する軟らかい材質には不適です[2]。

4 噴射式洗浄（ジェット式洗浄）

□ 通常はウォッシャーディスインフェクター（WD：washer-disinfector）と呼ばれている洗浄装置です。回転するプロペラから勢いよく吐出した洗浄水のシャワーリング効果を用いて，高圧

表 37-2 滅菌の分類

物理的滅菌法	・加熱法：**高圧蒸気滅菌法**，乾熱滅菌法 ・濾過滅菌法	・照射法：放射線滅菌法（ガンマ線，電子線，制動放射線）
化学的滅菌法	・**酸化エチレンガス滅菌法** ・**過酸化水素低温ガスプラズマ滅菌法**	・低温蒸気ホルムアルデヒドガス滅菌法 ・過酸化水素ガス低温滅菌法

水流と洗浄剤を被洗浄器材に吹き付けて器具に付着した汚染物を分解・除去します。
☐ 洗浄，すすぎ，熱水処理，乾燥の一連の工程を洗浄装置内で行うため，作業スタッフの安全性が確保できます。洗浄の RMD のバスケットへのセッティングに注意します[2]。

3. 洗浄におけるポイント

☐ 洗浄は感染対策において大変重要な作業であり，以下のポイントを押さえて実施します。
  ・適切な洗浄は効果的で効率的な消毒および滅菌の前提条件です
  ・洗浄工程は作業者にとって感染のリスクがあるため，可能な限り洗浄物との接触を避けます
  ・洗浄業務を行う医療専門職は，PPE を正しく使用します
  ・洗浄方法は原則的に機械洗浄を用います
  ・用手洗浄は必要最小限とします
  ・機械洗浄の 1 つにウォッシャーディスインフェクターがあります
  ・洗浄のバリデーションが実施されます

―― ステップアップのひきだし① ▶ バリデーション ――
☐ バリデーション（validation）は客観的証拠を得ることにより，恒常的にあらかじめ定めた仕様に適合する製品（RMD）が得られることを確立する手順です[1]。
☐ 洗浄バリデーション，滅菌バリデーションがそれぞれ手順として存在します。
☐ バリデーションについては手順書を作成し，責任者を決め，結果や基準を作成することで，それぞれで品質を検証します。洗浄については対象物の残留物の残存がないかを確認することが大切です。

② 滅菌

1. 概要

☐ 無菌とはすべての微生物が存在しない絶対的な概念です。滅菌とは無菌性を達成するためにすべての微生物を殺滅または除去する行為です。滅菌法には高圧蒸気滅菌，乾熱滅菌，酸化エチレンガス滅菌，過酸化水素低温プラズマ滅菌があります。各滅菌法の長所や短所を理解し，選択します[3]。滅菌の分類を 表 37-2 に示します。

☐ 滅菌の概念は確率的なものであり，あらかじめ設定された無菌性保証水準（SAL：sterility assurance level）に達した状態を維持して初めて滅菌が完了します。SAL は最適許容値として国際的に受け入れられます。滅菌後の医療機器に 1 個の微生物が生存する確率として定義され，SAL は通常 10^{-n} と示されます。

☐ 例えば 1 個の芽胞が生存している確率が 100 万分の 1 の場合，SAL は 10^{-6} です。すなわち，SAL は全滅菌工程の微生物致死率の推定値であり，控えめな算出値ともいえます。現在ではこ

表37-3 医療用器具・器材の洗浄・消毒・滅菌方法

Spaulding分類	用途	器具・器材	洗浄・消毒・滅菌方法
クリティカル	無菌組織や血管系に使用	・手術用器械　・針 ・インプラント	洗浄後，滅菌
セミクリティカル	粘膜または創傷のある皮膚と接触する	・人工呼吸器回路　・咽頭鏡 ・麻酔関連器材　・蘇生バッグ ・軟性内視鏡　・眼圧計	洗浄後，高水準消毒薬
		・体温計（口腔）	中水準消毒薬
ノンクリティカル	皮膚に接触する器材	・血圧計のカフ　・浴槽，洗面器 ・聴診器	洗浄，乾燥，低水準消毒薬
	消毒が求められる器材	・便座　・尿器	熱水消毒，または中水準消毒薬への浸漬
	頻回に手が触れる（高頻度接触面）	・ドアノブ　・オーバーテーブル ・ベッド柵　・医療機器モニター表面 ・床頭台	1日1回以上の低水準消毒薬による清拭清掃
	皮膚に触れない環境表面	・床　・壁	日常清掃

- の無菌性保証水準として10^{-6}が採用されています。単位当たりの被滅菌物に生存する微生物の数と種類とその菌の滅菌抵抗性，致死速度から外挿することにより，滅菌後の無菌性の到達度を知ることができます[3]。
- ☐ 滅菌が必要な医療機器は無菌の体組織または体液に接触するものであり，これらの器具はクリティカル器具とされ，いかなる場合にも微生物汚染の伝播につながるため，必ず滅菌します[3]。医療用器具・器材の洗浄・消毒・滅菌方法を 表37-3 に示します[3,4]。この中でも手術に用いる器械は適切な滅菌を実施しなければなりません。

2. 種類

- ☐ 主な滅菌の種類と原理，適応を 表37-4 に示します。

1 高圧蒸気滅菌

- ☐ **原理**：高圧蒸気滅菌器（オートクレーブ）のチャンバー内の空気を飽和水蒸気で置換し，適当な温度と圧力の飽和水蒸気中で加熱することによる放出する熱エネルギーによって微生物を死滅させます。
- ☐ **適応**：ガラス製品，磁製，金属製，ゴム製，紙製，液状の医薬品など，高温高圧水蒸気に耐えるもの。
- ☐ **利点**：①短時間で確実な滅菌が可能，②病院内で行える，③芽胞に対して効果が確実，④残留性がない。
- ☐ **欠点**：①湿熱による熱変質が起こる，②空気排除を完全に行わないと滅菌不良を起こす，③粉末の滅菌に不適。
- ☐ **その他**：滅菌不良を防止するために非滅菌物の内部に空気を残さない，滅菌チャンバー内に詰め込み過ぎないように量と配列に注意[3]。

2 酸化エチレンガス滅菌

- ☐ **原理**：酸化エチレンガスにより，微生物を構成する蛋白質のアルキル化を起こして死滅させます。
- ☐ **適応**：高圧蒸気滅菌ができないもの（耐熱性や耐湿性の低いカテーテル類，内視鏡，麻酔関連器材）。
- ☐ **利点**：低温で滅菌できるため加熱による材質の変化がなく，プラスチック材などの非耐熱性の用

表37-4 滅菌の種類と特徴について

種類	高圧蒸気滅菌	酸化エチレンガス滅菌	過酸化水素低温ガスプラズマ滅菌
原理	高圧蒸気滅菌器(オートクレーブ)のチャンバー内の空気を飽和水蒸気で置換し,適当な温度と圧力の飽和水蒸気中で加熱することによる放出する熱エネルギーによって微生物を死滅させる	酸化エチレンガスにより,微生物を構成する蛋白質のアルキル化を起こして死滅させる	高真空の状態で過酸化水素を噴霧し,そこへ高周波やマイクロ波のエネルギーを付与することで,過酸化水素プラズマができ,このプラズマ化により,ラジカルが生成し,微生物を死滅させる
適応	ガラス製品,磁製,金属製,ゴム製,紙製,液状の医薬品など,高温高圧水蒸気に耐えるもの	・高圧蒸気滅菌ができないものに対して行う ・耐熱性や耐湿性の低いカテーテル類,内視鏡,麻酔関連器材など	金属製品,プラスチック製品が対象となる(近年はCJDプリオン蛋白に対する不活化効果も認められる)
利点	・短時間で確実な滅菌が可能 ・病院内で行うことができる ・芽胞に対して効果が確実 ・残留性がない	低温で滅菌できるため,加熱による材質の変化がなく,プラスチック材などの非耐熱性の用具に用いることができる	・非耐熱性,非耐湿性の製品の滅菌ができる ・材質への影響はほとんどない ・滅菌の処理時間が短い
欠点	・湿熱による熱変質が起こる ・空気排除を完全に行わないと滅菌不良を起こす ・粉末の滅菌に適さない	・滅菌時間が長く,エアレーションの時間が含めるとさらに長くなる ・酸化エチレンは微量でも曝露すると,発がん性がある	・セルロース類は過酸化水素が吸着するため滅菌できない ・浸透性がないため,管腔構造物を滅菌しにくい ・粉体,液体は滅菌できない
その他	・滅菌不良を防止するために,非滅菌物の内部に空気を残さない ・滅菌チャンバー内に詰め込み過ぎないように,量と配列に注意する	・酸化エチレンは皮膚や粘膜に対して刺激性がある ・吸入すると,頭痛,めまい,悪心が出現する	・浸透性には注意する ・有機物によって不活化するため,事前に洗浄を十分に行う

具に行えます。
- **欠点**:①滅菌時間が長く,エアレーションの時間を含めるとさらに長くなります,②酸化エチレンは微量でも曝露すると発がん性があります,③酸化エチレンが皮膚や粘膜に対して刺激性があります,④吸入すると頭痛,めまい,悪心が出現します[3]。

3 過酸化水素低温ガスプラズマ滅菌
- **原理**:高真空の状態で過酸化水素を噴霧し,そこへ高周波やマイクロ波のエネルギーを付与し,過酸化水素プラズマが発生し,このプラズマ化によりラジカルが生成することで,微生物を死滅させます。
- **適応**:金属製品,プラスチック製品が対象です。近年はクロイツフェルト・ヤコブ病(CJD:Creutzfeldt-Jakob disease)プリオン蛋白に対する不活化効果も認められています。
- **利点**:①非耐熱性,非耐湿性の製品の滅菌ができます,②材質への影響はほとんどない,③滅菌の処理時間が短い。
- **欠点**:①セルロース類が過酸化水素を吸着するため滅菌できない,②浸透性がないため管腔構造物を滅菌しにくい,③粉体,液体は滅菌できない。
- **その他**:浸透性には注意します。有機物によって不活化するため事前に洗浄を十分に行います[3]。

4 濾過滅菌
- 濾過装置(滅菌用フィルター)を用いて微生物を除去する方法です。用途に合った滅菌用フィルターを選定します[4]。

表37-5 各種インジケーター

化学的インジケーター (CI：chemical indicator)	設定された温度または滅菌剤濃度において経時的・段階的に変色し，蒸気などの滅菌媒体によって，設置箇所がCIの添付文書もしくは取扱説明書に記載された条件（温度，時間）に到達したことを示す
生物学的インジケーター (BI：biological indicator)	・当該滅菌工程の微生物殺滅効果を直接的に検証できる唯一のインジケーターであり，無菌性を保証する手段 ・BIはCIのように特定の重要プロセス変数のみに反応するわけではなく，滅菌工程における微生物殺滅効果を直接的に検証することができるため，滅菌工程の適格性を総合的に判断するのに適する

- □ **適応**：液体（輸液，滅菌水），気体や可溶性で熱に不安定な物質を含む培地。

5 乾熱滅菌
- □ 乾熱空気中で加熱することにより微生物を殺滅する方法です。エンドトキシンを不活化できますが，湿熱よりも物質への浸透が悪く，高温，長時間を要します[4]。
- □ **適応**：ガラス製品，繊維製品，鋼製小物，鉱油，油脂などの乾燥高温に耐えるもの。

3. 滅菌の確認手段

1 滅菌バリデーションの確認
- □ 目的は製品適格性を確保して目標とするSALがSAL≦10^{-6}以下を達成したRMDを恒常的に提供することです。
- □ RMDの再生処理のバリデーションは滅菌バリデーションだけでなく，洗浄消毒，包装などのプロセスにも影響を与えるため，洗浄消毒，包装の作業についてもバリデーションが必要です。滅菌した器具や薬液については無菌試験を行うことでその確認ができますが，すべての被滅菌物について無菌試験を行うことはできません。
- □ そのため，滅菌保証のガイドラインではすべての包装の外部に化学的インジケーター（CI：chemical indicator）を使用することが勧告されています。ただし，包装内部用CIが外部より視認可能で，滅菌物と未滅菌物の識別が容易であれば必ずしも外部CIを使用しなくてもよいとされています[2]。

2 化学的インジケーター（CI）
- □ 設定された温度または滅菌剤濃度において経時的・段階的に変色し，蒸気などの滅菌媒体によって，設置箇所がCIの添付文書もしくは取扱説明書に記載された条件（温度，時間）に到達したことを示します。
- □ CIは被滅菌物が所定の条件に達したかどうかを示すのみであり，厳密には無菌性を担保するものではないため，生物学的インジケーター（BI：biological indicator）と併用することが望ましいです[2]。

3 生物学的インジケーター（BI）
- □ 当該滅菌工程の微生物殺滅効果を直接的に検証できる唯一のインジケーターであり，無菌性を保証する手段です。
- □ BIはCIのように特定の重要プロセス変数のみに反応するわけではなく，滅菌工程における微生物殺滅効果を直接的に検証することができるため，滅菌工程の適格性を総合的に判断するのに適します[2]。
- □ 各種インジケーターについて 表37-5 に示します。さらにインジケーターの具体例を 図37-2 に示します。

化学的インジケータ（CI）	生物学的インジケータ（BI）
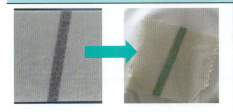	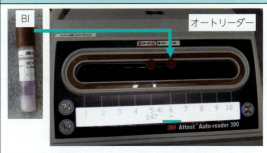
色の変化により，温度が規定に達していることを確認できる	**3M社のアテストオートリーダーを用いた方法** ① BIを装置に入れて滅菌し，規定の操作を実施後にオートリーダにセットする ② 「－」は陰性を意味し，BIが滅菌されていることを確認できる

図37-2 各種インジケーターの具体例

4. 滅菌物の保管

- 滅菌済みの器材は中央器材庫など，病院の定められた場所に保管します。器材庫の温度は20～25℃，湿度は40～50％を目安に維持するように毎日チェックし，温湿度変動による熱源発生を防止する空調管理を行い，異常が生じたらすぐに対応します。
- 保管場所については床，天井，外壁から十分離れた場所で保管し，棚には滅菌物以外のものを保管しないようにします。滅菌物は床から20 cm，天井から45 cm以上，外壁から5 cm以上の距離を確保します。また滅菌物を積み重ねないなど，保管棚の収納にも注意します。滅菌物に関しては月に1回程度の確認に加え，院内の感染対策チーム（ICT：infection control team）の巡回でも確認します[2]。

5. 滅菌プロセスの管理

- 病院の中ではすべての滅菌プロセスを管理する必要があります。医療用器具・器材の洗浄・消毒・滅菌について，Spaulding分類に従って器具・器材を分類し（表37-3），適切な再処理情報を収集するとともに，包装の材質についても情報収集し，滅菌方法や包装材を選択します。また洗浄や滅菌が正しく行われたかについて確認します。洗浄・消毒・滅菌を病院外へ委託している場合には，担当者が感染管理に関連する知識が十分か，滅菌手技に問題ないかを確認します。
- 滅菌物は清潔に保管し，期限内に使用します。滅菌物使用時には有効期限や包装の破損，化学的インジケーターの変色の有無を確認します。
- 各施設における滅菌プロセスや滅菌物の管理の遵守の状況の確認は業務評価用のチェックリストを用いて行うことが推奨されています[2]。

6. 滅菌におけるポイント

- 滅菌も感染対策において大変重要な工程であり，以下のポイントを押さえて実施します。
  - 滅菌を行う前には適切な洗浄を行います

- 滅菌の種類を理解し，各滅菌方法の原理，適応，利点，欠点を理解します
- 滅菌の工程についてもバリデーションを確認することが必要です
- インジケーターであるBIとCIの意義も理解します
- 滅菌物の保管や滅菌のプロセスについても常に確認します

ステップアップのひきだし② ▶ インジケーター

- ☐ インジケーターには化学的インジケーター(CI)と生物学的インジケーター(BI)が存在します。
- ☐ 化学的インジケーターはプロセスへの曝露による化学的または物理的変化に基づいて，プロセス変数の変化を明らかにするテストシステムです。
- ☐ 生物学的インジケーターは予め定めた滅菌プロセスに対して，予め定めた抵抗性を示す生育可能な微生物を含む試験システムです。
- ☐ 厳密には無菌性を担保するにはBIとCIを併用することが重要です。

引用文献

1) 日本医療機器学会：医療現場における滅菌保証のガイドライン2021，2021
2) 日本病院薬剤師会 監：薬剤師のための感染制御マニュアル 第5版，pp519-526，薬事日報社，2023
3) 大久保憲，他 編：2020年版消毒と滅菌のガイドライン 改訂第4版，pp148-169，へるす出版，2020
4) 国公立大学附属病院感染対策協議会 編：病院感染対策ガイドライン2018年版，pp246-255，じほう，2018

(酒井　義朗)

38 医療廃棄物

科学的側面と制度的側面からのアプローチを

> **はじめのひきだし**
> - 医療廃棄物は医療行為に伴って排出される廃棄物の「通称」です。
> - 医療廃棄物には人に感染症を起こすおそれのある感染性廃棄物が含まれており，適正に処理することが求められています。
> - 感染性廃棄物であるか否かは廃棄物の「形状」「排出場所」「感染症の種類」により判断します。
> - 感染性廃棄物を安全に処理するために，廃棄物の性状に合わせて適切な容器を選択して梱包することが重要です。
> - 在宅医療廃棄物は制度上は一般廃棄物に分類されますが，感染性への配慮が必要なものを含みます。

1 医療廃棄物とは

1. 医療廃棄物の定義

- 医療廃棄物とは「医療関係機関等で医療行為に伴って排出される廃棄物」の通称であって，法令上の用語ではありません。
- 「医療関係機関等」とは，病院，診療所（保健所，血液センターはここに分類される），衛生検査所，介護老人保健施設，介護医療院，助産所，動物の診療施設および試験研究機関（医学，歯学，薬学，獣医学に関わるものに限る）のことをいいます。

2. 廃棄物処理に関わる法令

- わが国において廃棄物処理は以下の法令により定められており，特に産業廃棄物は排出事業者（医療関係機関等）が処理責任を負います。
  - 廃棄物の処理及び清掃に関する法律（昭和 45 年 12 月 25 日法律第 137 号，以下「廃棄物処理法」）
  - 廃棄物の処理及び清掃に関する法律施行令（昭和 46 年 9 月 23 日政令第 300 号，以下「施行令」）
  - 廃棄物の処理及び清掃に関する法律施行規則（昭和 46 年 9 月 23 日厚令第 35 号，以下「規則」）
- 前項にある廃棄物の排出元となる「医療関係機関等」は，施行令別表第 1 の 4 の項，規則第 1 条第 7 項に定められています。
- 放射性廃棄物も医療関係機関等から排出されますが，それらは廃棄物処理法の対象外であり，「放射性同位元素等の規制に関する法律（昭和 32 年 6 月 10 日法律第 167 号）」や「医療法（昭和 23 年法律第 205 号）」などの規制を受けます。本章で解説する廃棄物とは異なる枠組みでの処理になるので，厚生労働省令による指定委託業者〔公益社団法人日本アイソトープ協会（令和 6 年 7 月現在）〕に廃棄を依頼する必要があることに留意します。

```
廃棄物
├─ 産業廃棄物（事業活動で発生したもののうち，20種類）
│       例：廃プラスチック，金属くず
│   └─ **特別管理産業廃棄物**（産業廃棄物のうち，特に指定された有害なもの）
│       →このカテゴリーに**感染性産業廃棄物**（例：血液，注射針）
├─ 一般廃棄物（産業廃棄物以外のもの）
│   ├─ 事業系一般廃棄物（事業活動で発生した，産業廃棄物以外のもの）
│   │   └─ **特別管理一般廃棄物**（一般廃棄物のうち，特に指定された有害なもの）
│   │       →このカテゴリーに**感染性一般廃棄物**（例：臓器，血液等の付着した脱脂綿・ガーゼ）
│   │       感染性廃棄物は医療関係機関等から生じると定義されるので家庭廃棄物には含まれない
│   └─ 家庭廃棄物（一般家庭の日常生活から発生したもの）
```

図 38-1 廃棄物処理法における廃棄物の分類

3. 医療廃棄物に含まれるもの

□ 廃棄物処理法の対象となる廃棄物は，**図 38-1** のように，「産業廃棄物」と「一般廃棄物」の2つに大きく分類されます。

□ 産業廃棄物は事業活動で発生したものの中で，施行令で定める20種類に該当するもので，一般廃棄物は産業廃棄物以外のものと定義されます。さらに一般廃棄物は自治体の条例により「事業系一般廃棄物」と「家庭廃棄物」に分類されます。家庭廃棄物は市町村等の自治体により処理（収集運搬および処分）されるのに対し，事業系一般廃棄物は排出事業者の責任で処理されることが求められており，医療廃棄物として排出されるものは事業系一般廃棄物に分類されます。主な医療廃棄物を**表 38-1** に示します。

□ 産業廃棄物や一般廃棄物において，爆発性，毒性，感染性などの人の健康または生活環境に関わる被害を生じるおそれがあるものは，それぞれ「特別管理産業廃棄物」「特別管理一般廃棄物」として定められており，いわゆる「感染性廃棄物」はこれらのカテゴリーに含まれます。医療廃棄物の中でも感染性廃棄物は，特に厳重な管理が求められていますが，本章では感染制御学の観点から感染性廃棄物の管理を中心に解説します。

② 感染性廃棄物

1. 感染性廃棄物の定義

□ 感染性廃棄物とは，「医療関係機関等から生じ，人が感染し，若しくは感染するおそれのある病原体が含まれ，若しくは付着している廃棄物またはこれらのおそれのある廃棄物」であると施行令に定義されています。感染性廃棄物が特別管理産業廃棄物であるか，特別管理一般廃棄物であるかにより，それぞれ「感染性産業廃棄物」「感染性一般廃棄物」と呼ばれます。

2. 感染性廃棄物「処理」の概要

□ **図 38-2** に産業廃棄物処理の枠組みを示しますが，感染性廃棄物もこれに従って処理されます。処理の範囲で，分別，保管，排出は医療関係機関等（排出業者）が，自ら責任を持って実施しなければならない事項です。一方，収集運搬以降は適切な業者に委託することができま

表 38-1 医療関係機関等から発生する主な廃棄物（医療廃棄物）

区分	種類	内容
産業廃棄物	燃え殻	焼却灰
	汚泥	血液（凝固したものに限る），検査室・実験室等の排水処理施設から発生する汚泥，その他の汚泥
	廃油	アルコール，キシレン，クロロホルム等の有機溶剤，灯油，ガソリン等の燃料油，入院患者の給食に使った食用油，冷凍機やポンプ等の潤滑油，その他の油
	廃酸	X線定着液，ホルマリン，クロム硫酸，その他の酸性の廃液
	廃アルカリ	X線現像廃液，血液検査廃液，廃血液（凝固していない状態のもの），その他のアルカリ性の液
	廃プラスチック類	合成樹脂製の器具，X線フィルム，ビニルチューブ，その他の合成樹脂製のもの
	ゴムくず	天然ゴムの器具類，ディスポーザブルの手袋等
	金属くず	金属製機械器具，注射針，金属製ベッド，その他の金属製のもの
	ガラスくず，コンクリートくずおよび陶磁器くず	アンプル，ガラス製の器具，びん，その他のガラス製のもの，ギプス用石膏，陶磁器の器具，その他の陶磁器製のもの
	ばいじん	大気汚染防止法第2条第2項のばい煙発生施設および汚泥，廃油等の産業廃棄物の焼却施設の集じん施設で回収したもの
一般廃棄物		紙くず類*，厨芥，繊維くず*（包帯，ガーゼ，脱脂綿，リネン類），木くず*，皮革類，実験動物の死体*，これらの一般廃棄物を焼却した「燃え殻」等 （*特定の事業活動では産業廃棄物だが，医療関係機関等から排出されるものは一般廃棄物）
放射性廃棄物（医療用放射性汚染物）		診療用放射性同位元素，陽電子断層撮影診療用放射性同位元素，放射性同位元素によって汚染されたもの

注）感染性廃棄物の該否は，図38-4（→431頁）で判断

（環境省：廃棄物処理法に基づく感染性廃棄物処理マニュアル，p9，2023 を参考に作成）

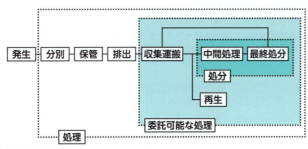

図 38-2 産業廃棄物処理の概要

す。表38-2 に廃棄物処理業の許可区分についてまとめましたが，感染性廃棄物の処理を委託するのであれば，その収集運搬または処分の業について，都道府県知事または政令市長から許可を受けた業者でなければなりません。なお，感染性一般廃棄物の処理は，感染性産業廃棄物処理の許可業者ができることになっています。

☐ 医療関係機関等は，感染性廃棄物の処理を委託する場合，産業廃棄物処理票（マニフェスト）を交付して，最終処分終了までの通知を委託業者から受け取ることで確認しなければなりません。中間処理業者と最終処分業者が異なる場合には，中間処理業者が最終処分業者に2次マニフェストを交付します。特に感染性産業廃棄物の発生量が年間50t以上の医療関係機関等であれば，電子マニフェストを用いることが求められています（図38-3）。なお，医療関係機関等はマニフェストに関する報告書を都道府県知事に提出しなければなりませんが，電子マニフェストの場合は情報処理センターを介して都道府県知事に報告されるので，医療関係機関等からの報告は

表38-2 廃棄物処理業の許可区分

取り扱う廃棄物の種類		業の許可区分（収集運搬業と処分業は別区分）	許可権者
産業廃棄物		産業廃棄物収集運搬業	都道府県知事または政令市長
		産業廃棄物処分業	
	感染性産業廃棄物	特別管理産業廃棄物収集運搬業*	
		特別管理産業廃棄物処分業*	
一般廃棄物		一般廃棄物収集運搬業	市町村長または特別区長
		一般廃棄物処分業	

＊感染性廃棄物の収集運搬または処分を事業の範囲に含むものに限る。感染性産業廃棄物の許可業者は，感染性一般廃棄物の処理も行うことができる。

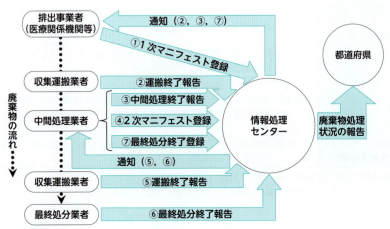

図38-3 電子マニフェストのイメージ

それぞれの業者は，①〜⑦の順に情報登録および作業終了報告を行う。委託元は，委託先の廃棄物処理状況について情報処理センターを介して通知を受け，処理が終了したことを把握する。情報処理センターは，登録および報告により得られた情報を都道府県知事に報告する。

不要となります。
□ 本章では省略しますが，医療関係機関等の施設内で，感染性廃棄物を適切な方法で中間処理して感染性を失わせれば，非感染性廃棄物（産業廃棄物あるいは一般廃棄物）として排出できます。また委託をせずに処理（運搬と処分）する場合には，帳簿の記載と保存が必要となります。
□ 医療関係機関等では，特別管理産業廃棄物管理責任者の設置が義務付けられており，管理規程の作成により感染性廃棄物を適正に処理することが求められています。
□ 感染性廃棄物のみの排出であれば，特別管理産業廃棄物管理責任者には医療専門職（医師，歯科医師，薬剤師，獣医師，保健師，助産師，看護師，臨床検査技師，衛生検査技師，歯科衛生士）がなることができますが，それ以外の特別管理産業廃棄物（現像液，定着液など）を排出する場合は，別に定める講習会の受講や規則第8条の17に定める資格（環境衛生指導員など）が求められます。
□ 感染性廃棄物は廃棄物処理法の規制を受けますが，環境省が「廃棄物処理法に基づく感染性廃棄物処理マニュアル（令和5年5月）」[1]を作成して，その適正な処理を具体的に解説しています。また自治体ごとの実態を考慮した文書〔例：東京都「感染性廃棄物を適正に処理するために（平成30年11月）」[2]〕もあるので，それらを参考にすることができます。

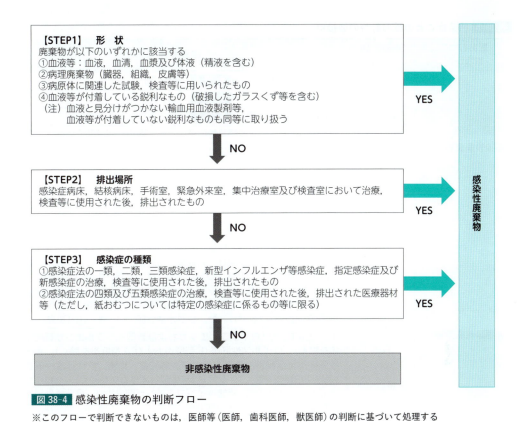

図 38-4 感染性廃棄物の判断フロー
※このフローで判断できないものは，医師等（医師，歯科医師，獣医師）の判断に基づいて処理する
（環境省：廃棄物処理法に基づく感染性廃棄物処理マニュアル，p5，2023 を参考に作成）

3. 感染性廃棄物の判断基準

- □ 感染性廃棄物の判断は，廃棄物の「形状」「排出場所」「感染症の種類」の3つの観点から行われます（図38-4）。
- □ 廃棄物が感染性・非感染性のどちらであるかは，通常はこの3つの観点で判断できますが，これらの観点で判断できない場合であっても，血液等その他の付着の程度やこれらが付着した廃棄物の形状，性状の違いにより，専門知識を有する者（医師，歯科医師，獣医師）が感染のおそれがあると判断する場合は感染性廃棄物とします。
- □ また以下の廃棄物は「感染性がなくても感染性廃棄物と同等の取り扱い」になるので注意します。
  - ・外見上血液と見分けがつかない輸血用血液製剤等
  - ・血液等が付着していない鋭利なもの（破損したガラスくず等を含む）

4. 使用済み紙おむつの感染性の判断基準

- □ 使用済み紙おむつは他の医療廃棄物とは扱いが一部異なり，感染症法の四類および五類感染症の患者が使用したものであっても，感染性廃棄物とならないものがあります（表38-3）。したがって，血液等が付着してなければ，一部の四類および五類感染症患者が使用したものは，非感染性廃棄物（事業系一般廃棄物）として区分されます。
- □ ただし，使用後の紙おむつを産業廃棄物として受入れている自治体もあり，その取扱いについて医療関係機関等，処理業者，自治体との間で調整が必要になる場合があります。なお紙おむつを

表38-3 感染症ごとの紙おむつの取扱い

紙おむつの取扱い[*1]	感染症法の分類	感染症名
感染性廃棄物	一類	一類感染症のすべて（→ 表33-1，389頁）
	二類	二類感染症のすべて（→ 表33-1，389頁）
	三類	三類感染症のすべて（→ 表33-1，389頁）
	四類	使用後の紙おむつを非感染性廃棄物として取扱う四類感染症以外
	五類	使用後の紙おむつを非感染性廃棄物として取扱う五類感染症以外
	新型インフルエンザ等感染症	新型インフルエンザ等感染症のすべて
	指定感染症	指定感染症のすべて
非感染性廃棄物[*2]	四類	黄熱，Q熱，狂犬病，マラリア，野兎病，ウエストナイル熱，エキノコックス症，オウム病，回帰熱，キャサヌル森林病，コクシジオイデス症，ジカウイルス感染症，腎症候性出血熱，西部ウマ脳炎，ダニ媒介脳炎，チクングニア熱，つつが虫病，デング熱，東部ウマ脳炎，日本紅斑熱，日本脳炎，ハンタウイルス肺症候群，Bウイルス病，ブルセラ病，ベネズエラウマ脳炎，発しんチフス，ライム病，リッサウイルス感染症，リフトバレー熱，レジオネラ症，ロッキー山紅斑熱
	五類	インフルエンザ（鳥インフルエンザおよび新型インフルエンザ等感染症を除く），ウイルス性肝炎（E型肝炎およびA型肝炎を除く），後天性免疫不全症候群，性器クラミジア感染症，梅毒，急性弛緩性麻痺（急性灰白髄炎を除く），クラミジア肺炎（オウム病を除く），クロイツフェルト・ヤコブ病，侵襲性インフルエンザ菌感染症，侵襲性髄膜炎菌感染症，侵襲性肺炎球菌感染症，性器ヘルペスウイルス感染症，尖圭コンジローマ，伝染性紅斑，播種性クリプトコックス症，マイコプラズマ肺炎，流行性耳下腺炎，淋菌感染症

[*1] 表に従い感染性廃棄物と非感染性廃棄物とを区別して排出しない場合には，すべて感染性廃棄物として取り扱う
[*2] 血液等が付着したものは，感染性廃棄物として取り扱う
（環境省：廃棄物処理法に基づく感染性廃棄物処理マニュアル，p45，2023を参考に作成）

産業廃棄物としていた自治体が，事業系一般廃棄物としての受け入れに変更する事例もあります[3]。

5. 感染性廃棄物の分別と梱包・保管

- 感染性廃棄物は他の廃棄物と分別して，性状に応じて適切な容器に梱包することが求められています。
  - 液状または泥状のもの（血液等）…廃液等の漏洩しない堅牢な密閉容器〔例：プラスチック製容器，段ボール容器（内袋使用）〕
  - 固形状のもの（血液等が付着したガーゼ等）…堅牢な容器〔例：段ボール容器（内袋使用），二重に使用した丈夫なプラスチック袋〕
  - 鋭利なもの（注射針等）…耐貫通性のある堅牢な容器（例：金属製容器，プラスチック製容器）
- 梱包が容易にできるよう，発生時点で分別して適切な容器に入れることが望ましいです。また感染性廃棄物の飛散・流出や針刺し事故の防止の観点からも，容器に入れた感染性廃棄物を他の容器に移し替えることは避けましょう。
- 感染性廃棄物であることが識別できるように，容器にはマークなど（推奨はバイオハザードマーク，図38-5）を表示することが求められています。性状に応じて用いる容器が異なるように，色の異なるバイオハザードマークを用いて廃棄物の種類を示すことが一般的です。なお，非感染性

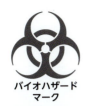 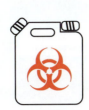 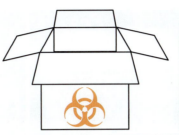 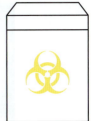

感染性廃棄物の性状	液状または泥状のもの（血液など）	固形状のもの（血液等が付着したガーゼなど）	鋭利なもの（注射針など）
バイオハザードマークの色	赤色	オレンジ色	黄色
梱包容器	液体の漏れないポリタンクなど	内袋を使用した段ボールなど	耐貫通性のあるプラスチック容器など

図38-5 感染性廃棄物の性状に合わせた梱包容器とバイオハザードマークの色

廃棄物として排出する場合であっても，外見で感染性廃棄物と見分けがつかないことがあるので，図38-6のような非感染性廃棄物ラベルを用いて表示することが推奨されています。

☐ 感染性廃棄物を適正な容器に入れたら，確実に容器を密閉してから施設内の一時保管場所へ移動します。内容物の詰め過ぎにより，容器の蓋の脱落（しっかり閉まらない，あるいは外れる），容器の変形・破損，注射針の容器外側への貫通，内容物の容器外部への飛散・流出が生じるおそれがあるため，感染性廃棄物を詰め過ぎない（容器容量の8割程度）ように注意します（図38-7）。一方，パンデミックなどの感染症の拡大時には処理業者に負荷をかけないために，感染性廃棄物が少量ではむやみに排出しないように注意喚起されています。容器の使用を開始して密閉する（容器容量の8割程度に到達する）までの間も，容器を開放したままにすると飛散・流出のおそれがあるため，開閉可能な蓋を用いることが望ましいです（図38-8）。

図38-6 非感染性廃棄物ラベル（例）
縦55mm以上，横70mm以上であること（東京都の場合）

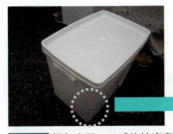 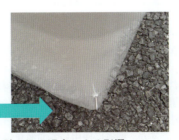

図38-7 梱包容器への感染性廃棄物の詰め込み過多による影響
鋭利なものであっても，通常は耐貫通性容器の使用で安全に処理できるが，内容物を詰め込むと針が耐貫通性の容器を突き破ることがある

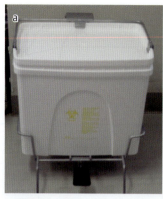
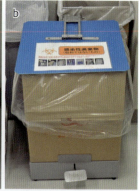

a. 鋭利なもの用　　　　　　b. 固形状のもの用

図 38-8 感染性廃棄物の発生現場に設置した分別（梱包）容器
どちらも足踏みペダルで蓋を開閉できるので、手で開閉して廃棄物に触れるリスクが低減している

- 施設内の保管は、運搬されるまでの極力短期間であることが求められます。感染性廃棄物の保管場所は関係者以外が立ち入れないように配慮し、他の廃棄物と区別して保管されること、感染性廃棄物の存在を明示して取り扱いの注意事項を記載することが義務付けられています（ 図 38-9 ）。

```
注意
・感染性廃棄物保管場所につき関係者以外
　立ち入り禁止
・許可なくして梱包容器の持ち出し禁止
・梱包容器は破損しないように慎重に取扱うこと
・梱包容器の破損等を見つけた場合は下記へ連絡
　してください

　　　　　　　　　　特別管理産業廃棄物責任者
　　　　　　　　　　〇〇　〇〇
　　　　　　　　　　連絡先TEL
　　　　　　　　　　〇〇-〇〇〇〇-〇〇〇〇
```

図 38-9 施設内の感染性廃棄物保管場所での表示（例）

縦および横それぞれ 60 cm 以上であること（規則第 8 条の 13 第 1 号）

― **ステップアップのひきだし①** ▶ **現場における廃棄物の分別と容器の選択** ―

- 施設の間取りによっては十分な種類の容器を設置できないことがあります。必要に応じ、異なる性状の廃棄物を、それらに適した性質を併せ持つ容器に一括梱包することが認められています。例えば「鋭利なもの」と「固形状のもの」は耐貫通性のある堅牢な容器にまとめて入れることができます。分別排出が困難で一括梱包する場合、表示するバイオハザードマークは黄色です。
- 非感染廃棄物と感染性廃棄物の分別が困難な場合に、一括梱包したものを感染性廃棄物として処理することが制度上は容認されていますが、処理費用が高額になることに留意します。この場合の梱包容器は、梱包される感染性廃棄物の性状に合わせて選択します。
- 同じ容器でも施設内のゾーニング等の事情により、廃棄できるものが変わる場合があります。例えば耐貫通性の容器を点滴調製台に設置した場合、薬剤調製に用いた注射針は廃棄できますが、患者に使用して血液が付着した注射針は廃棄できません。清潔エリアである点滴調製台が血液によって汚染してしまうからです。

表38-4 在宅医療廃棄物の種類

廃棄物の性状		在宅医療廃棄物
鋭利でないもの	バッグ類	輸液，経管栄養剤，蓄尿，在宅自己腹膜灌流
	チューブ・カテーテル類	輸液セット，経管栄養用の経鼻・消化管瘻カテーテル，気管吸引カテーテル，酸素投与の鼻腔カニューラ・マスク，膀胱留置カテーテル，自己導尿用カテーテル
	注入器類	注射筒（針なし），カテーテルチップ，インスリン等のペン型注入器・カートリッジ（針なし）
	布，ゴム製品	マスク，包帯，ガーゼ，脱脂綿類，使い捨て手袋
	排泄関連	ストマ袋，紙おむつなど
鋭利であるが安全な仕組みを持つもの	針先が保護された針など	ペン型注入器用針（針ケース付き），微量採血用穿刺器具・針付きペン型注入器（いずれも穿刺・注入時以外は針先がでないもの）
鋭利なもの	注射針など	注射針，翼状針，微量採血用穿刺器具（針先が露出している場合）

在宅医療の進歩に伴い，かつては往診等だけで使用されたものも，自己療養（患者のみ）で使用されるようになってきている

③ 在宅医療廃棄物～在宅で必要な感染性への配慮

1. 在宅医療廃棄物の背景

- 高齢化の進展と医療技術の進歩によって，在宅医療の実施件数は年々増加しています。それに伴って，在宅医療に使用されて家庭から排出された廃棄物，いわゆる在宅医療廃棄物が発生するようになりました。

- 廃棄物処理法における感染性廃棄物は医療関係機関等から排出されると定義されるので，家庭から排出される在宅医療廃棄物は一般廃棄物（家庭廃棄物）として分類されます（→図38-1，428頁）。したがって在宅医療廃棄物の処理責任は市町村にありますが，一般廃棄物に含まれた注射針による収集担当者の針刺し事例や，自治体の担当者が個々の在宅医療廃棄物が持つ感染性を十分に評価できないことを背景に，在宅医療廃棄物を適正に処理する体制が整っていないことが指摘されていました[4]。

- 2005（平成17）年3月の報告書（在宅医療廃棄物取扱方法検討調査報告書）[5]によれば，回答のあった自治体の約3割が脱脂綿・ガーゼ，紙おむつ以外の在宅医療廃棄物は受け入れない状況でした（注射針は9割以上が受け入れなし）。同報告書では，①注射針等の鋭利な物は医療関係者あるいは患者・家族が医療機関へ持ち込み，感染性廃棄物として処理する，②その他の非鋭利な物は，市町村等が一般廃棄物として処理する，という暫定的な提言がされており，2005年9月に環境省通知として発出されています。

- その後も，2008（平成20）年3月に「在宅医療廃棄物の処理に関する取組推進のための手引」（在宅医療廃棄物の処理の在り方検討会）[6]や「在宅医療廃棄物の取扱いガイド」（日本医師会）[7]が発表され，現在まで市町村などの自治体や，関連する医師会・歯科医師会，薬剤師会，医療機器業界・製薬業界が連携しながら，在宅医療廃棄物の適正な処理への取り組みが進められています。

2. 在宅医療廃棄物として排出されるもの

- 在宅医療に伴って排出される廃棄物を表38-4にまとめました。在宅医療には，往診，訪問診療，訪問看護のように医師，看護師などの医療専門職が訪問して行うものと，在宅療養のように医師の管理指導に基づいて患者が自ら医療処置を行うものがあります。前者のように医療専門職

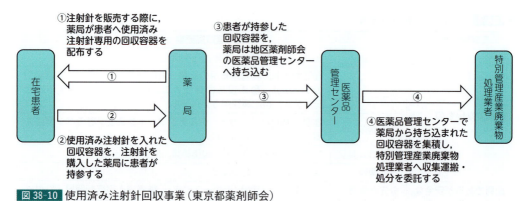

図38-10 使用済み注射針回収事業（東京都薬剤師会）
〔東京都：在宅医療廃棄物の適正処理に関する検討会とりまとめ（平成25年11月）を参考に作成〕

が訪問した際に排出される廃棄物は医療機関に持ち帰るので、在宅医療廃棄物として排出されるのは在宅療養で用いられたものが主となります。
- 代表的な在宅医療廃棄物として、実施件数の最も多いインスリンの自己注射針やシリンジ、患者1人当たりの排出量が多い在宅自己腹膜灌流バッグが知られています。在宅医療廃棄物であっても、注射針のように鋭利な物は感染性廃棄物と同様に、それによる負傷で新たな感染を生じないような配慮が必要です。一方、鋭利ではない物であれば少量の血液が付着していても、二重の袋に入れるなどの適切な梱包を行えば感染性はほぼないと考えられるので、市町村が回収するなど在宅療養者に負担をかけない仕組みが望まれます。

3. 東京都薬剤師会の取り組み[8]

- 薬剤師が貢献している取り組みとして、東京都薬剤師会の「使用済み注射針回収事業」を紹介します。東京都薬剤師会では、2002（平成14）年度から在宅医療用の注射針（使用済み）の薬局回収を実施しており、現在では23区および多摩地域の全域まで拡大しています。
- 事業の概要を 図38-10 に示します。薬局が注射針の販売業者として、それを販売した患者から回収し、産業廃棄物として処理する仕組みです。
- 薬局は自己注射に関する注射針を販売する際に、注射針回収用の専用容器を患者に渡します。患者は使用済みの注射針を専用容器に入れて薬局に持参します。薬局で専用容器をバイオハザードマークが表示されたシールで封印し、地区薬剤師会の医薬品管理センターにそれらを集約します。医薬品管理センターは、特別管理産業廃棄物処理業者に引き渡し、焼却処分をします。
- 薬局と医薬品管理センターにはそれぞれ特別管理産業廃棄物責任者を設置し、管理簿などを記載して廃棄物を適正に管理します。薬局は廃棄物処理法における医療関係機関等ではないので、このように排出された産業廃棄物は厳密な意味で感染性廃棄物ではありませんが、それに準じた形で処理される仕組みになっています。
- 東京都薬剤師会の取り組みを紹介しましたが、現在は多くの地域の薬剤師会で同様の取り組みが実施されています。

ステップアップのひきだし②　▶在宅医療廃棄物処理の複雑さ

- □ かつては不十分と考えられた在宅医療廃棄物の処理体制ですが，自治体や関係機関の尽力によって適正な体制が構築されてきています．一方，地域の様々な事情により，その処理体制には違いがあることに十分な理解が必要です[9]．
- □ 自己注射針などの鋭利な物は，医療機関や薬局で回収される地域が多くあります．しかし，医療機関や薬局まで公共交通機関を利用して鋭利な物を持ち運ぶ際に，従来から針刺しのリスクがあることが指摘されています．一方，適切な容器に入れた針ケース付き自己注射針であれば，一般廃棄物の可燃ごみや危険ごみとして自治体が回収している地域もあります．
- □ 鋭利な物の回収容器として，耐貫通性のある専用容器の使用を求めるところもあれば，ペットボトルや牛乳パックでよいとするところもあります．安全性では専用容器が優れていますが，それを配布する薬局あるいは購入する患者に費用が生じることは考慮すべきです．当然ですが，医療機関や薬局で回収して処理すると，産業廃棄物の処理費用がそれらの施設に生じます．
- □ 輸液バッグなどのプラスチック製品には，資源有効利用促進法に基づいてプラマークが表示されているため資源ごみと認識されてしまうことがありますが，感染性を懸念して焼却処理するので可燃ごみとして回収することが一般的です．また自己注射針を入れたペットボトルが資源ごみに混入することで，針刺しが発生するリスクが指摘されています．
- □ 使用済みの注射針を不適切に放置することでレストランやホテルの従業員が負傷した事例や，不適切な梱包形態で医療機関に持参することで医療専門職が負傷した事例もみられます．在宅医療廃棄物を適正に処理するためには，患者らの理解と協力が必要不可欠です．

引用文献

1) 環境省 環境再生・資源循環局：廃棄物処理法に基づく感染性廃棄物処理マニュアル（令和5年5月），2023
2) 東京都環境局資源循環推進部産業廃棄物対策課：感染性廃棄物を適正に処理するために（平成30年11月），2018
3) 松本亨，他：廃棄物資源循環学会誌 33(4)：257-264，2022
4) 環境省：在宅医療に伴い家庭から排出される廃棄物の適正処理について，環廃対発050908003号・環廃産発050908001号，公布日2005年9月8日
5) 環境省大臣官房廃棄物・リサイクル対策部：平成16年度事業在宅医療廃棄物取扱方法検討調査報告書（平成17年3月），2005
6) 環境省，在宅医療廃棄物の処理の在り方検討会：在宅医療廃棄物の処理に関する取組推進のための手引き（平成20年3月），2008
7) 日本医師会：地域の協力で支えられる在宅医療　在宅医療廃棄物の取扱いガイド（平成20年3月），2008
8) 東京都環境局：在宅医療廃棄物の適正処理に関する検討会　とりまとめ（平成25年11月），2013
9) 日本糖尿病協会：正しく捨ててる？　在宅医療廃棄物，2019

（小林　義和）

39 針刺しと曝露対策

慌てない。針刺しは事前の対策，直後の対処

> **はじめのひきだし**
> - ☐ 血液，体液，排泄物で汚染された針などの鋭利器材による針刺しや切創を介して感染症に罹患することがあります。
> - ☐ ごく少量の飛散した血液，体液，排泄物によって皮膚や粘膜が汚染された場合，感染症に罹患することがあります。
> - ☐ 針刺しや，血液や体液による粘膜曝露の際は感染対策チームに届出を行い，定期的な健康観察が必要です。
> - ☐ ワクチンで防ぐことができる感染症に対し医療専門職はワクチン接種を行い，抗体を有しておくことが強く推奨されます。
> - ☐ 感染リスクのある曝露後に予防内服を行うことで，感染リスクを低下させることができます。

1 針刺し，切創，粘膜曝露

- ☐ 医療専門職の多くが，針刺しや切創による血液を介した職業感染に罹患するおそれがあります。またごく少量の血液や体液にも大量の病原微生物が存在すれば，飛散した血液や体液が医療専門職の口，鼻，目などの粘膜から侵入して感染症を引き起こすおそれがあります。
- ☐ 特に注意が必要な病原微生物として，表39-1 に示す B 型肝炎ウイルス（HBV）や C 型肝炎ウイルス（HCV），ヒト免疫不全ウイルス（HIV）の 3 種類が挙げられます。その他にも血液を介する感染症として，成人 T 細胞性白血病（ATL）の病原体である HTLV-1 や梅毒の病原体である梅毒トレポネーマなども医療専門職による針刺し，切創，粘膜曝露に注意します。

2 標準予防策

- ☐ 医療専門職にとって，HBV や HCV，HIV による職業感染の予防策は画一的であるべきです。そのため病原微生物の存在にかかわらず，すべての血液や体液は危険な曝露源とみなす標準予防策を実践します[1]。
- ☐ 標準予防策は，①血液，②体液，汗を除く分泌物，排泄物，③損傷している皮膚，④粘膜に対して適用します。医療専門職が患者に接触する場合は手袋やエプロンの着用が必須です。さらに血液や体液が飛散する可能性に応じて目を守るためのフェイスシールドやゴーグルを着用します。
- ☐ なお標準予防策の対象は患者に限定しているわけではありません。いつでも，誰でも，誰に対しても実施すべき予防策です。

表39-1 職業感染において特に注意が必要な病原微生物

原因微生物	針刺しや切創による感染リスク
B 型肝炎ウイルス（HBV）	30％以上
C 型肝炎ウイルス（HCV）	2％
ヒト免疫不全ウイルス（HIV）	0.30％

> **ステップアップのひきだし①** ▶ **標準予防策（standard precautions）**
>
> □ 1996年にCDC（米国疾病管理予防センター）により発表された「病院における隔離予防策のためのガイドライン」の中で示された考え方です。現在国内の医療機関においても広く認知され普及しています。2007年には感染対策の基本である標準予防策と感染経路別予防策を実施することの重要性を再度強調する目的で，改訂されました。その中では，病院管理者に対する勧告や医療専門職や患者に対する教育についても勧告されているのが特徴です。

③ 針刺しや切創の防止対策

- □ 針刺しや切創に注意すべき鋭利器材として注射針やメス，手術針，鋭利な形状の器具などが幅広く該当します。
- □ 使用済みの注射針は使用した患者の感染症の有無にかかわらず，シリンジから針を取り外さずに使用したままの状態（＝リキャップをしない）で，速やかに堅固な医療廃棄物容器に廃棄します。手術室では，使用済みの針やメスを安全に受け渡しするためにトレイを用いるなどしてニュートラルゾーンを設置します。鋭利器材の医療専門職間での直接の受け渡しを回避することで，針刺しリスクを低下させることができます[2]。
- □ また鋭利器材は損傷防止機能付きの製品を積極的に採用することも安全管理上有効です[3,4]。薬剤調製時に使用したガラスアンプルは，鋭利器材として医療廃棄物容器に廃棄します。
- □ 廃棄する際は，医療廃棄物容器内にすでに破棄された使用済みの注射針や鋭利器材によって手指が受傷しないように注意します。また，医療廃棄物容器は廃棄物が容易に取り出せない構造のものを採用します。医療廃棄物容器は鋭利器材を使用する場所と可能な限り近い場所に設置するか，あらかじめ手元に準備しておくことで安全性が向上します。

④ 血液粘膜曝露発生時の対処

- □ 針刺し，切創，粘膜曝露の事例が発生した場合のために，医療機関内において文章化した具体的なマニュアルやフローを策定し，周知徹底します（図39-1）[5]。また日頃から院内の医療専門職に感染対策の教育を行います[6]。
- □ 医療専門職が血液や体液に曝露した場合，ただちに上司および感染制御部や感染対策チーム（ICT）へ報告し，エピネット日本版による曝露報告書を院内感染対策委員会に提出します（図39-2）[7]。また曝露源がHBV，HCV，HIV感染症患者の場合，曝露者は曝露直後に採血検査を受け，結果に基づいてマニュアルやフローに準じた対処が必要です。
- □ なお，このような曝露対策にかかる費用は医療機関が負担することになります。必要に応じて労働災害補償手続きも行います。医学生，看護学生，薬学生，大学院生，研究生が曝露した場合も職員と同等の対策が行えるように医療機関は対策を整備する必要があります。一方，清掃員などの委託業者は勤務先の災害補償制度に則って対処します。

> **ステップアップのひきだし②** ▶ **EPINet（エピネット）**
>
> □ 米バージニア大学のJanine Jaggerにより開発された血液・体液曝露予防のための情報収集・解析システムです。今日，エピネットは世界各国でサーベイランスシステムとして普及し，針刺し，切創，皮膚・粘膜曝露に関して集積された情報を基に感染対策への活用が飛躍的に進んでいます。

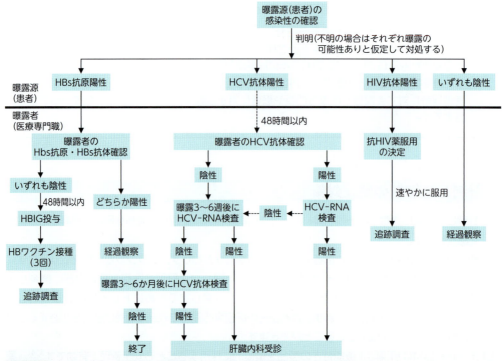

図 39-1 HBV，HCV，HIV による針刺し・切創・粘膜曝露発生時の対応フロー
〔国立大学附属病院感染対策協議会編：病院感染対策ガイドライン 2018 年版，じほう，2018，國島広之他：日本環境感染学会誌 37(1)：31-32，2022 より〕

> ☐ 国内でもエピネット日本版（職業感染制御研究会編）を用いて針刺し，切創，皮膚・粘膜曝露に対して集積された情報を基に，様々な医療機関での血液・体液曝露サーベイランスに活用されています。

⑤ 血液粘膜曝露直後の洗浄

☐ 実際に針刺し，切創，粘膜曝露が発生した場合には，医療専門職は施行中の作業をただちに中止し，血液または体液を速やかに除去することが重要です。皮膚に対しては流水と石けん，粘膜に対しては流水による洗浄を行います。

☐ 消毒薬による消毒を行ってもよいとされていますが，明確な効果は確立されていません。また，消毒のために局所の洗浄が遅れないよう注意します。消毒薬にはポビドンヨードや消毒用エタノールが適しています[8, 9]。

⑥ 血液粘膜曝露後の対処

☐ 曝露源である患者の HBV，HCV，HIV の感染症検査に関しては，患者自身から同意をとることが望まれます。手術中の曝露も多いため，あらかじめ手術前や検査前に感染症検査の同意を取得しておきます。

☐ 曝露後の感染症検査に関しては，当日あるいは数日以内の保存血清での実施も可能です。救急隊員，委託業者，学生など医療機関のスタッフ以外の者が病院内で血液や体液などに曝露した場合

職業感染制御研究会
Exposure
Prevention
Information
NETwork

エピネット日本版−Japan EPINet

B:皮膚・粘膜曝露報告書

(Japan EPINet version 5.0)

病院コード番号 □□□□□
院内報告番号 B□□□□□

1 報告者
■氏名
■ふりがな
■職員番号
■カルテ番号

■所属部門
1□ 医師部門　5□ 検査部門
2□ 病棟部門　6□ 放射線部門
3□ 外来部門　99□その他
4□ 中材・手術部門　(記載)

■経験年数(　　年)
■性別　(男・女)
■年齢　(　　歳)

2 発生日時
発生日　西暦　　年　月　日
発生時間(24 時間制)　　時　分

3 職種(1 つだけチェック)
1 □ 医師(常勤・非常勤を含む) →
2 □ レジデント・研修医 →→→→
3 □ 医学生
4 □ 看護師
5 □ 准看護師
14□ 助産師
6 □ 看護助手
7 □ 看護学生
8 □ 臨床検査技師
9 □ 放射線技師
10□ 歯科医師
11□ 歯科衛生士
12□ 清掃・洗濯・廃棄等の医療関連サービス(委託業者含む)
□ 清掃業務担当者(委託業者含む)
□ 洗浄・滅菌業務担当者(委託業者含む)
□ 洗濯業務担当者(委託業者含む)
□ その他(記載)
13□ 薬剤師
16□ 臨床工学技士
99□ その他(記載)

1 □ 内科
2 □ 外科
3 □ 麻酔科
4 □ 整形外科
5 □ リハビリ科
6 □ 形成外科
7 □ 小児科
8 □ 産婦人科
9 □ 眼科
10 □ 皮膚科
11 □ 泌尿器科
12 □ 耳鼻咽喉科
13 □ 精神・神経科
14 □ 放射線科
15 □ 歯科・口腔外科
16 □ 脳神経外科
17 □ 腎透析部
18 □ 中央臨床検査
19 □ 救急部
20 □ 手術部
99 □ その他
(記載)

4 発生場所(1 つだけチェック)
1 □ 病室(集中治療室を除く)
(病棟名記載)
2 □ 病棟病室外
□ 廊下
□ ナースステーション
□ 処置室
□ その他(記載)
(病棟名記載)
3 □ 救急部門
4 □ 集中治療部(術後回復室を含む)
5 □ 手術部
6 □ 外来診察室(処置室)(診察科記載)
7 □ 輸血部
8 □ 採血室
9 □ 透析室
10□ 特殊検査室(放射線・内視鏡・CT・心カテ・筋電図等の検査室)
11□ 臨床検査部
12□ 病理部
□ 病理検査室　□ 病理解剖室
13□ 中央材料室
14□ 分娩室
16□ 薬剤部
17□ 化学療法センター
15□ 在宅
99□ その他(記載)

5 患者の確定−曝露源の患者が誰かわかっていますか?
1 □ はい(以下の項目にもお答えください)
(患者氏名又はイニシャル)
(患者カルテ番号)
入院・外来　□1.入院　□2.救急外来
□3.外来(救急を除く)　□4.不明

患者検査結果(曝露時に未検査でも、後に確認された場合は訂正入力して下さい)			
HIV 抗体	□陽性	□陰性	□未検査
HCV 抗体	□陽性	□陰性	□未検査
HBs 抗原	□陽性	□陰性	□未検査
HBe 抗原	□陽性	□陰性	□未検査
梅毒	□陽性	□陰性	□未検査
	□STS 法	□TPHA 法	□不明
ATLA(HTLV−1 抗体)	□陽性	□陰性	□未検査

その他(記載)
2 □ いいえ
3 □ 適切な回答なし(患者への使用前など)

6 曝露した体液−皮膚・粘膜はどの体液で曝露しましたか?(該当項目全てにチェック)
1 □ 血液又は血液製剤
2 □ 吐物／胃内容物
3 □ 痰
4 □ 唾液
5 □ 脳脊髄液
6 □ 腹水
7 □ 胸水
8 □ 羊水
9 □ 尿
10□不明
99□その他(記載)

1

図 39-2 エピネット日本版
その他に，A：針刺し・切創報告書 Ver. 5.0，AO：針刺し・切創報告書/手術部用 Ver. 2.0，BO：皮膚・粘膜曝露報告書/手術部用 Ver. 2.0 がある。

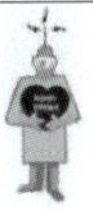

も，エピネット日本版による曝露報告書を提出し，曝露後の対策を講じます。また，曝露時の状況や曝露者の感染状況に応じて追跡調査を行います。

- □ HBV の血液粘膜曝露の対処として，必要に応じ早期の乾燥抗 HBs ヒト免疫グロブリン(HBIG)予防投与が推奨されます。組織に定着する前の血中に存在するウイルスを HBIG が中和するためです。曝露者が 2 日以内に予防投与した際の肝炎発症率は 2.7%(2/73)で，3〜7 日以内の 6.7%(13/193)と比べて低い傾向にあったとされています[10]。
- □ HIV の血液粘膜曝露の対処として，数時間以内の予防内服が推奨されます。2014 年の英国の調査報告では，HIV 予防内服した曝露者の 89%(535/598)が 24 時間以内に内服を開始し，感染事例はなかったとされています[11]。

⑦ HBV の血液粘膜曝露の対処

- □ 医療専門職に対する 1 回の HBV 曝露による感染率は約 30%以上です(表 39-1)。HBV の中

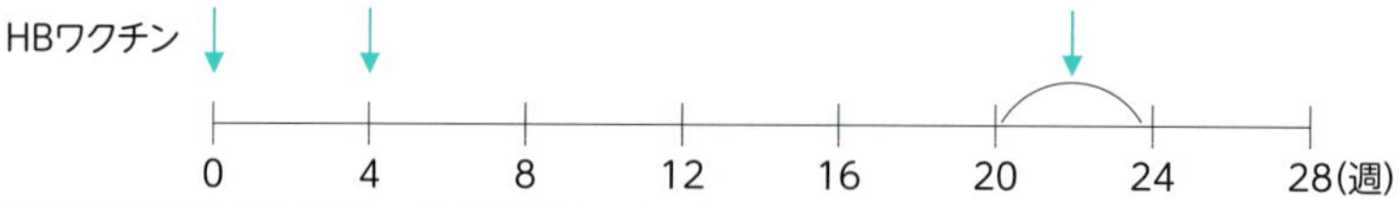

図 39-3 医療専門職の予防接種スケジュール

表 39-2 曝露源および曝露者の HBs 抗原および抗体による対策

曝露者の検査結果	曝露源の検査結果	
	HBs 抗原（＋）	HBs 抗原（－）
HB ワクチン接種で過去に HBs 抗体の陽転化が確認できている場合	医師の判断	対策不要
HBs 抗原（＋），HBs 抗体（＋）	HBIG 投与や HB ワクチン接種の必要はない* →なければ，肝臓内科への紹介を勧める	
HBs 抗原（－），HBs 抗体（＋）	HBIG 投与や HB ワクチン接種の必要はない	
HBs 抗原（＋），HBs 抗体（－）	HBIG 投与や HB ワクチン接種の必要はない* →なければ，肝臓内科への紹介を勧める	
HBs 抗原（－），HBs 抗体（－） 2 クールのワクチン接種済	過去の HBs 抗体陽転化が確認できない場合 →HBIG を 2 回投与（直後と 1 か月後）	
HBs 抗原（－），HBs 抗体（－） 2 クール未満のワクチン接種歴あり	過去の HBs 抗体陽転化が確認できない場合 →HBIG 投与＋HB ワクチン追加接種	
HBs 抗原（－），HBs 抗体（－） ワクチン接種歴なし	事例発生 24 時間（遅くとも 48 時間）以内に，HBIG 投与＋HB ワクチン接種	

HBIG：抗 HBs ヒト免疫グロブリン
*ただし，HBV 感染の評価を受けているか確認が必要

　和抗体である HBs 抗体はワクチン接種により獲得できます。医療専門職は初回投与，4 週間後，1 回目の接種から 20〜24 週後の 3 回の投与を 1 シリーズとして抗体を獲得する必要があります（図 39-3）[12,13]。

☐ 抗体価上昇が観察されなかった場合は，もう 1 シリーズ再接種が推奨されます。追加の 1 シリーズでも抗体の陽転化が認められない場合は，ワクチン不応者となります。また，抗体の有無に関する情報は，医療専門職本人と医療機関内でそれぞれ管理します。

☐ 曝露源（患者）および曝露者の HBs 抗原および抗体による対策を表 39-2 に示します。HBs 抗原陽性の血液への曝露が明らかな者が HBs 抗体陽性の場合，特別な予防は不要です。一方，曝露者の HBs 抗原，HBs 抗体のいずれも陰性であれば，24〜48 時間以内に HBIG の投与および HB ワクチンの接種を行います。

☐ 曝露者が HB ワクチン接種者で HBs 抗体の陽転化が確認できていない場合には，HBs 抗体を測定し，陰性なら HBIG 投与と HB ワクチンの追加接種を行います。曝露者が過去に 2 度の HB ワクチンシリーズ接種をしていても HBs 抗体陰性の場合は HBIG を 2 回投与します。

☐ 曝露者のワクチン接種歴がない場合や 1 シリーズのみの接種の場合は，今後の医療環境での曝露も考慮してワクチン接種を追加することが適当と考えられます。さらに曝露者は直後，1 か月後，3 か月後，6 か月後に，HBs 抗原，HBs 抗体，肝機能検査（AST，ALT）の追跡検査を受けます。

☐ 曝露者が HBV キャリアであることが判明した場合は，肝臓内科受診を勧めます。「医療関係者のためのワクチンガイドライン 第 3 版」では，経年による抗体価低下によらず HB ワクチンの予防効果は持続するとされています[14]。そのため，免疫獲得者に対する経時的な抗体価測定や，免疫獲得者の抗体価低下に伴うワクチン追加接種は不要とされています。

> **ステップアップのひきだし③　▶ HB ワクチン**
>
> □ HBV，HCV，HIV の中で有効なワクチンが開発されているのは HBV のみです。国内にはジェノタイプ A 由来ワクチンとジェノタイプ C 由来ワクチンの 2 種類の製品があります。
> □ 2 種類のワクチンはいずれのジェノタイプにも有効であることが示されています。また，1 回のシリーズでは同一製品を用いることが望ましいですが，2 種類の異なる製品を組み合わせて接種した場合の互換性は確認されています。ワクチンの供給不足により同一製品が入手できない場合は接種スケジュールの途中でもワクチン変更が可能です。

⑧ HCV の血液粘膜曝露の対処

□ 医療専門職に対する 1 回の HCV 曝露による感染率は約 2％です（表 39-1）。医療専門職が HCV 感染患者の血液や体液などに曝露した場合，曝露後 48 時間以内に HCV 抗体を測定します（図 39-1）[15]。

□ HCV 抗体陽性の場合，HCV-RNA 検査を行います。HCV 抗体陽性かつ HCV-RNA 陽性の場合，すでに感染の可能性があるため肝臓内科を受診します。HCV 抗体陰性または HCV 抗体陽性かつ HCV-RNA 陰性の場合，曝露 3～6 週後に HCV-RNA 検査を再度行います。この HCV-RNA 検査が陰性の場合，急性感染において間欠的なウイルス血症の見逃しを防ぐために曝露 3～6 か月後に HCV 抗体検査を行います。

□ HCV 抗体が陽性あるいは HCV 抗体が陽転化した場合は肝臓内科受診となります。現在，副作用が少なく 90～100％近い奏効率が期待できる経口抗 C 型肝炎ウイルス薬が登場しています。慢性肝炎の定義を満たす発症後 6 か月時点で HCV-RNA 陽性であった場合に治療を開始すれば保険適用となります。

□ HCV-RNA 陰性で感染性がないとの評価の場合には，曝露者のフォローは不要です。

⑨ HIV の血液粘膜曝露の対処

□ HIV に関して有効な感染予防ワクチンは存在しません。HIV 感染症においては，感染リスクのある曝露後に抗 HIV 薬を内服することで感染リスクを低下させることができます。HIV は環境中で長くは存在できないことから，数時間放置された医療材料を媒介した感染は否定的です。

□ HIV 抗体陽性者からの鋭利器材損傷では，曝露者はできるだけ早期（時間単位）に予防内服を検討します[16]。予防内服を決定した場合には 1 回目をすぐに服用します。抗 HIV 薬には食事の影響を受ける薬剤がありますが，予防内服薬は食事とは無関係に開始できます。内服開始前には以下の 3 項目の確認が必要です。
- 妊娠の可能性のある場合は，服用に先立って妊娠の検査を行います
- 慢性 B 型肝炎に罹患している医療専門職では，抗 HIV 薬の選択に注意が必要です
- 腎機能に問題のある医療専門職では，抗 HIV 薬の選択に注意が必要です

□ **推奨される予防内服薬**（いずれも食事制限なし）

> ・ラルテグラビルカリウム（アイセントレス® 400 mg 錠）　1 回 1 錠　1 日 2 回
> ＋エムトリシタビン・テノホビル アラフェナミドフマル酸塩合剤（デシコビ® 配合錠 HT）
> 　1 回 1 錠　1 日 1 回
> 　またはデシコビ® の代わりに
> ＋エムトリシタビン・テノホビルジソプロキシルフマル酸塩合剤（ツルバダ® 配合錠）　1 回 1 錠　1 日 1 回

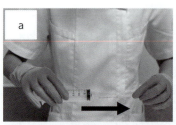
a. 針とキャップが直線上に並ぶ
　リキャップは絶対に行わない

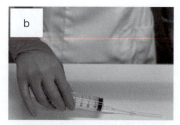
b. 片手リキャップ

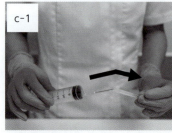
c-1, 2. 2段階リキャップ

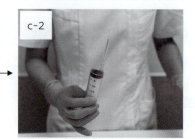

図39-4 リキャップを行う際の注意点

- 予防内服は可能であれば4週間継続します。内服継続できない場合は，リスクを含めた検討をするために感染制御部やICTへ相談します。曝露者は直後，6週間後，3か月後，6か月後にHIV抗原・抗体の追跡検査を受けます（予防内服者は2週間後も）。必要時にはRNA検査も実施します。曝露後は性交渉を6〜12週控えるか，避妊を適切に行います。

⑩ おわりに

- 医療専門職は絶えず針刺しや粘膜曝露のリスクにさらされています。患者の血液や体液には病原微生物が存在する可能性があり，血液や体液の付着した，あるいは付着した可能性のある医療材料に対しては常に標準予防策をとり続けることが重要です。
- 血液を介する感染症としては特にHBV，HCV，HIVに注意します。ごく少量の血液でも大量の病原微生物が存在すると，鋭利器材による針刺し，飛散する体液によって感染症が成立してしまう可能性があります。また未知のウイルス感染が血液曝露時に問題となる可能性も考え，針刺し自体を防ぐことを第一に考えることが重要です。

ステップアップのひきだし④ ▶ リキャップの裏技

- 原則リキャップは禁止です。しかし臨床現場においてはリキャップを行わざるをえない場合があります。
- その注意点（図39-4）としては，「針とキャップが直線的に並ぶリキャップは絶対に行わない」ことです。やむを得ない場合は，片手リキャップや2段階リキャップがよいでしょう。
- 片手リキャップ…キャップを平らで安全な場所に置き，そのキャップに針を入れてからリキャップを行う。
- 2段階リキャップ…針にキャップを軽くかぶせてから，確実にリキャップを行う。

引用文献

1) Garner JS：Am J Infect Control. 24(1)：24-31, 1996(PMID：8651517)
2) 前田雅子, 他：手術医学 20(1)：28-30, 1999
3) Jagger J, et al.：N Engl J Med. 319(5)：284-288, 1988(PMID：3393183)
4) Tan L, et al.：Arch Intern Med. 161(7)：929-936, 2001(PMID：11295955)
5) 国立大学附属病院感染対策協議会 編：病院感染対策ガイドライン2018年版【2020年3月増補版】, じほう, 2020
6) Conly JM, et al.：Am J Infect Control. 17(6)：330-339, 1989(PMID：2596730)
7) 小林寬伊, 他：医科器械学 66(2)：46-85, 1996
8) Bond WW, et al.：J Clin Microbiol. 18(3)：535-538, 1983(PMID：6630443)
9) Kobayashi H, et al.：J Clin Microbiol. 20(2)：214-216, 1984(PMID：6436295)
10) Grady GF, et al.：J Infect Dis. 138(5)：625-638, 1978(PMID：361899)
11) United Kingdom Surveillance of Significant Occupational Exposures to Bloodborne Viruses in Healthcare Workers：Eye of the Needle. Public Health England, 2014.
https://www.gov.uk/government/publications/bloodborne-viruses-eye-of-the-needle
12) Department of Labor, occupational Safety and Health Administration. Occupational exposure to bloodbome pathogens ; final rule. Federal Resister 56：64004-64182, 1991
13) Centers for Disease Control and prevention：Immunization of health-care workers：recommendations of the Advisory Committee on Immunization Practices (ACIP) and the Hospital Infection Control Practices Advisory Committee (HICPAC).MMWR 46,1997
14) 日本環境感染学会 編：環境感染, 35(Suppl II), 2020
15) 國島広之, 他：日本環境感染学会誌 37(1)：31-32, 2022
16) 令和5年度厚生労働行政推進調査事業費補助金エイズ対策政策研究事業, HIV感染症および血友病におけるチーム医療の構築と医療水準の向上を目指した研究班 編：抗HIV治療ガイドライン2024年3月, 2024

（中川　博雄）

付 録

筋肉注射（ワクチン接種）の方法と注意点

筋肉注射は怖くない。解剖と副反応を知って安全に行う

> **はじめのひきだし**
> - 新興感染症のパンデミックの際には，将来的に薬剤師も予防接種などの筋肉注射を行う可能性があります。
> - 手技は決して難しくはないですが，合併症や副反応について知っておく必要があります。
> - 合併症では特に滑液包炎や神経損傷の可能性を考え，局所解剖のイメージを持つことが重要です。
> - 緊急度が高い副反応はアナフィラキシーショックです。被接種者は過度の緊張やストレスの中で接種すると血管迷走神経反射を引き起こす可能性もあります。緊急時の対応も確認しておきましょう。
> - 被接種者は少なからず緊張しているものです。手技的なことに加えて被接種者の緊張をほぐす声かけが重要です。

① 薬剤師が行う筋肉注射の可能性

- 2021年5月，わが国では薬剤師をワクチン接種の担い手とすることについて議論が起こりました。きっかけはSARS-CoV2感染症によるCOVID-19拡大でワクチン接種が急務となったものの，医師，看護師，歯科医師だけでは接種する人員が確保できない事態が想定されたからです。
- 薬剤師は薬剤やワクチンの知識はあるものの，これまで接種自体や接種後の副反応に対する対応や処置について，学習や実習の機会はありませんでした。ちなみに2021年11月に日本薬剤師会は薬剤師の予防接種研修プログラムを策定しました。
- 本章執筆時点では薬剤師がワクチン接種を行う法的な根拠はありませんが，今後，新興感染症のパンデミックが起こった際には，薬剤師がワクチン接種の担い手として活躍する可能性は十分にあります。有事の際に即座に対応できるように，本章ではワクチン接種を踏まえた筋肉注射の実施について述べます。

② 筋肉注射とは

- 筋肉注射はその名の通り筋肉内に直接注射液を注入することです。皮下注射と比較して血管が豊富に分布する筋肉内に注射をすることで薬剤の吸収が速く，ワクチンの場合は免疫がつきやすいという特徴があります。
- 成人のワクチン接種などで用いられるのは，三角筋への筋肉注射です。三角筋への筋肉注射は①肩峰から3横指下へ接種する方法（従来法）と②2021年3月に日本プライマリ・ケア連合学会ワクチンチームが製作・監修した方法の2つがありますが，今回は②の日本プライマリ・ケア連合学会ワクチンチームによる新しい筋注法[1]を紹介します。

③ 局所の解剖と合併症

- 三角筋への筋肉注射をする際，局所の合併症を避けるために必要な局所解剖を 図A-1 に示します（図は被接種者の左側から左肩を見ています）。
- 肩峰，肩峰下滑液包，三角筋，腋窩神経，橈骨神経の解剖と位置関係をイメージしておきます。以下にそれぞれの特徴を説明します。

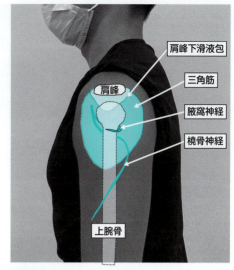

図A-1 三角筋への筋肉注射をする際の局所解剖

1. 肩峰

- 肩峰は肩の頂点に位置する肩甲骨の骨の一部を指します。肩峰は肩の頂点にあり，比較的容易に位置を確認できることから接種の際の重要な目印となります。

2. 肩峰下滑液包

- **解剖**：肩峰の下には肩峰下滑液包と呼ばれる滑液が入った袋状の関節包（滑液包）があります。
- **役割**：肩峰下滑液包は肩関節の動きを円滑にする役割がある他，腱板を保護する役割があります。
- **障害**：筋肉注射を行った後に滑液包炎や腱板炎などを引き起こし，肩関節障害（肩が上がらない，肩痛）が生じることがあり，肩峰下滑液包へ注射針を刺入した筋肉接種と関連があるとされています[2]。このため肩峰から約3cm以内に針を刺入し薬液を注入しないよう注意します。

3. 腋窩神経

- **解剖**：腋窩神経は頸部から肩甲骨の裏側を通り，上腕骨に巻き付くように後方から外側を通って側方を横に走っています。
- **役割**：腋窩神経は肩の屈曲・外転・外旋などの運動や上腕骨外側の知覚神経を支配しています。
- **障害**：肩峰から下方に4〜9cm以内に接種すると腋窩神経障害が起こる可能性がある[3]といわれています。腋窩神経障害が起きると肩の前方挙上（屈曲）や外側挙上（外転）などの障害が起こります。

4. 橈骨神経

- **解剖**：橈骨神経は上腕の後方から外側を遠位に向かって走行しています。上腕骨を内旋（肘を90°に曲げた状態で手を体に近づける動き）すると，上腕の動きとともに腋窩神経が後方から側方に回り，側方から見ると真正面に位置することを意識しておきましょう。
- **役割**：橈骨神経は手指伸展や手関節の背屈，前腕の外旋（母指を外側に向ける）などの役割があり，知覚神経としても手から上腕までの一部の知覚神経を支配しています。
- **障害**：橈骨神経障害が起こると手関節の背屈などができなくなります。手首が垂れ下がり，背屈できない障害，いわゆる下垂手となります。

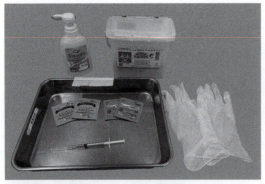

図A-2 準備物品
- 薬剤（ワクチン）を充填した針付きのシリンジ
- 消毒用の綿
- パッド（絆創膏）
- バイオハザードボックス（針の廃棄用）
- 手袋

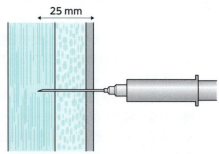

図A-3 注射針を約25 mm刺入すると筋肉内（三角筋）に到達する

④ 筋肉注射の実際

□ 筋肉注射の手技を説明します。以下の手順に従うことで，安全で効果的な筋肉注射ができます。

1. 準備

□ まず，注射に必要な器具と薬剤を準備します。清潔なトレーに，薬剤（ワクチン）を充填した針付きのシリンジ，消毒用の綿，パッド（絆創膏），バイオハザードボックス（針の廃棄用）を揃えます（図A-2）。薬剤をアンプルやバイアルからシリンジに取り出す際には，無菌操作を徹底します。薬剤の量と種類を再確認し，使用する針のサイズが適切であるかを確認します。

□ **注射針の太さと長さ**
- 一般成人には25 G（ゲージ）25 mmの針を用います。
- 標準的な体型の成人では注射針を約25 mm刺入すると皮膚（表皮・真皮）から皮下組織を通り筋肉内（三角筋）に十分に到達するとされています（図A-3）。このため，25 G，25 mm長の注射針を用います。かなり体が大きな被接種者（100～120 kg）であれば，38 mmの針を用いることがありますが，ほとんどの日本人であれば25 mm長で大丈夫です。

2. 予診票の確認

□ 図A-4に新型コロナワクチンの予診票を示します。まず，予診票に記載された氏名と被接種者の氏名が間違っていないか，記載に漏れがないかを確認します。予診票の確認は医師が事前に行っているはずですが，特に医師の記入欄に医師のサインがあり，接種が可能のチェックが入っていることを必ず確認します。医師のサインがない場合は再度医師に確認してサインをしてもらわなければなりません（図A-4-①）。さらに本人のサインと接種の希望（同意）のチェックが入っているかを確認します。本人のチェックやサインが漏れている場合はその場で記入してもらって下さい（図A-4-②）。

□ また，当日の体調や，アレルギー歴，接種後に気分不良となったことがあるかを予診票や被接種者との話の中で確認します。以前に気分不良となったことがある場合でも接種することはできますが，接種者は今回も気分不良になる可能性があることを心にとどめ，緊急時の対応について考

新型コロナワクチン接種の予診票（追加接種用）

※太枠内にご記入またはチェック☑を入れてください。

※左隅に合わせ、点線に沿ってまっすぐに貼り付けてください

住民票に記載されている住所	都道府県　市区町村
フリガナ / 氏名	電話番号（　　）ー
生年月日（西暦）	年　月　日生（満　歳）　□男・□女　診察前の体温　度　分

質問事項	回答欄		医師記入欄
新型コロナワクチンの接種を受けたことがありますか。 接種回数（　回）　前回の接種日（　年　月　日） 前回接種を受けた新型コロナワクチンの種類（　）	□はい	□いいえ	
現時点で住民票のある市町村と、接種券又は右上の請求先に記載されている市町村は同じですか。	□はい	□いいえ	
『新型コロナワクチンの説明書』を読んで、効果や副反応などについて理解しましたか。	□はい	□いいえ	
現在、何らかの病気にかかって、治療（投薬など）を受けていますか。 病　名：□心臓病　□腎臓病　□肝臓病　□血液疾患　□血が止まりにくい病気　□免疫不全　□毛細血管漏出症候群　□その他（　） 治療内容：□血をサラサラにする薬（　）□その他（　）	□はい	□いいえ	
最近1ヶ月以内に熱が出たり、病気にかかったりしましたか。　病名（　）	□はい	□いいえ	
今日、体に具合が悪いところがありますか。　症状（　）	□はい	□いいえ	
けいれん（ひきつけ）を起こしたことがありますか。	□はい	□いいえ	
薬や食品などで、重いアレルギー症状（アナフィラキシーなど）を起こしたことがありますか。 薬・食品など原因になったもの（　）	□はい	□いいえ	
これまでに予防接種を受けて具合が悪くなったことはありますか。 種類（　）　症状（　）	□はい	□いいえ	
現在妊娠している可能性（生理が予定より遅れているなど）はありますか。または、授乳中ですか。	□はい	□いいえ	
2週間以内に予防接種を受けましたか。　種類（　）　受けた日（　）	□はい	□いいえ	
今日の予防接種について質問がありますか。	□はい	□いいえ	

医師記入欄	以上の問診及び診察の結果、今日の接種は（□可能・□見合わせる） 本人に対して、接種の効果、副反応及び予防接種健康被害救済制度について、説明した。	医師署名又は記名押印

①

医療機関記入欄	○時間外（受付時間　：　）　○休日　○小児（6歳未満）　○予備①　○予備② ※該当する項目について、マークの形からはみ出さないように濃く塗りつぶしてください。

新型コロナワクチン接種希望書

医師の診察・説明を受け、接種の効果や副反応などについて理解した上で、接種を希望しますか。（□接種を希望します・□接種を希望しません）

この予診票は、接種の安全性の確保を目的としています。

このことを理解の上、本予診票が市町村、国民健康保険中央会及び国民健康保険団体連合会に提出されることに同意します。

年　月　日　被接種者又は保護者自署

（※自署できない場合は代筆者が署名し、代筆者氏名及び被接種者との続柄を記載）
（※被接種者が16歳未満の場合は保護者自署、成年被後見人の場合は本人又は成年後見人自署）

②

医師記入欄	ワクチン名・ロット番号	接種量	実施場所・医師名・接種年月日　※医療機関等コード・接種年月日は枠内に収まるよう記入してください。
	シール貼付位置 ※枠に合わせてまっすぐに貼り付けてください （注）有効期限が切れていないか確認	□.□□ ml	実施場所 医療機関等コード 医師名 接種年月日　※記入例）4月1日→04月01日 202□年□□月□□日

図A-4 新型コロナワクチンの予診票（厚生労働省）

えておかなければなりません。

- □ 加えて，これから行う筋肉注射の手順，予想される不快感や痛みについて説明します。また，患者がリラックスできるように体位にも配慮します。

3. 接種時の体位と注射部位の確認

- □ 通常，ワクチンなどの筋肉注射では三角筋（肩部）を用います。まずどちらの腕に接種するかを確認します。接種部の痛みが出る可能性があるため利き腕と逆の腕が望ましいとされています。
- □ 実際に接種する際には，被接種者・接種者ともに椅子に腰掛けた状態で行います（図A-5）。接種者は目の高さをできるだけ接種位置と合わせ，被接種者の真横〔接種する腕（接種部位）が正面に見える位置〕に座るようにすると図A-1のような解剖がイメージしやすくなります。以前の接種で失神，血圧低下，気分不良などの既往がある場合は転倒などのリスクを考えて，ベッドに仰臥位として接種することも考慮します。

4. 接種部位の確認

- 三角筋がしっかりと見えるように洋服の腕は抜いてもらいます。こうすることで 図A-6 のように腋の位置がはっきりと視認できます。その際、注射部位の皮膚の状態を確認し、硬結や損傷がないことを確認します。
- 針を刺入する位置は側方から見て前腋窩線の頂点と後腋窩線の頂点を結んだラインと肩峰の中心から垂直に下ろしたラインとの交点です（ 図A-6 ）。
- 被接種者は手を腰に当てることなく、腕は横に垂らした状態で楽に座ってもらいます。誤って手を腰に当てた状態にすると、上腕骨は外転、内旋するため、橈骨神経はより刺入位置に近くなり、橈骨神経麻痺の危険性が増える原因となります（ 図A-7 ）。

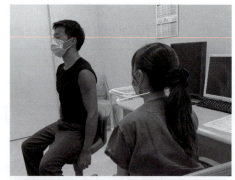

図A-5 接種時の被接種者と接種者の位置関係
被接種者の真横に座る。

5. 消毒

- 注射部位を消毒します。アルコール消毒でこれまでに発赤などを起こしたことがないかを再度確認し、アルコール綿で中心から外側へ向かって円を描くように拭き取り（ 図A-8 ）、皮膚の表面を完全に乾燥させます。この段階では、消毒した部位に触れないように注意します。

6. 針の挿入

- 被接種者に声をかけてから針を挿入します。前述の接種位置を確認します。針は皮膚に対して約90°の角度で、素早くかつ確実に筋肉層に挿入します（ 図A-9 ）。挿入する深さは、患者の筋肉量や脂肪の厚さによって異なりますが、標準的な体形であれば針の根本まで（25 mm）挿入するのが一般的です。
- やせている人では注射針が骨に当たってしまうことがあります。骨膜には痛覚があるため骨（骨膜）に針が当たると痛みがありますが、心配はいりません。数mm程度注射針を引き抜くと筋肉

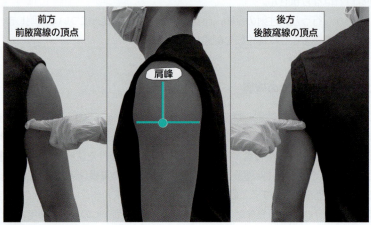

図A-6 針を刺入する位置

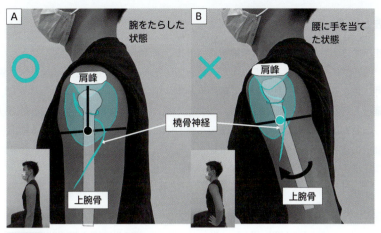

図A-7 被接種者の腕の体勢
腰に手を当てると上腕骨は内旋し刺入部と橈骨神経が近い

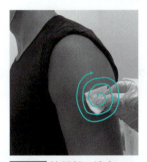

図A-8 接種部の消毒
中心から外側に向かって円を描くように消毒綿消毒し、乾燥させる

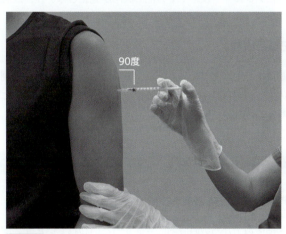

図A-9 針の刺入
垂直に素早く刺す

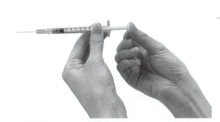

図A-10 注射器の持ち方の一例

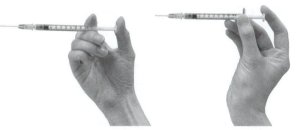

内に針先が位置するはずですので、薬液をゆっくりと注入します。ゆっくりと注入する方が痛みは少なく薬液の漏れも起きにくいです。

☐ 注射器の持ち方に決まりはありませんが、針を刺入し薬液を注入する際に針先が動かないように注意します。持ち方の例を 図A-10 に示します。

7. 針の抜去と圧迫

- 薬剤をすべて注入し終えたら，針を素早く引き抜きます。針を抜く際には，挿入した角度を保ったまま，直線的に引き抜くようにします。針を抜いた後，注射部位を清潔なガーゼや綿で揉まずに軽く押さえます。この圧迫によって薬剤の漏出や出血を防ぎます。少しの間圧迫し，出血がないのが確認できればパッドを貼ります。この際，刺入部から少量出血することもありますが，心配はいりません。揉まずにしっかりと圧迫するとほとんどの場合，出血は止まります。被接種者に注射部位の違和感や痛みがないかを確認し，しばらくの間，患者を観察する必要があります。ワクチン接種の場合は経過観察室（エリア）へ誘導します。

8. 経過観察

- 薬液やワクチンによって時間は異なりますが，通常 15～30 分ほど経過を観察します。この際，すぐに声がかけられるよう患者の近くにスタッフを配置します。
- 特にアレルギー反応やその他の異常が発生しないか，注意深く観察します。

9. 記録と報告

- 最後に注射した薬剤の名称，用量などを記録します。薬剤やワクチンによっては薬剤やその薬液の個体番号などが印刷されたシールが箱についていることがあります。その際はそのシールを忘れずに問診票に貼付します。

⑤ 即時副反応の種類と対応

1. アレルギー反応とアナフィラキシー

- 接種後数分から数時間内に発症するといわれています。皮膚の紅潮や蕁麻疹だけであればいわゆるアレルギー反応といえますが，これに消化器症状（腹痛，悪心），呼吸器症状（咳嗽），神経症状，循環器症状（血液低下）など，全身の症状が発症した場合は重篤な状態に陥る可能性があり，これをアナフィラキシーといいます。
- 例えば接種後に皮膚の紅潮や蕁麻疹，くしゃみや咳嗽，悪心・嘔吐などの症状が現れた場合は，これらの症状だけであればアナフィラキシーのグレード 1 と判断し，経過観察します。必要に応じて医師の指示により抗ヒスタミン薬の投与を行います。
- 経過観察しながら，上記症状が継続や増悪する場合は医師に連絡します。
- 上記症状に加えて喘鳴の聴取，呼吸困難，動悸，冷汗，意識障害，脈の触知が微弱になった場合は，アナフィラキシーが疑われます。ただちに仰臥位にしてバイタルサインを確認しつつ，医師の指示によりただちにアドレナリン 0.5 mg の筋注〔もしくはアドレナリン自己注射（エピペン®）1 筒 0.3 mg の筋注〕を躊躇なく行います。同時に救急要請（119 番通報）を行います。
- 血圧が 90 mmHg 以下であればグレード 3（アナフィラキシーショック）として，静脈路確保などの必要な処置を行います。
- アナフィラキシーの重症度分類を 表A-1 ， 表A-2 [4]に示します。
- アナフィラキシーを疑ったら，迷わず，そして躊躇なくアドレナリンの筋肉注射を行うことが重要です。

表A-1 接種後のアナフィラキシー診断

右の2つのいずれかを満たす場合，アナフィラキシーである可能性が非常に高い	1. 接種後に皮膚粘膜のグレード2〜3の症状が急速（数分から数時間）に発症した場合 2. 典型的な皮膚症状を伴わなくても，接種後に血圧低下（<90 mmHg）または気管支攣縮または喉頭症状が急速（数分から数時間）に発症した場合

表A-2 アナフィラキシーにより誘発される器官症状の重症度分類

分類	症状	程度	グレード1（軽傷）	グレード2（中等症）	グレード3（重症）
皮膚粘膜症状	瘙痒	軽く自制内	●		
		強く自制できない		●	●
	紅斑・蕁麻疹膨疹	部分的	●		
		全身性		●	●
	粘膜・顔面	部分的な口唇や眼瞼腫脹	●		
		顔全体の腫れ		●	●
消化器症状	のど	違和感・かゆみ	●		
		痛い		●	●
	嘔吐・下痢	単回	●		
		複数回		●	
		嘔吐・便失禁を繰り返す			●
	腹痛	弱い腹痛・悪心	●		
		自制できるが強い腹痛		●	
		持続する自制できない強い腹痛			●
呼吸器症状	咳嗽	間欠的	●		
		断続的		●	
		強い咳が続く			●
	呼吸困難感	くしゃみ・鼻水・鼻づまり	●		
		軽い息苦しさ	●		
		呼吸困難・呼吸停止		●	
		チアノーゼ・嚥下困難			●
		胸が締め付けられる感覚など			●
	喘鳴	聴診で喘鳴		●	
		明らかな喘鳴			●
神経症状	意識など	元気がない	●		
		軽度の頭痛・眠気・恐怖感		●	
		ぐったりする・不穏			●
		意識消失・失禁			●
循環器症状	血圧・脈拍	血圧・脈拍変化なし	●		
		軽度の血圧低下（100 mmHg以下）		●	
		軽度の血圧低下（90 mmHg以下）			●

〔Yanagida N, et al.: Int Arch Allergy Immunol. 172(3): 173-182, 2017（PMID：28380495）より一部変更〕

2. 失神

- 接種後に失神，めまい，冷や汗，悪心，顔面蒼白，脈拍低下がみられることがあります。これは接種の痛みや不安・緊張，そして接種そのものに対する反応として発生すると考えられています。非接種者はギリギリまで我慢することも多く，急に失神して転倒することがあります。転倒時に頭部打撲やその他の外傷が発生することがあります。このため倒れてからではなく，気分が悪そうな人には声をかけて近くで見守ることが肝要です。
- 血圧低下がみられたり失神したりした際には仰臥位にして下肢挙上し，頭部への血流を保持します。
- 失神は，血管迷走神経反射による神経調節性失神が考えられます。
- 血管迷走神経反射はストレスや過度の緊張，痛みなどの要因で迷走神経反射を引き起こし，血圧の低下や心拍数減少から脳血流が減少し発汗やほてり，顔面蒼白や悪心，頭痛やめまい，腹痛や視界不良などの症状が出現し，失神することもあります。
- ワクチンなどの注射そのものに対する過度の緊張に針刺しなどの痛みが加わると血管迷走神経反射を引き起こすことがあり，注意が必要です。特に新興感染症のワクチンでは初めて接種することもあり，副反応への不安が強いことが考えられます。自衛隊が行った2021年のSARS-CoV2ワクチンの接種の際に，急性期の副反応の9割が血管迷走神経反射であったとの報道[5,6]もありました。
- 予診票にある以前の接種での気分不良の有無を確認して，気分不良や失神のエピソードがあれば，安全を考慮し仰臥位での接種を考慮しましょう。接種前に緊張をほぐすように会話をすることも有効です。

3. 接種会場での被接種者とのコミュニケーション

- どのような薬剤やワクチンの注射であれ，被接種者はかなりの不安とストレスを感じているものです。緊張が強い状態で針刺しなどの痛みが刺激になり血管迷走神経反射を引き起こすことがあり，接種前の会話でできるだけ緊張をほぐすような会話をすることも重要です。笑顔で話しかけましょう。
- 薬剤，ワクチン，筋肉注射についての説明をする際は，被接種者がわかりやすいように専門の医療用語は避け，できるだけ日常的な言葉を使って説明するように心がけて下さい。説明の最後には被接種者からの質問を受け，不安を取り除きましょう。真摯に対応し，わからないことがあれば医師や看護師に聞くなどして曖昧に答えることは避けます。被接種者は内容について理解すると不安も取り除けるはずです。
- 参考に接種時の声掛けの一例を 表A-3 に示すので活用して下さい。

4. その他の急性期の副反応

- ワクチン接種後の急性期の副反応は接種後数分から数日以内に発生しますが，そのほとんどが一時的で軽症であるといわれています。接種直後に引き起こされる即時副反応には軽い局所反応やアレルギー反応，血管迷走神経反射や緊急対応が必要なアナフィラキシーショックなどがあり，接種前に必ずその対応について確認してくことが大切です。

1 局所（接種部）の疼痛，腫脹，発赤

- 局所に起こる最も一般的な症状であり，通常数日で改善します。疼痛に対してはアセトアミノフェンなどの消炎鎮痛薬の投与に加えて，局所の冷却を行うと症状の軽減が得られます。

表A-3 被接種者の声かけの一例

項目	声かけ，チェックポイント
あいさつ	「こんにちは」（笑顔で） 「アルコール消毒大丈夫ですか？」 「注射をして気分悪くなったことはないですか？」 「心配しなくて大丈夫ですよ」
予診票の確認	医師のサイン（接種可能か？），非接種者の同意とサインの確認
接種希望の腕の確認（左右）	（できるだけ利き腕でない側を推奨）「肩がしっかり出るようにして下さい」
非接種者の腕を垂らしてリラックスしてもらう	「それでは準備しますね。腕を垂らしてリラックスして下さい」 （消毒，注射薬，パッド）
手指消毒と手袋装着	手指消毒は必ず行う。手袋は必須ではない（筋肉注射の場合はほとんど血も出ないため。ただし施設の指示に従うこと）
注射部位の確認と消毒	「それでは消毒します。冷たいですよ」
声かけをして穿刺	「それでは，ちょっとチクッとします」（ためらわずに皮膚に垂直に刺入）
穿刺後，手のしびれを確認	「手がしびれたりしていませんか？」
薬液注入	「お薬が入ります。少しズーンとしますよ」
穿刺部位にアルコール綿をあてて抜針	「はい，もう終わりましたよ」
穿刺部位にパッドを貼る	「パッドを貼っておきます。気分は悪くなっていませんか？」
経過観察への案内	「お疲れさまでした。しばらく経過を見ますのであちらで座って休んで下さい。気分が悪くなったりしたらいつでも声をかけて下さいね」
使用済みの注射器等の破棄，手袋交換・手指消毒	―

2 発熱，疲労感，倦怠感，頭痛，筋肉痛

☐ 接種後に軽度の発熱がみられることがあります。これは免疫が反応しているために起こるとされています。発熱があり，疲労感や倦怠感がある際は十分な水分摂取と休息が大切です。また，頭痛や筋肉痛を認めることもあり，必要に応じて解熱鎮痛薬を用いると有効です。通常は数日ほどで収まることがほとんどです。

6 おわりに

☐ 冒頭に述べた通り，薬剤師の筋肉注射（ワクチン接種）は現時点では法的には認められていません。しかし決して遠くない時期に日本でも再び新興感染症の拡大が起こると考えられます。ワクチン接種の打ち手として薬剤師に白羽の矢が立つのも時間の問題でしょう。その時，即座に対応できるように平時から全国の都道府県薬剤師会でも研修や実習が行われることを期待します。

引用文献

1) 日本プライマリ・ケア連合学会ワクチンチーム 製作・監修：『新型コロナワクチン――より安全な新しい筋注の方法 2021年3月版』，2021
2) 仲西康顕，他：中部日本整形外科災害外科学会雑誌 64(1)：1-9，2021
3) 中谷壽男，他：金沢大学医保紀要 23(1)：83-86，1999
4) 日本アレルギー学会 Anaphylaxis 対策委員会 編：アナフィラキシーガイドライン 2022，日本アレルギー学会，2022
5) 読売オンライン：大規模会場 2930人の急性期副反応，9割が不安に伴うストレス原因…若者が3割強，2021
6) 朝日新聞デジタル：ワクチン接種の急性期副反応，9割はストレス原因　自衛隊の調査結果，2021

（喜多村泰輔）

感染症と原因菌，対応する抗菌薬

抗菌スペクトルだけでは解決しない，薬剤移行性や感染症部位を考慮した治療

> **はじめのひきだし**
> - [ ] 市中感染症は「ウイルス性，マイコプラズマ，レジオネラ」を，院内感染は「細菌性，真菌性」を，最初に考慮します。
> - [ ] 細菌感染症は内因性感染（菌交代，異所性感染）と外因性感染（接触感染，飛沫感染，空気感染）があり，病原菌それぞれで住み着きやすい部位（臓器）が異なります。
> - [ ] 横隔膜より上の部位（臓器）ではグラム陽性球菌，下の部位（臓器）ではグラム陰性桿菌が感染症の原因菌になることが多いです。ただし，肺は非定型病原菌や結核菌などを含め，例外が多くみられます。
> - [ ] 発熱の原因は感染症の他に，悪性腫瘍，血液疾患，膠原病，アレルギー，薬剤熱，成人Still病など様々です。「発熱＝感染症とは限らない」ことに注意が必要です。

1 常在菌と感染症の関係性

- [ ] ヒトの胎児は一般に先天性の場合（先天性梅毒，先天性トキソプラズマ症）を除いて無菌で過ごします。しかし，出産とともに産道や外界から細菌が消化管，生殖器，粘膜，皮膚などに付着し，それが増殖することで常在菌となります。外界に接する各部位は健常なヒトでも必ず多数の常在菌が生息しています（図B-1）[1〜3]。
- [ ] 常在菌を構成する菌種は，病原性のある菌種とない菌種が互いに共生あるいは拮抗しながら，宿主との間に一定の平衡関係を保ちながら存在しています。宿主が健康な状態であれば，病原性のある菌種は劣勢に保たれるため，感染症を起すことはありません。
- [ ] 病原性のある菌が感染症を生じるのは，傷による防御機能の破綻，免疫力の低下，薬物治療による生体環境の変化などによって，宿主と常在菌の平衡関係が崩れたときです。
- [ ] 宿主と常在菌の平衡関係が崩れたときに生じるのは主に内因性感染です。内因性感染は，もともと存在した場所（臓器）で病原性のある菌が優勢菌となり発症するタイプ〔例：クロストリディオイデス・ディフィシル（*Clostridioides difficile*）による偽膜性腸炎；菌交代〕と，普段は住み着いていない場所に病原性のある菌が移動して発症するタイプ（例：大腸菌が尿道に侵入して尿路感染症を生じる；異所性感染）の2つがあります。これらは院内感染でよくみられます。
- [ ] 市中感染でよくみられるのは外因性感染です。他人や動物など外界から病原性のある菌が侵入して発症するタイプです（例：幼稚園でのマイコプラズマ肺炎の流行；飛沫感染）。
- [ ] ヒトには常在菌がいない場所もあります（髄液，血液，腹腔，肺胞，皮下組織など）。その部位に菌が移動もしくは侵入すると，緊急かつ重篤性の感染症が生じます。その場合は早急な抗菌化学療法を必要とします。

2 感染症治療薬のピットフォール

- [ ] CAUTI（カテーテル関連尿路感染症），CRBSI（カテーテル関連血流感染症），VAP（人工呼吸器関連肺炎）などメディカルデバイスが原因で生じる感染症があります。これらの感染症治療は抗菌薬投与だけではなく，カテーテル抜去や人工呼吸器接続を気管挿管から気管切開孔へ切り替えることなどが重要です。

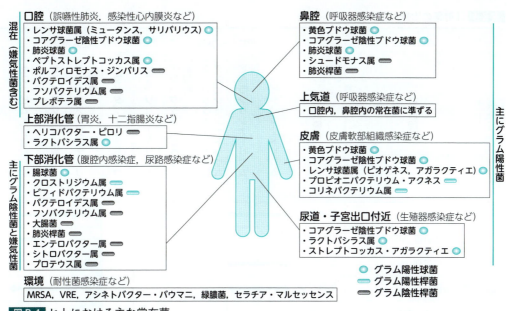

図 B-1 ヒトにおける主な常在菌

- 膿瘍を形成した細菌叢に対しては抗菌薬の到達率が悪く，ドレナージを併用する必要があります。しかし，ドレナージの挿入部が感染源となることもあるため，挿入部の皮膚障害がないかなどの全身観察が必要です。
- 抗菌薬に関してよく尋ねられるものに髄液への移行性があります。ダプトマイシン，クリンダマイシン，テイコプラニン，マクロライド系薬，アミノグリコシド系薬，第一世代および第二世代セファロスポリン系薬は髄液への移行性が乏しい薬剤です。また，髄膜に炎症がある場合に髄液への移行が期待できる薬剤はカルバペネム系薬，ペニシリン系薬，第三世代および第四世代セファロスポリン系薬，バンコマイシン塩酸塩，アズトレオナムなどがあります。そして，髄膜の炎症の有無に関わらず，髄液への移行が期待できる薬剤はフルオロキノロン系薬，メトロニダゾール，リネゾリド，ST合剤などがあります。

③ 感染症に対応する抗菌薬一覧

- 細菌感染症は内因性感染（菌交代，異所性感染）もしくは外因性感染で生じ，病原菌それぞれで住み着きやすい部位（臓器）があります。次頁の 表B-1,2 では，感染症とその主な原因菌に対応する抗菌薬（移行性た耐性状況など考慮）を示します[4-10]。

表 B-1 注射薬の治療対象疾患

感染症	主な原因菌	グラム染色	ペニシリン系 アンピシリンナトリウム	ペニシリン系 ピペラシリンナトリウム	ペニシリン系 スルバクタムナトリウム・アンピシリンナトリウム水和物	ペニシリン系 タゾバクタム・ピペラシリン	セフェム系 セファゾリンナトリウム	セフェム系 セフメタゾールナトリウム	セフェム系 セフトリアキソンナトリウム水和物	セフェム系 セフタジジム水和物	セフェム系 セフェピム塩酸塩水和物
細菌性髄膜炎	肺炎球菌属	陽性球菌	←→						←→	←→	
細菌性髄膜炎	ブドウ球菌属 (MRSA 含む)	陽性球菌							←→		←→
細菌性髄膜炎	リステリア属	陽性桿菌	←→								
細菌性髄膜炎	髄膜炎菌	陰性球菌	←→						←→		
細菌性髄膜炎	インフルエンザ菌	陰性桿菌							←→	←→	
細菌性髄膜炎	大腸菌	陰性桿菌							←→	←→	
細菌性髄膜炎	緑膿菌	陰性桿菌								←→	
肺炎	肺炎マイコプラズマ	—									
肺炎	肺炎クラミジア	—									
肺炎	レジオネラ・ニューモフィラ	—									
肺炎	肺炎球菌	陽性球菌	←→		←→				←→	←→	
肺炎	レンサ球菌属	陽性球菌	←→						←→	←→	
肺炎	ブドウ球菌属 (MRSA 含む)	陽性球菌			←→		←→				←→
肺炎	モラクセラ・カタラーリス	陰性球菌			←→				←→		
肺炎	インフルエンザ菌	陰性桿菌	←→		←→				←→	←→	
肺炎	肺炎桿菌	陰性桿菌			←→				←→	←→	
肺炎	緑膿菌	陰性桿菌		←→		←→				←→	
肺炎	嫌気性菌	—		←→		←→		←→			
蜂窩織炎	レンサ球菌属	陽性球菌	←→				←→		←→		
蜂窩織炎	ブドウ球菌属 (MRSA 含む)	陽性球菌			←→		←→				←→
蜂窩織炎	アエロモナス属	陰性桿菌			←→				←→		
壊死性筋膜炎	レンサ球菌属	陽性球菌	←→						←→		
壊死性筋膜炎	ブドウ球菌属 (MRSA 含む)	陽性球菌			←→						←→
壊死性筋膜炎	ウェルシュ菌 (ガス壊疽)	陽性桿菌	←→		←→						
壊死性筋膜炎	バクテロイデス属	陰性桿菌			←→			←→			

←→ その感染症と病原菌に対して抗菌活性を示すもの

■ ガイドラインや専門書等で推奨度の高いもの，経験的治療に用いるもの

③ 感染症に対応する抗菌薬一覧

	カルバペネム系		キノロン系		抗MRSA薬				マクロライド系		アミノグリコシド系		その他			
	イミペネム水和物・シラスタチンナトリウム	メロペネム水和物	シプロフロキサシン	レボフロキサシン水和物	バンコマイシン塩酸塩	テイコプラニン	リネゾリド	ダプトマイシン	エリスロマイシン	アジスロマイシン水和物	アミカシン硫酸塩	ゲンタマイシン硫酸塩	ミノサイクリン塩酸塩	クリンダマイシンリン酸エステル	メトロニダゾール	ST合剤

※添付文書の保険適用菌種や抗菌スペクトルに準じた一覧表ではない
（次頁に続く）

付録 B 感染症と原因菌、対応する抗菌薬

（前頁から続き）

感染症	主な原因菌	グラム染色	ペニシリン系 アンピシリンナトリウム	ペニシリン系 ピペラシリンナトリウム	ペニシリン系 スルバクタムナトリウム・アンピシリンナトリウム	ペニシリン系 タゾバクタム・ピペラシリン水和物	セフェム系 セファゾリンナトリウム水和物	セフェム系 セフメタゾールナトリウム	セフェム系 セフトリアキソンナトリウム水和物	セフェム系 セフタジジム水和物	セフェム系 セフェピム塩酸塩水和物
感染性心内膜炎	ブドウ球菌属（MRSA含む）	陽性球菌			←→		←─────────→				←→
	レンサ球菌	陽性球菌	←─────────→				←─────────→				
	腸球菌属	陽性球菌	←─────→								
	HACEK群*1	陰性桿菌			←→				←→		
敗血症	ブドウ球菌属（MRSA含む）	陽性球菌			←─────→		←─────────→				←→
	レンサ球菌	陽性球菌	←─────────→				←─────────→				
	大腸菌	陰性桿菌			←─────→				←─────────→		
	エンテロバクター属	陰性桿菌									←→
	緑膿菌	陰性桿菌		←→						←→	
椎体炎・骨髄炎	ブドウ球菌属（MRSA含む）	陽性球菌			←─────→				←─────────→		
	レンサ球菌属	陽性球菌	←─────────→						←─────────→		
	大腸菌	陰性桿菌			←─────→				←─────────→		
	緑膿菌	陰性桿菌		←→						←→	
胆管・胆嚢炎	腸球菌	陽性球菌	←─────→								
	大腸菌	陰性桿菌			←─────→				←─────────→		
	緑膿菌	陰性桿菌		←→	←→				←─────→		
	バクテロイデス属	陰性桿菌						←→			
肝膿瘍	腸球菌	陽性球菌	←─────→								
	肺炎桿菌	陰性桿菌			←─────→				←─────────→		
	バクテロイデス属	陰性桿菌			←─────→			←→			
膀胱炎・腎盂腎炎	ブドウ球菌属（MRSA含む）	陽性球菌			←─────→				←─────────→		←→
	クレブシエラ属	陰性桿菌			←─────→				←─────────→		
	シトロバクター属	陰性桿菌			←→				←→	←→	
	大腸菌	陰性桿菌			←─────→				←─────────→		
	緑膿菌	陰性桿菌		←→	←→					←→	

←→ その感染症と病原菌に対して抗菌活性を示すもの
■ ガイドラインや専門書等で推奨度の高いもの，経験的治療に用いるもの

③ 感染症に対応する抗菌薬一覧

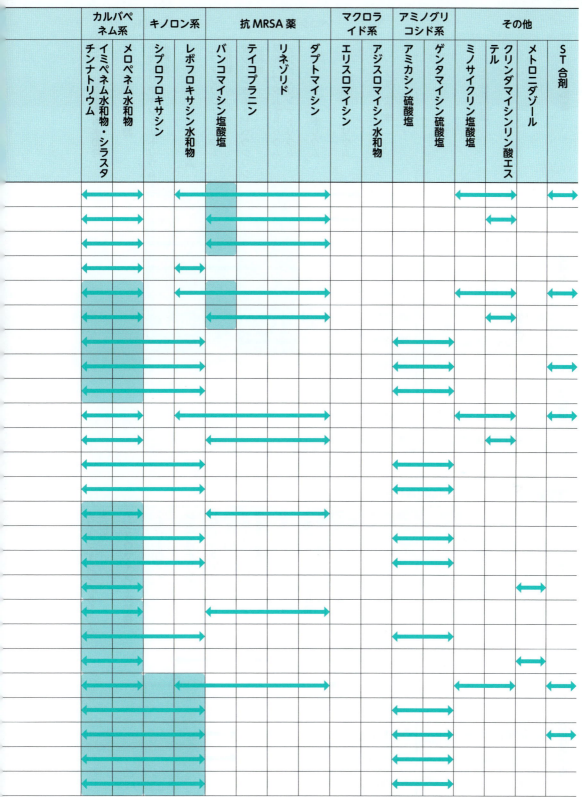

※添付文書の保険適用菌種や抗菌スペクトルに準じた一覧表ではない
*1 口腔咽頭内に常在し，感染性心内膜炎の原因となる菌の総称（詳細206頁）

（次頁に続く）

（前頁から続き）

感染症	主な原因菌	グラム染色	ペニシリン系				セフェム系				
			アンピシリンナトリウム	ピペラシリンナトリウム	スルバクタムナトリウム・アンピシリンナトリウム水和物	タゾバクタム・ピペラシリン水和物	セファゾリンナトリウム水和物	セフメタゾールナトリウム	セフトリアキソンナトリウム水和物	セフタジジム水和物	セフェピム塩酸塩水和物
腹膜炎	レンサ球菌属	陽性球菌	←→		←→		←→		←→		
	腸球菌	陽性球菌	←→		←→						
	肺炎桿菌	陰性桿菌			←→		←→		←→		
	大腸菌	陰性桿菌			←→		←→		←→		
	エンテロバクター属	陰性桿菌								←→	
	緑膿菌	陰性桿菌		←→		←→				←→	
	バクテロイデス属	陰性桿菌			←→			←→			
耐性菌	腸球菌（フェシウム）	陽性球菌									
	ESBL産生腸内細菌	陰性球菌						←→			
	AmpC産生腸内細菌	陰性球菌								←→	
	KPC産生腸内細菌	陰性桿菌									

表B-2 内服薬もしくは注射薬治療対象疾患

感染症	主な原因菌	グラム染色	アモキシシリン水和物（AMPC）	アモキシシリン水和物・クラブラン酸カリウム	セフジトレン・ピボキシル	セフカペン・ピボキシル塩酸塩水和物	セフトリアキソンナトリウム水和物	レボフロキサシン水和物	クラリスロマイシン	アジスロマイシン水和物	ホスホマイシンカルシウム水和物
中耳炎	肺炎球菌	陽性球菌	←――――――――→								
	インフルエンザ菌	陰性桿菌	←――――――――→								
細菌性食中毒	赤痢菌	陰性桿菌						←→		←→	
	腸管出血性大腸菌	陰性桿菌						←→		←→	
	サルモネラ属	陰性桿菌						←→		←→	
	カンピロバクター属	陰性桿菌						←→			

←→ その感染症と病原菌に対して抗菌活性を示すもの
■ ガイドラインや専門書等で推奨度の高いもの，経験的治療に用いるもの

3 感染症に対応する抗菌薬一覧　465

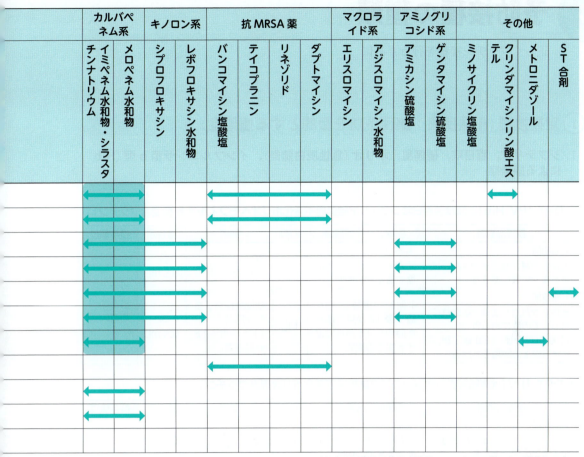

※添付文書の保険適用菌種や抗菌スペクトルに準じた一覧表ではない

引用文献

1) 青木眞：レジデントのための感染症マニュアル 第4版，医学書院，2020
2) 光岡知足：日本サルコイドーシス/肉芽腫性疾患学会雑誌 22(1)：3-12，2002
3) 太田敏子：宇宙航空環境医学 49(3)：37-51，2012
4) JAID/JSC 感染症治療ガイド・ガイドライン作成委員会 編：JAID/JSC 感染症治療ガイド 2023，日本感染症学会・日本化学療法学会，2023
5) 日本神経学会，他 監，細菌性髄膜炎の診療ガイドライン作成委員会 編：細菌性髄膜炎診療ガイドライン 2014，南江堂，2015
6) 日本呼吸器化学会成人肺炎診療ガイドライン 2024 作成員会 編：成人肺炎診療ガイドライン 2024，メディカルレビュー社，2024
7) 下地法明，他：医学検査 64(3)：295-301，2015
8) 日本循環器学会，他：感染性心内膜炎の予防と治療に関するガイドライン（2017年改訂版），日本循環器学会，2018
9) 日本版敗血症診療ガイドライン 2024 特別委員会：日本版敗血症診療ガイドライン 2024，日本集中治療医学会・日本救急医学会，2024
10) Gilbert DN，他 編：日本語版サンフォード感染症治療ガイド 2023（第53版），ライフサイエンス出版，2023

（中野　貴文）

予防接種の種類

正しくワクチン接種を行うために

① 定期接種（A類疾病：集団予防を目的とする感染症）

1. ジフテリア，百日咳，破傷風，ポリオ（急性灰白髄炎），インフルエンザ菌b型（Hib）による感染症

① DPT-IPV-Hib（沈降精製百日咳ジフテリア破傷風不活化ポリオヘモフィルスb型混合ワクチン）

接種対象者	標準的な接種期間	回数	間隔	接種量	投与部位
1期初回 生後2か月から生後90か月に至るまでの間にある者	生後2か月に達した時から生後12か月に達するまでの期間	3回	20日以上 （20〜56日）	1回 0.5 mL	皮下または筋肉内
1期追加 生後2か月から生後90か月に至るまでの間にある者 （1期初回接種（3回）終了後，6か月以上の間隔をあける）	1期初回接種（3回）終了後12か月に達した時から18か月に達するまでの期間	1回	初回免疫終了後6か月以上 （12か月〜18か月未満）	1回 0.5 mL	

② DPT-IPV（沈降精製百日咳ジフテリア破傷風不活化ポリオ混合ワクチン）

接種対象者	標準的な接種期間	回数	間隔	接種量	投与部位
1期初回 生後2か月から生後90か月に至るまでの間にある者	生後2か月に達した時から生後12か月に達するまでの期間	3回	20日以上 （20〜56日）	1回 0.5 mL	皮下
1期追加 生後2か月から生後90か月に至るまでの間にある者（1期初回接種（3回）終了後，6か月以上の間隔をあける）	1期初回接種（3回）終了後12か月に達した時から18か月に達するまでの期間	1回	初回免疫終了後6か月以上（12か月〜18か月未満）	1回 0.5 mL	

③ DPT（沈降精製百日咳ジフテリア破傷風混合ワクチン）

接種対象者	標準的な接種期間	回数	間隔	接種量	投与部位
1期初回 生後2か月から生後90か月に至るまでの間にある者	生後2か月に達した時から生後12か月に達するまでの期間	3回	20日以上 （20〜56日）	1回 0.5 mL	皮下
1期追加 生後2か月から生後90か月に至るまでの間にある者（1期初回接種（3回）終了後，6か月以上の間隔をあける）	1期初回接種（3回）終了後12か月に達した時から18か月に達するまでの期間	1回	初回免疫終了後6か月以上（12か月〜18か月未満）	1回 0.5 mL	

4 IPV（不活化ポリオ：ソークワクチン）

接種対象者	標準的な接種期間	回数	間隔	接種量	投与部位
1期初回 生後2か月から生後90か月に至るまでの間にある者	生後2か月に達した時から生後12か月に達するまでの期間	3回	20日以上 （20～56日）	1回 0.5 mL	皮下
1期追加 生後2か月から生後90か月に至るまでの間にある者（1期初回接種（3回）終了後，6か月以上の間隔をあける）	1期初回接種（3回）終了後12か月に達した時から18か月に達するまでの期間	1回	初回免疫終了後6か月以上（12か月～18か月未満）	1回 0.5 mL	

5 乾燥ヘモフィルスb型ワクチン

接種対象者	標準的な接種期間	回数	間隔	接種量	投与部位
生後2か月から生後60か月に至るまでの間にある者	初回免疫 生後2か月から生後7か月に至るまで	通常3回	27日以上（27～56日）医師が必要と認めた場合は20日間隔での接種も可	1回 0.5 mL	皮下
	追加免疫 初回免疫終了後7か月以上（標準的には生後7か月から生後13か月まで）の間隔をおく	1回	初回免疫終了後7か月以上（7～13か月未満）	1回 0.5 mL	皮下

6 DT（沈降DTトキソイド）

接種対象者	標準的な接種期間	回数	間隔	接種量	投与部位
1期初回 生後3か月から生後90か月に至るまでの間にある者	生後3か月に達した時から生後12か月に達するまでの期間	2回	20日以上 （20～56日）	1回 0.5 mL	皮下
1期追加 生後3か月から生後90か月に至るまでの間にある者（I期初回接種（2回）終了後，6か月以上の間隔をあける）	1期初回接種（2回）終了後12か月に達した時から18か月に達するまでの期間	1回	初回免疫終了後6か月以上（12か月～18か月未満）	1回 0.5 mL	皮下
2期 11歳以上13歳未満の者	11歳に達した時から12歳に至るまでの期間	1回	―	1回 0.1 mL	皮下

2. 麻しん

1 MR（乾燥弱毒生麻しん風しん混合ワクチン）または乾燥弱毒生麻しんワクチン

接種対象者	標準的な接種期間	回数	間隔	接種量	投与部位
1期 生後12か月から生後24か月に至るまでの間にある者	―	1回	―	1回 0.5 mL	皮下
2期 5歳から7歳未満の者であって，小学校就学の始期に達する日の1年前の日から当該始期に達する日の前日までの間にある者	―	1回	―	1回 0.5 mL	

3. 風しん

1 MR（乾燥弱毒生麻しん風しん混合ワクチン）または乾燥弱毒生風しんワクチン

接種対象者	標準的な接種期間	回数	間隔	接種量	投与部位
1期 生後 12 か月から生後 24 か月に至るまでの間にある者	―	1 回	―	1 回 0.5 mL	皮下
2期 5 歳から 7 歳未満の者であって，小学校就学の始期に達する日の 1 年前の日から当該始期に達する日の前日までの間にある者	―	1 回	―	1 回 0.5 mL	

4. 日本脳炎

1 乾燥細胞培養日本脳炎ワクチン

接種対象者	標準的な接種期間	回数	間隔	接種量	投与部位
1期初回 生後 6 か月から生後 90 か月に至るまでの間にある者	3 歳に達した時期から 4 歳に達するまでの時期	2 回	6 日以上 （6〜28 日）	1 回 0.25 mL （3 歳未満） 1 回 0.5 mL （3 歳以上）	皮下
1期追加 生後 6 か月から生後 90 か月に至るまでの間にある者〔1 期初回（2 回）終了後，6 か月以上〕	4 歳に達した時期から 5 歳に達するまでの時期（標準的には 1 期初回終了後おおむね 1 年おく）	1 回	初回免疫終了後 6 か月以上（概ね 1 年）		
2期 9 歳以上 13 歳未満の者	9 歳に達した時期から 10 歳に達するまでの時期	1 回	―	1 回 0.5 mL	

5. 結核

1 BCG ワクチン

接種対象者	標準的な接種期間	回数	間隔	接種量	投与部位
生後 1 歳に至るまでの間にある者	生後 5 か月に達した時から生後 8 か月に達するまでの間	1 回	―	規定のスポイトで滴下	経皮（規定の管針で 2 回圧刺する）

6. 小児における肺炎球菌感染症

1 沈降 15 価肺炎球菌結合型ワクチン

接種対象者	標準的な接種期間	回数	間隔	接種量	投与部位
生後 2 か月から生後 60 か月に至るまでの間にある者	初回免疫 生後 2 か月から生後 7 か月に至るまで	通常 3 回	27 日以上	1 回 0.5 mL	筋肉内または皮下
	追加免疫 初回免疫終了後 60 日以上の間隔をおいて生後 12 か月以降（標準的には生後 12 か月から生後 15 か月に至るまで）	1 回	3 回目の接種後 60 日以上あけて，かつ 12 か月齢から 15 か月齢の間	1 回 0.5 mL	筋肉内または皮下

① 定期接種（A類疾病：集団予防を目的とする感染症） 469

2 沈降20価肺炎球菌結合型ワクチン

接種対象者	標準的な接種期間	回数	間隔	接種量	投与部位
生後2か月から生後60か月に至るまでの間にある者	初回免疫 生後2か月から生後7か月に至るまで	通常3回	27日以上	1回 0.5 mL	皮下
	追加免疫 初回免疫終了後60日以上の間隔をおいて生後12か月以降（標準的には生後12か月から生後15か月に至るまで）	1回	3回目の接種後60日以上あけて，かつ12か月齢から15か月齢の間	1回 0.5 mL	皮下

7. ヒトパピローマウイルス感染症

1 組換え沈降ヒトパピローマウイルス様粒子ワクチン

接種対象者		標準的な接種期間	回数	間隔	接種量	投与部位
2価	12歳となる日の属する年度の初日から16歳となる日に属する年度の末日までの間にある女子	13歳になる年度（中学1年生）(2回目，3回目は，各々1回目の接種の1か月後，6か月後)	3回	初回接種後1か月，6か月	1回 0.5 mL	筋肉内
4価		13歳になる年度（中学1年生）(2回目，3回目は，各々1回目の接種の2か月後，6か月後)		初回接種後2か月，6か月	1回 0.5 mL	
9価		13歳になる年度（中学1年生） ＜接種開始が15歳未満＞ 2回接種：2回目は6か月後 ＜接種開始が15歳以上＞ 3回接種：2回目，3回目は各々1回目の接種後2か月後，6か月後	＜接種開始が15歳未満＞ 2回 ＜接種開始が15歳以上＞ 3回	＜接種開始が15歳未満＞2回：初回接種後6か月 ＜接種開始が15歳以上＞3回：初回接種後2か月，6か月	1回 0.5 mL	

8. 水痘

1 乾燥弱毒生水痘ワクチン

接種対象者	標準的な接種期間	回数	間隔	接種量	投与部位
生後12か月から生後36か月に至るまでの間にある者	1回目の接種は生後12か月から生後15か月に至るまでの間にある者。2回目の接種は1回目の接種終了後3か月以上（標準的には6か月から12か月に至るまで）の間にある者	2回	3か月以上（6〜12か月未満）	1回 0.5 mL	皮下

9. B型肝炎

1 組換え沈降B型肝炎ワクチン

接種対象者	標準的な接種期間	回数	間隔	接種量	投与部位
生後1歳に至るまでの間にある者	生後2か月に至った時から生後9か月に至るまでの期間（標準的には1回目は生後2か月，2回目は生後3か月，3回目は生後7〜8か月）	3回	1回目と2回目は27日以上， 1回目と3回目は139日以上	1回 0.25 mL（10歳未満） 1回 0.5 mL（10歳以上）	皮下 10歳以上は皮下あるいは筋肉内

10. ロタウイルス

1 1価：経口弱毒生ヒトロタウイルスワクチン

接種対象者	標準的な接種期間	回数	間隔	接種量	投与部位
出生6週0日後から24週0日後までの間にある者	出生6週間0日後から初回接種を開始し，27日以上の間隔をおいて，出生24週0日後までの間に2回接種する(初回接種は生後2月に至った日から出生14週6日後までの間を標準的な接種期間とする	2回	27日以上	1回1.5 mL	経口

2 5価：経口弱毒生ロタウイルスワクチン

接種対象者	標準的な接種期間	回数	間隔	接種量	投与部位
出生6週0日後から32週0日後までの間にある者	出生6週間0日後から初回接種を開始し，27日以上の間隔をおいて，出生32週0日後までの間に3回接種する(初回接種は生後2月に至った日から出生14週6日後までの間を標準的な接種期間とする	3回	27日以上	1回2.0 mL	経口

② 定期接種（B類疾病：個人予防を目的とする感染症）

1. インフルエンザウイルス感染症

1 インフルエンザワクチン

接種対象者	回数	接種量	投与部位
65歳以上の者 60歳以上65歳未満の者であって，心臓，腎臓もしくは呼吸器の機能の障害又はヒト免疫不全ウイルスによる免疫の機能に障害を有する者	毎年1回	1回0.5 mL	皮下

2. 高齢者の新型コロナウイルス感染症

1 mRNA ワクチン

接種対象者	回数	接種量	投与部位
65歳の者 60歳以上65歳未満の者であって，心臓や腎臓，呼吸器の機能に障害又はヒト免疫不全ウイルスによる免疫の機能に障害を有する者	毎年1回	ファイザー社製 1回0.3 mL モデルナ社製 1回0.5 mL 第一三共社製 1回0.6 mL	筋肉内

2 mRNA ワクチン（レプリコン）

接種対象者	回数	接種量	投与部位
65歳の者 60歳以上65歳未満の者であって，心臓や腎臓，呼吸器の機能に障害またはヒト免疫不全ウイルスによる免疫の機能に障害を有する者	毎年1回	希釈後1回0.5 mL	筋肉内

3 組換えタンパクワクチン

接種対象者	回数	接種量	投与部位
65歳の者 60歳以上65歳未満の者であって，心臓や腎臓，呼吸器の機能に障害またはヒト免疫不全ウイルスによる免疫の機能に障害を有する者	毎年1回	1回 0.5 mL	筋肉内

3. 高齢者の肺炎球菌感染症

1 23価肺炎球菌多糖体ワクチン

接種対象者	回数	接種量	投与部位
65歳の者 60歳以上65歳未満の者であって，心臓や腎臓，呼吸器の機能に障害またはヒト免疫不全ウイルスによる免疫の機能に障害を有する者	1回	1回 0.5 mL	皮下 または 筋肉内

③ 任意接種

1 インフルエンザHワクチン

接種対象者		回数	間隔	接種量	投与部位
6か月以上で定期接種Bの対象者を除く全年齢	6か月以上3歳未満	年2回	2〜4週（4週が望ましい）	3歳未満 1回0.25 mL	皮下
	3歳以上13歳未満				
	13歳以上	原則年1回	1〜4週（4週が望ましい）	3歳以上 1回0.5 mL	

2 経鼻弱毒生インフルエンザワクチン

接種対象者	回数	間隔	接種量	投与部位
2歳以上19歳未満の者	1回	—	0.2 mL （各鼻腔内に各0.1 mLを1噴霧）	点鼻

3 おたふくかぜワクチン

接種対象者	回数	間隔	接種量	投与部位
生後12か月以上のおたふくかぜ既往歴のない者であれば性，年齢に関係なく使用できる。接種年齢は，学会等の最新情報を考慮して総合的に判断する	2回 （推奨）	1歳で1回 小学校入学前1年間で1回	1回 0.5 mL	皮下

4 B型肝炎ワクチン

接種対象者	回数	間隔	接種量	投与部位
①HBs抗原陽性の母親から生まれた乳児	3回	生後0，1，6か月 1回目は出生直後 （生後12時間以内が望ましい）	1回 0.25 mL	皮下
②ハイリスク者 医療専門職，腎透析を受けている者，海外長期滞在者等	3回	4週間間隔で2回，さらに1回目から20〜24週を経過した後に1回	1回 0.5 mL	皮下 または 筋肉内
③汚染事故時（事故後のB型肝炎発症予防）	3回	事故発生後7日以内，その後1か月後および3〜6か月後	10歳未満は 1回 0.25 mL	10歳未満は 皮下

5 沈降15価肺炎球菌結合型ワクチン

接種対象者	回数	間隔	接種量	投与部位
①高齢者または肺炎球菌による疾患に罹患するリスクが高いと考えられる18歳以上の者	1回	—	1回 0.5 mL	筋肉内
②肺炎球菌による疾患に罹患するリスクが高いと考えられる18歳未満の者				皮下または筋肉内

6 沈降20価肺炎球菌結合型ワクチン

接種対象者	回数	間隔	接種量	投与部位
高齢者または肺炎球菌による疾患に罹患するリスクが高いと考えられる者 肺炎球菌（血清型 1, 3, 4, 5, 6A, 6B, 7F, 8, 9V, 10A, 11A, 12F, 14, 15B, 18C, 19A, 19F, 22F, 23F 及び 33F）による感染症の予防	1回	—	1回 0.5 mL	皮下または筋肉内

7 A型肝炎ワクチン

接種対象者	回数	間隔	接種量	投与部位
全年齢	初回2回 追加1回	2～4週 初回1回目の接種後24週	1回 0.5 mL	皮下または筋肉内

8 狂犬病ワクチン

接種対象者	回数		間隔	接種量	投与部位
全年齢	曝露前3回		0, 7, 21日又は 0, 7, 28日	1回 1.0 mL	筋肉内
	曝露後4～6回	4回接種	0（接種部位を変えて2か所に1回ずつ計2回）, 7, 21日		
		5回接種	0, 3, 7, 14, 28日		
		6回接種	0, 3, 7, 14, 30, 90日		

9 破傷風ワクチン

接種対象者	回数	間隔	接種量	投与部位
全年齢	初回2回 追加1回	3～8週 初回免疫後6か月以上 （標準12～18か月）の間隔	1回 0.5 mL	皮下または筋肉内

10 黄熱ワクチン

接種対象者	回数	間隔	接種量	投与部位
生後9か月以上	1回	—	1回 0.5 mL	皮下

11 4価髄膜炎菌ワクチン（破傷風トキソイド結合体）

接種対象者	回数	間隔	接種量	投与部位
全年齢（ただし，国内臨床試験は2～55歳を対象として実施されていることから，2歳未満の小児等に対する安全性および有効性は確立していない）	1回	—	1回 0.5 mL	筋肉内

12 水痘（帯状疱疹予防）ワクチン

接種対象者	回数	間隔	接種量	投与部位
50歳以上	1回	—	1回 0.5 mL	皮下

13 帯状疱疹ワクチン

接種対象者	回数	間隔	接種量	投与部位
①50 歳以上 ②帯状疱疹に罹患するリスクが高いと考えられる 18 歳以上の者	2 回	2 か月間隔で 2 回 標準として 1 回目の接種から 2 か月の間隔をおいてから 2 回目の接種を行う	1 回 0.5 mL	筋肉内

14 ヒトパピローマウイルスワクチン

接種対象者		回数	間隔	接種量	投与部位
2 価	定期接種 (A 類疾病) の対象者を除く 10 歳以上の女性	3 回	初回接種後 1 か月, 6 か月	1 回 0.5 mL	筋肉内
4 価	定期接種 (A 類疾病) の対象者を除く 9 歳以上の者 (女性および男性)	3 回	初回接種後 2 か月, 6 か月	1 回 0.5 mL	
9 価	定期接種 (A 類疾病) の対象者を除く 9 歳以上の女性	2 回 もしくは 3 回 (初回接種が 15 歳以上の場合)	2 回：初回接種から 6〜12 か月後 3 回：初回接種後 2 か月, 6 か月	1 回 0.5 mL	

15 RS ウイルスワクチン

接種対象者		回数	間隔	接種量	投与部位
GSK 社製	60 歳以上	1 回	—	1 回 0.5 mL	筋肉内
ファイザー社製	妊娠 24〜36 週の妊婦 60 歳以上				

16 新型コロナウイルスワクチン

接種対象者		回数	間隔	接種量	投与部位
ファイザー社製 (mRNA ワクチン)	6 か月以上 4 歳以下	3 回 (初回免疫)	初回接種後から 3 週, および 2 回目接種後から少なくとも 8 週	希釈後 1 回 0.3 mL	筋肉内
	5 歳以上 11 歳以下	2 回 (初回免疫)	初回接種後から 4 週	1 回 0.3 mL	
	12 歳以上				
モデルナ社製 (mRNA ワクチン)	6 か月以上 4 歳以下	2 回 (初回免疫)	初回接種後, 4 週	1 回 0.25 mL	筋肉内
	5 歳以上 11 歳以下	2 回 (初回免疫)		1 回 0.5 mL	
	12 歳以上				
第一三共社製	12 歳以上	2 回 (初回免疫)	初回接種後, 4 週	1 回 0.6 mL	筋肉内
Meiji Seika ファルマ社製 (mRNA ワクチン：レプリコン)	18 歳以上	2 回 (初回免疫)	初回接種後, 4 週	希釈後 1 回 0.5 mL	筋肉内
武田薬品工業社製 (組換え蛋白ワクチン)	6 歳以上 11 歳以下	2 回 (初回免疫)	初回接種後, 3 週	1 回 0.5 mL	筋肉内
	12 歳以上	2 回 (初回免疫)	初回接種後, 4 週	1 回 0.5 mL	

参考文献

1) 岡部信彦, 他：予防接種に関する Q&A 集 2024, 一般社団法人 日本ワクチン産業協会, 2024

(笹野 央)

感染症治療薬の略名一覧

*本書に記載のあるものをまとめた

略名	一般名	商品名
3TC	ラミブジン	エピビル®
5-FC	フルシトシン	アンコチル®
ABC	アバカビル硫酸塩	ザイアジェン®
ABK	アルベカシン硫酸塩	ハベカシン®
ABPC	アンピシリンナトリウム	ビクシリン®
ACV	アシクロビル	ゾビラックス®
AMK	アミカシン硫酸塩	アリケイス®
AMPC	アモキシシリン水和物	サワシリン®，パセトシン®
AMPH-B	アムホテリシンB	ファンギゾン®
AZM	アジスロマイシン水和物	ジスロマック®
AZT	アズトレオナム	アザクタム®
BIPM	ビアペネム	オメガシン®
CAM	クラリスロマイシン	クラリス®，クラリシッド®
CAZ	セフタジジム水和物	モダシン®
CCL	セファクロル	ケフラール®
CDTR-PI	セフジトレン ピボキシル	メイアクト®
CEX	セファレキシン	ケフレックス®
CEZ	セファゾリンナトリウム水和物	セファメジン®α
CFDC	セフィデロコルトシル酸塩硫酸塩水和物	フェトロージャ®
CFDN	セフジニル	セフゾン®
CFPM	セフェピム塩酸塩水和物	マキシピーム®
CL	コリスチンメタンスルホン酸ナトリウム	オルドレブ®
CLDM	クリンダマイシン	ダラシン®
CMZ	セフメタゾールナトリウム	セフメタゾン®
CPDX-PR	セフポドキシム プロキセチル	バナン®
CPFG	カスポファンギン酢酸塩	カンサイダス®
CPFX	シプロフロキサシン塩酸塩水和物	シプロキサン®
CPZ/SBT	セフォペラゾンナトリウム・スルバクタムナトリウム	ワイスタール®
CTLZ/TAZ	セフトロザン硫酸塩・タゾバクタムナトリウム	ザバクサ®
CTM	セフォチアム塩酸塩	パンスポリン®
CTRX	セフトリアキソンナトリウム水和物	ロセフィン®
CTX	セフォタキシムナトリウム	セフォタックス®，クラフォラン®
CVA/AMPC	クラブラン酸カリウム・アモキシシリン水和物	オーグメンチン®，クラバモックス®
CZOP	セフォゾプラン塩酸塩	ファーストシン®
DAP	ダプトマイシン	キュビシン®
DBECPCG	ベンジルペニシリンベンザチン水和物	ステルイズ®
DOR	ドラビリン	ピフェルトロ®
DOXY	ドキシサイクリン塩酸塩水和物	ビブラマイシン®
DRPM	ドリペネム水和物	フィニバックス®
DRV/COBI	ダルナビル エタノール付加物・コビシスタット	プレジコビックス®
DTG	ドルテグラビルナトリウム	テビケイ®

略名	一般名	商品名
EB	エタンブトール塩酸塩	エサンブトール®
EM	エリスロマイシンステアリン酸塩	エリスロシン®
ETV	エンテカビル水和物	バラクルード®
FDX	フィダキソマイシン	ダフクリア®
F-FLCZ	ホスフルコナゾール	プロジフ®
FLCZ	フルコナゾール	ジフルカン®
FMOX	フロモキセフナトリウム	フルマリン®
FOM	ホスホマイシンカルシウム水和物	ホスミシン®
GM	ゲンタマイシン硫酸塩	ゲンタシン®
GRNX	メシル酸ガレノキサシン水和物	ジェニナック®
INH	イソニアジド	イスコチン®
INN	スピラマイシン酢酸エステル	アセチルスピラマイシン®
IPM/CS	イミペネム水和物・シラスタチンナトリウム	チエナム®
ISCZ	イサブコナゾニウム硫酸塩	クレセンバ®
ITCZ	イトラコナゾール	イトリゾール®
LEN	レナカパビルナトリウム	シュンレンカ®
LFLX	塩酸ロメフロキサシン	バレオン®
LSFX	ラスクフロキサシン塩酸塩	ラスビック®
LVFX	レボフロキサシン水和物	クラビット®
LZD	リネゾリド	ザイボックス®
MCFG	ミカファンギンナトリウム	ファンガード®
MCZ	ミコナゾール	イミダゾール®
MEPM	メロペネム水和物	メロペン®
MFLX	モキシフロキサシン塩酸塩	アベロックス®
MINO	ミノサイクリン塩酸塩	ミノマイシン®
MNZ	メトロニダゾール	フラジール®，アネメトロ®
MVC	マラビロク	シーエルセントリ®
NFLX	ノルフロキサシン	バクシダール®
OP	オセルタミビルリン酸塩	タミフル®
PAPM/BP	パニペネム・ベタミプロン	カルベニン®
PCG	ベンジルペニシリンカリウム	ペニシリンGカリウム
PIPC	ピペラシリンナトリウム	ペントシリン®
PSCZ	ポサコナゾール	ノクサフィル®
PUFX	プルリフロキサシン	スオード®
PZA	ピラジナミド	ピラマイド®
PZFX	パズフロキサシンメシル酸塩	パシル®，パズクロス®
RAL	ラルテグラビルカリウム	アイセントレス®
RBV	リバビリン	レベトール®
RDV	レムデシビル	ベクルリー®
RFP	リファンピシン	リファジン®
RPV	リルピビリン塩酸塩	エジュラント®
RXM	ロキシスロマイシン	ルリッド®
SBT/ABPC	スルバクタムナトリウム・アンピシリンナトリウム	ユナシン-Sキット®
SM	ストレプトマイシン硫酸塩	ストレプトマイシン硫酸塩
STFX	シタフロキサシン水和物	グレースビット®
TAF	エムトリシタビン	エムトリバ®

略名	一般名	商品名
TAF/FTC	エムトリシタビン・テノホビルアラフェナミドフマル酸塩	デシコビ®
TAZ/PIPC	タゾバクタム・ピペラシリン水和物	ゾシン®
TBPM・PI	テビペネム　ピボキシル	オラペネム®
TC	テトラサイクリン塩酸塩	アクロマイシン®
TEIC	テイコプラニン	タゴシッド®
TFLX	トスフロキサシントシル酸塩水和物	オゼックス®,トスキサシン®
TGC	チゲサイクリン	タイガシル®
TMP/SMX	スルファメトキサゾール・トリメトプリム	バクタ®,バクトラミン®
TZD	テジゾリドリン酸エステル	シベクトロ®
VCM	バンコマイシン塩酸塩	バンコマイシン®
VRCZ	ボリコナゾール	ブイフェンド®

E 菌名一覧

*本書に記載のあるものをまとめた

欧文	日本語（カタカナ）
Acinetobacter baumannii	アシネトバクター・バウマニ
Actinomyces israelii	アクチノマイセス・イスラエリィ
Aeromonas hydrophila	エロモナス・ハイドロフィラ
Aggregatibacter actinomycetemcomitans	アグリゲイティバクター・アクチノミセテムコミタンス
Amycolatopsis orientalis	アミコラトプシス・オリエンタリス
Aspergillus flavus	アスペギルス・フラバス
Aspergillus fumigatus	アスペルギルス・フミガーツス
Aspergillus niger	アスペルギルス・ニガー
Aspergillus terreus	アスペルギルス・テレウス
Bacillus cereus	バシラス・セレウス
Bacteroides fragilis	バクテロイデス・フラジリス
Bartonella henselae	バルトネラ・ヘンセラ
Campylobacter fetus	カンピロバクター・フェタス
Candida albicans	カンジダ・アルビカンス
Candida auris	カンジダ・アウリス
Candida glabrata	カンジダ・グラブラータ
Candida guillermondii	カンジダ・ギリエルモンディ
Candida kruse	カンジダ・クルセイ
Candida lusitaniae	カンジダ・ルシタニエ
Candida parapsilosis	カンジダ・パラプシローシス
Candida tropicalis	カンジダ・トロピカリス
Cardiobacterium hominis	カルディオバクテリウム・ホミニス
Cephalosporium acremonium	セファロスポリウム・アクレモニウム
Chlamydia trachomatis	クラミジア・トラコマティス
Citrobacter freundii	シトロバクター・フロインディ
Clostridioides difficile	クロストリディオイデス・ディフィシル
Clostridium perfrigens	クロストリジウム・パーフリンジェンス
Cryptococcus neoformans	クリプトコックス・ネオフォルマンス
Eikenella corrodens	エイケネラ・コローデンス
Enterobacter cloacae	エンテロバクター・クロアカ
Enterococcus faecalis	エンテロコッカス・フェカリス
Enterococcus faecium	エンテロコッカス・フェシウム
Escherichia coli	エシェリヒア・コリ
Haemophilus aphrophilus	ヘモフィルス・アフロフィルス
Haemophilus influenzae	ヘモフィルス・インフルエンゼ
Haemophilus paraphrophilus	ヘモフィルス・パラフロフィルス
Helicobacter cinaedi	ヘリコバクター・シネディ
Helicobacter pylori	ヘリコバクター・ピロリ
Kingella kingae	キンゲラ・キンゲ
Klebsiella aerogenes	クレブシエラ・アエロゲネス
Klebsiella pneumoniae	クレブシエラ・ニューモニエ

欧文	日本語（カタカナ）
Legionella pneumophila	レジオネラ・ニューモフィラ
Listeria monocytogenes	リステリア・モノサイトゲネス
Moraxella catarrhalis	モラクセラ・カタラーリス
Morganella morganii	モルガネラ・モルガニー
Mycobacterium abscessus	マイコバクテリウム・アブセサス
Mycobacterium bovis	マイコバクテリウム・ボヴィス
Mycobacterium leprae	マイコバクテリウム・レプラエ
Mycobacterium tuberculosis	マイコバクテリウム・ツベルクローシス
Mycoplasma genitalium	マイコプラズマ・ジェニタリウム
Mycoplasma pneumoniae	マイコプラズマ・ニューモニエ
Neisseria gonorrhoeae	ナイセリア・ゴノレア
Neisseria meningitidis	ナイセリア・メニンギティディス
Pasteurella canis	パスツレラ・カニス
Pasteurella multocida	パスツレラ・ムルトシダ
Penicillium noctum	ペニシリン・ノタツム
Pneumocystis jirovecii	ニューモシスチス・イロベチイ
Proteus mirabilis	プロテウス・ミラビリス
Rhizopus oryzae	リゾプス・オリゼ
Serratia marcescens	セラチア・マルセッセンス
Staphylococcus aureus	スタフィロコッカス・アウレウス
Staphylococcus epidermidis	スタフィロコッカス・エピデルミディス
Staphylococcus lugdunensis	スタフィロコッカス・ルグドゥネンシス
Staphylococcus saprophyticus	スタフィロコッカス・サプロフィティカス
Stenotrophomonas maltophilia	ステノトロフォモナス・マルトフィリア
Streptococcus pyogenes	ストレプトコッカス・ピオゲネス
Streptomyces cattleya	ストレプトマイセス・カトレヤ
Streptomyces erythraeus	ストレプトマイセス・エリスレウス
Streptomyces griseus	ストレプトマイセス・グリセウス
Streptomyces lincolnensis	ストレプトマイセス・リンコエンシス
Streptomyces nodusus	ストレプトマイセス・ノドザス
Toxoplasma gondii	トキソプラズマ・ゴンディ
Treponema pallidum	トレポネーマ・パリダム
Trichomonas vaginalis	トリコモナス・バジナリス
Trichophyton rubrum	トリコフィトン・ルブルム
Trichosporon asahii	トリコスポロン・アサヒ
Vibrio vulnificus	ビブリオ・バルニフィカス

索引

欧文

数字
3TC 362
4価髄膜炎菌ワクチン（破傷風トキソイド結合体） 472
5-FC 343, 352
23価肺炎球菌多糖体ワクチン 471

ギリシャ
α溶血性レンサ球菌 241
β-ラクタマーゼ 238
β-ラクタマーゼ産生モラクセラ・カタラーリス 290
β-ラクタマーゼ阻害薬配合ペニシリン 244
β-ラクタマーゼ非産生アンピシリン耐性インフルエンザ菌 290

A
A型肝炎ウイルス 99, 103
A型肝炎ワクチン 379, 472
A群β溶血性レンサ球菌 50, 118, 242, 254
ABC 362
ABK 318, 324
ABPC 237, 243
*Acinetobacter*属 306, 314
Acinetobacter baumannii 245, 269
Actinobacillus 256
ACTIONs Bundle 226
Aggregatibacter actinomycetemcomitans 206
AIDS 193, 195
Ambler分類 62
AMK 293, 298
AMPC 237, 243
AmpC型β-ラクタマーゼ産生菌 258, 260, 266, 268
AmpC型β-ラクタマーゼ産生肺炎桿菌 306

AMPH-B 337, 344, 345
AMR 5
AMR対策 14
AMR対策アクションプラン 401
ART 194
AS 7, 399
ASP 7, 399
*Aspergillus*属 211, 348
Aspergillus flavus 229
Aspergillus fumigatus 229
Aspergillus niger 229
Aspergillus terreus 229
AST 8, 15, 395, 399
AUC-guided TDM 323
AUC/MIC 22
AZM 274, 279
AZT 271

B
B型肝炎ウイルス 99, 103, 363
B型肝炎ワクチン 380, 469, 471
*Bacteroides*属 147, 157
Bacteroides fragilis 244
*Bartonella*属 206
Bartonella henselae 147, 148
BCGワクチン 375, 468
BI, 滅菌 424
BIPM 263, 270
BLNAR 291
BLNARインフルエンザ菌 290
*Brucella*属 154

C
C型肝炎ウイルス 100, 104, 363
C反応性蛋白 39
CAM 274, 278
*Candida*属 123, 209, 211, 219, 222

Candida albicans 224, 225
Candida auris 226
Candida glabrata 224, 225
Candida guillermondii 344
Candida krusei 225
Candida parapsilosis 225, 345
Candida tropicalis 225
CAP 57, 58, 60
CAPD関連腹膜炎 88
Cardiobacterium 256
Cardiobacterium hominis 206
CAUTI 126
CAZ 249, 257
CCL 248, 255
CDI 79, 80, 83, 85
CDTR-PI 249, 258
Centorの基準 117
CEX 248, 254
CEZ 248, 254
CFDC 309, 316
CFDN 249, 258
CFPM 249, 258
Charcot 3徴 92
Chlamydia trachomatis 178
CI, 滅菌 424
CICN 397
*Citrobacter*属 256, 269, 298, 306, 312
Citrobacter freundii 158
CL 309, 315
CLABSI 210
CLDM 309, 312
Clostridioides difficile 280, 281
*Clostridioides difficile*感染症診療ガイドライン 395
*Clostridioides difficile*感染対策ガイド 395
*Clostridium*属 157

Clostridium perfrigens
　　　　242
C~max~/MIC　21
CMV　199
CMZ　249, 259
CNS　154, 209, 211
COPD　50, 51, 54
COVID-19　71, 358, 370
Coxiella 属　206
CPDX-PR　249, 258
CPFG　341, 351
CPFX　283, 288
CPZ/SBT　249, 257
CRBSI　210, 215, 216
CRP　39
CTLZ/TAZ　249, 260
CTM　248, 255
CTRX　249, 256
CTX　249, 256
CVA　237
CVA/AMPC　237, 246
CZOP　249, 259

D
DAAs　102
DAP　318, 326
DBECPCG　237, 242
de-escalation　13
definitive therapy　13
Diagnostic stewardship
　　　　399
DOR　362
DOXY　300, 304
DPB　50, 51, 53
DPT ワクチン　378, 466
DPT-IPV ワクチン　378, 466
DPT-IPV-Hib　466
DRPM　263, 269
DRV/COBI　362
DT トキソイド　378, 467
DTG　362
Duke 診断基準，修正　205

E
EB　328, 333

Eikenella　256
Eikenella corrodens　206
EM　274, 277
empiric therapy　12
Enterobacter 属　123, 211, 244, 255, 269, 296, 306, 312
Enterobacter cloacae
　　　　158
Enterococcus 属　211
Enterococcus faecalis
　　　　208, 241
Enterococcus faecium
　　　　208
EPINet　439
ESBL 産生菌
　　　　260, 266, 268-270
ESBL 産生大腸菌
　　　　259, 267-270, 306
ESBL 非産生グラム陰性桿菌
　　　　255
Escherichia 属　211
ESR　39

F
F-FLCZ　339, 346
FDX　274, 280
FLCZ　339, 346
FMOX　249, 260
FN　215
FOM　309, 315
Fusobacterium 属
　　　　147, 312

G
GAS　50, 117
Geckler 分類　41, 61
GM　293, 296
GRNX　283, 290

H
HACEK 群　206, 209, 256
Haemophilus　256
Haemophilus aphrophilus
　　　　206

Haemophilus paraphrophilus
　　　　206
HAI　411
HAP　57, 58, 62
HBV の血液粘膜曝露の対処
　　　　441
HCV の血液粘膜曝露の対処
　　　　443
herpes simplex virus-1
　　　　181
HIV　192, 361
── の血液粘膜曝露の対処
　　　　443
HIV 感染症　192-194
HIV 脳症　194
HPV　183
HSV-1　181, 359
HSV-2　181, 359
human immunodeficiency virus　192, 361
human papillomavirus
　　　　183

I
ICC　398
ICD　397
ICMT　398
ICPS　397
ICT　398
IE　204
──，真菌による　209
INH　328, 332
INN　274, 280
IPM/CS　263, 267
IPV　467
ISCZ　339, 349
ITCZ　339, 346

K
Kingella　256
Kingella kingae　206
Klebsiella aerogenes　158
Klebsiella 属　123, 211, 244, 253, 296, 306, 312

L

L-カルボシステイン 115
L-AMB 344, 345
LEN 362
LFLX 283, 290
Listeria 属 132
Listeria monocytogenes 243
LSFX 283, 291
LVFX 283, 289
LZD 318, 325

M

MAC 278, 298
MALDI-TOF MS 43, 44
MCFG 341, 350
McIsaacの基準 117
MCZ 339, 350
Meibom腺機能不全 166
MEPM 263, 269
MFLX 283, 290
Miller & Jones 分類 61
MINO 300, 305
MIPD 26
MNZ 309, 314
Moraxella catarrhalis 244, 245, 246, 254, 278, 290
Morganella 属 256
Morganella morganii 269
MR, ワクチン 376, 467, 468
mRNAワクチン 383, 470
mRNAワクチン (レプリコン) 470
MRSA 132, 144, 211, 312, 321, 325
MRSA感染症の治療ガイドライン 394
MSSA 253, 258
Murphy 徴候 92
MVC 362
Mycobacterium 属 330
Mycobacterium avium complex 278

Mycoplasma genitalium 189

N

Neisseria gonorrhoeae 159, 179
Neisseria meningitidis 331
NFLX 283, 288
NHCAP 57, 58, 62
Nocardia 属 267
non-*albicans* Candida 347
NTM 32, 66

P

PAE 294
PAPM/BP 263, 268
Pasteurella canis 147, 148
Pasteurella multocida 147, 148
PBP 236, 250
PCG 237, 241
PCR検査 45
PCV13 110
PCV15 110
PCV20 110
Peg-IFN 101
Peptostreptococcus 属 312
PIC 397
PIPC 237, 244
PISP 291
PK/PD, 抗菌薬の 18
PK/PDパラメータ 21
PLABSI 210
Pneumocystis jirovecii 232
porphyromonas 138
PPE 406, 415
prevotella 138
Proteus 属 123, 267, 296, 312

Proteus mirabilis 242, 253, 291
Providencia 属 256
PRSP 61, 290, 291
PSCZ 339, 348
Pseudomonas 属 211
PUFX 283, 290
PZA 328, 333
PZFX 283, 289

Q・R

qSOFA 36, 37
RAL 362
RBC 38
REL/IPM/CS 271
Reynolds 5徴 92
RFP 328, 330
RPV 362
RSウイルス 52, 54, 108, 118
RSウイルスワクチン 383, 473
RXM 274, 278

S

SARS-CoV-2 73, 358
SBT 237
SBT/ABPC 237, 245
Serratia 属 255, 270, 298, 312
SIRS 36, 37
SM 328
SOFAスコア 216
ST合剤 125, 233, 234, 312
standard precautions 439
Staphylococcus aureus 208
Staphylococcus epidermidis 209
Staphylococcus lugdunensis 209
Staphylococcus saprophyticus 124, 209

Stenotrophomonas maltophilia 313
STFX 283, 291
Streptococcus 属 157
Streptococcus milleri group 138
Streptococcus pyogenes 242, 254, 312

T
T>MIC 22
TAF 362
TAF/FTC 362
TAZ 237
TAZ/PIPC 237, 246
TBPM-PI 263, 270
TC 300, 303
TDM 11
　——, 抗菌薬の 24
　—— が必要な抗菌薬 25
　—— が必要な症例 25
TEIC 318, 323
TFLX 283, 289
TGC 300, 306
TMP/SMX 309, 313
Treponema pallidum 186
Trichomonas vaginalis 184
TZD 318, 325

V・W
VAP 58, 63
VCM 318, 322
Vibrio vulnificus 305
viridans streptococci 241
VRCZ 339, 347
VRE 324, 325
VZV 359
WBC 38

和文
あ
アイセントレス® 196, 197, 362, 443
アウトブレイク 3
アカントアメーバ 174
アクチノバシラス 256
アクトヒブ® 134
アグリゲイティバクター・アクチノミセテムコミタンス 206
アクロマイシン® 300, 303
アザクタム® 271
アシクロビル 136, 165, 182, 355, 360
アジスロマイシン水和物 53, 60, 81-83, 126, 165, 166, 171, 179, 190, 202, 274, 279
アシネトバクター (属) 63, 306, 314
アシネトバクター・バウマニ 245, 269, 270
アジマイシン® 166
アズトレオナム 64, 65, 90, 271
アストロウイルス 81
アスペルギルス (属) 110, 174, 206, 211, 346-351
アスペルギルス・テレウス 229
アスペルギルス・ニガー 229
アスペルギルス・フミガーツス 229
アスペルギルス・フラバス 229
アスペルギルス IgG 抗体検査 228
アスペルギルス感染症 227
アセサイド® 368
アセチルスピラマイシン® 274, 280
アゾール系薬 338, 345
アデノウイルス 52, 81, 118, 170
アトバコン 202, 233, 234

アナフィラキシー 454
アネメトロ® 146, 157, 309, 314
アバカビル硫酸塩 362
アビガン® 358
アベロックス® 283, 290
アミカシン硫酸塩 63, 64, 293, 298
　——, TDM 30
アミノグリコシド系薬 292, 323
　——, TDM 30
アミノペニシリン 242
アムビゾーム® 344, 345
アムホテリシン B 194, 224, 337, 344, 345
アムホテリシン B リポソーム製剤 344, 345
アメナメビル 360
アメナリーフ® 360
アモキシシリン水和物 108, 109, 113, 114, 118, 126, 148, 156, 166, 168, 188, 237, 243
　—— の増量 246
アラセナ®-A 136, 360
アリケイス® 298
アルキルジアミノエチルグリシン塩酸塩 370
アルコール 369
　——, 消毒薬 369
　—— による手指衛生 405
アルコール過敏患者の代替薬, 消毒薬 370
アルテルナリア属 174
アルベカシン硫酸塩 318, 324
　——, TDM 30
アレルギー反応 454
アンコチル® 343, 352
アンピシリンナトリウム 146, 237, 243

索引 483

アンピシリンナトリウム・スルバクタムナトリウム　55, 88, 90, 95, 108, 109, 143, 148, 150, 157, 158, 168, 237

い

イサブコナゾニウム硫酸塩　229, 230, 339, 349
イスコチン®　194, 328, 332
イソジン®　368
イソニアジド　67, 68, 194, 328, 332
一次性腹膜炎　86-88
一般廃棄物　428
イトラコナゾール　194, 224, 229, 230, 339, 346
イトリゾール®　194, 224, 339, 346
イナビル®　70, 358
イミキモド　183
イミペネム水和物・シラスタチンナトリウム　220, 263, 267
医療・介護関連肺炎　57, 58, 62
医療関連感染　411
医療器具使用比　213
医療廃棄物　427
── の処理および清掃に関する法律　391
医療法　388
医療法施行規則　396
インターフェロン　103
咽頭炎　117
院内感染対策　411, 414
院内肺炎　57, 58, 62
インフェクションコントロールドクター　397
インフルエンザ　69
──, ワクチン　382, 470
インフルエンザ H ワクチン　471
インフルエンザウイルス　52, 54, 70, 113, 118, 357

インフルエンザ菌　53, 54, 60, 62, 63, 108, 113, 132, 143, 160, 168, 170, 242, 254, 256, 278, 280, 289
──, β-ラクタマーゼ産生　244-246
インフルエンザ菌 b 型ワクチン　134, 378

う

ウイルス性角膜炎　173, 174
ウイルス性肝炎　97
ウイルス性結膜炎　169
ウェルシュ菌　242

え

エイケネラ　256
エイケネラ・コローデンス　206
鋭利物の適切な取り扱い　418
腋窩神経　449
エサンブトール®　328, 333
壊死性筋膜炎　144, 460
エジュラント®　196, 362
エスケリキア属　211
エタンブトール塩酸塩　68, 194, 328, 333
エチオナミド　68
エバシェルド®　73, 359
エピネット　439
エピビル®　362
エプクルーサ®　103, 364
エプジコム®　196
エブトール®　194
エムトリシタビン　362
エムトリシタビン・テノホビルアラフェナミドフマル酸塩　101, 196, 197, 362, 443
エムトリシタビン・テノホビルジソプロキシルフマル酸塩　101, 443
エムトリバ®　362
エリスロシン®　53, 54, 274, 277

エリスロマイシン　53, 54, 115, 277
エリスロマイシン少量長期療法　54
エリスロマイシンステアリン酸塩　274
エロモナス・ハイドロフィラ　143
塩酸バンコマイシン　88, 150, 155, 168, 170, 207, 218, 318, 322
塩酸ロメフロキサシン　283, 290
エンシトレルビル　フマル酸　73, 359
エンゼトニン®　368
エンテカビル水和物　101, 355, 363
エンテロウイルス　132
エンテロウイルスクロ型　170
エンテロコッカス・フェカリス　208, 241, 243
エンテロコッカス・フェシウム　208
エンテロコッカス球菌　219
エンテロコッカス属　211
エンテロバクター・クロアカ　158
エンテロバクター属　63, 88, 94, 123, 154, 211, 244, 255, 256, 269, 270, 296, 298, 306, 312, 314
エンビオマイシン硫酸塩　68
エンピリック治療　12
エンペシド®　224

お

黄色ブドウ球菌　54, 60, 63, 81, 110, 128, 132, 138, 143, 146-148, 150, 154, 157, 160, 211, 218, 312
──, β-ラクタマーゼを産生する　244

黄熱ワクチン 376, 472
オーグメンチン® 55, 126, 148, 156, 168, 220, 237, 246
オールドキノロン 286
オキサセフェム系薬 259
オキサゾリジノン系薬 324
オゼックス® 170, 283, 289
オセルタミビルリン酸塩 70, 355, 358
おたふくかぜ 115
おたふくかぜワクチン 376, 471
オデフシィ® 197, 362
オフロキサシン 165, 179
オメガシン® 55, 220, 263, 270
オラビ® 224
オラペネム® 263, 270
オルドレブ® 309, 315

か

ガーダシル® 184
外陰部腟カンジダ症 224
外来感染対策向上加算 393
ガウン，個人防護具 408
化学的インジケーター，滅菌 424
下気道感染症 48
喀痰，培養検査 43
角膜感染症 172
角膜ヘルペス 173
過酢酸 366
過酸化水素低温ガスプラズマ滅菌 423
カシリビマブ（遺伝子組換え）・イムデビマブ（遺伝子組換え） 73, 359
カスポファンギン酢酸塩 90, 341, 351
画像検査 40
ガチフロ® 170
ガチフロキサシン水和物 170
活動性結核 194
家庭廃棄物 428

カテーテル関連感染症 210
カテーテル関連血流感染症 215, 216
カテーテル関連尿路感染症 126
カナマイシン一硫酸塩 68
化膿性椎体炎 153, 154, 158
カポジ肉腫 194
紙おむつ，使用済み 431
カルディオバクテリウム 256
カルディオバクテリウム・ホミニス 206
カルバペネマーゼの遺伝子パターン 64
カルバペネム系薬 262, 266
カルベニン® 207, 263, 268
眼感染症 163
肝機能検査 39
眼瞼炎 164, 165
眼瞼感染症 163
カンサイダス® 341, 351
ガンシクロビル 194, 200
カンジダ（属） 88, 89, 110, 123, 126, 154, 168, 174, 206, 209, 211, 219, 222, 346, 347, 350, 351
カンジダ・アウリス 226
カンジダ・アルビカンス 224, 225
カンジダ・ギリエルモンディ 344
カンジダ・グラブラータ 224, 225, 347
カンジダ・クルセイ 225, 344, 347
カンジダ・トロピカリス 225
カンジダ・パラプシローシス 225, 345
カンジダ感染症 222
カンジダ症 194
環状リポペプチド系薬 325
感染管理認定看護師 397

感染症
　—— の診断 11
　—— の特徴 3
感染症診断の進め方と検査 35
感染症法 389
感染性関節炎 159
感染制御
　—— に関するガイドライン 393
　—— に関する診療報酬 391
　—— に対する法律 388
　—— の院内体制と取り組み 396
　—— の組織化 397
感染制御専門薬剤師 397
感染制御担当者の専門性 397
感染制御チーム 398
感染制御認定薬剤師 397
感染制御認定臨床微生物検査技師 397
感染制御部門 396
感染性心内膜炎 204, 462
感染性廃棄物 428
感染対策委員会 398
感染対策向上加算 392
感染対策のための組織 396
感染と発症の違い 3
感染部位・臓器の特定 11
感染予防対策 404
感染率 213
乾燥細胞培養日本脳炎ワクチン 468
乾燥弱毒生水痘ワクチン 469
乾燥弱毒生風しんワクチン 468
乾燥弱毒生麻しん風しん混合ワクチン 467, 468
乾燥弱毒生麻しんワクチン 467
乾燥ヘモフィルスb型ワクチン 467
乾熱滅菌 424
肝膿瘍 462
カンピロバクター（属） 81, 277

――,急性下痢症の薬物療法 83

き
基質拡張型β-ラクタマーゼ産生菌 266
基質拡張型β-ラクタマーゼ非産生グラム陰性桿菌 255
偽胆石症,セフトリアキソンによる 96
気道感染症 48
キノロン系薬 282
キャンディン系薬 229, 341, 350
急性咽頭炎 117
急性ウイルス性肝炎 97, 98, 101
急性気管支炎 49, 50, 52
急性気道感染症 50, 52
急性下痢症 76, 77, 80, 81
急性胆管炎 92, 93
急性胆道炎 92
急性胆嚢炎 92-94
急性中耳炎 106-108
急性鼻副鼻腔炎 111-113
急性扁桃炎 117
キューティバクテリウム・アクネス 165, 168, 174
キュビシン® 155, 158, 207, 218, 318, 326
狂犬病ワクチン 379, 472
局所所見 37
キンゲラ 256
キンゲラ・キンゲ 206
筋肉注射 448

く
空気予防策 405
組換えタンパクワクチン 471
組換え沈降B型肝炎ワクチン 469
組換え沈降ヒトパピローマウイルス様粒子ワクチン 469
クラバモックス® 237, 246

クラビット® 55, 81, 82, 124, 125, 128, 146, 156, 165, 166, 168, 170, 179, 220, 283, 289
クラフォラン® 88, 138, 249, 256
クラブラン酸 237
クラブラン酸カリウム・アモキシシリン水和物 55, 108, 114, 126, 148, 156, 168, 220, 237, 246
クラミジア 52, 60, 128, 170, 277, 287, 289, 290, 291, 304, 305
クラミジア・トラコマティス 178
グラム陰性桿菌 211
グラム陰性菌 287
グラム陽性菌 287
クラリス®(クラリシッド®) 53, 54, 83, 165, 179, 194, 274, 278
クラリスロマイシン 53, 54, 68, 83, 115, 165, 179, 194, 274, 278
グリコペプチド系薬 296, 321
クリプトコックス 349, 350
クリプトコックス症 194, 230
クリプトコックス髄膜炎 231
クリプトスポリジウム 81
クリンダマイシン塩酸塩 156, 309, 312
クリンダマイシンリン酸エステル 144, 146, 155, 202
グルタラール 366
グレースビット® 55, 190, 283, 291
グレカプレビル水和物・ピブレンタスビル 103, 364
クレセンバ® 339, 349
クレブシエラ 289
クレブシエラ・アエロゲネス 158

クレブシエラ属 94, 123, 126, 211, 244, 253, 296, 298, 306, 312, 314
――,ESBL非産生 246
クロストリジウム・パーフリンジェンス 242
クロストリジウム属 146, 157
クロストリディオイデス・ディフィシル 83, 280, 281, 313, 321
クロストリディオイデス・ディフィシル感染症 79, 80, 83, 85
クロトリマゾール 224
クロラムフェニコール 168, 170
クロルヘキシジングルコン酸塩 369

け
経験的治療 12
経口弱毒生ヒトロタウイルスワクチン 470
経口弱毒生ロタウイルスワクチン 470
経鼻弱毒生インフルエンザワクチン 377, 471
血液,培養検査 42
血液検査 38
血液粘膜曝露発生時の対処 439
結核,ワクチン 468
結核菌 65, 67, 88, 138, 154, 287, 332, 333
血小板数 38
血中濃度解析ソフトウェア 26
結膜炎 169
ケフラール® 143, 166, 248, 255
ケフレックス® 143, 150, 156, 248, 254
原因,医療関連感染の 412
原因菌の特定 11

原因微生物，医療関連感染の　412
嫌気性菌　89, 94, 138, 245, 246, 287
検査　38
　――，感染症診断の進め方と　35
ゲンタシン®　125, 207, 293, 296
　――，TDM　30
ゲンタマイシン硫酸塩　125, 207, 293, 296
　――，TDM　30
原発性脳リンパ腫　194
肩峰　449
肩峰下滑液包　449

こ

コアグラーゼ陰性ブドウ球菌　154, 209, 218, 219
抗B型肝炎ウイルス薬　363
抗C型肝炎ウイルス薬　363
抗HIV薬　361
抗MRSA薬　317
高圧蒸気滅菌　422
抗インフルエンザウイルス薬　70, 357
抗ウイルス薬　354
抗菌薬
　――，TDMが必要な　25
　――のPK/PD　18
　――のTDM　24
　――の選択と適正使用　10
　――の適正使用　7
抗菌薬TDM臨床実践ガイドライン　394
抗菌薬適正使用支援　7, 399
抗菌薬適正使用支援チーム　7, 15, 395, 399
抗菌薬適正使用支援プログラム　399
口腔咽頭カンジダ症　224
口腔レンサ球菌　291
抗結核薬　327
抗原/抗体検査　44

抗酸菌　65, 160
抗新型コロナウイルス薬　358
抗真菌薬　336
高水準消毒薬　366
抗微生物薬適正使用の手引き　393
抗ヘルペスウイルス薬　359
抗緑膿菌ペニシリン　243
高齢者の新型コロナウイルス感染症，ワクチン　470
高齢者の肺炎球菌感染症，ワクチン　471
抗レトロウイルス療法　194
ゴーグル，個人防護具　410
呼吸器感染症　48
コクサッキーウイルス　170
コクシエラ属　206
コクシジオイデス　350
黒色真菌　346, 347
個人防護具　406, 415
骨・関節感染症　152
骨髄炎　152, 462
コリスチンメタンスルホン酸ナトリウム　65, 309, 314, 315
コリネバクテリウム（属）　165, 170, 174, 321
コレラ菌　304
　――，急性下痢症の薬物療法　82
コロナウイルス　358

さ

サーバリックス®　184
ザイアジェン®　362
細菌性角膜炎　173, 174
細菌性結膜炎　169
細菌性食中毒　464
細菌性髄膜炎　132, 460
サイクロスポラ　81
サイクロセリン　68
在宅医療廃棄物　435
サイトメガロウイルス　174
サイトメガロウイルス感染症　194, 199

ザイボックス®　155, 156, 158, 318, 325
サテニジン®　368
ザナミビル水和物　70, 358
ザバクサ®　249, 260
サムチレール®　202, 233, 234
サルモネラ・チフス，急性下痢症の薬物療法　82
サルモネラ・パラチフスA，急性下痢症の薬物療法　82
サルモネラ菌（属）　81, 154
　――，急性下痢症の薬物療法　82
サワシリン®　126, 148, 156, 166, 168, 188, 237, 243
酸化エチレンガス滅菌　422
産業廃棄物　428
三次性腹膜炎　87, 89
霰粒腫　164

し

次亜塩素酸ナトリウム　368
ジアフェニルスルホン　202
ジアルジア　81
シーエルセントリ®　196, 362
ジェット式洗浄　420
ジェニナック®　283, 290
耳下腺炎　115
事業系一般廃棄物　428
シスタチンC　247
ジスロマック®　53, 81-83, 126, 165, 171, 179, 190, 202, 274, 279
シタフロキサシン水和物　55, 109, 114, 190, 283, 291
市中肺炎　57, 58, 60
失神　456
シデロフォアセファロスポリン系　309, 315
シトロバクター・フロインディ　158

シトロバクター属　256, 269, 270, 298, 306, 312, 314
耳鼻咽喉感染症　105
ジフテリア, ワクチン　466
ジフルカン®　194, 224, 339, 346
シプロキサン®　82, 125, 220, 283, 288
シプロフロキサシン　82, 90
シプロフロキサシン塩酸塩水和物　125, 220, 283, 288
シベクトロ®　318, 325
シムツーザ®　197, 362
シャルコー3徴　92
修正Duke診断基準　205
シュードモナス・エルギノーザ　206
シュードモナス属　94, 211
手指衛生　405, 415
──をすべき場面　406
手指消毒薬による手指衛生　405
シュンレンカ®　362
消化器感染症　76
上気道感染症　48
使用済み注射針回収事業　436
消毒, 新型コロナウイルス感染症に対する　370
消毒薬　365
小児における肺炎球菌感染症, ワクチン　468
小児用肺炎球菌ワクチン　134
食中毒　77, 80, 81, 85
──, 妊婦の　83
シルガード®　184
腎盂腎炎　122, 123, 125, 462
新型コロナウイルス　71, 358
新型コロナウイルス感染症に対する消毒　370
新型コロナウイルスワクチン　383, 473
腎機能検査　39

腎機能障害患者に対するレムデシビルの使用　74
腎機能の評価, TDM　26
真菌　138
──によるIE　209
真菌感染症　222
真菌性角膜炎　173-175
心血管系感染症　204
人工呼吸器関連肺炎　58, 63
進行性多巣性白質脳症　194
深在性カンジダ症　223, 225
浸漬洗浄　420
侵襲性カンジダ症　226
侵襲性肺アスペルギルス症　227-229
迅速抗原検査　44
身体所見　36
診断支援　399

す

髄液, 培養検査　43
髄液検査　40
水痘, ワクチン　469
水痘・帯状疱疹ウイルス　132, 165, 174, 359
水痘・帯状疱疹ウイルス脳炎　135
水痘・帯状疱疹ワクチン　376, 383, 472
水痘・帯状疱疹ウイルス角膜炎　173
髄膜炎　130
髄膜炎菌　132, 160, 331
髄膜炎菌ワクチン　382
スオード®　283, 290
スケドスポリウム　347
スタフィロコッカス・アウレウス　208
スタフィロコッカス・エピデルミディス　209
スタフィロコッカス・サプロフィティカス　124, 209
スタフィロコッカス・ルグドゥネンシス　209

ステノトロホモナス・マルトフィリア　313
ステリスコープ®　368
ステリハイド®　368
ステルイズ®　237, 242
ストレプトコッカス・ピオゲネス　242, 254, 312
ストレプトマイシン硫酸塩　68, 328, 334
スピラマイシン酢酸エステル　274, 280
スピロヘータ　304, 305
スペクチノマイシン塩酸塩水和物　161, 180
スルタミシリントシル酸塩水和物　55
スルバクタム　237
スルバクタムナトリウム・アンピシリンナトリウム　60, 63, 64, 207, 245
スルファメトキサゾール・トリメトプリム　128, 150, 156, 194, 202, 233, 234, 309, 312, 313

せ

性感染症　177
性器クラミジア感染症　178
性器ヘルペス感染症　181
生物学的インジケーター, 滅菌　424
咳エチケット　416
赤痢アメーバ　81
赤痢菌　81
──, 急性下痢症の薬物療法　82
赤血球数　38
赤血球沈降速度　39
石けんによる手指衛生, 流水と　406
接触予防策　404
切創　438
ゼビュディ®　73, 359
セファクロル　143, 166, 248, 255

セファゾリンナトリウム水和物　143, 146, 155, 218, 248, 254
セファマイシン系薬　259
セファメジン®α　143, 146, 155, 218, 248, 254
セファレキシン　118, 143, 150, 156, 175, 248, 254
ゼフィックス®　363
セフィデロコルトシル酸塩硫酸塩水和物　65, 261, 309, 316
セフェピム塩酸塩水和物　55, 63, 64, 90, 95, 138, 155, 218, 219, 249, 258
セフェム系薬　248, 296
セフォゾプラン塩酸塩　95, 218, 220, 249, 259
セフォタキシムナトリウム　60, 63, 88, 90, 95, 138, 249, 256
セフォタックス®　249, 256
セフォチアム塩酸塩　64, 95, 248, 255
セフォペラゾンナトリウム・スルバクタムナトリウム　95, 249, 257
セフカペン　ピボキシル塩酸塩水和物　109, 114
セフジトレン　ピボキシル　108, 109, 114, 249, 258
セフジニル　249, 258
セフゾン®　249, 258
セフタジジム水和物　88, 95, 138, 155, 220, 249, 257
セフテラム　ピボキシル　109, 114
セフトリアキソンナトリウム水和物　55, 60, 63, 64, 82, 88, 90, 95, 108, 109, 114, 125, 128, 155, 156, 157, 161, 180, 207, 249, 256

――による偽胆石症　96
セフトロザン硫酸塩・タゾバクタムナトリウム　249, 260
セフポドキシム　プロキセチル　249, 258
セフメタゾールナトリウム　90, 95, 249, 259
セフメタゾン®　249, 259
セフメノキシム塩酸塩　165, 166, 170, 171
セラチア属　154, 174, 255, 256, 270, 298, 312
セレウス菌　81
尖圭コンジローマ　182
洗浄　419
前立腺炎　127

そ

ソークワクチン　467
即時副反応，筋肉注射（ワクチン接種）　454
続発性腹膜炎　86, 87, 89
ゾコーバ®　73, 359
組織生検　45
ゾシン®　55, 143, 146, 150, 157, 218, 219, 237, 246
ソトロビマブ（遺伝子組換え）　73, 359
ゾビラックス®　136, 165, 182, 355, 360
ゾフルーザ®　70, 358
ソホスブビル・ベルパタスビル　103, 364
ソル・メドロール®　137

た

第一世代セファロスポリン系薬　253
タイガシル®　300, 306
第三世代セファロスポリン系薬　255
帯状ヘルペス角膜炎　173
耐性菌　465

――による医療関連感染のリスク　413
大腸菌　62, 63, 88, 94, 123, 126, 128, 146, 154, 242, 244, 246, 253, 289, 290, 296, 298, 303-306, 312, 314
第二世代セファロスポリン系薬　254
第四級アンモニウム塩　369
第四世代セファロスポリン系薬　258
タゴシッド®　318, 323
――，TDM　29
多剤耐性アシネトバクター　306
多剤耐性グラム陰性菌　306
多剤耐性結核　325
――に対する治療　68
タゾバクタム　237
タゾバクタム・セフトロザン硫酸塩　64, 90
タゾバクタム・ピペラシリン水和物　55, 60, 63, 64, 90, 95, 143, 146, 150, 157, 158, 218, 219, 237, 246
ダフクリア®　84, 274, 280
ダプトマイシン　155, 158, 207, 218, 318, 326
タミフル®　70, 355, 358
ダラシン®　156, 202, 309, 312
ダラシン®S　144, 146, 155
タリビッド®　165, 179
ダルナビル　エタノール付加物　196
ダルナビル　エタノール付加物・コビシスタット　362
ダルナビル　エタノール付加物・コビシスタット・エムトリシタビン・テノホビル　アラフェナミドフマル酸塩　197
胆管・胆嚢炎　462

胆管感染症　91
単純性肺アスペルギローマ
　　　230
単純ヘルペスウイルス
　　　132, 165, 170, 174
──1型　181, 359
──2型　359
単純ヘルペスウイルス性角膜炎
　　　173
単純ヘルペス脳炎　135
炭疽菌　304, 305
丹毒　141, 142
胆嚢感染症　91
蛋白非結合形　19

ち

チエナム®　220, 263, 267
チキサゲビマブ（遺伝子組換え）・シルガビマブ（遺伝子組換え）　73, 359
チゲサイクリン
　　　65, 300, 306
腟トリコモナス　184
中耳炎　105, 464
注射手技，安全な　417
中心ライン関連血流感染症
　　　210
中水準消毒薬　368
中枢神経系感染症　130
腸炎ビブリオ　81
超音波洗浄　420
腸管出血性大腸菌，急性下痢症の薬物療法　82
腸球菌（属）　88, 89, 94, 146, 157, 206, 208, 218, 241, 243, 291, 296, 321
腸内細菌　132
腸内細菌科細菌　89
腸内細菌目細菌　154, 157
直接作用型抗ウイルス薬　102
治療薬物モニタリング　11, 24
沈降13価肺炎球菌結合型ワクチン　110

沈降15価肺炎球菌結合型ワクチン　110, 468, 472
沈降20価肺炎球菌結合型ワクチン　110, 469, 472
沈降DTトキソイド　467
沈降精製百日せきジフテリア破傷風不活化ポリオ混合ワクチン
　　　466

つ

椎体炎　462
ツルバダ®　101, 443

て

デ・エスカレーション　13
手洗い洗浄　420
定期接種，ワクチン　375
テイコプラニン　318, 323
──，TDM　29
低水準消毒薬　369
ディスオーパ®　368
デカドロン®　133
デキサート®　137
デキサメタゾンリン酸エステルナトリウム　133, 137
テキサント®　368
デシコビ®　101, 196, 197, 362, 443
テジゾリドリン酸エステル
　　　157, 318, 325
テトラサイクリン塩酸塩
　　　300, 303
テトラサイクリン系薬　300
デノシン®　194, 200
テノゼット®　363
テノホビル　アラフェナミドフマル酸塩　101, 363
テノホビル　ジソプロキシルフマル酸塩　101, 363
テビケイ®　196, 197, 362
テビペネム　ピボキシル
　　　108, 114, 263, 270
手袋，個人防護具　408
デュピクセント®　115
デュピルマブ　115

デラマニド　68
電解質　39
電子マニフェスト　430
天然ペニシリン　241

と

橈骨神経　449
糖尿病性骨髄炎
　　　153, 154, 157, 158
動物咬傷による感染症　147
ドウベイト®　197, 362
ドキシサイクリン塩酸塩水和物
　　　82, 126, 128, 171, 179, 190, 300, 304
ドキシル®　194
トキソプラズマ感染症　201
トキソプラズマ原虫　201
トキソプラズマ脳症　194
ドキソルビシン塩酸塩リポソーム注射剤　194
毒素原性大腸菌　81
特定薬剤治療管理料　320
──，TDM　25
特別管理一般廃物　428
特別管理産業廃棄物　428
渡航者下痢症　78, 80, 81
トスキサシン®　283, 289
トスフロキサシントシル酸塩水和物　61, 108, 109, 114, 170, 283, 289
突発性細菌性腹膜炎
　　　86, 87, 88
トブラシン®，TDM　30
トブラマイシン，TDM　30
塗抹検査　41
ドラビリン　196, 197, 362
トリーメク®　197, 362
トリコスポロン　347
トリコモナス・バジナリス
　　　184
ドリペネム水和物　55, 218, 220, 263, 269
ドルテグラビルナトリウム
　　　196, 197, 362

索引

ドルデグラビルナトリウム・アバカビル硫酸塩・ラミブジン　197
ドルデグラビルナトリウム・ラミブジン　197
トレポネーマ・パリダム　186
トロビシン®　180

な
ナイセリア・ゴノレア　159, 179
ナイセリア・メニンギティディス　331
生ワクチン　372, 375
軟性下疳菌　277

に
二次性腹膜炎　86, 87, 89
日本脳炎ワクチン　378, 468
ニューキノロン系　287
ニューモシスチス・イロベチイ　232
ニューモシスチス感染症　232
ニューモシスチス肺炎　194, 232
ニューモバックス®　134
尿，培養検査　43
尿検査　39
尿道炎　122, 123, 126
尿路感染症　121-123
ニルマトレルビル・リトナビル　73, 359
任意接種，ワクチン　375
妊婦の食中毒　83

ね・の
粘膜曝露　438
脳炎　135
脳膿瘍　137
ノカルジア（属）　174, 267
ノクサフィル®　339, 348
ノルフロキサシン　283, 288
ノロウイルス　81

は
ハーボニー®　103, 364
肺MAC症　66
肺炎　56, 460
肺炎桿菌　54, 62, 63, 88, 259, 267-270
肺炎球菌　53, 54, 60, 62, 63, 88, 108, 113, 132, 168, 170, 174, 241, 253, 277, 289, 290, 303-305, 312
肺炎球菌感染症，ワクチン　468, 471
肺炎球菌ワクチン　381
バイオハザードマーク　433
廃棄物処理法　427
肺クリプトコックス症　230
肺結核　65
敗血症　214, 462
敗血症性ショック　216
バイシリン® G　237, 242
バイタルサイン　36
梅毒　186, 304, 305
梅毒トレポネーマ　186, 241
肺非結核性抗酸菌症　298
ハイポライト®　368
培養検査　42
ハイリスク患者，医療関連感染の　412
パキロビッド®　73, 359
バクシダール®　283, 288
バクタ®　124, 125, 128, 150, 156, 194, 202, 233, 234, 309, 313
バクテロイデス・フラジリス　244
バクテロイデス属　146-148, 150, 157, 313
バクトラミン　309, 313
麦粒腫　164, 166
破傷風，ワクチン　466, 472
パシル®　55, 283, 289
パズクロス®　55, 283, 289
パスツレラ・カニス　147, 148
パスツレラ・ムルトシダ　147, 148
パズフロキサシンメシル酸塩　55, 283, 289
パセトシン®　237, 243
バチルス　321
白血球数　38
発熱性好中球減少症　215
バナン®　249, 258
パニペネム・ベタミプロン　207, 263, 268
ハベカシン®　318, 324
──，TDM　30
パラアミノサリチル酸カルシウム水和物　68
パラインフルエンザウイルス　52, 113, 118
バラクルード®　355, 363
バラシクロビル塩酸塩　126, 165, 182, 360
バリキサ®　194, 200
針刺し　438
バルガンシクロビル塩酸塩　194, 200
バルトネラ・ヘンセラ　147, 148
バルトネラ属　206
バルトレックス®　126, 165, 182, 360
バレオン®　283, 290
バロキサビル　マルボキシル　70, 358
バンコマイシン塩酸塩　84, 88, 133, 138, 146, 150, 155, 158, 168, 171, 207, 218, 318, 322
──，TDM　27
バンコマイシン耐性腸球菌　324
パンスポリン®　248, 255
パンデミック　3

ひ
ビアペネム　55, 220, 263, 270

非感染性廃棄物ラベル 433
ビクシリン® 146, 237, 243
ビクタルビ® 197, 362
ビクテグラビルナトリウム・エムトリシタビン・テノホビルアラフェナミドフマル酸塩 197
非結核性抗酸菌 32, 66, 174, 278
非結核性抗酸菌症 194
ビタミンK欠乏による凝固障害 252
ビダラビン 136, 360
ヒトサイトメガロウイルス 199
ヒトパピローマウイルス 183
ヒトパピローマウイルス感染症，ワクチン 469
ヒトパピローマウイルスワクチン 380, 473
ヒトヘルペスウイルス5型 199
ヒト免疫不全ウイルス 192
泌尿器感染症 121
ヒビテン® 368
皮膚・軟部組織感染症 141
ピフェルトロ® 196, 197, 362
皮膚カンジダ症 224
鼻副鼻腔炎 111
皮膚糸状菌 346
ビブラマイシン® 82, 126, 128, 171, 179, 190, 300, 304
ビブリオ・バルニフィカス 305
ピペラシリン 237
ピペラシリンナトリウム 237, 244
非ホジキンリンパ腫 194
飛沫予防策 404
びまん性汎細気管支炎 50, 51, 53, 54
百日咳 53
——，ワクチン 466

百日咳菌 52, 277
病原性とは 3
病原性の変化 4
表在性カンジダ症 223, 224
標準予防策 404, 414, 438, 439
標的治療 13
ピラジナミド 67, 68, 194, 328, 333
ピラマイド® 67, 194, 328, 333
ピリドンカルボン酸系 286
ピリミジン系薬 342, 352
非淋菌性細菌性関節炎 159, 160

ふ

ファーストシン® 218, 220, 249, 259
ファビピラビル 358
ファムシクロビル 126, 165, 182, 360
ファムビル® 126, 165, 182, 360
ファンガード® 341, 350
ファンギゾン® 194, 224, 344, 345
フィダキソマイシン 84, 274, 280
フィニバックス® 55, 218, 220, 263, 269
ブイフェンド® 339, 347
——，TDM 32
風しん，ワクチン 468
フェイスシールド，個人防護具 410
フェトロージャ® 309, 316
不活化ワクチン 372, 378
副反応，ワクチン 375
腹膜炎 85, 465
——の腹水所見 89
フサリウム（属） 174, 347
フソバクテリウム属 147, 312
フタラール 366

ブドウ球菌（属） 88, 89, 123, 165, 168, 170, 174, 206, 208, 277, 296, 303-305, 312
フラジール® 185, 309, 314
プリジスタ® 196
フルオロキノロン系 287
フルコナゾール 194, 224, 231, 339, 345, 346
フルシトシン 231, 343, 352
ブルセラ属 154
フルマリン® 249, 260
プルリフロキサシン 283, 290
プレジコビックス® 362
プロカルシトニン 39
プロジフ® 339, 346
プロテウス・ミラビリス 168, 242, 246, 253, 291
プロテウス属 123, 154, 267-270, 296, 298, 312
プロビデンシア属 256
フロモキセフナトリウム 249, 260
フロリード® 224, 339, 350
噴射式洗浄 420

へ

ベガモックス® 170
ヘキザック® AL 368
ペグインターフェロン 101
ベクルリー® 73, 355, 359
ペシロマイセス属 174
ペスト菌 297, 304, 334
ベストロン® 165, 166, 170, 171
ベダキリンフマル酸塩 68
ベナンバックス® 194, 233, 234
ペニシリンGカリウム 146, 188, 237, 241
ペニシリン系薬 236, 296

ペニシリン結合蛋白
　　　　　　　　236, 250
ペニシリン耐性肺炎球菌　61,
　256, 258, 290, 321,
　322
ペニシリン中等度耐性肺炎球菌
　　　　　　　　　　291
ペプトストレプトコッカス属
　　　　　　　　168, 312
ヘマトクリット　38
ベムリディ®　363
ヘモグロビン　38
ヘモフィルス　256
ヘモフィルス・アフロフィルス
　　　　　　　　　　206
ヘモフィルス・パラフロフィルス
　　　　　　　　　　206
ペラミビル水和物　70, 358
ヘリコバクター・ピロリ　278
ヘルペスウイルス　359
便，培養検査　43
ベンザルコニウム塩化物　369
ベンジルペニシリンカリウム
　146, 188, 237, 239,
　241
ベンジルペニシリンベンザチン水
　和物　237, 242
偏性嫌気性菌　266
ベンゼトニウム塩化物　369
ペンタミジンイセチオン酸塩
　　　　　194, 233, 234
扁桃炎　117
ペントシリン®　237, 244

ほ
蜂窩織炎　141, 142, 460
膀胱炎　122-124, 462
放線菌　174
ポサコナゾール
　　　　　　229, 339, 348
ホスカビル®　136, 194, 200
ホスカルネットナトリウム水和物
　　　　　　136, 194, 200
ホスフルコナゾール　90, 231,
　339, 345, 346
ホスホマイシンカルシウム水和物
　81, 82, 124, 309, 315
ホスミシン®　81, 82, 124,
　309, 315
ポビドンヨード　369
ポリエン系薬　336, 344
ポリオ，ワクチン　466, 467
ボリコナゾール
　　　　229, 230, 339, 347
──，TDM　32

ま
マーフィー徴候　92
マイコバクテリウム属
　　　　　　330, 333, 334
マイコプラズマ　52, 60, 277,
　287, 289-291, 304,
　305
マイコプラズマ・ジェニタリウム
　　　　　　　　　　189
マイコプラズマ感染症　189
マイボーム腺機能不全　166
マヴィレット®　103, 364
マキシピーム®　249, 258
マクロライド系薬　273
マクロライド少量長期療法　56
マクロライド耐性菌　53
マクロライド耐性肺炎球菌
　　　　　　　　　　291
麻しん，ワクチン　467
麻しん風しんワクチン　376
マスク，個人防護具　407
末梢静脈カテーテル関連血流感染
　症　210
マラビロク　196, 362
慢性B型肝炎　101
慢性C型肝炎　102
慢性ウイルス性肝炎　98
慢性進行性肺アスペルギルス症
　　　　　　　　　　229
慢性中耳炎　106, 107
慢性肺アスペルギルス症
　　　　　　　　227-229
慢性鼻副鼻腔炎
　　　　　　112, 113, 115
慢性閉塞性肺疾患　50, 51, 54

み
ミカファンギンナトリウム
　　　　　　　90, 341, 350
ミコナゾール
　　　　　　224, 339, 350
ミコナゾール硝酸塩　224
ミノサイクリン塩酸塩　60,
　156, 188, 300, 305
ミノマイシン®
　　　　156, 188, 300, 305

む
ムーコル　348, 349
無菌性髄膜炎　132
ムコイド型肺炎球菌　110
ムコーズス中耳炎　106
無症候性膿尿　40
ムンプス　115
ムンプスウイルス　132
ムンプスワクチン　117

め
メイアクト®　249, 258
メシル酸ガレノキサシン水和物
　　　　　109, 114, 283, 290
メチシリン感受性黄色ブドウ球菌
　　　　　　245, 246, 253
メチシリン耐性黄色ブドウ球菌
　　　　　　　　　　144
メチシリン耐性コアグラーゼ陰性
　ブドウ球菌　321, 322
メチルプレドニゾロンコハク酸エ
　ステルナトリウム　137
滅菌　421
メトロニダゾール　84, 90,
　95, 138, 146, 157, 158,
　309, 313, 314
メトロニダゾール錠　185
メロペネム水和物　55, 138,
　143, 146, 150, 218,
　219, 263, 269

メロペン® 55, 143, 146, 150, 218, 219, 263, 269
免疫再構築症候群 198

も
モキシフロキサシン塩酸塩 109, 114, 170, 283, 290
モダシン® 249, 257
モチリン様作用 279
モノバクタム系薬 262, 270
モラクセラ・カタラーリス 53, 54, 60, 108, 113, 244, 245, 246, 254, 256, 278
モラクセラ属 174
モルガネラ・モルガニー 269, 270
モルガネラ属 256
モルヌピラビル 73, 359

や
ヤーリッシュ・ヘルクスハイマー反応 239
薬剤感受性検査 44
薬剤耐性 5, 14
薬剤耐性対策アクションプラン 401
薬物動態 18
薬物量と薬物濃度の関係 19
ヤクラックスD 368
薬理効果 18
野兎病 297
野兎病菌 334

ゆ
ユナシン-Sキット® 55, 88, 143, 148, 150, 157, 168, 207, 237, 245
ユナシン® 55
輸入真菌症 346

よ
腰椎穿刺時の感染予防策 418

予診票の確認, 筋肉注射 (ワクチン接種) 450
予防接種 374
―― の種類 466
予防接種法 390

ら
らい菌 66
ライノウイルス 52, 54, 113, 118
ラゲブリオ 73, 359
ラスクフロキサシン塩酸塩 55, 60, 109, 114, 283, 291
ラスビック® 55, 283, 291
らせん菌 304, 305
ラニナミビルオクタン酸エステル水和物 70, 358
ラピアクタ® 70, 358
ラミブジン 362, 363
ラミブジン・アバカビル硫酸塩 196
ラルテグラビルカリウム 196, 197, 362, 443

り
リキャップ 444
リケッチア 304, 305
リステリア・モノサイトゲネス 243
リステリア属 132
リツキサン® 194
リツキシマブ 194
リネゾリド 68, 133, 155, 156, 158, 318, 325
リネン類と洗濯物の取り扱い 417
リバウンド現象 29
リバビリン 355
リファジン® 155, 194, 328, 330
リファブチン 68
リファンピシン 67, 68, 155, 194, 328, 330
リファンブチン 194

リポソーマルアムホテリシンB 229, 231
流行性耳下腺炎 115, 116
硫酸ストレプトマイシン® 328, 334
流水と石けんによる手指衛生 406
両性界面活性剤 370
緑膿菌 53, 54, 62, 63, 88, 110, 123, 126, 132, 138, 143, 154, 157, 160, 168, 174, 219, 244, 258, 267, 270, 289-291, 296, 298, 314
リルピビリン塩酸塩 196, 362
リルピビリン塩酸塩・エムトリシタビン・テノホビル　アラフェナミドフマル酸塩 197
リレンザ® 70, 358
淋菌 128, 161, 170, 174, 179, 277, 303, 305
淋菌感染症 179
淋菌性関節炎 159, 160
リンコマイシン系 309, 312

る
涙器感染症 167
涙小管炎 167
涙嚢炎 167
ルリッド® 54, 274, 278

れ
レイノルズ5徴 92
レカルブリオ® 271
レクチゾール® 202
レジオネラ 277, 287, 290, 291
レジパスビル　アセトン付加物・ソホスブビル 103, 364
レナカパビルナトリウム 362
レプトスピラ 334
レベトール® 355

レボフロキサシン水和物　55, 68, 81, 82, 90, 109, 114, 124, 125, 128, 146, 156, 165, 166, 168, 170, 179, 220, 283, 289
レムデシビル　73, 74, 355, 359
　──の使用，腎機能障害患者に対する　74
レレバクタム水和物・イミペネム水和物・シラスタチンナトリウム　64, 65, 271

レンサ球菌　138, 143, 146-148, 150, 206, 207, 219, 241, 253, 277, 296, 303-305
レンサ球菌属　88, 94, 154, 157, 160, 174, 312

ろ
ロイコボリン®　194
濾過滅菌　423
ロキシスロマイシン　54, 115, 274, 278

ロセフィン®　55, 82, 88, 125, 128, 155-157, 161, 180, 207, 249, 256
ロタウイルス　81
ロタウイルスワクチン　377, 470
ロナプリーブ　73, 359

わ
ワイスタール®　249, 257
ワイル病　334
ワクチン　372
ワクチン接種の担い手　448